U0324467

医学影像护理常规

主 审　张　素　郑淑梅

主 编　曾小红　彭　飞　何晓华　李玉梅　梁俊丽

江西科学技术出版社

图书在版编目（CIP）数据

医学影像护理常规 / 曾小红等主编 . -- 南昌 : 江
西科学技术出版社 , 2023.12
ISBN 978-7-5390-8847-1

Ⅰ . ①医… Ⅱ . ①曾… Ⅲ . ①影像诊断 – 护理学
Ⅳ . ① R445 ② R47

中国国家版本馆 CIP 数据核字 (2023) 第 249310 号

国际互联网（Internet）地址：http://www.jxkjcbs.com
选题序号： ZK2022190
责任编辑： 宋　涛　周楚倩
美术设计： 曹弟姐

医学影像护理常规
YIXUE YINGXIANG HULI CHANGGUI

曾小红　彭飞　何晓华　李玉梅　梁俊丽　主编

出版发行 / 江西科学技术出版社
社址 / 南昌市蓼洲街 2 号附 1 号
邮编 / 330009
电话 / 0791-86623491
印刷 / 江西新华印刷发展集团有限公司
经销 / 各地新华书店
开本 / 787mm×1092mm　1/16
印张 / 32.5
字数 / 582 千字
版次 / 2023 年 12 月第 1 版
印次 / 2023 年 12 月第 1 次印刷
书号 / ISBN 978-7-5390-8847-1
定价 / 100.00 元

编者名单

主　审　张　素　郑淑梅

主　编　曾小红　彭　飞　何晓华　李玉梅
　　　　梁俊丽

副主编　唐　慧　丁香莲　程　琳　李　雪
　　　　李新云

编　委（按笔画顺序排列）

丁香莲　中山大学附属第五医院

万艳娜　南昌大学第一附属医院

马秀秀　南昌大学护理学院

王小琳　重庆医科大学附属第二医院

尹伶俐　联勤保障部队第 989 医院

孔宪荣　华中科技大学同济医学院附属同济医院

甘　娜　南昌大学第一附属医院

付　玲　北京大学人民医院

付云霞　南昌大学第一附属医院

刘　艳　中南大学湘雅三医院

刘纯霞　中山大学孙逸仙纪念医院

刘俊伶　陆军特色医学中心

许文华　中山大学附属第五医院

许念洁　福建医科大学附属协和医院

李　娅　空军军医大学西京医院

李　雪　陆军特色医学中心

李　琴　华中科技大学同济医学院附属同济医院

李玉梅　北京协和医院

李建英　重庆医科大学附属第一医院

李素兰　郑州大学第一附属医院

李新云　广东省人民医院

杨　艺　南昌大学第一附属医院

肖书萍　华中科技大学同济医学院附属协和医院

吴家会　重庆医科大学附属第一医院

吴燕燕　海军军医大学第二附属医院

何晓华	南昌大学第一附属医院
汪祝莎	武汉大学中南医院
张 琪	南昌大学第一附属医院
张小红	福建医科大学附属协和医院
张志英	赣州市人民医院（南方医院赣州医院）
张洪芝	北京协和医院
陈琴蓝	浙江大学医学院附属第二医院
林 芝	中山大学附属第一医院
尚 健	天津医科大学总医院
周雪飞	中山大学附属第一医院
单惠萍	嘉兴市第二医院
赵 丽	陆军特色医学中心
赵 丽	中国医科大学附属第一医院
赵 雷	昆明医学大学第一附属医院
胡 伟	南昌大学第一附属医院
俞菊红	江西省人民医院
姜琳莉	江西省肿瘤医院
姚学会	北京大学第三医院
骆春柳	暨南大学附属第一医院
夏青霜	南昌大学第一附属医院
徐钦娟	重庆市南川区人民医院
郭 灿	南昌大学第一附属医院
唐 慧	中南大学湘雅医院
黄 芬	南昌大学第二附属医院
黄 薇	中山大学孙逸仙纪念医院
黄红芳	广西医科大学第一附属医院
崔馨元	哈尔滨医科大学附属第二医院
梁俊丽	广西医科大学第一附属医院
彭 飞	海军军医大学第二附属医院
程 琳	陆军军医大学第一附属医院
程伊莲	陆军军医大学第一附属医院
曾小红	南昌大学第一附属医院
蔡师音	南昌大学护理学院
潘春辉	湘潭市中心医院
潘锡屏	广西医科大学第一附属医院

序

近期发布的《进一步改善护理服务行动计划（2023—2025年）》中强调以患者为中心，开展以"强基础、提质量、促发展"为主题的进一步改善护理服务行动，促进护理工作更加贴近患者和贴近临床，推动护理高质量发展。医学影像检查是患者就医的重要环节，高质量的影像诊断离不开高质量的影像技术，而高质量的影像技术更离不开高质量的影像护理。影像护理贯穿影像检查的全过程，在保障患者影像检查的质量、安全和服务方面起着重要的作用。而医学影像检查护理操作规范、标准、制度是提高护理质量、确保患者安全和提升服务效率的基石和保障。

然而，由于影像护理相较于临床护理而言起步较晚，目前关于影像护理相关的规范、标准、制度及流程尚不完善，国内缺乏统一的影像检查护理常规，导致同一医院不同护士或不同医院之间的操作行为差异较大，严重影响了影像检查的整体服务质量。基于此，医学影像检查护理操作规范和标准的制定，使得各医疗机构的护理团队能够有共同的标准，遵循同样的操作规程，从而实现护理服务的统一和规范。这有助于提高护理服务的连续性和一致性，减少因操作差异而引起的不稳定因素，保障护理质量的稳定性，从而推动医学影像检查的高质量发展。

本书主编人员长期从事影像护理的临床工作，有着丰富的影像护理工作经验。基于临床实践中遇到的护理问题，我们组织编写了这本《医学影像护理常规》，旨在为统一影像科护士的操作行为提供参考依据，希望对推动我国影像护理向同质化方向发展起到应有的作用。这本书汇聚了国内各大医院的影像护理新技术、实践经验和临床成果，集合了本专业知名影像诊断专家和护理专家以及经验丰富的教学骨干。编写过程中坚持"三基五性"原则，即注重基本知识、基本理论、基本技能，同时强调思想性、科学性、先进性、启发性和适用性。旨在培养高质量的综合型、实用型影像科护理人才，使其在专科领域发挥专业特长，为患者提供优质、高效和及时的护理服务。

在此，我们由衷地推荐《医学影像护理常规》一书，并期待着本书能为影像科护理带来实际帮助，让护理操作规范成为护士的规范行为。该书的出版将有助于推动影像护理在全国范围内的高质量发展，为提升我国医学影像检查的服务质量和患者体验作出更多贡献。

南昌大学第一附属医院　曾小红

2023年3月

前　言

随着现代医学影像设备的快速迭代及影像检查的普及，以及临床检查需求的不断提高，患者的检查量大、病种多、病情复杂，而且急危重症患者检查量呈上升趋势。在影像检查过程中存在检查流程不畅通、准备不充分、评估不准确、技术操作不规范、突发病情变化观察处理不及时等问题，导致患者检查等待时间长、重复扫描率高、图像质量差等问题。因此，为了规范影像科护士的操作行为，提高影像检查的质量与安全，我们组织编写了本书。

本书分为上下两编，上编为总论，包含预约与接诊护理常规、症状护理常规、急危重症患者行影像诊疗检查护理常规，共三章；下编为临床护理实践，包含X线摄影技术护理常规、计算机体层成像检查护理常规、磁共振成像检查护理常规、核医学检查护理常规、超声医学科检查护理常规、肿瘤放射治疗护理常规、特殊传染病患者行影像诊疗检查护理常规、医学影像科药物管理护理常规、医学影像科常用设备使用护理常规、护理技术操作常规，共十章。本书主编汇集了国内众多知名影像诊断专家、护理专家和护理骨干，以现代护理学理论为指导，结合医学影像科的特点，并以整体护理、循证护理为基础，以多学科合作为目标。在编写前，他们进行了充分调研，查阅了大量国内外医学影像护理方面的指南、文献、专业书籍，并吸取了前沿信息。本书主编的目标是探索适合影像护理发展的新理论、新技术及个性化服务，为读者提供更好的参考。本书可供广大医学影像护理工作者及临床护理工作者阅读参考，同时也可作为影像护理教学的理想用书。

首先衷心感谢每一位参与本书的影像护理专家及护理骨干，他们的专业知识和敬业精神为本书的编写贡献了很大的力量。同时还要向书中参考、引用及借鉴文献资料的作者们致以诚挚的谢意！

本书尽管在筹备编写前经过多次讨论、修订和多方面的审核，但由于这是一次创新的尝试，编纂《医学影像护理常规》需要高度的专业水平和能力，同时各地的医学影像护理管理经验和知识水平也有所差异，因此可能存在一些疏漏和不妥之处。在此，我们诚恳地邀请各位影像护理工作者在应用本书的过程中，如果发现任何问题，请不吝赐教，提出宝贵的建议，让我们共同完善这本书，为推动医学影像护理工作的发展贡献力量！

目　录

下编　临床护理实践

上编

总　论

第一章　预约与接诊护理常规

第一节　门诊患者预约与接诊护理常规

一、预约登记

（一）预约流程与评估

1. 临床医生开具检查申请单，患者持申请单至影像中心预约登记。

2. 登记处护理人员在 RIS 系统查阅患者病史，评估患者病情，筛选禁忌证和高风险人群。

3. 核对检查申请单，包括患者姓名、性别、年龄、ID 号、检查部位、检查项目、既往病史及相关的病情等。

4. 核查患者是否有历史检查，有历史检查的患者，结合患者的现病史、检查目的，进一步核对检查类型是否正确。

5. 核查检查申请单是否有标注特殊要求，有特殊要求者，在 RIS 系统及检查申请单处进一步给予标注便签，便于机房护士—技师—诊断医生查看，避免发生差错。

6. 编号要准确，实现统一编码，一人一个唯一编码管理。

7. 评估患者的检查配合能力，确认其是否需要镇静及家属陪同。

8. 动态关注机房检查进度，根据患者的检查类型个性化合理安排检查设备和检查时间。

9. 告知患者检查的预约时间、检查地点、检查的基本流程。

10. 根据患者的检查类型、部位、目的等做好个性化的健康宣教。

（二）注射对比剂风险评估

1. 评估高风险人群，签署增强知情同意书，查阅患者近期肾功能（肌酐／肾小球滤过率）检验结果，将阳性指标在检查申请单和 RIS 系统中给予备注，便于机房护士制订干预方案。

2. 核查患者是否有药物及对比剂过敏史，有药物及对比剂过敏史的患者，将具体过敏药物名称在检查申请单及 RIS 系统中给予备注，便于机房护士合理选择对比剂及制订应急预案。

3. 核查患者是否服用二甲双胍，eGFR＞30 mL/（min·1.73m^2），可继续正常服用二甲双胍，检查前无须停用。

4. 核查患者其他检查项目是否需要注射对比剂：①一天内需注射碘对比剂和钆对比剂或需注射两次碘对比剂，对于肾功能正常或中度降低 eGFR＞30 mL/（min·1.73m^2）的患者，两种检查需间隔 4 h，若肾功能严重降低 eGFR＜30 mL/（min·1.73m^2），则两种对比剂应间隔 7 d。②需注射两次碘对比剂，肾功能严重降低 eGFR＜30 mL/（min·1.73m^2），或需要透析的患者（如尚有部分肾脏功能者），两次对比剂应间隔 48 h。临床应根据患者实际情况合理安排检查。

5. 根据病情合理告知患者检查前水化的重要性。

二、接诊

（一）礼仪要求

1. 仪容整洁简约、端庄文雅、淡妆上岗，着装规范，头发不过肩。

2. 手部不佩戴装饰物及涂指甲油。

3. 上班时佩戴胸牌，胸牌整洁，字迹清晰。

4. 接诊主动热情，态度和蔼，语言文明，耐心解答患者问题。

（二）核查患者信息

1. 核对患者身份，使用两种以上方法（如姓名、性别、出生年月、门诊号等）核查。

2. 需要镇静及家属陪同的患者，根据患者自身情况，做好患者及家属的安全管理。

3. 核查患者检查前的准备情况是否符合要求，对于因病情无法按要求做准备的患者，在检查申请单及 RIS 系统中给予备注，便于技师与医生结合病史进行合理诊断。

4. 使用无纸化预约的患者，因一张检查申请单涉及到多项检查，因此在预约时需用醒目颜色字体标注检查项目，便于机房护士及技师查看核对。

第二节 住院部患者预约与接诊护理常规

一、预约登记

（一）预约流程与评估

1. 临床医生开具检查申请单，患者持申请单至影像中心预约登记。

2. 登记处护理人员在 RIS 系统查阅患者病史，评估患者病情，筛选禁忌证和高风险人群。

3. 核对检查申请单，包括患者姓名、性别、年龄、ID 号、住院号、检查部位、检查项目、既往病史及相关病情等。

4. 编号要准确，实现统一编码，一人一个唯一编码管理。

5. 核查患者是否有历史检查，有历史检查的患者，结合现病史、检查目的，核对检查项目是否正确，若检查项目与病史等不符，应与临床医生联系，核对无误后，再进行预约登记。

6. 核查检查申请单是否有标注特殊要求，有特殊要求者，在 RIS 系统及检查申请单处进一步给予标注便签，便于机房护士—技师—诊断医生查看，避免发生差错。

7. 评估患者的检查配合能力，确认其是否需要镇静及家属陪同。

8. 核查患者是否置入引流管，对于置入引流管的患者，告知其在路途中及行影像诊疗检查时妥善固定引流管，防止引流管路扭曲、受压、脱落。

9. 核查患者是否带有液体通路，告知其在路途中及行影像诊疗检查时应暂时夹闭液体通路或减慢点滴速度，待检查结束、安全转运后再调节至正常滴数。

10. 核查患者是否置入石膏支架或金属固定支架，对于置入石膏支架及金属固定支架的患者，在 RIS 系统及检查申请单处给予便签，并与临床医生联系，必要时去除石膏、金属固定支架，以免产生伪影，影响诊断。

11. 核查患者是否带有动态心电图及动态血压监测仪，并嘱咐患者待监测结束后，方可进行影像诊疗检查。

12. 患者如自愿使用自带的中心静脉通路（耐高压 PICC、耐高压输液港等），应告知患者在检查前需在病区进行维护，并在 RIS 系统和检查申请单处给予标注。

13. 动态关注机房检查进度，根据患者的检查类型个性化合理安排检查设备和检查时间。

14. 告知患者检查的预约时间、检查地点、检查的基本流程。

15. 根据患者的检查类型、部位、目的等做好个性化的健康宣教。

（二）注射对比剂风险评估

1. 参考第一节门诊患者预约与接诊护理常规。

2. 评估患者近期是否有输液治疗及心功能情况，合理水化。

二、接诊

（一）礼仪要求

参考第一节门诊患者预约与接诊护理常规。

（二）核查患者信息

1. 核对患者身份，使用两种以上方法（如姓名、性别、出生年月、住院号等）核查。

2. 对于意识不清的患者，需跟患者家属核对患者身份，另需再次核对患者手腕带，确保无误。

3. 需要镇静及家属陪同的患者，根据患者自身情况，做好患者及家属的安全管理。

4. 核查患者检查前的准备情况是否符合要求，对于因病情无法按要求做准备的患者，在检查申请单及 RIS 系统中给予备注，便于技师与医生结合病史制订个体化扫描方案和精准诊断。

第三节　急诊患者预约与接诊护理常规

一、预约登记

（一）分诊流程与评估

1. 参考第一、二节预约流程与评估。

2. 患者急性病容，生命体征平稳，因疾病需要通过影像诊疗检查的急诊患者，等候检查时间控制在 30 min 内。

3. 病情危重，存在潜在的脏器功能障碍：①心率小于50/min 或心率大于130/min；

②呼吸小于10/min 或呼吸大于30/min；③脉搏血氧饱和度小于90%；④血压：收缩压小于85 mmHg、舒张压小于50 mmHg 或收缩压大于240 mmHg、舒张压大于120 mmHg。短暂等待一般不会危及生命的急诊患者，等候时间控制在 10 min 内。

4. 患者病情急，随时可能危及生命，因疾病诊断必须通过影像诊疗检查快速获得影像信息，有救治的黄金时间窗，如急性脑卒中、疑似主动脉夹层、疑似肺动脉栓塞、疑似脑出血、多发伤等，等候时间控制在 5 min 内。

5. 由第三方人员代替预约者，需在 RIS 系统和检查申请单处给予标注，在行影像诊疗检查时需加强患者身份核实。

6. 急诊登记处护理人员随时动态关注急诊机房检查进度，动态调整号源，严格评估患者病情，根据分诊级别结合患者病情合理安排检查时间，提高资源利用率。

（二）注射对比剂风险评估

1. 对比剂风险评估见第一节门诊患者预约与接诊护理常规。

2. 评估患者近期是否有输液治疗及心功能情况，合理水化。

二、接诊

（一）礼仪要求

见第一节门诊患者预约与接诊护理常规。

（二）核查患者信息

1. 核对患者身份，使用两种以上方法（如姓名、性别、出生年月、住院号等）核查。

2. 对于昏迷、语言障碍等无法沟通的患者请家属说出患者姓名、年龄且使用手腕带识别患者身份，确保无误。

3. 需要镇静及家属陪同的患者，根据患者自身情况，做好患者及家属的安全管理。

4. 核查患者检查前的准备情况是否符合要求，对于因病情无法按要求做准备的患者，在检查申请单及 RIS 系统中给予备注，便于技师与医生结合病史制订扫描方案和精准诊断。

（三）分级护理

1. 严密观察患者，及时发现患者的病情变化并进行预警，抢救设备及药物完好率为100%。

2. 1 级濒危患者：病情可能随时危及生命。单项指标：①体温小于32 ℃或大于41 ℃；②心率小于40/min 或大于180/min；③呼吸频率小于等于8/min 或小大于等于36/min；④收缩压小于70 mmHg 或大于220 mmHg；⑤SpO$_2$小于80%。综合指标：改良早期预警评分（Modified Early Warning Score，MEWS）大于等于6分。行影像诊疗检查过程中严密监测患者的生命体征，需配合临床医生及急诊科医生立即采取挽救生命的干预措施。

3. 2级危重患者：病情有可能在短时间内进展至1级。单项指标：①心率40~50/min或141~180/min；②收缩压70~80 mmHg或200~220 mmHg；③ SpO_2 80%~90%；④疼痛评分7~10分（数字疼痛评分法）。综合指标：MEWS 4~5分。需立即给予平车和必要的监护设备，应尽快安排影像诊疗检查，保持呼吸道通畅，给予氧气吸入、持续监测生命体征（心电监测、血氧饱和度、呼吸等），根据患者病情变化给予个体化相应处置。

4. 3级急症患者：病情在短时间内不会危及生命或严重致残。单项指标：疼痛评分4~6分（数字疼痛评分法）。综合指标：MEWS 2~3分。在一定时间内安排影像诊疗检查，在候诊过程中如出现生命体征异常，应按2级处置。

参考文献

［1］郑淑梅，李雪.影像科护理[M].北京：人民卫生出版社，2019.

［2］桂莉，金静芬.急危重症护理学[M]第5版.北京：人民卫生出版社，2022.

［3］Subbe CP，Kruger M，Rutherford P，et al. Validation of a modified Early Warning Score in medical admissions[J]. QJM，2001，94（10）：521–526.

［4］黎春常，蓝惠兰，张晓毛.国内外急诊分诊预检系统研究现状[J].现代临床护理，2016，15（1）：74–80.

［5］赵源源，王玉清，王俊艳，等.三级甲等医院急诊分诊护士预检分诊决策能力现状及相关因素研究[J].护理管理杂志，2017，17（11）：793–796.

［6］施惠宣，吴谨准，陈国兵，等.儿科急诊五级预检分诊系统实践与应用现状的单中心研究[J].中华儿科杂志，2018，56（12）：933–938.

［7］急诊预检分诊专家共识组.急诊预检分诊专家共识[J].中华急诊医学杂志，2018，27（6）：599–604.

［8］金静芬.急诊预检分诊标准解读[J].中华急危重症护理杂志，2020，1（1）：49–52.

［9］刘俊伶，赵丽，李雪，等.分级管理模式在急危重症患者CT检查护理质量改进中的实施与成效[J].中国实用护理杂志，2020，36（35）：2741–2746.

第二章　症状护理常规

第一节　恶心、呕吐护理常规

恶心（nausea）为上腹部不适和紧迫欲吐的感觉。可伴有迷走神经兴奋的症状，如皮肤苍白、出汗、流涎、血压降低及心动过缓等，常为呕吐的前奏（一般恶心后随之呕吐，但也可仅有恶心而无呕吐，或仅有呕吐而无恶心）。

呕吐（vomit）是指胃内容物或一部分小肠内容物通过食管逆流出口腔的一种复杂的反射动作，呕吐可将有害物质从胃排出人体而起保护作用，但持久而剧烈的呕吐可引起水电解质紊乱。

一、常见病因

1. 胃炎、消化性溃疡并发幽门梗阻、胃癌。
2. 肝、胆囊、胆管、胰、腹膜的急性炎症。
3. 胃肠功能紊乱、精神紧张、外界刺激等引起的心理性呕吐。
4. 行影像诊疗检查时输注对比剂的药物不良反应。
5. 饮食不当、早孕反应、颅内高压、输注化学药物治疗后等引起的呕吐。

二、护理关键点

1. 有体液不足的可能。
2. 活动无耐力。

3.焦虑、抑郁。

4.有吸入性肺炎、窒息的危险。

5.教育需求。

三、护理评估

1.评估患者恶心、呕吐发生的时间、频率、原因和诱因，与进食的关系。

2.评估患者生命体征、神志、营养状况、有无失水表现。

3.评估患者呕吐物的性质、量、颜色、气味，必要时送实验室检查。

4.评估患者呕吐伴随的症状，如是否伴有腹痛、腹泻、发热、头痛、眩晕等。

5.评估患者的精神状态，如有无疲乏无力、焦虑、抑郁，呕吐是否与精神因素有关。

6.观察药物使用效果。

四、护理措施

（一）有体液不足的危险

1.定时监测和记录患者生命体征：血容量不足时可发生心动过速、呼吸急促、血压降低，特别是体位性低血压；持续呕吐导致大量胃液丢失，发生代谢性酸中毒时，患者呼吸可变浅变慢。

2.观察患者有无失水现象：准确测量和记录患者每日出入量、尿比重、体重。

3.肠梗阻时应禁食禁饮，并进行胃肠减压。对不能经口摄取营养、水、电解质的患者，应通过静脉输液给予补充。

4.观察患者有无继续呕吐：记录呕吐的次数，呕吐物的性质、量、颜色、气味，动态监测实验室检查结果，如血清电解质、酸碱平衡状态等。

5.遵医嘱给予患者口服或静脉输液：口服补液时，应少量多次饮用，以免引起恶心、呕吐。

6.口服补液未能达到所需补液量时，需静脉输液以恢复和保持机体的液体平衡状态。

（二）活动无耐力

1.患者呕吐时应帮助其坐起或侧位，头偏向一侧，以免误吸。呕吐后漱口，更换污染衣物、被褥，开窗通风去除异味。

2.嘱患者坐起或站起时动作应缓慢，以免发生体位性低血压。

3. 按医嘱应用止吐药或其他治疗，促使患者逐步恢复正常饮食和体力。

4. 行影像诊疗检查输注对比剂患者，检查后需告知正常饮食，以免空腹过久加重恶心、呕吐症状。

（三）焦虑、抑郁

1. 关心患者，了解其心理状态，消除患者的不安情绪，保持环境清洁安静。

2. 向患者解释精神紧张不利于呕吐的缓解。

3. 指导患者进行深呼吸、转移注意力等放松技术练习，减少呕吐的发生。

（四）有吸入性肺炎、窒息的危险

1. 患者呕吐时，协助其坐起，将呕吐物吐入容器内。因病情不能坐起者，可协助患者侧卧位两膝稍弯曲或仰卧位头偏向一侧，以免呕吐物吸入气管而发生窒息或引起吸入性肺炎。

2. 输注对比剂会诱发恶心、呕吐加重，在输注过程中嘱咐患者头偏向一侧，在检查中严密观察患者的反应。

3. 频繁呕吐的患者遵医嘱给予甲氧氯普胺、多潘立酮等止吐药物，并严密观察用药后效果。

五、健康宣教

1. 向患者及家属讲解引起恶心、呕吐可能的原因和症状特点。

2. 进行饮食卫生及个人卫生教育。

3. 告知患者发生恶心、呕吐时及时就医，配合治疗，并保留呕吐物化验。

第二节　腹泻护理常规

腹泻（diarrhea）是指由于感染、发酵或中毒的原因或生理性紊乱而引起不正常的肠内容物（多少像液状）频繁排出。

一、常见病因

1. 食物中毒。

2. 细菌、病毒或寄生虫感染。

3. 其他药物引起。

4. 胃部和肝胆胰及全身疾病等引起。

5. 肠道疾病引起，如肠道感染性疾病、肠道非感染性炎症、肠易激综合征。

二、护理关键点

1. 有体液不足的危险。

2. 营养失调：低于机体需要量。

3. 有皮肤完整性损伤的危险。

三、护理评估

1. 评估患者腹泻发生的时间、诱因、病程长短。

2. 评估患者的失水征象：有无口渴、疲乏无力等提示失水的表现。

3. 评估患者的排便情况及有无里急后重、恶心、呕吐、发热等伴随症状。

4. 评估患者有无腹痛。

5. 评估患者有无精神紧张、焦虑不安等心理因素。

6. 评估患者有无因排便频繁及粪便刺激引起肛周皮肤糜烂。

四、护理措施

（一）腹泻

1. 病情观察：包括排便情况、伴随症状等。

2. 活动与休息：急性起病、全身症状明显的患者应卧床休息，注意腹部保暖。可热敷腹部，以减弱肠道运动，减少排便次数，并有利于腹痛等症状的减轻。

3. 用药护理：注意观察患者排便情况，腹泻得到控制后应及时停药。应用解痉止痛药如阿托品时，注意药物不良反应如口干、视力模糊、心动过速等。

4. 心理护理：慢性腹泻治疗效果不明显时，患者往往对预后感到担忧；结肠镜等检查有一定痛苦，某些腹泻如肠易激综合征与精神因素有关，故应注意对患者心理状况的评估和护理，鼓励患者配合检查和治疗，稳定患者情绪。

（二）有体液不足的危险

1.动态观察液体平衡状态：急性严重腹泻可引起脱水及电解质紊乱，严重时可导致休克，因此应严密监测患者生命体征、神志、尿量的变化，以及是否有低钾血症等表现。

2.补充水分和电解质：及时遵医嘱给予液体、电解质、营养物质，一般可经口服补液，伴恶心与呕吐、禁食或全身症状显著者可经静脉补充水分和电解质。老年人易因腹泻发生脱水，应及时补液并注意输液速度。

（三）营养失调：低于机体需要量

1.饮食护理：以少渣、易消化食物为主，避免生冷、多纤维、味道浓烈的刺激性食物。急性腹泻根据病情和医嘱，给予禁食、流质、半流质饮食或软食。

2.饮食尽量符合患者的习惯及口味。

3.制定合理饮食计划，补充营养。

（四）有皮肤完整性损伤的危险

1.观察患者肛周皮肤情况，排便后软纸擦拭，动作轻柔，应用温水清洗肛周，保持清洁干燥。

2.酌情予以涂无菌凡士林或抗生素软膏以保护肛周皮肤，促进损伤处愈合。

3.消瘦患者注意勤翻身，避免局部皮肤组织长期受压致压力性损伤的产生。

五、健康宣教

1.向患者及家属讲解引起腹泻可能的原因和症状特点。
2.告知患者注意饮食卫生，养成良好的卫生习惯。
3.告知患者用药注意事项及观察药物的不良反应。
4.告知患者腹泻严重时及时就医。

第三节　头晕护理常规

头晕（dizziness）是一种常见的脑部功能性障碍，也是临床常见的症状之一。为头昏、头胀、头重脚轻、脑内摇晃、眼花等的感觉。头晕可单独出现，但常与头痛并发。头晕伴有平衡觉障碍或空间觉定向障碍时，患者感到外周环境或自身旋转、移动或摇晃。

一、常见病因

1. 神经系统疾病。

2. 耳源性疾病。

3. 循环系统疾病。

4. 血液系统疾病。

5. 消化系统疾病。

6. 代谢性疾病。

7. 其他疾病，如椎骨退化、中毒、植物神经功能紊乱。

二、护理关键点

1. 舒适度减弱。

2. 有受伤的危险。

3. 教育需求。

三、护理评估

1. 头晕的性质、持续时间、诱因、伴随症状，与体位及进食的关系。

2. 既往史及个人史、精神状态、意识状况、生命体征等。

3. 相关检查结果。

四、护理措施

（一）舒适度减弱

1. 保持病室环境安静、舒适，定时开窗通风，避免强光、强声刺激，操作轻柔。

2. 指导患者卧床休息，抬高床头，改变体位时动作宜缓慢。

3. 如患者头晕与低氧血症有关，则可给予氧气治疗。

4. 密切观察患者意识状况、生命体征、瞳孔变化及头晕发作的特点、持续时间等。

5. 遵医嘱使用药物，并观察药物疗效与副作用。

（二）有受伤的危险

1. 做好安全护理，指导家属 24 h 陪护，保持周围环境中地面清洁干燥，无障碍物，患者经常使用的物品置于患者伸手可及处。出现头晕、身体不适或不稳感等先兆症状时应平卧休息，急性发作期以卧床休息为主，不宜搬动，预防跌倒、坠床等不良事件发生。

2. 活动时需有人陪伴，症状严重时需卧床休息，平卧位枕头以 15°~20° 为宜，改变体位时动作宜缓慢，避免突然起坐、站立或突然从站立位到卧位，预防体位性低血压发生；头部转动时宜缓慢，幅度不宜太大。

3. 指导患者使用辅助设施，如扶手、护栏等。

4. 对于老年患者和有脑血管疾病病史的患者，密切监测病情变化，必要时测量血压，并及时采取措施。

5. 做好心理护理，指导患者放松心情，保持情绪稳定。

五、健康宣教

1. 向患者讲解安全护理的重要性，避免跌倒等意外伤害。

2. 指导患者改变体位时，尤其转动头部时动作宜缓慢。

3. 患者活动时应有家属陪伴，遵循起床三部曲，避免体位性低血压发生。

4. 患者在头晕时，应该避免快速转身或突然改变姿势，以免发生跌倒或晕厥等意外。

第四节　晕针护理常规

晕针（fainting during acupuncure）是指由于强烈的针刺等刺激，通过迷走神经反射，引起血管床扩张，外周血管阻力降低，回心血量减少，血压降低，导致暂时性、广泛性脑血流量减少，从而引发晕厥现象。

一、常见病因

1. 心理因素。

2. 机体状态。

3. 环境因素。

4. 护士操作技术。

二、护理关键点

1. 有窒息的危险。
2. 有受伤的危险。
3. 焦虑、恐惧。
4. 知识的缺乏。

三、护理评估

1. 评估患者既往病史、晕针史或晕血史。
2. 评估患者生命体征、神志、进食等情况。
3. 评估诊室环境及温湿度是否适宜。
4. 评估患者精神状态，有无焦虑、抑郁等。
5. 观察药物使用效果。

四、护理措施

（一）有窒息的危险

1. 意识丧失者立即采取平卧位，头偏向一侧，每 2~4 h 更换一次体位，并监测生命体征。
2. 保持呼吸道通畅，鼓励患者深呼吸和有效的咳嗽，必要时吸痰及提供呼吸支持。
3. 一旦发生晕针应立即停止操作，意识清醒患者，采取平卧位并口服 50% 葡萄糖水或者温开水，同时避免患者看到穿刺部位血液；症状较严重者给予吸氧和补液等对症治疗。

（二）有受伤的危险

1. 提高穿刺技术，操作应柔和、精确，尽量保证一针见血。
2. 评估患者意识，采取舒适体位，并使用床栏保护，预防坠床。
3. 注射室保持空气通畅和安静，尽量减少不良刺激。

（三）焦虑

1. 护理人员保证技术娴熟，降低患者的疼痛。
2. 与患者进行有效沟通，消除患者的思想顾虑和心理恐惧。
3. 自主神经系统和内分泌功能改变的患者，进针前耐心讲解穿刺的具体方法。对性格内向的患者，令其凝视某物体，待其完全进入自我冥想状态后，始行进针。对性格外向的患者，可向其提出一些小问题，转移其注意力，促进局部组织放松。

（四）知识缺乏

1.候诊区提供适合患者所需的健康宣教材料。

2.操作时告知其穿刺可能出现的症状，采用转移注意力方式，使患者放松身心，协助其完成检查。

五、健康宣教

1.通过交谈确认患者病史、晕针史、过敏史，针对患者的顾虑给予解释或指导。

2.指导患者避免在焦虑不安、饥饿、疲惫时进行静脉留置针穿刺。

3.教会患者释放压力的方法，尽可能保证心身压力释放，缓解疼痛与不适感。

4.运用通俗易懂的语言向患者介绍病程及治疗。

5.鼓励患者提出问题，并耐心给予解答。

第五节　低血糖护理常规

低血糖（hypoglycemia）是指成年人空腹血糖浓度低于 2.8 mmol/L。糖尿病患者血糖值小于等于 3.9 mmol/L 即可诊断低血糖。

一、常见病因

1.长时间无进食、胃肠功能紊乱及乙醇摄入等。

2.胰岛细胞瘤、内分泌疾病及肝功能损害等。

3.药物性引起，如糖尿病患者服用胰岛细胞促泌剂等。

4.遗传和自身免疫（疾病）等。

二、护理关键点

1.营养失调。

2. 有受伤的危险。

3. 潜在并发症：低血糖昏迷。

4. 焦虑。

三、护理评估

1. 评估患者的生活习惯及进食、饮酒习惯。

2. 评估患者疾病史及用药情况。

3. 观察患者意识状态及生命体征变化。

4. 观察患者血糖监测结果。

四、护理措施

（一）营养失调

1. 清醒患者可口服葡萄糖或含糖食物 15 g，15 min 后及时复测血糖，注意服用糖苷酶抑制剂类药物的患者只能服用葡萄糖。

2. 昏迷或无法经口进食的患者应快速建立静脉通道静脉推注葡萄糖注射液，注意监测血糖的变化。

（二）有受伤的危险

1. 协助患者绝对卧床休息，评估床护栏功能是否正常，预防坠床。

2. 神志改变者做好安全护理，嘱患者家属陪护，防止跌倒等意外事件的发生。

（三）潜在并发症：低血糖昏迷

1. 严密观察患者生命体征变化。

2. 出现低血糖昏迷患者切勿强行喂食水或食物，避免误吸呛咳。

3. 给予心电监护，进食后或静脉推注葡萄糖注射液后 15~30 min 监测血糖，直到血糖恢复正常水平，对有低血糖诱发因素或是老年患者应加强巡视。

（四）焦虑

1. 与患者进行有效沟通，使患者树立战胜疾病的信心。

2. 提供安全舒适的环境，消除患者紧张、焦虑的情绪。

3. 为患者提供疾病相关知识宣教，做好预防措施。

五、健康宣教

1. 指导糖尿病患者行影像诊疗前应随身携带食物，必要时携带急救卡片，提供糖尿病急救有关的重要信息。

2. 向患者讲解低血糖的诱因和临床表现等，强调低血糖的危害性及合理饮食、进餐的重要性。指导患者低血糖的处理方法及掌握各种胰岛素的特点和正确的注射技术，定期轮流更换注射部位，防止产生皮下硬结，影响胰岛素吸收。

第六节　呼吸困难护理常规

呼吸困难（dyspnea）是主观感觉和客观征象的综合表现，患者主观上感觉吸气不足、呼吸费力，客观上表现为呼吸频率、节律和深度的改变。严重时可出现张口呼吸、鼻翼扇动、端坐呼吸，甚至发绀。呼吸困难是呼吸衰竭的主要临床症状之一。

一、常见病因

1. 肺炎、慢性阻塞性肺病、哮喘等。
2. 心力衰竭、冠心病、心肌梗死等。
3. 中枢神经系统疾病、周围神经系统疾病等。
4. 消化系统疾病如膈疝、胰腺炎等。
5. 肌肉无力、脊柱侧弯、胸廓畸形等。
6. 空气污染、高原缺氧等外界环境因素。
7. 情绪波动、紧张、恐惧等心理因素。

二、护理关键点

1. 气体交换障碍。
2. 活动无耐力。
3. 焦虑、恐惧。
4. 教育需求。

三、护理评估

1. 评估呼吸困难有无伴随症状。
2. 评估呼吸的频率、深度及节律。
3. 评估患者的活动能力和心理状态。
4. 用药和氧疗的效果。

四、护理措施

（一）气体交换障碍

1. 监测生命体征，必要时监测动脉血气分析、血氧饱和度变化。
2. 保持诊疗环境安静舒适、空气洁净和温湿度适宜。
3. 协助患者清除呼吸道分泌物及异物，合理氧疗或机械通气。
4. 遵医嘱应用支气管舒张药和呼吸兴奋药等。
5. 给予心理护理，可采取放松、安抚的措施，缓解情绪紧张和焦虑感。

（二）活动无耐力

1. 行动不便患者，需协助患者上检查床，保障患者安全。
2. 推床的患者，需将转运床推至离检查床最近处，固定刹车，同家属一起将患者抬至检查床，告知检查注意事项，预防坠床。

（三）焦虑、恐惧

1. 提供安全和支持的环境，减轻患者焦虑和恐惧感。
2. 运用音乐疗法、认知行为疗法等放松技术来改善焦虑情绪。

五、健康宣教

1. 指导放松技巧，改善呼吸形态。
2. 指导噘嘴呼吸、横膈呼吸，缓解呼吸异常现象。
3. 指导患者禁烟、酒，减少呼吸道黏膜刺激。
4. 指导患者及家属正确使用呼吸道喷剂。

第七节　哮喘护理常规

支气管哮喘（bronchial asthma）简称哮喘，是一种以慢性气道炎症和气道高反应性为特征的异质性疾病。

一、常见病因

1. 遗传因素。
2. 环境因素。
3. 免疫因素。
4. 生活方式。

二、护理关键点

1. 气体交换障碍。
2. 清理呼吸道无效。
3. 焦虑。
4. 教育需求。

三、护理评估

1. 一般状态：包括生命体征和精神状态。
2. 胸部体征：包括过度充气、辅助呼吸肌参与呼吸、三凹征出现等。
3. 评估患者既往和目前的检查结果、治疗经过和病情严重程度。
4. 评估患者是否掌握药物吸入技术，急性发作时是否按医嘱治疗。
5. 评估患者的心理 – 社会状况。

四、护理措施

（一）气体交换障碍

1. 提供安静、舒适、温湿度适宜的环境。根据病情提供舒适体位，如为端坐呼吸者提供床旁桌支撑，病室不宜摆放花草，避免使用皮毛、羽绒或蚕丝织物等。

2. 耐心解释病情和治疗措施，给予患者心理疏导和安慰，消除过度紧张情绪。

3. 观察药物疗效与不良反应，如糖皮质激素、β_2 受体激动药、茶碱类药物等。

4. 遵医嘱给予鼻导管或面罩吸氧，吸入氧流量为 1~3 L/min，氧浓度一般不超过 40%。必要时监测动脉血气分析。

（二）清理呼吸道无效

1. 促进排痰：痰液黏稠者定时给予蒸汽或氧气雾化吸入。指导患者进行有效咳嗽，协助叩背，以促进痰液排出。无效者可用负压吸引器吸痰。

2. 补充水分：哮喘急性发作时，患者呼吸增快、出汗，常伴脱水、痰液黏稠，形成痰栓，阻塞小支气管，加重呼吸困难。应鼓励患者每天饮水 2 500~3 000 mL，以补充丢失的水分，稀释痰液。重症者应建立静脉通道，遵医嘱及时、充分补液，纠正水、电解质和酸碱平衡紊乱。

3. 病情观察：观察患者的咳嗽情况、痰液的性状和量。

（三）焦虑

1. 关心患者，了解其心理状态，消除患者的不安情绪。

2. 提高患者对疾病的正确认识，增强战胜疾病的信心，开展哮喘的宣教活动，帮助患者及其家人获得必备的哮喘有关知识，如哮喘的概念、诱因、怎样控制发作及治疗等。

3. 动员与患者关系密切的力量，如家人或朋友参与对哮喘患者的管理，为其身心健康提供各方面的支持，并充分利用社会支持系统。

五、健康宣教

1. 疾病知识指导：指导患者了解哮喘的激发因素、发病机制、控制目的和效果，提高治疗依从性，使大多数患者达到良好或完全的临床控制。

2. 避免诱因指导：针对个体情况，指导患者有效控制可诱发哮喘发作的各种因素，如避免过敏食物、强烈精神刺激和剧烈运动、持续喊叫等过度换气动作、不养宠物、避免刺激性气体、预防呼吸道感染、戴围巾或口罩避免冷空气刺激等。

3. 病情监测指导：指导患者识别哮喘发作的先兆表现和病情加重的征象，学会哮喘发作时进行简单的紧急自我处理方法。学会利用峰流速仪来监测最大呼气峰流速（PEFR），做好哮喘日记，提供参考资料。每天测量 PEFR 并与标准 PEFR 进行比较，可以早期发现哮喘发作，判断哮喘控制的程度和选择治疗措施。

4. 用药指导：患者应了解自己所用各种药物的名称、用法、用量及注意事项，了解药物的主要不良反应及如何采取相应的措施来避免。进行用药依从性和正确使用吸入装置的指导和培训，遵医嘱使用 β_2 受体激动药和（或）糖皮质激素吸入剂。

5. 心理指导：哮喘患者的心理反应可有抑郁、焦虑、恐惧、性格改变等，需要给予心理疏导，使患者保持规律生活和乐观情绪，积极参加体育锻炼，最大程度保持劳动能力。此外，患者应充分利用社会支持系统，动员患者家属及朋友参与对哮喘患者的管理，为其身心康复提供各方面的支持。

第八节　咯血护理常规

咯血（hemoptysis）是指喉部以下的呼吸器官（即气管、支气管或肺组织）出血，并经咳嗽动作从口腔排出的过程。咯血不仅可由呼吸系统疾病引起，也可由循环系统疾病、外伤以及其他系统疾病或全身性因素引起。

一、常见病因

1. 呼吸系统疾病：肺结核、支气管扩张和支气管肺癌、肺炎、慢性支气管炎、肺栓塞、肺脓肿等。

2. 循环系统：二尖瓣狭窄、先天性心脏病导致的肺动脉高压、肺淤血等。

3. 其他系统疾病：白血病、血小板减少性紫癜、血友病、再生障碍性贫血、系统性红斑狼疮等。

二、护理关键点

1. 有窒息的危险。

2. 恐惧。

三、护理评估

1. 评估患者咯血的量、颜色、性状及出血的速度。

2. 评估患者的生命体征及意识状态的变化，有无胸闷、气促、呼吸困难、发绀、面色苍白、出冷汗、烦躁不安等窒息征象。

3. 有无阻塞性肺不张、肺部感染及休克等并发症的表现。

四、护理措施

（一）有窒息的危险

1. 休息与卧位：小量咯血者以静卧休息为主，大量咯血者应绝对卧床休息，尽量避免搬动患者。取患侧卧位，可减少患侧胸部的活动度，既能防止病灶向健侧扩散，同时也有利于健侧肺的通气功能。

2. 饮食护理：大量咯血者应禁食；小量咯血者宜进少量温、凉流质饮食，因过冷或过热食物均易诱发或加重咯血。多饮水，多食富含纤维素食物，以保持排便通畅，避免排便时腹压增加而引起再度咯血。

3. 口腔护理：保持口腔清洁，咯血后为患者漱口，擦净血迹，防止因口咽部异物刺激引起剧烈咳嗽而诱发咯血。

4. 保持呼吸道通畅：咯血时头偏向一侧，轻轻拍击健侧背部，嘱患者不要屏气，以免诱发喉头痉挛，使血液引流不畅形成血块，导致窒息。

5. 用药护理：①垂体后叶激素可收缩小动脉，减少肺血流量，从而减轻咯血，但也能引起子宫、肠道平滑肌收缩和冠状动脉收缩，故冠心病、高血压患者及孕妇忌用。静脉滴注时速度勿过快，以免引起恶心、便意、心悸、面色苍白等不良反应。②年老体弱、肺功能不全者在应用镇静药和镇咳药后，应注意观察呼吸中枢和咳嗽反射受抑制情况，以早期发现因呼吸抑制导致的呼吸衰竭和不能咯出血块而发生窒息。

6. 窒息的抢救：对大咯血及意识不清的患者，应在病床旁备好急救设备，一旦患者出现窒息征象，应立即取头低脚高45°俯卧位，面向一侧，轻拍背部，迅速排出气道和口咽部的血块，或直接刺激咽部以咳出血块。必要时用吸痰管进行负压吸引，给予高浓度吸氧。做好气管插管或气管切开的准备与配合工作，以解除呼吸道阻塞。

7. 病情观察：密切观察患者咯血的量、颜色、性状及出血的速度，观察生命体征及意识状态的变化，有无胸闷、气促、呼吸困难、发绀、面色苍白、出冷汗、烦躁不安等窒息征象；有无阻塞性肺不张、肺部感染及休克等并发症的表现。

（二）恐惧

1. 及时清理患者咯出的血块及污染的衣物、被褥，有助于稳定情绪，增加安全感，避免因精神过度紧张而加重病情。

2. 对精神极度紧张、咳嗽剧烈的患者，可建议给予小剂量镇静药或镇咳药。

3. 关心体贴、理解患者，倾听患者的主诉，安慰患者，鼓励患者表达自己的情绪，指导家属在旁陪护，让患者安心。

五、健康宣教

1. 告知患者积极防治呼吸道感染，及时治疗上呼吸道慢性病灶（如扁桃体炎、鼻窦炎等）。避免受凉、感冒和减少刺激性气体吸入。

2. 告知患者和家属了解疾病发生、发展与治疗、护理过程，与患者及家属共同制订长期防治计划。

3. 建立良好的生活习惯，劳逸结合。告诉患者戒烟、避免烟雾和灰尘刺激。

4. 指导患者自我监测病情，学会识别病情变化的征象，一旦发现症状加重，应及时就诊。

第九节　疼痛护理常规

疼痛（pain）是机体对损伤组织或潜在的损伤产生的一种不愉快的反应，是一种复杂的生理心理活动，是临床上最常见的症状之一。它包括伤害性刺激作用于机体所引起的痛感觉，以及机体对伤害性刺激的痛反应（躯体运动性反应和／或内脏植物性反应，常伴随强烈的情绪色彩）。

一、常见病因

1. 创伤性疼痛：主要是指皮肤、肌肉、韧带、筋膜、骨骼损伤引起的疼痛。

2. 炎性疼痛：主要是指生物源性炎症、化学源性炎症所导致的疼痛。

3. 神经病理性疼痛：主要是指发生于神经系统（包括周围神经系统和中枢神经系统），

其任何部位神经病变和损害相关的痛觉过敏、痛觉异常导致的疼痛。

4. 癌痛：由于肿瘤压迫使组织缺血，肿瘤浸润周围器官、神经引起的疼痛。

5. 精神心理性疼痛：主要是指由于心理障碍引起的疼痛，往往无确切的病变、器质性病变及阳性检查结果等。

二、护理关键点

1. 舒适度减弱。

2. 有受伤的危险。

3. 睡眠剥夺。

4. 教育需求。

三、护理评估

1. 疼痛的部位、性质与强度及有无牵涉痛等。

2. 了解诱发疼痛或加重疼痛的因素。

3. 疼痛时有无伴随症状，如发热、寒战、呕吐、吞咽、咳嗽、皮疹、血尿、视力障碍、呼吸困难等。

4. 监测生命体征。

5. 询问疼痛史、脑部疾病、腹部化脓性感染、手术、心脏病史等。

6. 检查疼痛部位有无红、肿、热，有无外伤；有无颈、锁骨上、腋窝淋巴结肿大；腹痛者腹部有无包块、压痛、反跳痛；有无机体活动受限、关节障碍等。

7. 心理状态有无紧张、焦虑、睡眠障碍等。

8. 用药效果。

四、护理措施

（一）舒适度减弱

1. 保持病室环境安静、舒适，定时开窗通风，避免强光、强声刺激，操作轻柔。

2. 指导患者卧床休息，抬高床头，改变体位时动作宜缓慢。

3. 协助患者进食，补充充足的营养和水分，保持水电解质平衡。

4. 做好病情观察，密切观察患者意识状况、生命体征、疼痛的性质与时间。

5. 遵医嘱使用药物，并观察药物疗效与副作用。

（二）有受伤的危险

1. 指导患者卧床，做好安全护理，指导家属 24 h 陪护，保持周围环境中地面清洁干燥，无障碍物，患者经常使用的物品置于患者伸手可及处。出现疼痛等身体不适时应平卧休息，急性发作期以卧床休息为主，不宜搬动，预防跌倒、坠床等不良事件发生。

2. 活动时需有人陪伴，症状严重者需卧床休息；平卧位时枕头以 15°~20° 为宜；改变体位时动作宜缓慢，避免突然起坐、站立或突然从站立位到卧位；头部转动时宜缓慢，幅度不宜太大。

3. 指导患者使用辅助设施，如扶手、护栏等。

4. 护理人员应该密切监测患者的病情变化，观察患者疼痛的程度及时间，必要时采取措施，防止不可预知的意外情况发生。

5. 做好心理护理，对于精神紧张、焦虑不安的患者，指导患者放松心情，保持情绪稳定，避免加重病情。

（三）睡眠剥夺

1. 避免诱因：告知患者可能诱发或加重头痛的因素，如情绪紧张进食某些食物、饮酒、月经来潮、用力性动作、频繁使用止痛药物等，减少诱因发生的情况，保持环境安静、舒适、光线柔和。

2. 指导减轻头痛的方法：如指导患者缓慢深呼吸，听轻音乐，练习气功，生物反馈治疗，引导式想象，冷、热敷以及理疗、按摩，采用指压止痛法等。

3. 心理疏导：长期反复发作的疼痛，患者可能出现焦虑、紧张心理，要理解、同情患者的痛苦，耐心解释，适当诱导，解除其思想顾虑，训练身心放松，鼓励患者树立信心，积极配合治疗。

4. 用药护理：告知患者止痛药物的作用与不良反应，让患者了解药物依赖性或成瘾性的特点，如大量使用止痛药、滥用麦角胺咖啡因等可致药物依赖。指导患者遵医嘱正确服药。

五、健康宣教

1. 帮助患者掌握自我心理疏导的方法。

2. 药物止痛时，指导患者按医嘱准确、准时服药，不可滥用止痛药。

3.指导患者及家属自我观察疼痛性质和伴随症状，如有异常变化，需立即报告医生。

4.指导家属在患者出院后给予患者舒适的生活环境及培养患者健康的饮食习惯。

第十节　抽搐护理常规

抽搐（hyperspasmia）是指四肢、躯干与颜面骨骼肌非自主的强烈收缩或抽动，可引起关节运动和强直甚至窒息。抽搐的发生机制目前尚未完全清楚，可能与运动神经元的异常放电、低血钙等因素有关。

一、常见病因

1.脑部疾病：如脑炎、脑外伤、原发性肿瘤、脑出血等。抽搐多为痫性发作，有的随着颅脑病变的加剧抽搐频繁、加剧，甚至发展为癫痫持续状态。抽搐仅是临床表现之一，大多还伴有脑局灶性或弥漫性损害的征象，如头痛、呕吐、脑膜刺激征等表现。

2.中毒：如阿托品、白果、各种重金属、有机化合物等，发生抽搐的主要机制为直接作用于脑或脊髓，使神经元的兴奋性增高而发生抽搐；中毒后可导致缺氧，引起脑代谢以及血液循环障碍，形成脑水肿，引起抽搐。

3.心源性疾病：如先天性心脏病、心肌缺血、颈动脉窦过敏、血管抑制性晕厥等。心脏疾病造成心排血量锐减或心脏停搏，使脑供血短期内急剧下降所导致的突然意识丧失及抽搐，也称为晕厥性抽搐。

4.癔症：癔症性抽搐属于功能性动作异常。患者多为年轻女性，在精神因素刺激下，表现为突然倒下、全身僵直、牙关紧闭、双手握拳，其后出现不规则手足舞动。

5.高热、电解质代谢紊乱：如低钙血症、低钠血症、低镁血症、碱中毒等，干扰神经细胞膜的稳定性，可引发抽搐。

6.非疾病因素：服用安眠药、抗癫痫药的人群突然撤药，或溺水、窒息、触电等情况下，也可发生抽搐。

二、护理关键点

1. 有窒息的危险。
2. 有受伤的危险。
3. 教育需求。

三、护理评估

1. 评估患者意识状态、抽搐范围、频率、时间、地点，以及有无前驱症状、诱因。
2. 评估发作的频率、时间和地点、类型、持续时间、伴随症状。
3. 监测患者的生命体征、神志、呼吸道情况、瞳孔变化。
4. 评估患者的定向力、记忆力、判断力、语言能力、排便情况及自理能力。
5. 检查有无因发作导致的外伤。

四、护理措施

（一）有窒息的危险

1. 保持呼吸道通畅，将患者头偏向一侧，有呕吐物及时清理。
2. 抽搐时减少刺激。一切动作要轻，保持安静，避免强光刺激。
3. 密切观察抽搐发作情况，并详细记录全过程，应特别注意神志与瞳孔的变化，以及抽搐部位和持续时间、间隔时间等。
4. 抽搐后应让患者安静休息，室内光线偏暗、安静，伴高热、昏迷者，按其常规护理。
5. 备好急救物品，如吸引器、开口器、拉舌钳等。
6. 给予氧气吸入。

（二）有受伤的危险

1. 发现抽搐立即移除可能损伤患者的物品，放入开口器，如有义齿应取出，解开衣扣、裤带。
2. 取侧卧位，头偏向一侧，及时清除口鼻腔分泌物，备好负压吸引器。
3. 加床档，必要时约束保护。
4. 观察患者抽搐发生的时间、持续时间、次数、诱因、过程、部位、性质。
5. 监测患者生命体征变化，并做好记录。

6. 抽搐发作时应有专人守护，防止舌咬伤。

（三）焦虑、恐惧

1. 关心患者及家属，了解其心理状态，建立良好的护患关系，做好解释和沟通工作，消除患者不安情绪。

2. 提供安全和支持的环境，让患者感到舒适和放松，以减轻他们的焦虑和恐惧感。

3. 指导患者运用转移注意力、放松技巧、音乐疗法、认知行为疗法等放松技术。

4. 提供信息和教育：提供有关抽搐的信息和教育，如有关病因、症状、治疗方法等方面的信息，以帮助患者更好地理解疾病，增强战胜疾病的信心。

五、健康教育

1. 向患者及家属说明抽搐时自我防护的方法。

2. 针对病因积极治疗原发病以预防抽搐。

第十一节　瘫痪护理常规

瘫痪（paralysis）是指人体骨骼肌随意收缩的能力减弱或者丧失，当肌肉收缩的能力完全丧失时，通常被称为完全瘫痪；当肌肉收缩的能力不全丧失时，通常称为不完全瘫痪。瘫痪可以根据上下运动神经元损伤的部位不同，分为上运动神经元性瘫痪和下运动神经元性瘫痪。

一、常见病因

1. 脑血管疾病：如脑出血、脑梗死、蛛网膜下腔出血等。可压迫相关的神经组织，造成神经系统受压或者组织失去活性，产生瘫痪症状。

2. 颅脑外伤性疾病：常见的有硬膜下血肿、硬膜外血肿等可造成神经系统不同程度的损伤，导致瘫痪症状的出现。

3. 肿瘤性疾病：常见于颅内肿瘤、脊髓肿瘤等。肿瘤组织生长过快或者组织过大时可产生压迫，导致出现瘫痪症状。

4. 炎性疾病：脑炎、脑膜炎、脑脓肿、脊髓炎、外周神经病等。炎症可导致神经组织出现炎性反应，从而产生瘫痪症状。

5. 脊髓病变各种炎症：如急性脊髓炎、急性脊髓灰质炎和脊髓蛛网膜炎等；变性疾病，如运动神经元病（原发性侧索硬化、肌萎缩侧索硬化、进行性脊肌萎缩症）、亚急性联合变性等。

6. 重症肌无力：慢性疾病，由于神经—肌肉传导阻滞，导致某些骨骼肌易疲劳，并产生暂时性瘫痪，休息后可得到改善，晚期可导致瘫痪。按其程度可分为全身型和局部型，局部型以眼肌无力最为常见，表现为暂时性眼睑下垂、斜视、复视、闭目无力等。

7. 周期性麻痹：也称为低钾性麻痹，由低血钾引起，发病突然，患者可在短时间内出现瘫痪症状，以下肢为主，瘫痪呈两侧对称，肌张力减弱，严重时会伴有心血管及消化系统的功能障碍，如胸闷、心悸、腹胀等，少数病情严重者还会出现排尿困难，甚至因呼吸肌麻痹而危及生命。

8. 进行性肌营养不良：一种遗传性、进行性肌肉变性疾病，表现为肌肉进行性加重的萎缩和无力，可分为 Duchenne 型、Becker 型、肢带型、面肩肱型及远端型等。

9. 脑挫裂伤：受伤后就会发生偏瘫，据脑损伤的部位不同，还可能出现颅骨骨折，出现颅底骨折时可发生脑脊液鼻漏（鼻腔中流出清亮的脑脊液）或是脑脊液耳漏（从外耳道流出清亮的脑脊液），多伴有意识障碍。

10. 相关疾病：脑出血、脑梗死、蛛网膜下腔出血、硬膜下血肿、硬膜外血肿。

二、护理关键点

1. 清理呼吸道无效。

2. 躯体移动障碍，有皮肤完整性受损的危险。

3. 有深静脉血栓发生的危险。

4. 焦虑。

5. 教育需求。

三、护理评估

1. 观察患者有无咳嗽反射及咳嗽的难易程度，观察痰液的颜色、性质、量、气味和有无肉眼可见的异常物质等，必要时送实验室检查。

2. 评估其深静脉血栓危险程度，指导患者及家属早期被动运动，给予患者踝泵运动等。

3. 评估其自主移动的能力、营养状况，皮肤损伤的风险。

4. 及时关注患者及家属的心理状态。

5. 住院期间使用肌力评分量表等评估患者的四肢肌力状态。

四、护理措施

（一）清理呼吸道无效

1. 保持病室环境安静、整洁、舒适，保持空气流通，避免尘埃和烟雾等刺激，维持室温 18~20℃，湿度 50%~60%，以充分发挥呼吸道的自然防御功能。

2. 给予高蛋白、高维生素、足够热量的饮食，尤其是维生素 C 及维生素 E 的摄入，避免油腻、辛辣刺激食物。无心、肾功能障碍者应给予充足的水分，每日饮水量保持在 1 500 mL 以上，有利于湿化呼吸道黏膜，稀释痰液，促进排出。

3. 做好病情观察，密切观察咳嗽、咳痰的情况，包括痰液的颜色、性状、气味、量，并详细记录。观察患者的意识状态、生命体征、体位情况。

4. 保持合适体位，采取坐位或半坐位有助于改善呼吸和咳嗽排痰。

5. 指导患者深呼吸和有效咳嗽。尽可能采用坐位，先进行深而慢的腹式呼吸 5~6 次，然后深吸气至膈肌完全下降，屏气 3~5 s，继而缩唇，缓慢地经口将肺内气体呼出，再深吸一口气屏气 3~5 s，身体前倾，从胸腔进行 2~3 次短促有力的咳嗽，咳嗽时同时收缩腹肌，或用手按压上腹部，帮助痰液咳出。也可让患者取俯卧屈膝位，借助膈肌、腹肌收缩，增加腹压，咳出痰液。

6. 对于痰液黏稠不易咳出者，可进行气道湿化，包括湿化治疗和雾化治疗两种方法，即通过湿化装置将水或溶液蒸发成水蒸气或小液滴，以提高吸入气体的湿度，达到湿润气道黏膜、稀释痰液的目的。

7. 胸部叩击：叩击胸部通过胸壁传到气道，将气道壁上聚集的分泌物松动，以利于排出。方法：患者取侧卧位，医护人员两手手指指腹并拢，掌侧呈杯状，以手腕力量，从肺底自下而上，由外向内、迅速而有节律地叩击胸壁，震动气道，每一肺叶叩击 1~3 min，每分钟 120~180 次。未经引流的气胸、肋骨骨折、咯血、低血压及肺水肿等患者禁止胸部叩击。

8. 体位引流：体位引流是利用重力作用使肺、支气管内分泌物排出体外，又称重力引流。适用于痰液量较多者，如支气管扩张、肺脓肿等疾病。引流时间每次 5~15 min，每日 1~2 次，宜在早上起床后或睡前进行。有明显呼吸困难和发绀、近 1~2 周内曾有大咯血史、严重心血管疾病或年老体弱不能耐受的患者禁用。若引流过程中患者出现气促、心悸或分泌物大量涌出，有造成窒息危险时，应立即终止。

9. 机械吸痰：是指经患者的口、鼻腔或人工气道将呼吸道分泌物吸出。适用于痰液黏稠无力咳出、意识不清或建立人工气道者。严格执行无菌操作，吸痰动作要迅速、轻柔，吸痰转动导管向上提拉，调节负压吸引力 0.02~0.04 MPa，每次吸痰时间不超过 15 s。

10. 保持口腔清洁卫生，每日清洁口腔两次，预防口腔感染。

11. 做好用药护理，遵医嘱给予抗生素、止咳及祛痰药物，用药期间注意观察药物的疗效及不良反应。可待因等强镇咳药会抑制咳嗽反射，加重痰液的积聚，切勿自行服用。

（二）躯体移动障碍，有皮肤完整性受损的危险

1. 帮助患者早期进行活动，保持瘫痪肢体各关节的功能位置，并教会患者及家属被动活动和主动活动肢体的方法，讲明翻身、拍背的重要性，协助定时翻身、拍背、按摩关节和骨隆突部位。

2. 保持床单位整洁、干燥、无渣屑，减少对皮肤的机械性刺激。

3. 患者需在床上大、小便时，为其提供隐蔽的环境，指导其学会和配合使用便器。

4. 每天全身温水擦拭 1~2 次，以促进肢体血液循环。

5. 鼓励患者摄取充足的水分和均衡的饮食，养成定时排便的习惯，便秘者可适当运动和按摩下腹部，促进肠蠕动，预防肠胀气，保持大便通畅。

6. 协助患者洗漱、进食、如厕、沐浴和穿脱衣服等，增进舒适感和满足患者的基本生活需求。

7. 预防跌倒 / 坠床：床单位要有保护性床栏；走廊、厕所要装扶手，以方便患者起坐、扶行；地面要保持平整干燥，防湿、防滑，去除门槛；呼叫器和经常使用的物品应置于床头患者伸手可及处；患者最好穿防滑软橡胶底鞋，穿棉布衣服，衣着应宽松；一侧肢体瘫痪的患者不要自行打开水或用热水瓶倒水，防止烫伤；行走不便或步态不稳者，选用"三角手掌"等合适的辅助工具，并有人陪伴，防止受伤。

8. 心理护理：给患者及家属提供有关疾病、治疗及预后的可靠信息；关心、尊重患者及家属，多与他们交谈，鼓励患者表达自己的感受，指导其克服焦躁、悲观情绪，适应患者角色的转变。

五、健康教育

1. 预防尿路感染，定时清洗会阴部及肛门，长期留置导尿管者，定期检查尿常规和尿

培养。

2. 预防胀气和便秘，多食蔬菜和水果，少食胀气食物。

3. 预防跌倒、烫伤，家属随身陪同，禁止在患肢使用热水袋。

4. 预防肢体畸形、挛缩，促进功能恢复，瘫痪肢体置于功能位。

5. 建立良好的生活方式，注意保暖，保持心情愉快，每天活动肢体各关节，按摩肌肉，注重家庭康复训练。

第十二节　意识障碍康复护理常规

意识障碍（disturbance of consciousness）是指个体对外界环境刺激缺乏正常反应的一种精神状态。指人对周围环境以及自身状态的识别和觉察能力出现障碍。一种以兴奋性降低为特点，表现为嗜睡 / 意识模糊 / 昏睡直至昏迷；另一种是以兴奋性增高为特点，表现为高级中枢急性活动失调的状态，包括意识模糊 / 定向力丧失 / 感觉错乱 / 躁动不安 / 言语杂乱等。

一、常见病因

（一）神经系统疾病

1. 颅脑外伤：脑震荡、脑挫裂伤、外伤性颅内血肿、颅骨骨折等。

2. 脑血管病：出血性脑血管病、缺血性脑血管病、脑梗死、蛛网膜下腔出血、高血压脑病等。

3. 颅内占位性病变：原发性或转移性颅内肿瘤、脑脓肿等。

4. 颅内感染：各种脑炎、脑膜炎等。

（二）非神经系统疾病

1. 中毒：一氧化碳、镇静药、乙醇、有机磷、毒品以及其他物质中毒等。

2. 心肺疾病：心力衰竭、肺性脑病等。

3. 肝肾疾病：肝性脑病、肾性脑病、尿毒症等。

4. 内分泌与代谢疾病：糖尿病酮症昏迷、甲状腺危象等。

5. 休克：过敏性休克、低血容量性休克、感染性休克等。

6. 水、电解质紊乱：碱中毒、酸中毒、低钠血症等。

7. 意外：溺水、触电、窒息等非外伤性意外。

8. 其他：恶性肿瘤、癔症等。

二、护理关键点

1. 清理呼吸道无效，有感染的危险。

2. 营养失调：低于机体需要量。

3. 躯体移动障碍，有皮肤受损的危险。

4. 有排尿、排便障碍与神经源性膀胱、神经源性直肠有关。

5. 有深静脉血栓发生的风险。

6. 昏迷促醒护理干预。

三、护理评估

1. 评估患者咳嗽的发生时间、诱因、难易程度，以及痰液的颜色、性质、量、气味和有无肉眼可见的异常物质等，必要时送实验室检查。

2. 营养风险筛查评估，与不能自我进食有关。

3. 评估其自主移动的能力、营养状况，皮肤损伤的风险。

4. 膀胱功能评估，了解是否已接受相关膀胱治疗与干预。

5. 评估肢体是否肿胀及皮温、末梢血运等。

6. 入院后应定期进行 GCS、CRS-R 评估，动态观察患者意识水平的进展情况。

四、护理措施

（一）清理呼吸道无效，有感染的危险

1. 气道护理

（1）及时清理患者口腔中食物残渣、呕吐物、分泌物。

（2）对于舌根后坠，阻碍呼吸功能的患者，可放置口咽通气道，保持呼吸道通畅。

（3）定时给患者翻身拍背，每 2 小时翻身 1 次。掌指关节呈 120°（或使用振动排痰），按由下向上、由外向内的顺序迅速而有规律地叩击背部。经常更换体位，避免痰液淤积于肺底及背部。

（4）气管切开的患者，要妥善固定气管套管，防止导管脱出，气管套管应每日消毒。

（5）将配套的吸痰器准备好，针对痰液较多者，及时吸痰。吸痰操作前，需先进行翻身及拍背操作，针对痰液黏稠者，需进行超声雾化吸入操作，通过稀释痰液，有利于痰液吸出。

（6）加强气道的湿化管理，对采用人工气道的患者给予持续气道湿化，滴入湿化液，正常情况下每小时滴一次。

2．口腔护理

（1）首先检查义齿是否已经取下，要注意保护轻度活动的牙齿，重度活动的牙齿要拔除，防止脱落。

（2）体位应采取侧卧位或者头偏向一侧，棉球不宜过湿，有意识障碍者不能漱口，防止误吸，应用弯止血钳夹紧棉球（不易脱落）进行护理，开口器应从臼齿放入。

（3）带负压式刷牙。

3．预防吸入性肺炎：①患者病情允许情况下，鼻饲或进食的过程中及结束后 30min 内采取 30~40° 半卧位，并在鼻饲或进食后 30 min 内禁止翻身。对于鼻饲患者，4~8 h 测量胃残余量，如胃残余量为 200~500 mL，应使用促胃动力药或根据个体情况暂停鼻饲，如胃残余量大于 500 mL 的患者，应暂停喂养。②在鼻饲期间需加强口腔、气道护理，减少口咽分泌物引起呛咳。经常巡视检查导管深度，吸痰、翻身前后检查管道的位置，每班交接胃管刻度，烦躁患者妥善约束，避免胃管移动或拔出。对于鼻胃管反流严重的患者，可改插鼻肠管防止误吸的发生。

4．生命体征观察：定时观察体温、脉搏、呼吸、神志、意识等的变化并做好记录，如有异常立即报告医生。

（二）营养失调：低于机体需要量

1．动态实时营养评估，对于处于营养风险期的患者，结合基础疾病、合并症、并发症等制订并实施营养支持计划。

2．评估患者胃肠功能，对于胃功能差、排空障碍的患者，遵医嘱给予留置鼻空肠营养管，使用营养泵匀速提供肠内营养支持。

（三）躯体移动障碍，有皮肤受损的危险

1．定期翻身更换体位。

2．预防并发症给予防褥疮气垫，每 2 h 翻身拍背 1 次。

3．对于易出现压红的部位可使用透明贴或泡沫敷料保护，保持皮肤清洁干燥。

4.加强营养管理，补充富含蛋白质、维生素的食物。

5.良肢位摆放：患者取平卧位时两侧肩部及上臂下方垫一楔形长枕，以保持肩关节充分前伸、肘关节伸展和腕关节背伸，预防肩关节半脱位、肘关节屈曲、肩手综合征等。两侧臀及大腿的下方垫长枕，防止髋关节外旋。膝下垫小枕，防止膝关节过伸。双足跟垫软圆圈垫，保持踝关节背伸呈内中立位。

（四）排尿、排便障碍

排尿、排便障碍与神经源性膀胱、神经源性直肠有关。

1.神经源性膀胱的护理

（1）意识障碍患者因排尿功能异常时需要留置导尿。应注意每 4~6 h 定期开放，这样有利于膀胱充分扩张、收缩良性反射的建立，防止其废用性萎缩。

（2）为了避免尿路感染，护士应每日消毒尿道口，使用抗反流尿袋，每周严格无菌下更换导尿管及尿袋。

（3）由于意识障碍患者抵抗力较低，长时间留置尿管时尿路感染很难避免，因此应配合医生尽早拔除留置导尿管，制定饮水计划，利用膀胱扫描仪监测残余尿，如残余尿超过 100 mL 应实施间歇性清洁导尿。

2.神经源性直肠的护理

（1）指导患者饮食，嘱患者进食粗纤维素食物，如糙米、全麦食品、蔬菜、水果、蜂蜜等，通过改变粪团性状以降低直肠排空的阻力。需避免刺激性食物，摄入适量的亲水性食物，从而增加粪便的容积和流动性，缩短结肠通过时间。每日摄入适量的水，以 2~2.3 L 为宜（不含乙醇、咖啡、利尿剂等饮料）。养成每日定时排便的习惯。若患者不能进食，则此类食物应制作成匀浆膳。

（2）进行腹部按摩，腹部按摩能增强直肠蠕动能力，缩短结肠通过时间，促进感觉反馈的传入和传出，减轻腹胀。腹部按摩可从盲肠部位开始，顺着结肠的走行，采取顺时针从右到左环形按摩腹部，每次 5~10 min。

（3）肛门牵伸：在进行手指直肠刺激前，要向患者及家属详细说明操作的过程、目的、方法，消除其顾虑。护士右手示指戴指套，涂润滑剂（常用肥皂液、液体石蜡或凡士林）轻柔按摩肛缘，同时嘱患者深吸气以减轻腹压，使括约肌松弛。然后将示指缓慢插入直肠约 2 cm，在不损伤直肠黏膜的前提下将示指沿直肠壁做环形运动并缓慢牵伸肛管（同时询问患者有无不适）。在 3，6，9，12 点钟处各轻微牵拉按压一下，每次刺激时间持续 1 min（约手指转动 2 圈）后缓慢拔出手指，间隔 2 min 后可以再次进行 1 min。手指直肠刺激后 30 min 内有便意但排便无力者，需酌情使用小剂量药物灌肠协助排便。

（五）昏迷促醒护理干预

1.言语呼唤：护士每次床旁操作时，均需与患者进行沟通交流，内容涉及轻唤患者姓名，讲解操作目的，以及人文关怀。另外，护士需指导家属全程参与护理流程，即由关系亲密的家属用患者最熟悉的方式唤名；采取回顾性叙事的方式向患者讲解以往熟悉的人与事，以及喜欢的话题、印象最深刻的事，反复讲解，内容主要为患者生活、工作及学习等，每次交流时间为 20 min，早晚各 1 次，并通过语言暗示及实物信息，如提供患者病前所熟悉的情景等，激发其记忆功能的恢复。

2.音乐促醒法：可根据患者的性格特征及喜好，根据患者日常生活习惯，选择适宜的时间段为患者播放音乐，可左右耳交替进行，保证外界声音形式的多元性，每次音乐播放时间为 20 min，每天 3 次。

3.光线感知法：家属可在每日早晚使用眼罩罩住患者眼睛和移开眼罩各 1 min，反复进行 6 次。也可每日晨起与睡前，用手电筒照射患者瞳孔各 5 次，间断照射移开，每次持续时间为 1 min。

4.触觉促醒法：采用柔软的牙刷或毛刷轻轻擦拭患者的手掌和脚掌，刺激顺序由肢体远端至肢体近端，刺激方法采用相反刺激法，即软／硬、粗糙／光滑等刺激交替进行，每次持续时间为 5~10 min，早晚各 1 次。

5.冷热感知法：将冷水或热水置于橡胶手套中，并分别安放于患者的手掌等处，每次持续时间为 2 min，早晚各 2 次。同时给予呼唤及解说，亦可增强患者的注意力及主观意识。

6.嗅觉刺激：给予各种带有特征性气味的物品，如香烟、醋、酒、香水等，可食用的可结合口腔冰刺激，告知患者是什么样的气味，将其放置于患者鼻部 10 cm 处，每次刺激持续时间为 5~10 min，早晚各 1 次。

7.味觉刺激：给予口腔不同部位酸、甜、苦、辣、咸的刺激，并告之应有的味觉感受。

8.本体感觉刺激：包括运动刺激、挤压刺激、振动刺激、体位刺激。

五、健康宣教

1.保持环境整齐、安静、清洁、通风，光线适宜。

2.嘱患者饮食宜高热量、高维生素、易消化，并保证足够的水分及营养物质的供给。

3.指导患者家属进行病情观察：发现患者有意识改变时及时就诊。

4.保持呼吸道通畅，及时清除口鼻腔分泌物。

5.保持床单位整洁、干燥、无渣屑，衣裤清洁舒适。

6. 嘱患者家属做好对患者的皮肤护理、眼部护理，预防压疮及角膜炎的发生。

7. 加强生活护理、基础护理，定时翻身，防止肺部感染、泌尿系统感染。

8. 指导患者家属协助患者正确进行肢体功能锻炼，协助上下肢的被动活动，防止关节强直、肌肉萎缩及足下垂等。

第十三节　皮疹护理常规

皮疹（rash）指皮肤的颜色、形态发生局限样（俗称疙瘩）改变，可伴有瘙痒、触痛等症状，是皮肤损害的一种表现。可见于单纯的皮肤病，也可见于全身性疾病。皮疹在临床上很常见，种类也很多，包括斑疹、丘疹等，不同皮疹出现的规律和形态有不同的特点，可以协助鉴别诊断不同的疾病。

一、常见病因

1. 接触引起的皮肤变态反应性皮疹

（1）动、植物性和化学性等特殊类型接触性皮炎。

（2）药品、化妆品皮炎是接触化妆品或染发剂后所致的急性或亚急性的皮疹。

（3）尿布皮炎：由于尿布更换不勤，产氨细菌分解尿液后产生的氨刺激皮肤所致。

（4）漆性皮炎：油漆或其挥发性气体引起的皮肤过敏性皮疹。多累积在暴露部位表现为潮红、水肿、丘疹、丘疱疹、小水疱，重者可融合成大疱，自觉瘙痒或灼热，轻重程度不等。

2. 遗传因素：父母亲等家族成员有过敏性疾病史是本病的最强风险因素，遗传因素主要影响皮肤屏障功能与免疫平衡。本病患者往往有多种免疫学异常，其中 Th_2 的活化为重要特征，还可有皮肤屏障功能减弱或破坏，如表皮中聚丝蛋白（filaggrin）减少或缺失。

3. 环境因素：气候变化、生活方式改变、不正确的洗浴、感染原和变应原刺激等。现代生活方式（过于卫生、西式饮食等）及环境暴露（环境污染、被动吸烟等）等可能引起免疫系统与皮肤屏障异常。

4. 心理因素：如精神紧张、焦虑、抑郁等也会出现疹样皮疹。

二、护理关键点

1. 皮肤完整性受损。

2. 舒适度改变：与瘙痒有关。

3. 焦虑。

三、护理评估

（一）健康史

了解患者有无致敏物质接触史；致敏物质性质、接触面积和时间；评估患者临床演变过程、诊治经过及效果，个体反应性；既往有无类似发作。

（二）身体状况

1. 躯体评估，包括生命体征、意识状态、全身营养状况、睡眠状况、饮食状况、生活自理能力等。

2. 评估患者皮肤损害的好发部位、皮肤损害的范围、程度，局部有无瘙痒或烧灼感，黏膜受累程度。

3. 评估患者是否伴有感染、水肿等症状。

（三）心理－社会状况

1. 评估患者对暴露部位皮肤损害及对外表影响的心理承受程度，对疾病相关知识的了解程度，能否积极面对和配合治疗。

2. 患者是否由于皮肤损害的反复发作、长期不愈以及剧烈瘙痒而感到忧郁和焦虑，对治疗失去信心。

3. 及时评估用药疗效。

四、护理措施

（一）皮肤完整性受损

1. 了解病因，协助医师去除病因；正确清洗皮肤上的接触物，如碱性物质引起者用3% 硼酸溶液清洗，酸性物质引起者用 5% 碳酸氢钠溶液清洗等。

2. 皮损局部不涂擦化妆品；禁用热水、肥皂水及任何洗涤剂；保持局部皮损的清洁干燥，防止感染；观察和评估局部用药的疗效，及时向医师反馈；查皮损局部有无感染现象，必要时可做细菌培养。

3.遵医嘱合理用药，观察使用药品期间的不良反应。

（二）瘙痒

1.指导患者注意个人卫生，保持皮肤干净；减少摩擦、勤换衣物、穿宽松的内裤等。洗澡后使用甘油、采用凡士林、橄榄油等滋润性较强的护肤产品，锁住皮肤表面水分，缓解干燥瘙痒。注意避免采用搔抓、摩擦及热水烫等方法止痒。

2.调整饮食：避免吃辛辣刺激性食物，避免饮酒与喝浓茶，适当补充含维生素 A、维生素 E 的食物，如胡萝卜、花生等。

3.治疗原发病：协助医生积极查找病因，对症处理。

4.药物治疗：可根据医嘱使用止痒擦剂，如炉甘石洗剂、甘霖洗剂等，也可涂抹爽身粉或使用中药药浴、熏蒸、熏洗。

（三）焦虑

1.建立良好的护患关系，护理人员应保持良好的亲和力，综合评估患者的年龄、职业、文化程度等情况。

2.针对性采取干预措施，讲解疾病相关知识、注意事项，让患者正确认识疾病，提高其对疾病的认知。

3.增强患者对皮胀瘙痒的发病因素、症状表现、治疗方法以及注意事项等的认知，并让患者通过科学、正确、有效的方式处理皮疹症状，且在治疗中不可对皮疹部位随意抓挠。

4.帮助患者增强意志力，保持积极乐观的心态，鼓励患者多参加娱乐活动，培养兴趣爱好，转移注意力，从而消除患者顾虑，做好心理疏导，减轻心理压力，提高治疗配合度。

五、健康宣教

1.嘱患者尽可能避免接触易致敏物或刺激物。常见致敏物：红汞、磺胶、碘酊、清凉油；染发剂（含苯二胺）、化妆品、洗涤剂、防腐剂、化工原料、染料；动物毛皮；植物中的草麻、生漆等。必要时，应加强个人防护，如戴手套、穿防护服、戴口罩或外涂防护霜。

2.注意个人卫生，保持床单位、衣着干净舒适，防止皮肤感染。

3.皮肤瘙痒时，指导患者通过拍打法、呼吸法等代替直接抓挠。洗澡时皮疹处避免接触肥皂，注意水温不宜过高、时间不宜过长。

4.指导患者进清淡饮食，多饮水，预防缺水引起的皮肤干燥而加重病情。

5.患者如出现不良症状及时到医院复诊。

参考文献

［1］尤黎明，吴瑛.内科护理学 [M].6 版.北京：人民卫生出版社，2017.

［2］王庭槐.生理学 [M].9 版.北京：人民卫生出版社，2018.

［3］吴惠平，付方雪.现代临床护理常规 [M].北京：人民卫生出版社，2018.

［4］吴欣娟，李庆印.临床护理常规 [M].2 版.北京：中国医药科技出版社，2020.

［5］周海英，张玉侠，陈潇，等.肝癌患者术后恶心呕吐发生现况及影响因素研究 [J].中华护理杂志，2022，57（2）：182–187.

［6］杨俊琳，杨健，赵丽丽，等.大肠癌放化疗患者消化道症状群护理的证据总结 [J].中华护理杂志，2023，58（1）：98–104.

［7］李惠靖.健康体检抽血晕针的原因分析及护理措施探讨 [J].世界最新医学信息文摘，2019，19（68）：280–281.

［8］徐德萍，周嘉燕，杨志霞，等.护理风险管理在门诊静脉采血晕针患者中的应用 [J].齐鲁护理杂志，2021，27（7）：165–167.

［9］宋佳.三步抗晕疗法对预防门诊静脉采血晕针的实践效果观察 [J].医学理论与实践，2021，34（7）：1225–1227.

［10］吴丽婷.综合护理在预防门诊静脉采血患者晕针的效果 [J].中国民康医学，2019，31（3）：143–144.

［11］张玲.探讨门诊静脉采血患者晕针的原因分析及心理护理 [J].首都食品与医药，2019，26（21）：114.

［12］中华医学会糖尿病学分会.中国 2 型糖尿病防治指南（2020 年版）[J].中华糖尿病杂志，2021，13（4）：315–409.

［13］陆再英，钟南山.内科学 [M].7 版.北京：人民卫生出版社，2009.

［14］童朝晖，姜宏英，陈雨莎.呼吸康复年度进展 2022[J].中华结核和呼吸杂志，2023，46（02）：172–176.

［15］谈定玉，徐艳，王云云，等.经鼻高流量氧疗在慢性阻塞性肺疾病急性加重无创正压通气间歇期应用的探索性研究 [J].中华急诊医学杂志，2020，29（08）：1046–1052.

［16］中华医学会呼吸病学分会哮喘学组.支气管哮喘防治指南（2020 年版）[J].中华

结核和呼吸杂志，2020，43（12）：1023-1048.

［17］支气管哮喘患者自我管理中国专家共识 [J]. 中华结核和呼吸杂志，2018，41（03）：171-178.

［18］中国老年医学会呼吸病学分会，中国康复医疗机构联盟呼吸康复专业委员会. 吸入疗法在呼吸康复中应用的中国专家共识 [J]. 中华结核和呼吸杂志，2022，45（08）：753-761.

［19］毛美琪，王建宁，熊晓云. 临床常见疾病护理常规 [M]. 南昌：江西科学技术出版社，2017.

［20］吴惠平，付方雪. 小现代临床护理常规 [M]. 北京：人民卫生出版社，2017.9.

［21］谢家兴. 康复护理常规与技术 [M]. 北京：人民卫生出版社，2022.

［22］中国医师协会神经修复专业委员会意识障碍与促醒学组. 慢性意识障碍诊断与治疗中国专家共识 [J]. 中华神经医学杂志，2020，19（10）：977-982.

［23］倪莹莹，王首红，宋为群，等. 神经重症康复中国专家共识（下）[J]. 中国康复医学杂志，2018，33（03）：264-268.

［24］冯珍，宋为群. 意识障碍康复评定与治疗学 [M]. 北京：人民卫生出版社，2022.

［25］丁淑贞，戴红. 皮肤科临床护理 [M]. 北京：中国协和医科大学出版社，2016.

［26］中华医学会皮肤性病学分会免疫学组，特应性皮炎协作研究中心. 中国特应性皮炎诊疗指南（2020 版）[J]. 中华皮肤科杂志，2020，53（02）：81-88.

［27］李娜，余明莲，袁越，等. 老年瘙痒症的护理研究进展 [J]. 实用皮肤病学杂志，2021，14（2）：107-109.

［28］陈丽，徐标. 多维度健康教育在老年瘙痒症患者中的应用 [J]. 中国当代医药，2020（26）：175-178.

［29］颜兵倩，张延红，刘延敏，等. 卒中后吸入性肺炎预防与管理的证据总结 [J]. 中国护理管理，2023,23（1）：93-99.

第三章　急危重症患者行影像诊疗检查护理常规

第一节　食管异物护理常规

食管异物（esophageal foreign body）是指在食管内因难以排出而滞留的各类物体，是临床中常见的一种急症。在中国人群中，异物滞留在食管内的比例能达到上消化道异物的85%左右。

一、常见病因

1. 老人牙齿松动、使用义齿或咀嚼困难时，易误咽食物。
2. 儿童多因口含硬币或玩具误吞引起。
3. 成人因进食匆忙、注意力不集中而吞入较大或带刺物品。
4. 食管疾病，如食管狭窄、食管癌也是常见原因之一。

二、护理关键点

1. 重点评估患者的年龄、病情、呼吸功能状况。
2. 依据患者病史和检查目的指导患者进行不同类型的呼吸训练，如深吸气后屏气摄影或深吸气再深呼气后屏气摄影等。

3. 密切观察患者病情，有无呼吸困难等变化。

三、护理评估

1. 核对：护士仔细阅读检查申请单，核对患者信息（姓名、性别、年龄、检查部位、检查设备等）。详细询问病史，评估患者病情，核实检查部位、检查方式，对检查目的要求不明确的申请单，应与临床申请医师核准确认。

2. 检查：患者是否佩戴影响 X 线穿透力的物质，如发卡、金属饰物、膏药和敷料等。

3. 病情：评估患者病情，观察患者的呼吸、心率、血压、氧饱和度等生命体征，确定患者是否需要镇静、吸氧等。

4. 病史：评估患者的既往史、现病史、手术史等，筛查患者有无检查禁忌证。

5. 心理和配合度：主动与患者沟通，评估患者的情绪状态、配合能力。

6. 设备准备：防护设备、相关急救设施及屏风等保护隐私的设备是否准备齐全。

7. 环境：安静、舒适、清洁，空气流通，温湿度合适。

四、护理措施

（一）检查前护理常规

1. 认真核对患者的姓名、性别、年龄、住院号、摄片位置。

2. 告知患者行 X 线或 CT 检查的过程及注意事项，缓解患者紧张情绪。婴幼儿需家属配合，老年人需注意是否有家属陪同，为需要给氧的患者备好氧气袋。

3. 评估患者病情，密切观察。将检查过程中可能出现的反应及屏气的时间告知患者，解答患者疑问，缓解其紧张情绪，利于检查顺利进行。

4. 取下所有影响 X 线穿透力的物质，交于家属保管。

5. 告知患者家属：检查时，放射室门上的警告指示灯会亮，请一律在防护门外等候，不要在检查室内等候拍片。

6. 防护设备、急救设施及屏风等保护隐私的设备处于完好备用状态，患者非检查部位已做好射线防护。

（二）检查中护理常规

1. 与患者良好沟通，缓解其紧张情绪，使之能较好地配合检查进行屏气动作，顺利完成造影，避免因肢体移动或抖动而增加患者辐射量。

2.密切观察病情，耐心帮助患者进行体位更换。

（三）检查后护理常规

1.检查结束后，询问患者感受，身体有无不适，皮肤有无发红、烧灼感，防止急性放射损伤。

2.告知患者取片时间，并记录此次的照射时间与剂量。

3.根据情况进行环境、仪器等用物的消毒灭菌。

五、健康宣教

1.针对患者特点进行检查前的常规宣教。指导患者有关检查流程、检查目的、适应证、禁忌证、配合要领、检查前准备、检查中配合及注意事项。

2.指导患者在观察区域休息，如有不适及时告知医护人员。医护人员定时巡视，询问有无不适，以便及时发现并处理。

3.利用候诊和观察时间，采取分时段健康教育，组织患者观看健康教育视频和健康教育手册。

第二节 气道梗阻护理常规

气道梗阻（airway obstruction）是院外急症，如不立即处理，数分钟后即可引起患者窒息，严重者造成患者死亡，临床表现患者常突然呛咳、不能讲话、不能呼吸或呼吸困难，继而不能咳嗽，面色、口唇青紫，甚至发生昏迷，急性气道梗阻进展迅速，病情凶险，必须尽快纠正缺氧、改善呼吸，及时识别气道梗阻并采取正确的施救措施是挽救患者生命的关键。

一、常见病因

1.上呼吸道梗阻：常见于舌后坠、扁桃体肿大和咽喉水肿等。

2.下呼吸道梗阻：常见于气管肿瘤、气管结核、气管异物和肺脓肿等。

二、护理关键点

1. 重点评估患者的年龄、病情、呼吸功能状况。

2. 依据患者病史和检查目的指导患者进行不同类型的呼吸训练，如深吸气后屏气摄影或深吸气再深呼气后屏气摄影等。

3. 密切观察患者病情，有无呼吸困难等变化。

三、护理评估

1. 核对：护士仔细阅读检查申请单，核对患者信息（姓名、性别、年龄、检查部位、检查设备等）。详细询问病史，评估患者病情，核实检查部位、检查方式，对检查目的要求不明确的申请单，应与临床申请医师核准确认。

2. 病情：评估患者病情，观察患者的呼吸、心率、血压、氧饱和度等生命体征，确定患者是否需要镇静、吸氧等。

3. 病史：评估患者既往史、现病史、手术史等，筛查患者有无检查禁忌证。

4. 心理和配合度：主动与患者沟通，评估患者的情绪状态、配合能力。

5. 环境：安静、舒适、清洁，空气流通，温湿度合适。

四、护理措施

（一）检查前护理常规

1. 放射防护用品的使用：根据受检者检查的部位，采取相应的防护用品，尽可能对电离辐射敏感器官（如性腺、乳腺和甲状腺）提供恰当的屏蔽。

2. 约束措施：有效固定患者，确保影像图片的清晰，避免因患者的移动造成图像模糊而反复透视，减少患者辐射量。采取约束措施之前，必须征得患者及家属同意。

3. 心理护理：良好的心理状态是配合检查的前提。将检查过程中可能出现的反应及屏气的时间告知患者，解答患者疑问，缓解其紧张情绪，有利于检查顺利进行，避免重复照射。

4. 人员准备：告知候诊患者及家属，检查过程中请在机房外等候，不得随同患者入内；如患者病情需要其他人陪同检查时，应对陪同者采取防护措施。

（二）检查中护理常规

1. 心理护理：与患者良好沟通，缓解其紧张情绪，使之能较好地配合检查进行屏气动作，顺利完成造影，避免因肢体移动或抖动而增加患者辐射量。必要时遵医嘱使用镇静药物，以缩短照射时间。

2. 穿戴防护服：确认患者防护物品的准确穿戴，如有滑落或移位，及时进行正确穿戴。

3. 及时将造影过程中所需无菌物品传递给造影医师，避免不必要的重复造影。

4. 检查过程中保持检查室大门紧闭，禁止其他人员进入，避免随意开关检查室的大门，造成不必要的照射。

（三）检查后护理常规

1. 检查患者皮肤，检查结束后，询问患者感受，身体有无不适，皮肤有无发红、烧灼感，防止急性放射损伤。

2. 登记记录患者检查中的累积 X 线辐射剂量。

3. 检查结束后，应保持对生命体征的监测及观察，保持呼吸道通畅，防止窒息的发生。

五、健康宣教

1. 针对患者特点进行检查前的常规宣教。指导患者有关检查流程、检查目的、适应证、禁忌证、配合要领、检查前准备、检查中配合及注意事项。

2. 指导患者在观察区域休息，如有不适及时告知医护人员。医护人员应定时巡视，询问患者有无不适，以便及时发现并处理。

3. 利用候诊和观察时间，采取分时段健康教育，组织患者观看健康教育视频和健康教育手册。

第三节　急腹症护理常规

急腹症（acute abdominal pain）是由各种原因引起的腹腔内外脏器急性病变而表现在腹部的疼痛，是临床上常见的急症之一，具有发病急、变化多、进展快的特点，若处理不及时，极易发生严重后果，甚至危及患者生命。护士细致的评估、严密的观察和及时的护理，对把握患者抢救时机和疾病的疗效与预后起到重要的作用。

一、常见病因

1. 感染性疾病：常见于急性阑尾炎、胆囊炎、胆管炎、胰腺炎、消化道穿孔、急性胃肠炎和急性盆腔炎等疾病。

2. 空腔脏器梗阻：肠梗阻、肠套叠、胆道梗阻和泌尿系结石等疾病。

3. 出血性疾病：腹部外伤导致的肝脾破裂、腹腔内动脉瘤破裂、肝癌破裂、巧克力囊肿破裂和异位妊娠等疾病。

4. 缺血性疾病：肠扭转、肠系膜动脉栓塞、肠系膜静脉血栓形成和卵巢囊肿扭转等疾病。

二、护理关键点

1. 评估患者的生命体征，包括心率、血压、呼吸、血氧饱和度等指标。如有未经处理和控制的脱水等体液紊乱或休克表现，应请主管医生查看患者，再次评估进行影像诊疗的可行性和安全性。

2. 不明原因的急腹症，怀疑或诊断为消化系统穿孔、梗阻、急性胰腺炎等临床禁饮食的危重症患者，禁止饮用对比剂，无需肠胃准备直接行 CT 检查。

3. 此类患者生命体征不稳定，随时可能出现病情变化，因此必须做好危重症患者影像诊疗中的风险评估和控制。

4. 稳定患者情绪，解除疼痛带来的恐惧和焦虑。

三、护理评估

1. 核对：护士仔细阅读检查申请单，核对患者信息（姓名、性别、年龄、检查部位、检查设备等）。详细询问病史，评估患者病情，核实检查部位、检查方式，对检查目的要求不明确的申请单，应与临床申请医师核准确认。

2. 病情：评估患者病情，必须迅速了解和观察患者各项生命体征。同时观察患者的神志、脸色、脱水程度及皮肤的色泽、温度等，判断是否出现休克，以便及时发现并抢救。

3. 病史：评估患者既往史、现病史、手术史等，筛查患者有无检查禁忌证。

4. 配合度：主动与患者沟通，评估患者的情绪状态和神智状态，对于清醒者应充分沟通以取得配合；对于躁动者须进行适当的约束，以确保安全顺利完成检查。

5. 监护设备：如便携式血氧饱和度指夹、心电监护仪、吸痰装置等是否处于完好备用状态。

　　6.抢救用物：抢救盒、复苏球囊、氧气袋等是否处于完好备用状态。

　　7.人员评估：影像护理人员是否具备危重患者的常规护理及紧急救护能力。

　　8.环境：安静、舒适、清洁，空气流通，温湿度合适。

四、护理措施

　　（一）检查前护理常规

　　1.管道护理：检查输液通路、尿管、胃管、引流管、中心静脉导管等是否妥善固定。

　　2.心理护理：向清醒患者及家属详细解释检查过程、时长、注意事项等，以缓解其紧张情绪，取得配合。

　　3.妥善安置监护仪、微量注射泵等仪器，防止管道及线路拉扯，保证转运及影像诊疗过程中的通畅。

　　4.合理安排检查时间：确认患者诊疗方式和到达时间，尽量减少在影像诊疗场所等待的时间。

　　（二）检查中护理常规

　　1.安全搬运：正确搬运患者，妥善固定管道和仪器，防止意外拔管和仪器坠落等，并注意保护患者隐私。

　　2.体位：医护人员协助家属将患者安全转移到影像诊疗床，注意动作轻柔。在符合需求的前提下尽量使患者处于舒适体位。

　　3.密切观察病情变化：此类患者须有医护人员始终陪在患者身边，观察患者生命体征，以便及时发现问题，及时处理。

　　（三）检查后护理常规

　　1.尽快将患者运回原病房。给予清醒患者肯定与表扬，以缓解患者的焦虑心理。

　　2.根据情况进行环境、仪器等用物的消毒灭菌。

五、健康宣教

　　1.针对患者特点进行检查前的常规宣教。指导患者有关检查流程、检查目的、适应证、禁忌证、配合要领、检查前准备、检查中配合及注意事项。

　　2.指导患者在观察区域休息，如有不适及时告知医护人员。医护人员应定时巡视，询问患者有无不适，以便及时发现并处理。

3.利用候诊和观察时间，采取分时段健康教育，组织患者观看健康教育视频和健康教育手册。

第四节　高血压危象护理常规

高血压危象（hypertensive crisis），是指原发性和继发性高血压在疾病发展过程中，由于某些诱因，使周围小动脉发生暂时性强烈痉挛，引起血压急剧升高、病情急剧恶化，以及由于高血压引起的心、脑、肾等主要靶器官功能严重受损的并发症。此外，若舒张压高于 18.3~19.6 kPa（140~150 mmHg）和（或）收缩压高于 28.8 kPa（220 mmHg），无论有无症状亦应视为高血压危象。

一、常见病因

1.缓进型或急进型高血压，其中Ⅰ期和Ⅱ期高血压患者均可发生。

2.多种肾性高血压包括肾动脉狭窄、急性和慢性肾小球肾炎、慢性肾盂肾炎、肾脏结缔组织病变所致高血压。

3.内分泌性高血压，包括嗜铬细胞瘤、肾素分泌瘤等。

4.妊娠高血压综合征和卟啉病（血紫质病）。

5.急性主动脉夹层血肿和脑出血。

6.头颅外伤等。

7.诱发因素：在上述高血压疾病基础上，如有下列因素存在，高血压患者易发生高血压危象。①寒冷刺激、精神创伤、外界不良刺激、情绪波动和过度疲劳等；②应用单胺氧化酶抑制剂治疗高血压，或同时食用干酪、扁豆、腌鱼、啤酒和红葡萄酒等一些富含酪氨酸的食物；③应用拟交感神经药物后发生节后交感神经末梢的儿茶酚胺释放；④高血压患者突然停服可乐定等某些降压药物；⑤经期和绝经期的内分泌功能紊乱。

二、护理关键点

1.疼痛：与血压升高有关。

2. 有受伤的危险：与头晕、视力模糊、意识改变或发生直立性低血压有关。

3. 潜在并发症：脑出血、脑血管意外、心功能衰竭、肾功能衰竭。

4. 有发生对比剂外渗或过敏反应的风险：与增强检查中使用对比剂有关。

5. 知识缺乏：缺乏有关高血压危象及其放射影像检查的相关知识。

三、护理评估

（一）检查前评估

1. 首先与临床医生沟通，评估患者是否能配合完成放射影像检查，确认患者有无检查绝对禁忌证及到达放射科时间，相关工作人员应提前做好检查准备。

2. 由有资质的医生陪同检查，并做好转运全程的风险评估。转运前应再次确认患者生命体征是否平稳，转运的方式（最好选择平车、轮椅或病床）以及路径，尽量减少途中颠簸，并做好急救相关准备工作（包括急救设备、急救药品和物品），一旦发生病情变化立即启动抢救应急预案。

3. 评估患者年龄、神志、意识、瞳孔及生命体征，尤其是血压情况，是否需要吸氧、心电监护等。

4. 评估患者的心血管风险程度、靶器官损害程度及伴随的临床疾患，筛选检查高危人群，是否需要做紧急干预处理。

5. 评估患者有无头痛、头晕、眩晕、视物模糊、行走不稳等易受伤的危险。

6. 评估患者全身管路与静脉通道情况，是否携带有微量泵或需持续静脉输注的特殊药物。

7. 评估患者的身高、体重，并计算体质指数（BMI），体质指数（BMI）＝体重（kg）÷身高（m）的平方。

8. 评估患者的认知理解力及配合度，是否需要镇静或适当约束以确保检查安全顺利地完成。

9. 评估患者的检查部位是否存在影响图像质量的异物，如发夹、耳环、项链、文胸、拉链、义齿、皮带等。行磁共振（MRI）检查的患者，还应评估患者及进入检查间的陪同者是否均已摘除身上所有金属饰物及异物。

10. 行增强检查的患者，评估其是否建立了静脉高压注射通路，是否已签署对比剂使用知情同意书。

11. 评估患者及家属的教育需求及心理状况，有无焦虑及精神紧张等。

12. 评估检查室设备及附属设施、高压注射系统、急救器材及药品是否配置到位，且处于完好备用状态。

（二）检查中评估

1. 评估患者的神志、意识及生命体征，观察血压波动情况，是否需要紧急处理等。

2. 评估患者全身管路与静脉通道情况，需持续静脉输注的特殊药物是否通畅，所携带的微量泵是否能正常使用。

3. 评估患者检查体位的设计是否科学、合理、安全，能否满足图像采集需求。

4. 评估对 X 射线敏感的部位如生殖腺、甲状腺、眼球等（除必要检查部位外），是否已做好患者的辐射防护。

5. 病情较平稳的患者，若行胸部 CT、冠脉 CTA 或腹部 MRI 检查等，还应评估其是否已掌握屏气训练的技巧。

6. 行增强检查的患者，需再次评估高压注射器是否已连接妥当，进行试注水确保管路通畅，穿刺点无疼痛、肿胀等不适。

7. 检查中评估患者有无异常不良反应。

（三）检查后评估

1. 评估患者的神志、意识、瞳孔及生命体征，观察血压波动情况，有无恶心、呕吐等。

2. 评估患者是否已安全撤离检查床，有无头痛、头晕、眩晕、视物模糊、行走不稳等易受伤的危险。

3. 评估患者全身各管路是否固定在位，需持续静脉输注的特殊药物是否通畅。

4. 评估患者有无特殊不适，增强检查者，需评估留置针穿刺部位有无外渗或肢体肿胀。

四、护理措施

（一）检查前护理常规

1. 登记核对：按急诊绿色通道优先安排登记与检查，责任护士采用两种或以上方式核对患者的姓名、性别、年龄、ID 号、检查项目、检查部位及检查设备等。检查单上应注明患者的检查部位及相关的病情，为影像检查和诊断提供参考。

2. 急救准备：常规准备抢救环境，配备相应抢救药品及设备，且保持完好率 100%，熟练掌握急救技能，随时启动急救应急方案。

3. 病情监测：严密观察患者神志、意识、瞳孔及生命体征变化，有无恶心、呕吐等，保持呼吸道畅通，检查静脉通道及各类引流管是否通畅。对于意识不清或烦躁不能配合者，应遵医嘱用镇静剂后再行检查，防止运动伪影产生。

4. 去除金属异物：根据图像质量的要求，指导及协助患者去除被检部位的金属物件（发夹、耳环、项链、文胸、拉链、义齿、皮带等），去除高密度材质的衣服，防止产生伪影。

5. 呼吸训练：对于病情危重或情况较紧急的高血压危象患者可以直接开始扫描，无须呼吸训练。对需要屏气检查、病情又相对稳定的患者，责任护士应指导其进行呼吸训练，防止产生运动伪影，做头颈部检查的患者同时告知患者检查过程中尽量不做吞咽动作。

6. 知情同意：行增强检查者，再次确认患者或家属是否已签署对比剂使用知情同意书。

7. 建立高压注射静脉通路：对临床已建立的静脉通路可以快速评估其是否通畅且耐高压，如不符合要求，则需要重新进行静脉留置针穿刺。

（1）注射室护士仔细核对患者姓名、性别、年龄、ID 号，确认检查项目，为患者测量血压、身高与体重，将计算出的体质指数填写在检查申请单空白处，或录入 PDA。

（2）根据患者检查部位和血管条件选择使用 18~22G 耐高压直行留置针，并妥善固定。

（3）首先按检查部位进行血管选择。常规检查：原则先右后左，先上后下，先外周后中心，选粗、直、弹性好的血管（首选前臂静脉、肘静脉、尽量避免使用手背血管），穿刺时避开静脉窦处。

（4）一侧上肢血管检查，选择穿刺对侧血管；双上肢血管检查，选择穿刺颈外血管，非特殊情况下不选择下肢血管进行穿刺；肢体静脉血管检查，选择穿刺同侧血管。

（5）标志清晰：根据穿刺情况对输注对比剂外渗风险进行评估，对于外渗风险高者予以醒目标注，便于警示和观察。

8. 对比剂准备：每日按需添加至恒温箱，将对比剂加温至 37℃备用。

9. 高压系统准备：检查高压注射器状态、连接管路或高压注射针筒是否安装完好，严格实行一人一管（针筒）一用一弃。

10. 环境：保持周围环境安静，候诊厅空气流通，温湿度适宜，检查室床单位需保持干净、整洁，铺一次性医用垫单保护好设备。

（二）检查中护理常规

1. 再次核对：由责任护士和扫描技师共同核对患者与检查申请单的信息是否一致。

2. 体位设计：指导和协助搬运患者，根据患者的检查部位设计不同体位，推平车的患者，应调整检查床高度与平车平行，由护士、技师及陪同医师一起将患者转移到检查床上，注意动作轻柔，叮嘱患者勿移动身体随意变换体位，避免发生跌倒（坠床）事件。

3. 安全管理：妥善固定患者身上的所有管路，避免管道打折、受压、移位和滑脱。置入引流管的患者，上检查床前先将管道夹闭；带有液体通路的患者，应暂时夹闭液体通路或减慢点滴速度；带有监护仪与氧气瓶的患者，将仪器妥善放置在检查床适宜位置，并把监护仪显示屏放置于面对观察窗处，便于随时观察患者病情变化。

4. 注意保暖：检查过程中注意患者的保暖和隐私保护，避免不必要部位的暴露。

5. 辐射防护：对 X 射线敏感的部位如生殖腺、甲状腺、眼球等（除必要检查部位外），应做好辐射防护，以防医源性射线伤害。若病情危重需要家属进入检查室陪同者，则要指导其家属穿戴好铅衣做好自身防护。

6. 呼吸配合：对于需要呼吸配合的检查，再次告知患者检查中配合好呼吸屏气，屏气程度以自身耐受为主，避免剧烈咳嗽。如呼吸急促、血氧饱和度下降者可给予持续吸氧。

7. 通道确认：正确安装高压注射器管道，排除管道内空气，确保患者静脉通道与高压注射器连接紧密，预防管道脱落。进行预注射试验，先试注射生理盐水 20~30 mL，将手放于留置针尖的近心端，感觉液体在血管中是否有明显冲击力，做到"一看、二摸、三感觉、四询问"，确保高压注射管路与血管连接通畅，并告知患者置入管路的上肢尽量伸直，避免上肢弯曲导致注射对比剂压力过大，发生对比剂外渗不良事件。

8. 病情监测：检查中通过观察窗和监控录像严密观察患者病情变化，危重患者可通过监护仪查看心率、血压、血氧饱和度等指标，一旦病情发生变化或出现突发状况时应立即暂停扫描，进入检查室查看和评估患者，视情况及时报告医生并处理。增强检查患者，在注射对比剂过程中还应严密观察患者反应，及高压注射器注射时压力曲线的变化，如发现患者出现不良反应、高压注射器显示压力报警、对比剂药物达到注射剂量而监测动脉 CT 值未达到阈值时，应立即停止注药，评估患者情况，同时评估留置针穿刺部位有无外渗，根据发生的各种状况及时应对和处理。

（三）检查后护理常规

1. 撤离检查

（1）患者检查结束后，询问患者有无不适，分离高压注射器的连接管路，妥善固定留置针，同时观察穿刺部位有无对比剂外渗、肢体有无肿胀。

（2）协助患者缓慢起身下检查床，尤其是高血压患者，避免起身动作过快导致直立性低血压引发跌倒（坠床）。一旦发生直立性低血压，应迅速扶患者平卧，且下肢取抬高位，以促进下肢血液回流。

2. 病情监测

（1）检查结束后，切勿在影像科停留过久，由医务人员陪同并快速转运患者回病房观察 20~30 min 后再视情况拔出留置针。如发生对比剂外渗等不良反应，请参照对比剂安全管理章节处理。

（2）转运途中视情况予以床旁心电监护及吸氧，密切观察患者生命体征，尤其注意监测血压，一旦发现血压急剧升高、剧烈头痛、呕吐、大汗、视力模糊、面色及意识状态改变、肢体运动障碍等症状，立即予以抢救。昏迷的患者应保持呼吸道通畅，头偏向一侧，防止窒息；烦躁或抽搐的患者应防止坠床。

（3）告知陪同检查的临床主治医生，若患者肾功能不全，应在对比剂给药后48 h测定eGFR。如果给药后48 h诊断为使用对比剂后急性肾损伤（PC–AKI），则对患者进行至少30 d的临床监测，并定期测定eGFR。

3. 水化处理：因病情无法口服的患者，检查前6~12 h以100 mL/h的速度输注0.9%氯化钠溶液，在检查后继续输注4~12 h，同时需关注患者心、肺功能。

五、健康宣教

（一）检查前宣教

1. 告知患者及家属此次检查的目的与意义、检查地点、检查时间。

2. 讲解检查过程中的相关注意事项和配合要点。

3 讲解检查过程中可能出现的风险，增强检查需由患者及其家属签署对比剂使用知情同意书后方可进行检查。

4. 特殊患者采取个性化健康宣教，如为危重患者还需做好陪同者进入检查室的辐射防护及宣教工作。

（二）检查中宣教

1. 做好患者心理护理，安抚患者紧张情绪，积极配合医技人员检查。

2. 告知患者根据语音提示进行呼气和屏气，嘱咐患者勿移动身体变换体位，检查过程中尽量不要咳嗽、不做吞咽动作。

3. 告知对比剂注入体内可能出现的一过性不良反应，如喉咙有金属感、便意、身体发热等均属于正常现象，以消除患者的紧张情绪。

4. 告知患者检查过程中如出现恶心、呕吐、皮肤瘙痒或呼吸急促、留置针穿刺处疼痛等异常情况时及时挥手示意。

（三）检查后宣教

1. 患者检查结束后如有任何不适请及时告知陪同的医务人员。

2. 对于病情允许者，检查结束后可以嘱患者合理水化（每小时饮水不少于100 mL），促进对比剂排泄，预防对比剂肾病。

3. 告知患者和家属取检查报告的方法、地点及时间，继续观察有无迟发性不良反应，告知患者如有不适可以随时就诊或及时电话联系。

第五节　颅内高压护理常规

颅内高压症（intracranial hypertension）是由多种颅内、外疾病引起的颅腔内容物的体积增加并超出颅内压调节代偿范围的一种常见的临床综合征。头痛、呕吐和视乳头水肿称为颅内压增高三联征，为颅内压增高的典型表现。

一、常见病因

（一）颅腔内容物的体积增加

1. 脑组织体积增加：脑组织损伤、颅内炎症、缺血缺氧、代谢失调等导致脑水肿发生。

2. 脑脊液增多：脑脊液是颅内三种内容物中最易变动的成分，脑脊液分泌过多、吸收障碍、脑脊液循环受阻导致颅内脑脊液增多，形成脑积水。

3. 脑血流量增多：患者脑损伤后呼吸中枢受到影响，产生高碳酸血证时血液中二氧化碳分压增高、脑血管扩张致脑血流量增多。

（二）颅内占位性病变

各种颅内肿瘤、血肿、脓肿、寄生虫及大面积凹陷性颅骨骨折等，导致颅内容积相对减少，形成颅内压增高。

（三）先天性颅腔病变

狭颅证、颅底凹陷证等先天颅腔畸形致颅腔颅内体积减少，限制脑组织的正常发育。

二、护理关键点

1. 脑组织灌注异常：与颅内压增高有关。

2. 疼痛：与颅内压增高刺激和牵拉神经有关。

3. 有体液不足的危险：与频繁呕吐及脱水剂的使用有关。

4. 清理呼吸道无效：与意识障碍有关。

5. 有误吸的危险：与频繁呕吐有关。

6. 潜在并发症：脑疝。

三、护理评估

（一）检查前

1. 评估患者年龄、生命体征、意识状况、瞳孔变化、疼痛情况、肢体活动及反射情况；密切观察有无舌根后坠、气道梗阻，有无恶心、呕吐等情况。

2. 评估是否有致颅内压急骤升高的相关因素存在，如便秘、剧烈咳嗽、呼吸道梗阻、癫痫发作、高热等。

3. 评估患者用药情况，是否有检查中需继续输入的特殊治疗药物，所携带的输液泵是否能正常使用。

4. 评估患者配合度，是否需要镇静或适当约束以确保检查安全顺利完成。

5. 评估患者进行影像诊疗的可行性和安全性，是否存在相关禁忌证。

6. 评估患者检查部位是否存在影响图像质量的异物（如发夹、耳环、义齿等），行磁共振检查者需评估患者及陪同家属身上是否有相关异物。

7. 评估患者及家属对所患疾病的认知，有无因头痛、呕吐等症状引起的焦虑或恐惧心理。

（二）检查中

1. 评估患者的生命体征、意识状况、瞳孔变化、疼痛情况、肢体活动及反射情况；观察有无舌根后坠、气道梗阻，有无恶心、呕吐等情况。

2. 评估患者全身管道情况、静脉通道情况，是否携带输液泵、监护设备、辅助呼吸设备等。

3. 评估抢救用物是否准备齐全，抢救设备是否处于完好备用状态。

4. 评估工作人员（影像科护士、影像科技师、临床陪同医生）是否具备颅内高压患者的常规护理及紧急救治的能力。

（三）检查后

1. 评估患者的生命体征、意识状况、瞳孔变化、肢体活动及反射情况；观察有无舌根后坠、气道梗阻，有无恶心、呕吐等情况。

2. 评估全身管道情况及静脉通道情况，携带设备是否运行良好。

3. 评估患者的心理状态，是否仍然存在恐惧、焦虑等问题。

四、护理措施

（一）检查前护理常规

1. 检查预约：临床医生电话联系检查室，告知患者姓名、所在科室、检查项目等基本情况，告知大概到达时间，影像科护士确认是否建立可用静脉通道，是否进行初步禁忌证筛查，做好相关准备工作，完成患者检查预约。

2. 信息核查：快速核对患者姓名、年龄、ID 号、检查项目是否与病情符合。

3. 禁忌证筛查：快速评估患者是否存在相关禁忌证，增强检查者需签署对比剂使用知情同意书。

4. 增强检查需建立静脉通道，评估患者血管，选择合适的留置针型号，在合适的静脉上进行留置针穿刺并妥善固定。

5. 提前将对比剂放入恒温箱加温至 37℃，并保证高压注射器运行正常。

6. 急救物品：确保抢救药品、用物、设备处于良好备用状态。

7. 患者镇静：对于不配合、躁动的患者需遵医嘱给予镇静。

8. 心理护理：向清醒患者及家属详细解释检查过程、检查时间、检查中注意事项，以缓解其紧张情绪，取得配合。

（二）检查中护理常规

1. 信息核查：检查室护士再次核对患者姓名、年龄、ID 号、检查项目、增强检查者所使用的对比剂药名、浓度、留置针型号。

2. 安全搬运：协助将患者搬运至检查床，搬运时动作轻柔缓慢，搬运前妥善安置患者身上各种管路及携带设备，搬运过程中注意观察避免管路脱出或打折。

3. 体位设计：患者取仰卧位，尽量使其处于舒适体位，意识不清或有呕吐的患者将头稍偏向一侧，并用头颅固定垫妥善固定体位；头下铺设一次性垫巾，防止呕吐物污染损坏设备。

4. 用药护理：普通药物暂时关闭停用，妥善安置特殊治疗药物及输液泵，保证静脉通道通畅。

5. 增强检查者为其连接高压注射器管道并进行试注射，观察穿刺部位及管路通畅情况，告知技师选择合适的对比剂剂量及速度。

6. 心理护理：清醒患者可能存在恐惧、紧张心理，告知其检查过程中的正常情况，如床板移动、注射对比剂时的发热等，缓解其紧张心理。必要时请家属陪同。

7. 病情观察：扫描过程中密切观察患者生命体征、意识状态，磁共振检查可启用心电门控或磁共振专用监护设备进行病情观察。

（三）检查后护理常规

1. 检查完成后再次评估患者各生命体征及意识状态，给予清醒患者肯定与表扬，以缓解患者焦虑心理。

2. 尽快协助转运至病房，增强检查者暂不拔针，在病房观察无不良反应后由病房护士拔针。

3. 及时将影像诊疗阳性体征上报给诊断医生，便于及时出具报告。

五、健康宣教

1. 检查前：护士向清醒患者或家属讲解检查目的、检查过程、检查时间、检查中注意事项，以缓解其紧张情绪，取得配合；协助患者取下检查部位影响图像质量的异物（如耳环、发夹、义齿等），磁共振检查需嘱家属取下身上所有的铁磁性物品。

2. 检查中：与清醒患者或家属沟通交流，减轻其紧张焦虑情绪，告知患者检查中保持固定不动；告知陪同家属注意观察患者情况，出现异常及时呼救。

3. 检查后：针对增强检查的患者，指导家属及临床医生对比剂水化的重要性，注意观察患者的尿量及肾功能指标，发放增强检查后注意事项宣教单；告知取报告时间。

第六节　急性脑卒中护理常规

脑卒中（stroke）是指由各种原因引起的脑血管疾病的急性发作，造成脑的供应动脉狭窄或闭塞以及非外伤性的脑实质出血，并引起相应的临床症状和体征。

一、常见病因

1. 缺血性脑卒中：发病率占脑卒中的 60%~70%，多见于 60 岁以上者。其主要原因是在动脉粥样硬化基础上血栓形成，导致脑的供血动脉狭窄或闭塞；其诱因是某些血流缓慢和血压下降的因素，所以患者常在睡眠中发作。

2. 出血性脑卒中：多发生于 50 岁以上高血压动脉硬化患者，男性多于女性，是高血压病死亡的主要原因。常因剧烈活动或情绪激动而引发。出血是因粟粒状微动脉瘤破裂所致。

二、护理关键点

1. 意识障碍：与颅内动脉瘤、颅内动静脉畸形及脑卒中致颅内出血有关。

2. 清理呼吸道无效：与意识障碍有关。

3. 躯体移动障碍：与脑组织缺血或脑出血有关。

4. 疼痛：与脑组织缺血或脑出血有关。

5. 语言沟通障碍：与病变累及舌咽、迷走神经及大脑优势半球的语言中枢有关。

6. 潜在并发症：包括颅内出血、颅内压增高、脑疝、感染、脑脊液外漏、中枢性高热、癫痫发作等。

三、护理评估

（一）检查前

1. 评估患者的年龄、性别和本次发病时间。评估患者的生命体征、意识状态、瞳孔、肌力及肌张力、感觉功能、深浅反射及病理反射等。密切观察有无恶心、呕吐等情况，见图 3-1。

2. 评估患者有无进行性颅内压增高及脑疝症状；有无神经系统功能障碍，有无发生意外伤害的危险；是否有水、电解质及酸碱平衡失调。

3. 评估患者用药情况，是否有检查中需继续输入的特殊治疗药物，所携带输液泵是否能正常使用。

4. 评估患者配合度，是否需要镇静或适当约束以确保检查安全顺利完成。

5. 脑卒中患者多需进行增强或血管检查，评估外带静脉通道是否可用于 CT 或 MRI 检查。

6. 评估患者进行影像诊疗的可行性和安全性，是否存在相关禁忌证。

7. 评估患者检查部位是否存在影响图像质量的异物（如发夹、耳环、义齿等），行磁共振检查者需评估患者及陪同家属身上是否有相关异物。

8. 了解患者及家属有无焦虑、恐惧不安等情绪。

（二）检查中

1. 评估患者的年龄、生命体征、意识状态、瞳孔、肌力及肌张力、感觉功能、深浅反射及病理反射等；观察有无恶心、呕吐等情况。

2. 评估患者全身管道情况、静脉通道情况，是否携带输液泵、监护设备、辅助呼吸设备等。

3. 评估抢救用物是否准备齐全、抢救设备是否处于完好备用状态。

4. 评估工作人员（影像科护士、影像科技师、临床陪同医生）是否具备脑卒中患者的常规护理及紧急救治的能力。

（三）检查后

1. 评估患者的生命体征、意识状态、瞳孔、肌力及肌张力、感觉功能、深浅反射及病理反射等。密切观察有无恶心、呕吐等情况。

2. 评估患者的全身管道情况及静脉通道情况，携带设备是否运行良好。

3. 评估患者的心理状态，是否仍然存在恐惧、焦虑等问题。

四、护理措施

（一）检查前护理常规

启动院内卒中急救绿色通道，建立以影像科护士为主导的检查流程，保证卒中患者10 min 内完成检查。

1. 检查预约：临床医生电话联系检查室，告知患者姓名、ID 号、检查项目，告知大概到达时间，影像科护士确认是否建立可用静脉通道，是否进行初步禁忌证筛查，做好相关准备，提前空出机房等待。

2. 信息核查：快速核对患者姓名、年龄、ID 号、检查项目是否与病情符合。

3. 禁忌证筛查：与信息核查同时进行，快速评估患者是否存在相关禁忌证，签署对比剂使用知情同意书，高风险患者行影像增强检查知情同意书。

4. 建立静脉通道：与前两项同时进行，评估外带静脉通道是否符合检查需求，不符合时立即重新建立，选择合适的静脉进行 18G 留置针穿刺并妥善固定。

5. 对比剂及高压注射器准备：与前三项同时进行，选择已加温至 37℃ 且合适浓度的对比剂，保证高压注射器运行正常。

6. 急救物品：确保抢救药品、用物、设备处于良好备用状态。

7. 心理护理：向清醒患者及家属详细解释检查过程、检查时间、检查中注意事项，以缓解其紧张情绪，取得配合。

8. 患者镇静：对于不配合、躁动的患者需遵医嘱给予镇静。

（二）检查中护理常规

1. 信息核查：检查室护士再次核对患者姓名、年龄、ID 号、检查项目、增强检查者所使用的对比剂药名、浓度、留置针型号。

2. 安全搬运：协助将患者搬运至检查床，搬运时动作轻柔缓慢，搬运前妥善安置患者身上各种管路及携带设备，搬运过程中注意观察，避免管路脱出或打折。

3. 体位设计：患者取仰卧位，尽量使其处于舒适体位，意识不清或有呕吐症状的患者将头稍偏向一侧，并用头颅固定垫妥善固定体位；头下铺设一次性垫巾，防止呕吐物污染损坏设备。

4. 连接高压注射器管道并进行试注射，观察穿刺部位及管路通畅情况，告知技师选择合适的对比剂剂量及速度。

5. 用药护理：普通药物暂时关闭停用，妥善安置特殊治疗药物及输液泵，保证静脉通道通畅。

6. 心理护理：清醒患者可能存在恐惧、紧张心理，告知其检查过程中的正常情况，如床板移动、注射对比剂时的发热情况，缓解其紧张心理，必要时请家属陪同。

7. 病情观察：扫描过程中密切观察患者的生命体征、意识状况等，磁共振检查可启用心电门控或磁共振专用监护设备进行病情观察。

8. 通知诊断医生同步完成初步阅片。

（三）检查后护理常规

1. 检查完成后再次评估患者生命体征及意识状态，给予清醒患者肯定与表扬，以缓解患者的焦虑心理。

2. 尽快协助其转运至病房或手术，保留静脉通道用于后续治疗。

3. 及时将影像诊疗阳性体征及初步阅片结果通知临床医生，便于制定治疗或手术方案。

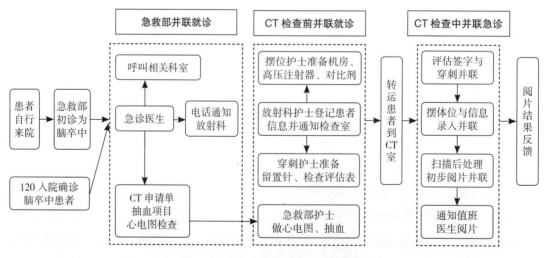

图 3-1　脑卒中患者一站式检查流程

五、健康宣教

1. 检查前：护士向清醒患者或家属讲解检查目的、检查过程、检查时间、检查中注意事项，以缓解其紧张情绪，取得配合；协助患者取下检查部位影响图像质量的异物（如耳环、发夹、义齿、项链等），磁共振检查需嘱家属取下身上所有的铁磁性物品。

2. 检查中：与清醒患者或家属沟通交流，减轻其紧张焦虑情绪，告知患者检查中保持固定不动；告知陪同家属注意观察患者情况，出现异常及时呼救。

3. 检查后：指导家属及临床医生对比剂水化的重要性，注意观察患者的尿量及肾功能指标，发放增强检查后注意事项宣教单；告知取报告时间。

第七节　脑疝护理常规

脑疝（brain hernia）是脑水肿、颅内压增高的最严重后果，在临床工作中应及时发现并妥善处理，才有可能降低脑损伤挽救患者生命。脑疝为神经外科最常见的急危重症之一，当颅腔内某分腔有占位性病变或其他原因导致该分腔的压力高于邻近颅内分腔压力时，脑组织从高压力区向低压区移动时，其中某一部分的脑组织被挤入颅内生理空间或腔隙中，压迫局部脑组织，产生相应的症状与体征，称为脑疝。根据移位的脑组织及其通过的硬脑膜间隙和通道，将脑疝分为小脑幕切迹疝、枕骨大孔疝、大脑镰下疝。

一、常见病因

颅腔内各种占位性病变进行性变化导致颅内各分腔压力不均衡可引起脑疝。常见原因如下。

1. 颅内占位性病变：颅内血肿、颅内脓肿、颅内肿瘤、颅内寄生虫等。

2. 医院性因素：对于颅内压力增高的患者，行腰穿术易导致颅内各腔压力差变大，加快脑疝的发生。

二、护理关键点

1. 清理呼吸道无效：与意识障碍有关。

2. 疼痛：与颅内压增高刺激和牵拉神经有关。

3. 脑组织灌注异常：与颅内压力增高、脑疝有关。

4. 有体液不足的危险：与频繁呕吐及脱水剂的使用有关。

5. 有误吸的危险：与频繁呕吐有关。

6. 潜在并发症：意识障碍、呼吸、心搏骤停。

三、护理评估

（一）检查前

1. 评估患者的生命体征、意识状态、瞳孔改变、呼吸功能、肢体运动、疼痛状态、呕吐程度等情况；重点确认是否需要先行清理呼吸道再行影像检查。

2. 评估患者配合度，是否需要镇静或适当约束以确保检查安全顺利完成。

3. 评估患者用药情况，是否有检查中需继续输入的特殊治疗药物，所携带的输液泵是否能正常使用。

4. 评估患者进行影像诊疗的可行性和安全性，是否存在相关禁忌证。

5. 评估患者检查部位是否存在影响图像质量的异物（如发夹、耳环、义齿等）。

6. 评估患者及家属对所患疾病的认知，有无因头痛、呕吐等症状引起的焦虑或恐惧心理。

（二）检查中

1. 评估患者的生命体征、意识状态、瞳孔改变、呼吸功能、肢体运动、疼痛状态、呕吐程度等情况。

2. 评估患者全身管道情况、静脉通道情况，是否携带输液泵、监护设备、辅助呼吸设备等。

3. 评估抢救用物是否准备齐全、抢救设备是否处于完好备用状态。

4. 评估工作人员（影像科护士、影像科技师、临床陪同医生）是否具备脑疝患者的常规护理及紧急救治的能力。

（三）检查后

1. 评估患者的生命体征、意识状况、瞳孔变化、肢体活动及反射情况；观察有无舌根后坠、气道梗阻，有无恶心、呕吐等情况。

2. 评估患者的全身管道情况及静脉通道情况，所携带设备是否运行良好。

3. 评估患者的心理状态，是否仍然存在恐惧、焦虑等问题。

四、护理措施

（一）检查前护理常规

1. 检查预约：临床医生电话联系检查室，告知患者姓名、所在科室、检查项目等基本情况，告知大概到达时间，影像科护士确认是否建立可用静脉通道，是否进行初步禁忌证筛查，做好相关准备，完成患者信息预约。

2. 信息核查：快速核对患者姓名、年龄、ID 号、检查项目是否与病情符合。

3. 禁忌证筛查：快速评估患者是否存在相关禁忌证，增强检查者需签署对比剂使用知情同意书。

4. 增强检查需建立静脉通道，评估患者血管，选择合适的留置针型号，选择合适的静脉进行留置针穿刺并妥善固定。

5. 检查并清除口鼻腔分泌物，保持呼吸道通畅，防止窒息。

6. 需增强检查的患者，应提前将对比剂放入恒温箱加温至 37℃，并保证高压注射器运行正常。

7. 急救物品：确保抢救药品、用物、设备处于良好备用状态。

8. 心理护理：向清醒患者及家属详细解释检查过程、检查时间、检查中注意事项，以缓解其紧张情绪，取得配合。

9. 对于不配合、躁动的患者需遵医嘱给予镇静。

（二）检查中护理常规

1. 信息核查：检查室护士再次核对患者姓名、年龄、ID 号、检查项目、增强检查者所使用的对比剂药名、浓度、留置针型号。

2. 安全搬运：协助将患者搬运至检查床，搬运时动作轻柔缓慢，搬运前妥善安置患者身上各种管路及携带设备，搬运过程中注意观察，避免管路脱出或打折。

3. 体位设计：患者取仰卧位，尽量使其处于舒适体位，有呕吐症状的患者将头稍偏向一侧，并用头颅固定垫妥善固定体位；头下铺设一次性垫巾，防止呕吐物污染损坏设备。

4. 增强检查者为其连接高压注射器管道并进行试注射，观察穿刺部位及管路通畅情况，告知技师选择合适的对比剂剂量及速度。

5. 用药护理：普通药物暂时关闭停用，妥善安置特殊治疗药物及输液泵，保证静脉通道通畅。

6. 心理护理：清醒患者可能存在恐惧、紧张心理，告知其检查过程中的正常情况，如床板移动、注射对比剂时的发热情况，缓解其紧张心理。必要时请家属陪同，CT 检查需为患者及家属做好辐射防护，磁共振检查需要求患者及家属取下身上所有金属物品。

7. 扫描过程中密切观察患者生命体征、意识状况等，磁共振检查可启用心电门控或磁共振专用监护设备进行病情观察。

（三）检查后护理常规

1. 检查完成后再次评估患者各生命体征及意识状态，给予清醒患者肯定与表扬，缓解患者焦虑心理。

2. 尽快协助其转运至病房，增强检查者暂不拔针，在病房观察无不良反应后由病房护士拔针。

3. 及时将影像诊疗阳性体征上报给诊断医生，便于及时出具报告。

五、健康宣教

1. 检查前：护士向家属讲解检查目的、检查过程、检查时间、检查中注意事项，以缓解其紧张情绪，取得配合。

2. 检查中：与陪同家属沟通交流，告知其协助患者检查中保持固定不动，注意观察患者情况，出现异常及时呼救。

3. 检查后：针对增强检查的患者，指导家属及临床医生对比剂水化的重要性，发放增强检查后注意事项宣教单。

第八节　急性冠状动脉综合征护理常规

急性冠状动脉综合征（acute coronary syndrome，ACS）是冠心病心肌缺血急性发作过程中的一个类型，根据心肌急性缺氧严重程度、持续时间长短及个体氧供需失衡状态，其临床表现可分为不稳定型心绞痛、心电图非 ST 段抬高的心肌梗死及 ST 段抬高的心肌梗死。

一、常见病因

1. 病因：冠状动脉粥样硬化是急性冠脉综合征的病理基础，急性冠脉综合征的病因是心肌急性缺氧，导致心肌氧供需不平衡。

2. 诱因：体力活动、劳累、饱餐、寒冷、情绪激动等，常是冠心病心绞痛、心肌梗死发生的诱因。

二、护理关键点

1. 疼痛：与胸痛有关（与心肌缺血坏死有关）。

2. 气体交换受损：与心功能不全，胸闷、胸痛有关。

3. 活动无耐力：与心肌氧的供需失调有关。

4. 潜在并发症：心律失常、休克、急性左心衰竭、猝死。

5. 恐惧、焦虑：与起病急、病情危重、环境陌生等因素有关。

三、护理评估

（一）检查前

1. 评估患者年龄、生命体征、呼吸功能、肢体运动。

2. 评估疼痛的性质、强度、类型、发生部位、发作特点、发病时间和持续时间、发病过程。

3. 分析心电图，评估有无心肌缺血、心律失常、危险分层，是否存在高风险因素。

4. 评估患者的配合度，确认能否能完成检查所需的呼吸配合。

5. 评估患者用药情况，是否有检查中需继续输入的特殊治疗药物，所携带的输液泵是否能正常使用。

6. 评估患者进行影像诊疗的可行性和安全性，是否存在相关禁忌证。

7. 评估患者检查部位是否存在影响图像质量的异物（如项链、金属内衣等）。

8. 评估患者及家属的心理状态和对疾病、对检查过程的认知程度。

（二）检查中

1. 评估患者的生命体征、意识状态、呼吸功能、肢体运动、疼痛状态。

2. 评估患者的全身管道情况、静脉通道情况，是否携带输液泵、监护设备、辅助呼吸设备等。

3. 评估抢救用物是否准备齐全、抢救设备是否处于完好备用状态。

4. 评估工作人员（影像科护士、影像科技师、临床陪同医生）是否具备急性冠状动脉综合征的常规护理及紧急救治的能力。

（三）检查后

1. 评估患者的生命体征、意识状态、呼吸功能、肢体运动、疼痛状态。

2. 评估患者的全身管道情况及静脉通道情况，携带设备是否运行良好。

3. 评估患者的心理状态，是否仍然存在恐惧、焦虑等问题。

四、护理措施

（一）检查前护理常规

1. 检查预约：临床医生电话联系检查室，告知患者姓名、所在科室、检查项目等基本情况，告知大概到达时间，影像科护士确认是否建立可用静脉通道，是否进行初步禁忌证筛查，做好相关准备，完成患者信息预约。

2. 信息核查：快速核对患者姓名、年龄、ID 号、检查项目是否与病情符合。

3. 禁忌证筛查：快速评估患者是否存在相关禁忌证，签署对比剂使用知情同意书、高风险患者检查告知书。

4. 呼吸训练：指导患者正确呼吸及屏气，告知屏气重要性。训练方式可分为四种：①用鼻子慢慢吸气后屏气；②深吸气后屏气；③直接屏气；④直接捏鼻子辅助。根据患者不同情况采取不同训练方式，重点强调呼气幅度保持一致，防止呼吸过深或过浅，可由陪同家属协助捏鼻子完成屏气；有条件者可选择不需屏气配合的高端机型。

5. 心率控制：64 排 128 层 CT 检查要求心率控制在 70/min 以下。心律要求：心率规整，无频发早搏；对静息心率大于90/min、心律波动大于3 次或心律失常，对 β 受体阻滞药无禁忌证者，在医师指导下服用 β 受体阻滞药，以降低心率和（或）稳定心率；必要时服药后再面罩吸氧 5~10 min，采用指脉仪或心电监护仪持续心电监护，观察服药及吸氧前后心率或心律变化情况，待心率稳定后可检查。双源 CT 或其他高端 CT 可适当放宽。

6. 疼痛护理：观察其疼痛情况，询问耐受能力，疼痛剧烈时遵医嘱给予缓解药物并观察休息，待其缓解后尽快安排检查。

7. 留置针穿刺：选择 18G 静脉留置针，评估患者血管，选择粗直不易滑动的大静脉、最好选择右肘正中静脉进行穿刺，并妥善固定，嘱患者注意静脉留置针，右肘部尽量少做弯曲动作。

8. 药品准备：硝酸甘油含片、对比剂放入恒温箱加温至 37℃。

9. 急救物品准备：确保抢救药品、用物、设备处于良好备用状态。

10. 心理护理：对焦虑紧张的患者进行心理疏导，避免由于情绪紧张导致的心率加快，对于有疑问的患者及家属耐心讲解检查的必要性、检查方法及检查过程。

（二）检查中护理常规

1. 安全搬运：协助将患者搬运至检查床，搬运时动作轻柔缓慢，搬运前妥善安置患者身上各种管路及携带设备，搬运过程中注意观察，避免管路脱出或打折。

2. 体位设计：协助患者取仰卧位，双手臂上举（无法自行上举者可由家属辅助），视患者耐受情况可选择垫高头部以保持呼吸通畅。

3. 心电监测：保护患者隐私，安放电极片，将电极片、导线及双臂置于心脏扫描野外。连接心电门控，观察心电图情况，确认 R 波信号清晰，心率控制理想，心律正常，心电图波形不受呼吸运动和床板移动影响。

4. 根据其用药情况选择是否舌下含服硝酸甘油片（询问此前是否已含服硝酸甘油，总量是否超过 1.5 mg）。

5. 呼吸训练：再次训练患者呼吸及屏气，观察患者耐受情况、屏气时间、屏气后心率和心律变化规律。

6. 高压注射器管路连接：技师调节注射速率并试注射，观察穿刺部位及管路通畅情况，询问患者穿刺点是否感到疼痛或不适。

7. 心理护理：鼓励患者尽量配合完成屏气，告知其检查过程中的正常情况，如床板移动，注射对比剂时的发热情况，缓解其紧张心理。必要时请家属陪同，为患者及家属做好辐射防护。

8. 密切观察：检查中密切观察患者生命体征，注射对比剂之前与患者沟通，让其有心理准备，防止其因打药时的异样感到紧张慌乱导致屏气不佳；观察患者反应及动态图像监测点，发现异常及时启动应急预案。

（三）检查后护理常规

1. 检查完成后及时分离管路，再次评估患者各生命体征及疼痛状态，并给予肯定与表扬，缓解患者焦虑心理。

2. 尽快协助其转运至病房或手术，保留静脉通道用于后续治疗。

3. 及时将影像诊疗阳性体征通知临床医生，以便于制定治疗或手术方案。

五、健康宣教

1. 检查前：护士向患者及家属讲解检查目的、检查过程、检查时间、检查中注意事项（包括呼吸配合及心率控制的重要性），以缓解其紧张情绪，取得配合；嘱患者去除身上所有金属物品（包括有金属的内衣、拉链衣服、项链等）。

2. 检查中：与患者沟通交流，减少其紧张焦虑的情绪，再次告知检查中配合屏气的重要性；告知陪同家属注意观察患者情况，出现异常及时呼救。

3. 检查后：指导家属及临床医生对比剂水化的重要性，注意观察患者的尿量及肾功能指标，发放增强检查后注意事项宣教单；告知取报告时间。

第九节　主动脉夹层护理常规

主动脉夹层（aortic dissection）是主动脉夹层动脉瘤的简称，指主动脉壁内膜与部分中层裂开，血液在主动脉压力作用下进入裂开间隙，形成血肿并主要向远端延伸扩大。主动脉夹层常发生于近端胸主动脉。该病隐匿、凶险，诊断率较低，易发生主动脉夹层破裂，死亡率极高。

一、常见病因

1. 遗传疾病：如马方综合征、Turner 综合征是年轻的主动脉夹层患者常见的病因。

2. 先天性心血管畸形：先天性主动脉缩窄和主动脉瓣畸形者易发生本病。

3. 主动脉中层退行性变：主动脉壁中层弹力纤维和胶原纤维退行性变或动脉硬化导致主动脉中层发生夹层。

4. 高血压：高血压增高使主动脉腔内压力过大，主动脉中层结构受破坏，引起中层结构的裂开，发生夹层。

5. 损伤：心脏血管介入诊断和治疗、心脏手术等均有可能损伤主动脉壁的中层。

二、护理关键点

1. 疼痛：与疾病有关。

2. 气体交换受损：与疾病相关。

3. 有坠床的风险。

4. 有主动脉夹层破裂的风险。

5. 潜在并发症：对比剂外渗等。

三、护理评估

1. 核对：核对患者信息，阅读检查单，明确检查目的及要求。

2. 病情：评估患者的意识、面色、血压、心率、呼吸、肢体活动、疼痛性质、疼痛部位、发病时间与发病过程。

3. 病史：评估患者病史（既往史、检查史、用药史、现病史、过敏史等），高血压病史及严重程度，有无严重心肺功能障碍、肝肾功能损害、糖尿病、甲亢、多发骨髓瘤；有无碘剂过敏史、其他药物过敏史等。

4. 心理：如病情允许，应与患者进行简单的交谈，以解除其紧张情绪和恐惧感。

5. 配合：检查前需评估患者的配合情况，若不能配合，则需要家属的协助方能完成检查。

6. 呼吸：对患者的呼吸情况进行评估，若患者疼痛严重则不必进行呼吸训练，直接屏气进行扫描。

7. 身高与体重：根据患者的身高与体重计算体重指数，体质指数（BMI）＝体重（kg）÷身高（m）的平方，患者的体重指数与对比剂用量密切相关。

8. 环境：环境安静、舒适、清洁，空气流通，温湿度合适。

四、护理措施

（一）疼痛

1. 疼痛性质的观察：如突发前胸、后背、腹部剧烈疼痛，多为撕裂样或刀割样，呈持续性，患者烦躁不安、大汗淋漓，有濒死感，疼痛放射范围广泛，可向腰部或下腹部传导，甚至可达大腿部，提示动脉瘤破裂，启动急救应急预案。

2. 药物：必要时遵医嘱使用止痛药，用药后注意观察呼吸情况及尿潴留不良反应的发生。

3. 心理护理：解释疼痛的原因、机理；尽可能地满足患者对舒适的需要，如帮助变换体位等；分散患者对疼痛的注意力，如想象法、深呼吸等。

（二）气体交换受损

1. 体位：检查中采取特殊体位，在符合检查要求和患者舒适耐受的前提下，适当抬高患者上半身或侧卧。

2. 吸氧：检查中为患者进行持续性鼻导管氧气吸入，吸氧流速为 3~4 L/min。

（三）有坠床的危险

1. 沟通：提前与患者沟通介绍检查环境及检查要求，嘱患者检查时身体保持不动。

2. 约束带：检查过程中，必要时可使用约束固定带。

3. 床栏：转运时拉上床两侧床栏，保证患者安全。

（四）有主动脉夹层破裂的风险

1. 严密观察：通过心电监护仪，观察患者生命体征的变化，出现脉搏细速、呼吸困难、面色苍白、皮肤发冷、意识模糊等症状，提示可能因动脉瘤破裂出现失血性休克，应立即停止扫描通知医生抢救，必要时行急诊手术，作好记录。

2. 正确转运：患者进出检查室及上下检查床时，遵循快、轻、稳的原则，避免动作过大，导致夹层撕裂、破裂。

3. 健康宣教：嘱患者不做用力咳嗽等增加腹压的动作。

（五）潜在并发症：对比剂渗漏

1. 安置留置针：选择粗、直、弹性好的血管，避免反复穿刺；根据检查要求、检查项目、患者体重选择型号合适的留置针。

2. 高压输注：与技师沟通，共同设置合适的注射流速和注射剂量；连接高压管道后，先手动试水再高压注水，做到"一看二摸三感觉四询问"。

3. 动态观察：检查中通过压力曲线、增强图像、患者反应动态观察对比剂有无注射入静脉，如出现渗漏，应立即停止检查，重新选择血管安置留置针后再行检查，检查结束后进行渗漏处理。

五、健康宣教

1. 卧床休息：绝对卧床休息，严格控制活动量，避免情绪激动、用力咳嗽和大小便。

2. 不良反应的观察：CT 增强检查注射碘对比剂后，存在药物不良反应的概率，一般发生于注射后 30 min 内，多数反应发生在注射后 5~10 min，70% 速发反应表现为瘙痒和轻度荨麻疹，过敏症状出现得越早，病情越严重，大部分致命的重度反应也为速发型。按严重程度可分为轻度、中度和重度不良反应。

3. 合理水化：指导患者检查结束后 24 h 内进行合理水化（每小时不少于 100 mL）以利于对比剂的排出，必要时和临床医生沟通，使用静脉水化，预防对比剂肾病。

第十节　肺栓塞护理常规

肺栓塞（pulmonary embolism，PE）是以各种栓子阻塞肺动脉或其分支为发病原因的一组疾病或临床综合征。当栓子为血栓时，称为肺血栓栓塞症，以肺循环和呼吸功能障碍为主要临床和病理生理特征。大多数肺栓塞由血栓引起，但也可以由脂肪、羊水和空气等所致。

一、常见病因

1. 原发性因素：主要由遗传变异引起，包括抗凝血酶缺乏、先天性异常纤维蛋白原血症、血栓调节蛋白异常、高同型半胱氨酸血症等。

2. 继发性因素：病理生理改变、医源性因素及患者自身因素，如创伤和（或）骨折、外科手术后、脑卒中、心力衰竭等。

二、护理关键点

1. 疼痛：与疾病有关。

2. 气体交换受损：与疾病相关。

3. 有坠床的风险。

4. 潜在并发症：对比剂外渗等。

三、护理评估

1. 核对：核对患者信息，阅读检查单，明确检查目的及要求。

2.病情：评估患者病情，查看其他检查的阳性体征和结果，确定患者是否需要镇静、吸氧等；患者有无口唇发绀、呼吸急促、胸闷、气短、胸痛、咯血等表现。

3.病史：评估患者病史（既往史、检查史、用药史、现病史、过敏史等），有无严重心肺功能障碍、肝肾功能损害、糖尿病、甲亢、多发骨髓瘤；有无碘剂过敏史、其他药物过敏史。

4.心理：如患者允许，应与患者进行简单的交谈，以解除患者紧张情绪和恐惧感。

5.配合：评估患者的配合能力，便于进行个性化指导。若不能配合则需要家属的协助方能完成检查。

6.呼吸：对患者的呼吸配合情况进行评估，若患者呼吸困难或疼痛严重则不必进行呼吸训练，直接屏气进行扫描。

7.身高与体重：根据患者的身高与体重计算体重指数，体质指数（BMI）＝体重（kg）÷身高（m）的平方，患者的体重指数与对比剂用量密切相关。

8.环境：环境安静、舒适、清洁，空气流通，温湿度合适。

四、护理措施

（一）疼痛

1.疼痛性质的观察：突然发生，并且与呼吸密切相关，在咳嗽时加重，在呼气时疼痛症状会有所减轻。呈胸膜性疼痛，较大栓子可引起剧烈的挤压痛。疼痛部位位于胸骨后，可向肩部和胸部放射，类似心绞痛。

2.药物：胸痛轻可忍受者，可不处理；胸痛较重，影响呼吸的患者，遵医嘱给予止痛处理，以免剧烈胸痛影响患者的呼吸运动。

3.心理护理：尽可能地满足患者对舒适的需要，以分散患者对疼痛的注意力。

（二）气体交换受损

1.病情观察：观察患者的呼吸情况、血氧饱和度，及时评估呼吸困难的严重程度。当患者突发呼吸困难、胸痛时，立即通知医生。

2.体位：协助患者取舒适体位，检查时可适当抬高上半身。

3.吸氧：根据缺氧严重程度选择适当的给氧方式和氧吸入浓度，轻中度呼吸困难的患者可采用鼻导管或面罩，严重呼吸困难的患者可能需要机械通气。

（三）有坠床的风险

1.沟通：提前与患者沟通介绍检查环境及检查要求，检查时身体保持不动。

2. 约束带：检查过程中，必要时可使用约束固定带。

3. 床栏：转运时拉上床两侧床栏，保证患者安全。

（四）潜在并发症：对比剂渗漏

1. 安置留置针：选择粗、直、弹性好的血管，避免反复穿刺；根据检查要求、检查项目、患者体重选择型号合适的留置针。

2. 高压输注：与技师沟通，共同设置合适的注射流速和注射剂量；连接高压管道后，先手动试水再高压注水，做到"一看二摸三感觉四询问"。

3. 动态观察：检查中通过压力曲线、增强图像、患者反应动态观察对比剂有无注射入静脉，如出现渗漏，应立即停止检查，重新选择血管安置留置针后再行检查，检查结束后进行渗漏处理。

五、健康宣教

1. 卧床休息：绝对卧床休息，严格控制活动量，避免情绪激动、用力咳嗽和大小便。

2. 不良反应的观察：CT 增强检查注射碘对比剂后，存在药物不良反应的概率，一般发生于注射后 30 min 内，多数反应发生在注射后 5~10 min，70% 速发反应表现为瘙痒和轻度荨麻疹，过敏症状出现得越早，病情越严重，大部分致命的重度反应也为速发型。按严重程度可分为轻度、中度和重度不良反应。

3. 合理水化：指导患者检查结束后 24 h 内进行合理水化（每小时不少于 100 mL）以利于对比剂的排出，必要时和临床医生沟通，使用静脉水化，预防对比剂肾病。

第十一节　多发性创伤护理常规

多发性创伤（multiple injury），简称多发伤，系指在同一致伤因素作用下，人体同时或相继有两个或两个以上的解剖部位的损伤，其中至少一处损伤危及生命。根据我国首届全国多发伤学术会议建议，多发伤是指单一因素造成两个或两个以上解剖部位（根据 AIS-90 版所指的 9 个部位）的损伤，其严重程度视 ISS 值而定，凡 ISS 大于 16 者定为严重多发伤。

一、常见病因

1.由刀刃、枪弹、弹片等利器所引起。

2.坠落、碰撞、冲击、挤压、拳打脚踢、棍棒等钝性暴力所致。

二、护理关键点

1.体液不足：与损伤出血、液体渗出等有关。

2.疼痛：与损伤有关。

3.潜在并发症：休克等。

三、护理评估

1.开设绿色通道：临床医生评估患者是否能配合完成 CT 检查，提前电话通知 CT 室并送入检查单，确认患者到达时间；确认受检查者无 CT 检查绝对禁忌证，检查前确保生命体征平稳并由医生陪同检查，放射科相关工作人员做好检查准备。

2.核对：核对患者信息（姓名、性别、年龄、身高、体重、体重指数、检查部位、检查设备等）；阅读检查单，确定检查方式（平扫、增强）。

3.病情：评估患者病情，确定患者血氧饱和度及生命体征较平稳。确定患者是否需要镇静、吸痰等。

4.病史：对于增强检查的患者需评估患者病史（既往史、检查史、手术史、现病史、过敏史等），有无严重心肺功能障碍、肾功能损害、不稳定哮喘。

5.心理：主动与患者及其家属沟通，评估患者的心理状态。

6.配合：评估患者的配合能力，便于进行个性化指导。通过询问、图片、触摸来了解患者需求，减少患者恐惧的心理。

7.应急预案：根据多发伤患者检查的风险和可能出现的突发事件制定应急预案。

8.环境：环境安静、舒适、清洁，空气流通，调节好室内温度（22~24℃），检查床上铺一次性床单、尿垫保护好设备，防止血液、呕吐物、分泌物渗漏，影响设备性能。

四、护理措施

（一）体液不足

1. 止血：迅速采取止血措施，减少体液的丢失。

2. 补液：遵医嘱及时输液，检查中保持静脉通道通畅，不夹闭、不打折弯曲，维持有效血容量。

（二）疼痛

1. 转运：指挥和协助搬运患者，调整检查床高度与平车平行，利用平车上的床单轻、稳、平移动患者于检查床上。

2. 伤口的保护：对怀疑有骨折的部位应重点保护，避免因拖拉而造成骨折断端移位，刺伤周围的神经、血管、组织等造成不必要的痛苦。

3. 引流管护理：妥善保护好各种管道，防止牵拉、脱落，引起患者疼痛。

4. 药物：必要时遵医嘱用镇静、止痛药。

（三）潜在并发症：休克等

1. 急救准备：护士准备好急救器材、药品、物品，随时启动急救应急方案。

2. 病情监测：严密观察患者的瞳孔、意识、SpO_2、皮肤颜色、生命体征的变化，保持呼吸道通畅，及时清除口腔、鼻腔、气管内的血凝块、呕吐物、分泌物，充分吸氧。

3. 及时发现并通知医生，积极配合抢救处理。

五、健康宣教

1. 合理水化：多发伤患者多处于脱水状态，检查后告知陪同医师合理水化、进行肾功能监测、记录尿量，预防对比剂肾病的发生。

2. 不良反应的观察：与医生沟通，严密观察对比剂不良反应的发生。

3. 沟通：检查后及时将危及生命的阳性体征通知临床医生，便于医生制订治疗方案。

第十二节　开放性创伤护理常规

开放性创伤（open wound）是指损伤部位皮肤或黏膜有破损，如擦伤、切割伤、撕裂伤、刺伤、火器伤等。根据创伤是否影响活动、有无残疾、是否危及生命等分轻度、中度和重度。这里主要针对危及生命或治愈后有严重残疾者，也就是重度开放性创伤者。

一、常见病因

按致伤原因可分为锐器致切割伤、穿透伤等；切线动力可致擦伤、裂伤、撕裂伤等；枪弹可致火器伤；高压高速气浪可致冲击伤等。

二、护理关键点

1. 疼痛：与创伤、局部炎症反应或伤口感染有关。
2. 体液不足：与创伤引起失血、失液有关。
3. 组织完整性受损：与组织结构破坏、组织器官受损有关。
4. 躯体移动障碍：与躯体或肢体组织结构破坏或剧烈疼痛有关。
5. 潜在并发症：包括感染、休克、挤压综合征、应激性溃疡等。

三、护理评估

（一）检查前

1. 评估患者的生命体征、意识状态、面色，检查有无体温过低、意识失常、呼吸困难、脉搏微弱、脉率过快或失律、收缩压或脉压过低、口渴、尿少等。

2. 评估患者受伤情况，了解致伤原因、致伤因素作用方式和部位、受伤时的体位，明确创伤类型、性质和程度，比如有无肋骨、四肢、脊柱、颅骨骨折等。对于已明确或疑似的骨折部位再转运、过床中应重点保护。

3. 评估患者伤口处理状态，是否已初步清创包扎，是否有大量血液或有呕吐物、排泄物等已渗出。

4. 评估患者的配合度及躁动情况，是否需要镇静或适当约束以确保检查安全顺利完成。

5. 评估患者用药情况，是否有检查中需继续输入的特殊治疗药物，所携带的输液泵是否能正常使用。

6. 评估患者进行影像诊疗的可行性和安全性，是否存在相关禁忌证。

7. 评估患者检查部位是否存在影响图像质量的异物（如项链、金属拉链等）。

8. 评估患者及家属的心理状态和对疾病及检查过程的认知程度。

（二）检查中

1. 评估患者的生命体征、意识状态、呼吸功能、肢体运动、疼痛状态。

2. 评估患者的全身管道情况、静脉通道情况，是否携带输液泵、监护设备、辅助呼吸设备且设备是否运行正常等。

3. 评估抢救用物是否准备齐全、抢救设备是否处于完好备用状态。

4. 评估工作人员（影像科护士、影像科技师、临床陪同医生）是否具备严重开放性创伤的常规护理及紧急救治的能力。

（三）检查后

1. 评估患者的生命体征、意识状态、呼吸功能、肢体运动、疼痛状态。

2. 评估患者的全身管道情况及静脉通道情况，所携带设备是否运行良好。

3. 评估患者的心理状态，是否仍然存在恐惧、焦虑等问题。

四、护理措施

（一）检查前护理常规

1. 检查预约：临床医生电话联系检查室，告知科室、患者姓名、检查项目等信息，告知大概到达时间，影像科护士确认是否建立可用静脉通道，是否进行初步禁忌证筛查，做好相关准备，完成患者信息预约。

2. 信息核查：患者到达后快速核对患者姓名、年龄、ID 号、检查项目是否与病情符合。

3. 禁忌证筛查：快速评估患者是否存在相关禁忌证，签署对比剂使用知情同意书、高风险患者检查告知书。

4. 严密观察患者瞳孔、意识、SpO₂、皮肤颜色、生命体征的变化；检查并清除口鼻腔和气管内分泌物、呕吐物、血凝块等，保持呼吸道通畅，防止窒息。

5. 自身防护：医务人员戴好口罩、帽子、手套，防止被患者的血液、体液污染，接触患者后及时洗手。

6. 建立静脉通道：严重开放性创伤患者由于大量失血，血管扁塌，因此紧急补液扩充血容量非常重要，应评估目前静脉通道数量，尽量建立 2~4 条有效静脉通道，根据检查项目选择合适的留置针型号，选择合适的静脉进行留置针穿刺并妥善固定。

7. 需增强检查的患者，应提前将对比剂放入恒温箱加温至 37℃，并保证高压注射器运行正常。

8. 急救物品：确保抢救药品、用物、设备处于良好备用状态。

9. 对于不配合、躁动的患者需遵医嘱给予镇静。

10. 心理护理：严重开放性创伤多为突发事件，由于其病情不可预见且症状较重，进展迅速，因此需向清醒患者及家属详细解释检查过程、检查时间、检查中注意事项，以缓解其紧张、恐惧情绪，增加信心取得配合。

（二）检查中护理常规

1. 信息核查：检查室护士再次核对患者姓名、年龄、ID 号、检查项目、增强检查者所使用的对比剂药名、浓度、留置针型号。

2. 设备保护：用一次性中单铺设整个检查床，防止患者的血液、体液、呕吐物等渗入机架导致设备故障。

3. 安全搬运：协助将患者搬运至检查床，搬运时动作轻柔缓慢，重点部位应由专人托举，避免转运过程中的牵拉加重创伤程度，搬运前妥善安置患者身上各种管路及携带设备，搬运过程中注意观察，避免管路脱出或打折。体位设计：患者取仰卧位，尽量使其处于舒适体位，手臂无须上举，妥善固定四肢，防止检查床进退时肢体无力下垂造成牵拉伤；妥善安置携带设备，不可放于患者身体上方造成压迫；固定所有管道通路，防止脱落、移位、倒流等情况发生。

4. 注意保暖：严重开放性创伤患者由于失血性休克，救治中大量补液及输血易导致低体温综合征，因此检查时应注意保暖。

5. 用药护理：保持静脉补液及输血通道通畅，以维持有效血容量，妥善安置特殊治疗药物及输液泵。

6. 呼吸维持：保持氧气持续吸入，机械通气者应妥善固定。

7. 高压注射器管路连接：技师调节注射速率并试注射，观察穿刺部位及管路通畅情况，询问患者穿刺点是否感到疼痛或不适。

8. 心理护理：告知清醒患者及家属检查过程中的正常情况，如床板移动，注射对比剂时的发热情况等，缓解其紧张心理。

9. 患者监测：由家属陪同检查，严重开放性创伤患者可能无家属陪同，医务人员可根据患者情况进行陪同，对陪同家属或医务人员做好辐射防护。

10. 密切观察：检查中密切观察患者生命体征变化。对于病情严重、意识障碍、休克等患者，病情容易掩盖对比剂不良反应的症状，重点观察对比剂注射前后生命体征的细微变化及皮肤状态，注意观察患者反应及动态图像监测点，发现异常及时启动应急预案。

（三）检查后护理常规

1. 检查完成后及时分离管路，严密观察患者瞳孔、意识、SpO_2、皮肤颜色、生命体征的变化。

2. 尽快将患者转移至病房或手术室，尽快协助其转运至病房或手术，保留静脉通道用于后续治疗，严重开放性创伤患者多处于脱水状态，告知陪同医生及家属合理水化，观察尿量及肾功能指标，预防对比剂肾病的发生。

3. 及时将影像诊疗阳性体征通知诊断医生，便于尽快出具诊断报告。

五、健康宣教

1. 检查前：护士向清醒患者及家属讲解检查目的、检查过程、检查时间、检查中注意事项，以缓解其紧张情绪，取得配合；嘱其去除身上所有金属物品（包括有金属的内衣、拉链衣服、项链等）。

2. 检查中：与清醒患者沟通交流，减少其紧张焦虑的情绪；告知陪同家属注意观察患者情况，出现异常及时呼救。

3. 检查后：指导家属及临床医生对比剂水化的重要性，注意观察患者的尿量及肾功能指标，发放增强检查后注意事项宣教单；告知取报告时间。

第十三节　闭合性创伤护理常规

闭合性创伤（closed injury），是当人体受钝力打击或挫压等，受伤部位的皮肤仍保持其完整性的损伤，常伴有脑或胸腹腔器官的损伤。

一、常见病因

由于致伤因素、作用机理、受伤组织和部位等各方面的不同，因此闭合性损伤的常见原因如下。

1. 坠落、碰撞、冲击、挤压、震荡等钝性暴力操作。

2. 挫伤、扭伤等。

3. 关节脱位和半脱位。

4. 闭合性骨折及闭合性内脏伤等。

二、护理关键点

1. 体液不足：与伤后失血、失液有关。

2. 疼痛：与创伤、局部炎症反应或伤口感染有关。

3. 组织完整性受损：与组织器官受损伤、结构破坏有关。

4. 潜在并发症：休克、感染、挤压综合征等。

5. 有发生对比剂外渗或过敏反应的风险：与增强检查中使用对比剂有关。

6. 知识缺乏：缺乏有关闭合性创伤疾病及其放射影像检查的知识。

三、护理评估

（一）检查前评估

1. 首先与临床医生沟通，评估患者是否能配合完成放射影像检查，确认患者有无检查绝对禁忌证及到达放射科时间，相关工作人员应提前做好检查准备。

2. 由有资质的医生陪同检查，并做好转运全程的风险评估。转运前应再次确认患者生命体征是否平稳，转运的方式（最好选择平车、轮椅或病床）以及路径。搬运患者时注意勿使伤处移位、扭曲、震动等。搬运脊柱损伤者应注意保持伤处稳定，勿弯曲或扭动，以免加重损伤；搬运昏迷患者应将头偏向一侧，或采取半卧位或侧卧位，以保持呼吸道通畅。尽量减少途中颠簸，并做好急救相关准备工作（包括急救设备、急救药品和物品），一旦发生病情变化立即启动抢救应急预案。

3. 评估患者的气道、呼吸、循环、意识和尿量状况，观察是否出现烦躁不安、出汗、口唇发绀、鼻翼扇动和呼吸困难等窒息征象，是否出现面色苍白、无力、眩晕、出汗、呼吸浅快、脉搏快弱以及血压下降等休克体征，是否需要做紧急干预处理。

4. 评估患者的受伤部位、疼痛情况（包括疼痛的程度与创伤程度、部位、性质、范围、炎症反应强弱）、肢体活动及反射情况、有无功能障碍，闭合性骨折和脱位者是否已进行复位和固定处理。

5. 动态监测患者生命体征的变化，观察口腔、鼻腔、气管内有无血凝块，全身是否伴有皮肤青紫、瘀斑、血肿等，有无其他并发症发生。

6. 评估患者全身管路与静脉通道情况，是否携带微量注射泵或持续静脉输注抢救治疗性药物。

7. 评估患者的身高、体重，并计算体质指数（BMI），体质指数（BMI）= 体重（kg）÷身高（m）的平方。

8. 评估患者的认知理解力及配合度，是否需要镇静或适当约束以确保检查安全顺利地完成。

9. 评估患者的检查部位是否存在影响图像质量的异物，如发夹、耳环、项链、文胸、拉链、义齿、皮带等。行 MRI 检查需要评估患者及陪同者身上是否有相关异物，禁止带入磁体间。

10. 行增强检查的患者，评估其是否建立了静脉高压注射通路，及签署对比剂使用知情同意书。

11. 评估患者及家属的教育需求、对突受创伤打击的心理承受程度以及心理变化，有无紧张、恐惧或焦虑等。同时了解患者对检查的认知程度及对治疗的信心。

12. 评估检查室设备及附属设施、高压注射系统、急救器材及药品是否配置到位，且处于完好备用状态。

（二）检查中评估

1. 评估患者的神志、意识、瞳孔及生命体征，是否需要紧急处理等。

2. 评估患者全身管路与静脉通道情况，需持续静脉输注的特殊药物是否通畅，所携带的微量泵是否能正常使用。

3. 评估患者检查体位的设计是否科学、合理、安全，能否满足图像采集需求。

4. 评估对 X 射线敏感的部位如生殖腺、甲状腺、眼球等（除必要检查部位外），是否已做好患者的辐射防护。

5. 病情较平稳且无胸部受伤的患者，还应评估其是否已掌握屏气训练的技巧。

6. 行增强检查的患者，需再次评估高压注射器是否已连接妥当，进行试注水确保管路通畅，穿刺点无疼痛、肿胀等不适。

7. 检查中评估患者有无异常不良反应。

（三）检查后评估

1. 评估患者的神志、意识、瞳孔及生命体征，尤其关注受伤部位的疼痛评分及血压波动情况，有无恶心、呕吐等。

2. 评估患者是否已安全撤离检查床，关注受伤部位如闭合性骨折和关节脱位者是否已给予妥善保护及安置。

3. 评估患者全身各管路是否固定在位，关闭的引流管是否已打开，持续静脉输注的特殊药物是否保持通畅。

4. 评估患者有无特殊不适，增强检查者需评估留置针穿刺部位有无外渗或肢体肿胀。

四、护理措施

（一）检查前护理常规

1. 首诊准备：首诊科室应立即建立通畅的静脉通路，根据患者循环情况快速扩容。穿刺部位最好选择近心端血管，如头静脉、肘正中静脉等；对已发生休克者及时补液，必要时输血，并迅速处理危及生命的重要情况，如心搏骤停、窒息、大出血、张力性气胸等。

2. 登记核对：按急诊绿色通道优先安排登记与检查，责任护士采用两种或以上方式核对患者的姓名、性别、年龄、ID号、检查项目、检查部位及检查设备等。检查单上应注明患者的检查部位及相关的病情，为影像检查和诊断提供参考。

3. 病情观察

（1）密切监测患者的神志、意识、瞳孔、生命体征和尿量等，当患者出现面色苍白、四肢冰冷、脉搏加快、血压不稳时，应警惕失血性休克的发生。

（2）观察患者的受伤部位、疼痛情况、肢体活动及反射情况、有无功能障碍，闭合性骨折和关节脱位者是否已进行复位和固定处理。

（3）临床表现因受损器官的性质不同而异。胸部损伤者有呼吸急促时，应警惕是否发生气胸、血胸等；实质脏器（肝、脾）及肠系膜等破裂，主要症状为出血，而腹痛和腹膜刺激征较轻，但胆汁、胰液外漏者可出现明显腹痛和腹膜刺激征；肢体损伤严重者，注意末梢循环、肤色和温度。

4. 去除金属异物：根据图像质量的要求，指导及协助患者去除被检部位的金属物件（发夹、耳环、项链、文胸、拉链、义齿、皮带等），去除高密度材质的衣服，防止产生伪影。

5. 呼吸训练：对于因受伤无法配合屏气或情况较紧急的患者可以直接开始扫描，无须呼吸训练。对于需要屏气检查、病情又相对稳定的患者，责任护士应指导患者练习，防止产生运动伪影，做头颈部检查的患者同时告知其在检查过程中不能做吞咽动作。

6. 知情同意：行增强检查者，再次确认患者或家属是否已签署对比剂使用知情同意书。

7. 高压注射静脉通路：对临床已建立的静脉通路可以快速评估其是否通畅且耐高压，若不符合要求，则需要重新进行静脉留置针穿刺，参考上编第三章第四节高血压危象护理常规。

8. 对比剂准备：每日按需将对比剂添加至恒温箱，加温至 37℃ 备用。

9. 急救准备：常规准备抢救环境，配备相应抢救药品及设备，按 "6S" 规范管理且保持完好率 100%，了解常用对比剂理化性质、用量、禁忌证，熟练掌握急救技能。

10. 高压系统准备：检查高压注射器状态、连接管路或高压注射针筒是否安装完好，严格实行一人一管（针筒）一用一弃。

11. 环境：环境安静、舒适、清洁，保持候诊厅空气流通、温湿度适宜，检查室床单位干净、整洁，铺一次性医用垫单保护好设备。

12. 特殊患者：对于意识不清或烦躁不能配合者，应遵医嘱用镇静剂后再行检查；对于有恶心、呕吐的患者，应头偏一侧保持呼吸道通畅。

（二）检查中护理常规

1. 再次核对：由责任护士和扫描技师共同核对患者与申请单信息是否一致。

2. 体位设计：指导和协助搬运患者，根据患者的检查部位设计不同体位，同时注意保护受伤部位。推平车的患者，应调整检查床高度与平车平行，由护士、技师及陪同医师一起迅速、安全、平稳地将患者转移到检查床，注意动作轻柔，叮嘱患者勿随意变换体位，避免发生跌倒（坠床）事件。

3. 安全管理：妥善固定患者身上的所有管路，避免管道打折、受压、移位和滑脱。置入引流管的患者，上检查床前应先将管道夹闭；带有液体通路的患者，应暂时夹闭液体通路或减慢点滴速度；带有监护仪与氧气瓶的患者，将仪器妥善放置在检查床适宜位置，并把监护仪显示屏放置于正面对观察窗处，便于随时观察患者病情变化。

4. 注意保暖：检查过程中注意患者的保暖和隐私保护，避免不必要部位的暴露。

5. 辐射防护：参考上编第三章第四节高血压危象护理常规。

6. 通道确认：参考上编第三章第四节高血压危象护理常规。

7. 病情监测：检查中通过观察窗和监控录像严密观察患者病情变化，危重患者可通过监护仪查看心率、血压、血氧饱和度等指标，一旦病情发生变化或突发状况时应立即暂停扫描，进入检查室查看和评估患者，视情况及时报告医生并处理。增强检查患者，在注射对比剂过程中还应严密观察患者反应，及高压注射器注射时压力曲线的变化，如发现患者出现不良反应、高压注射器显示压力报警等，应立即停止注药，评估患者情况，同时评估留置针穿刺部位有无外渗，根据发生的各种状况及时应对和处理。

（三）检查后护理常规

1. 撤离检查：患者检查结束后，询问患者有无不适，分离高压注射器的连接管路，妥善固定留置针，同时观察穿刺部位有无对比剂外渗、肢体有无肿胀。

2. 病情监测

（1）检查结束后，切勿在放射科停留过久，由医务人员陪同快速转运患者回病房观察 20~30 min 后再视情况拔出留置针。如发生对比剂外渗或不良反应，请参照对比剂安全管理章节处理。

（2）转运途中视情况予以床旁心电监护及吸氧，密切观察患者生命体征，昏迷的患者应保持呼吸道通畅，头偏向一侧，防止窒息；烦躁或抽搐的患者应防止坠床。

（3）告知陪同检查的临床主治医生，若患者肾功能不全，应在对比剂给药后 48 h 测定 eGFR。若给药后 48 h 诊断为 PC-AKI，则对患者进行至少 30 d 的临床监测，并定期测定 eGFR。

3. 水化处理：因病情无法口服的患者，检查前 6~12 h 以 100 mL/h 的速度输注 0.9% 氯化钠溶液，在检查后继续输注 4~12 h，同时关注患者的心、肺功能。

五、健康宣教

（一）检查前宣教

1. 告知患者及家属此次检查的目的与意义、检查地点、检查时间。

2. 讲解检查过程中的相关注意事项和配合要点。

3 讲解检查过程中可能出现的风险，增强检查需由患者及其家属签署对比剂使用知情同意书后方可进行检查。

4. 特殊患者采取个性化健康宣教，如危重患者还需做好家属陪同进入检查室的辐射防护及宣教工作。

（二）检查中宣教

1. 做好患者心理护理，安抚患者紧张情绪，积极配合医技人员检查。

2. 告知患者根据语音提示进行呼气和屏气，嘱咐患者勿移动身体变换体位，检查过程中尽量不要咳嗽、不做吞咽动作。

3.告知患者对比剂注入体内可能出现的一过性不良反应，如喉咙有金属感、便意、身体发热等均属于正常现象，以消除患者的紧张情绪。

4.告知患者检查过程中如出现恶心、呕吐、皮肤瘙痒或呼吸急促、留置针穿刺处疼痛等异常情况时及时挥手示意。

（三）检查后宣教

1.患者检查结束后如有任何不适请及时告知陪同的医务人员。

2.对于病情允许者，检查结束后可以嘱患者合理水化（每小时饮水不少于100 mL），促进对比剂排泄，预防对比剂肾病。

3.告知患者和家属取检查报告的方法、地点及时间，继续观察有无迟发性不良反应，如有不适可以随时就诊或及时电话联系。

第十四节　急性重症胰腺炎护理常规

急性重症胰腺炎（severe acute pancreatitis，SAP），是指由于不同原因导致了胰酶被激活，引起胰腺局部和全身的严重炎性反应，进一步损害机体其他器官，属于急性胰腺炎的特殊类型，是一种病情险恶、并发症多、病死率较高的急腹症，占整个急性胰腺炎的10%~20%。

一、常见病因

70%~80%的急性重症胰腺炎是由于胆道疾病、酗酒和暴饮暴食所引起的。

1.胆道疾病：占50%以上，由胆道结石阻塞胆总管末端，胆汁经"共同通道"反流入胰管，胆汁中的磷脂酰胆碱和胆盐可直接损害胰泡细胞或致胰管内高压，诱发急性胰腺炎；胆道炎症或手术操作也可引起十二指肠乳头炎症性痉挛或狭窄，导致急性重症胰腺炎发生。

2.功能障碍：肝胰壶腹括约肌功能障碍可使壶腹部的压力升高，影响胆汁与胰液的排泄，甚至导致胆汁逆流入胰管，从而加重胰腺病变。

3.酗酒或暴饮暴食：暴饮暴食和酗酒后，可因大量食糜进入十二指肠、酒精刺激促胰液素和胆囊收缩素释放而使胰液分泌增加，进而引起乳头水肿和肝胰壶腹括约肌痉挛，最终导致急性重症胰腺炎发病。

二、护理关键点

1. 急性疼痛：与胰腺及其周围组织炎症、胆道梗阻有关。

2. 有体液不足的危险：与炎性渗出、出血、呕吐、禁食等有关。

3. 营养失调：低于机体需要量　与呕吐、禁食和大量消耗有关。

4. 体温过高：与胰腺坏死、继发感染或并发胰腺脓肿有关。

5. 潜在并发症：休克、感染、出血、胰瘘、胃肠道瘘及多器官功能障碍综合征（MODS）。

6. 有发生对比剂外渗或过敏反应的风险：与增强检查中使用对比剂有关。

7. 知识缺乏：缺乏有关引起急性重症胰腺炎的疾病及其放射影像检查的知识。

三、护理评估

（一）检查前评估

1. 首先与临床医生沟通，评估患者是否能配合完成放射影像检查，确认患者有无检查绝对禁忌证及到达放射科时间，相关工作人员应提前做好检查准备。

2. 由有资质的医生陪同检查，并做好转运全程的风险评估。转运前应再次确认患者生命体征是否平稳，转运的方式（最好选择平车、轮椅或病床）以及路径，尽量减少途中颠簸，并做好急救相关准备工作（包括急救设备、急救药品和物品），一旦发生病情变化立即启动抢救应急预案。

3. 评估患者神志、意识、生命体征及尿量等，关注患者的末梢循环情况；若为术后患者则应注意评估伤口敷料是否干燥，有无渗液、渗血。

4. 评估患者有无腹痛，腹痛的部位、性质及严重程度，疼痛评分情况。

5. 评估患者有无消化道症状，如恶心、呕吐、腹胀等；有无发热、黄疸、腹膜刺激征、移动性浊音及出血等。

6. 评估患者全身管路与静脉通道情况，各引流管安置的位置，引流是否通畅，引流液的颜色、性状和量，有无出血、胰瘘、胃肠道瘘等并发症发生；同时评估患者是否携带微量注射泵或持续静脉输注特殊药物。

7. 评估患者的身高、体重，并计算体质指数（BMI），体质指数（BMI）= 体重（kg）÷

身高（m）的平方。

8. 评估患者的认知理解力及配合度，是否需要镇静或适当约束以确保检查安全顺利地完成。

9. 评估患者的检查部位是否存在影响图像质量的异物，如发夹、耳环、项链、文胸、拉链、义齿、皮带等。行 MRI 检查需要评估患者及陪同者身上是否有相关异物，禁止带入磁体间。

10. 行增强检查的患者，评估其是否建立了静脉高压注射通路，以及签署对比剂使用知情同意书。

11. 评估患者及家属的教育需求、对突受创伤打击的心理承受程度以及心理变化，有无紧张、恐惧或焦虑等。同时了解患者对检查的认知程度及对治疗的信心。

12. 评估检查室设备及附属设施、高压注射系统、急救器材及药品是否配置到位，且处于完好备用状态。

（二）检查中评估

1. 评估患者的神志、意识、生命体征，是否需要紧急处理等。

2. 评估患者全身管路与静脉通道情况，需持续静脉输注的特殊药物是否通畅，所携带的微量泵是否能正常使用。

3. 评估患者检查体位的设计是否科学、合理、安全，能否满足图像采集需求。

4. 评估对 X 射线敏感的部位如生殖腺、甲状腺、眼球等（除必要检查部位外），是否已做好患者的辐射防护。

5. 病情较平稳的患者，还应评估其是否已掌握屏气训练的技巧。

6. 行增强检查的患者，需再次评估高压注射器是否已连接妥当，进行试注水确保管路通畅，穿刺点无疼痛、肿胀等不适。

7. 检查中评估患者有无异常不良反应。

（三）检查后评估

1. 评估患者的神志、意识及生命体征，尤其关注腹部疼痛及血压波动情况，有无恶心、呕吐等。

2. 评估患者是否已安全撤离检查床，有无头晕等易受伤的风险。

3. 评估患者全身各管路是否固定在位，持续静脉输注的特殊药物是否保持通畅。

4. 评估患者有无特殊不适，增强检查者需评估留置针穿刺部位有无外渗或肢体肿胀。

四、护理措施

（一）检查前护理常规

1. 登记核对：按急诊绿色通道优先安排登记与检查，责任护士采用两种或以上方式核对患者的姓名、性别、年龄、ID 号、检查项目、检查部位及检查设备等。检查单上应注明患者的检查部位及相关的病情，为影像检查和诊断提供参考。

2. 病情观察

（1）急性重症胰腺炎常有程度不同的低血压或休克，部分患者可有心律不齐、心肌损害、心力衰竭等，因此需严密监测患者的生命体征，观察神志、皮肤黏膜温度和色泽，发生休克时迅速建立静脉输液通路，预防并治疗低血压，补液扩容，尽快恢复有效循环血量。

（2）观察腹部体征，了解有无腹痛、腹胀及腹膜刺激征等。

（3）急性重症胰腺炎患者易发生低钾、低钙血症，应根据病情及时补充，维持水、电解质及酸碱平衡，纠正酸中毒，改善微循环。

3. 去除金属异物：根据图像质量的要求，指导及协助患者去除检查部位的金属物件（发夹、耳环、项链、文胸、拉链、义齿、皮带等），去除高密度材质的衣服，防止产生伪影。

4. 呼吸训练：对于因病情无法配合屏气或情况较紧急的患者可以直接开始扫描，无须呼吸训练。对于需要屏气检查、病情又相对稳定的患者，责任护士应指导患者练习，防止产生运动伪影。

5. 知情同意：行增强检查者，再次确认患者或家属是否已签署对比剂使用知情同意书。

6. 建立高压注射静脉通路：对临床已建立的静脉通路可以快速评估其是否通畅且耐高压，如不符合要求，则需要重新进行静脉留置针穿刺。参考上编第三章第四节高血压危象护理常规。

7. 对比剂准备：每日按需将对比剂添加至恒温箱，加温至 37℃备用。

8. 急救准备：常规准备抢救环境，配备相应抢救药品及设备，按"6S"规范管理且保持完好率 100%，了解常用对比剂理化性质、用量、禁忌证，熟练掌握急救技能。

9. 高压系统准备：检查高压注射器状态、连接管路或高压注射针筒是否安装完好，严格实行一人一管（针筒）一用一弃。

10. 特殊患者：对于意识不清或烦躁不能配合者，应遵医嘱用镇静剂后再行检查；对于有恶心、呕吐的患者，应将头偏向一侧保持呼吸道通畅。

11. 心理护理：由于急性重症胰腺炎发病急、进展快、病情凶险，患者常会产生恐惧心理；再加上病程长，病情反复及治疗费用等问题，患者易产生悲观消极情绪。因此，放射科护士应为患者提供安全舒适的检查环境，了解其感受，安慰、鼓励并讲解检查知识，可使患者以良好的心态接受影像检查与后续治疗。

（二）检查中护理常规

1. 再次核对：由责任护士和扫描技师共同核对患者与申请单信息是否一致。

2. 体位设计：指导和协助搬运患者，根据患者的检查部位设计不同体位。推平车的患者，应调整检查床高度与平车平行，由护士、技师以及陪同医师一起迅速、安全、平稳地将患者转移到检查床，注意动作轻柔，叮嘱患者勿随意变换体位，避免发生跌倒（坠床）事件。

3. 安全管理：妥善固定患者身上的所有管路，避免管道打折、受压、移位和滑脱。置入引流管的患者，上检查床前先将管道夹闭；带有液体通路的患者，应暂时夹闭液体通路或减慢点滴速度；带有监护仪与氧气瓶的患者，将仪器妥善放置在检查床适宜位置，并把监护仪显示屏放置于正面对观察窗处，便于随时观察患者病情变化。

4. 注意保暖：检查过程中注意患者的保暖和隐私保护，避免不必要部位的暴露。

5. 辐射防护：参考上编第三章第四节高血压危象护理常规。

6. 通道确认：参考上编第三章第四节高血压危象护理常规。

7. 病情监测：检查中通过观察窗和监控录像严密观察患者病情变化，危重患者可通过监护仪查看心率、血压、血氧饱和度等指标，一旦病情发生变化或出现突发状况时应立即暂停扫描，进入检查室查看和评估患者，视情况及时报告医生并处理。增强检查患者，在注射对比剂过程中还应严密观察患者反应及高压注射器注射时压力曲线的变化，如发现患者出现不良反应、高压注射器显示压力报警等，应立即停止注药，评估患者情况，同时评估留置针穿刺部位有无外渗，根据发生的各种状况及时应对和处理。

（三）检查后护理常规

1. 撤离检查：患者检查结束后，询问患者有无不适，分离高压注射器的连接管路，妥善固定留置针，同时观察穿刺部位有无对比剂外渗、肢体有无肿胀。

2. 妥善固定患者全身各管路，避免非计划性拔管，夹闭的引流管应及时打开，同时确认持续静脉输注的药物保持通畅。

3. 病情监测

（1）检查结束后，切勿在放射科停留过久，由医务人员陪同快速转运患者回病房观察20~30 min后再视情况拔出留置针。如发生对比剂外渗或不良反应，请参照对比剂安全管理章节处理。

（2）转运途中视情况予以床旁心电监护及吸氧，密切观察患者生命体征，昏迷的患者应保持呼吸道通畅，头偏向一侧，防止窒息。

（3）告知陪同检查的临床主治医生，若患者肾功能不全，应在对比剂给药后 48 h 测定 eGFR。若给药后 48 h 诊断为 PC-AKI，则对患者进行至少 30 d 的临床监测，并定期测定 eGFR。

4. 水化处理：为促进对比剂排泄，预防对比剂肾病，可以在检查前 6~12 h 以 100 mL/h 的速度输注 0.9% 氯化钠溶液，在检查后继续输注 4~12 h，同时密切关注患者的心、肺功能。

五、健康宣教

（一）检查前宣教

1. 告知患者及家属此次检查的目的与意义、检查地点、检查时间。

2. 讲解检查过程中的相关注意事项和配合要点。

3 讲解检查过程中可能出现的风险，增强检查需由患者及其家属签署对比剂使用知情同意书后方可进行。

4. 特殊患者采取个性化健康宣教，如危重患者还需做好家属陪同进入检查室的辐射防护及宣教工作。

（二）检查中宣教

1. 做好患者的心理护理，安抚患者紧张情绪，积极配合医技人员检查。

2. 告知患者根据语音提示进行呼气和屏气，嘱咐患者勿移动身体变换体位，检查过程中尽量不要咳嗽、不做吞咽动作。

3. 告知患者对比剂注入体内可能出现的一过性不良反应，如喉咙有金属感、便意、身体发热等均属于正常现象，以消除患者的紧张情绪。

4. 告知患者检查过程中如出现恶心、呕吐、皮肤瘙痒或呼吸急促、留置针穿刺处疼痛等异常情况时及时挥手示意。

（三）检查后宣教

1. 患者检查结束后如有任何不适请及时告知陪同的医务人员。

2. 告知患者和家属取检查报告的方法、地点及时间，继续观察有无迟发性不良反应，告知患者如有不适可以随时就诊或及时电话联系。

第十五节　消化道大出血护理常规

消化道出血（gastrointestinal hemorrhage），根据出血部位不同分为上消化道出血和下消化道出血。其中上消化道出血是指十二指肠悬韧带以上的消化道包括食管、胃、十二指肠和胰、胆等病变引起的出血，以及胃空肠吻合术后的空肠病变出血。下消化道出血是指距十二指肠悬韧带 50 cm 以下的肠段，包括空肠、回肠、结肠以及直肠病变引起的出血，习惯上不包括痔、肛裂引起的出血。

一、常见病因

1.食管、胃及十二指肠、空肠、回肠、结肠以及直肠等消化道的疾病和损伤。

2.门静脉高压引起食管胃底静脉曲张破裂或门静脉高压性胃病。

3.胃肠道邻近器官或组织的疾病。

4.全身性疾病在胃肠道表现出血，如血液病、尿毒症、血管性疾病、风湿性疾病、应激性溃疡、急性感染性疾病等。

二、护理关键点

1.有体液不足的危险：与出血、呕吐、禁食等有关。

2.潜在并发症：休克。

3.活动耐力下降：与失血性周围循环衰竭有关。

4.恐惧：与生命或健康受到威胁有关。

5.有发生对比剂外渗或过敏反应的风险：与增强检查中使用碘或钆对比剂有关。

6.知识缺乏：缺乏有关引起消化道出血的疾病及其防治的知识。

三、护理评估

1.接诊：按急诊绿色通道优先安排此类患者完成放射科登记检查工作。首先由临床医生评估患者是否能配合完成影像检查，并提前电话通知放射科登记室，确认患者到达时间及有无检查绝对禁忌证，放射科相关工作人员提前做好检查相关准备。

2.转运：检查前确保患者生命体征平稳，并由有资质的医生陪同检查，尽量选择平车或轮椅护送，做好转运全程的风险评估及急救相关准备工作（包括急救设备、急救药品和物品），一旦发生病情变化立即启动抢救应急预案。

3.核对：护士仔细阅读检查申请单，核对患者信息（姓名、性别、年龄、ID号、检查项目、检查部位、检查设备等），对检查目的不明确的申请单，应与陪同的临床医生核对确认。

4.病情

（1）评估患者的生命体征，有无心率加快、心律失常、脉搏细弱、血压降低、脉压变小、呼吸困难，必要时进行心电监护。

（2）评估患者的精神和意识状态，有无精神疲倦、烦躁不安、嗜睡、表情淡漠、意识不清甚至昏迷。

（3）观察患者末梢皮肤和甲床色泽，肢体温暖或是湿冷，周围静脉特别是颈静脉充盈情况。

（4）观察呕吐物性质、颜色及量。

5.管路情况：评估患者全身管路与静脉通道情况，各引流管安置的位置，引流是否通畅，引流液的颜色、性状和量，有无出血、胰瘘、胃肠道瘘等并发症发生；同时评估患者是否携带微量注射泵或持续静脉输注抢救治疗性药物。

6.金属异物：评估患者检查部位是否存在影响图像质量的异物，如发夹、耳环、项链、文胸、拉链、义齿、皮带等。

7.身高与体重：评估患者的身高、体重，并计算体质指数（BMI），体质指数（BMI）=体重（kg）÷身高（m）的平方。

8.理解配合度：评估患者的认知理解力及配合度，是否需要镇静或适当约束以确保检查安全顺利地完成。

9.教育需求与心理：评估患者及家属的教育需求、对所患疾病的心理承受程度以及心理变化，有无紧张、恐惧或焦虑等。同时了解患者对影像检查的认知程度及对后续治疗的信心。

10.环境：环境安静、舒适、清洁，保持候诊厅空气流通、温湿度适宜，检查室床单位干净、整洁，铺一次性医用垫单保护好设备。

11.设备：评估检查室设备及附属设施、高压注射系统、急救器材及药品是否配置到位，且处于完好备用状态。

四、护理措施

（一）检查前护理常规

1. 首诊准备：首诊科室应立即建立通畅的静脉通路快速扩容，穿刺部位最好选择近心端血管，如头静脉、肘正中静脉等；对已发生休克者及时补液，必要时输血，并迅速处理危及生命的重要情况，如心搏骤停、窒息、大出血等。

2. 登记核对：按绿色通道优先安排登记与检查，责任护士采用两种或以上方式核对患者的姓名、性别、年龄、ID 号、检查项目、检查部位及检查设备等。检查单上应注明患者的检查部位及相关的病情，为影像检查和诊断提供参考。

3. 病情观察

（1）给予持续吸氧及心电监护，严密监测患者生命体征，观察神志、皮肤黏膜温度和色泽。

（2）大出血时患者取平卧位并将下肢略抬高，以保证脑部供血。呕血时头偏向一侧，防止窒息或误吸；必要时用负压吸引器清除气道内的分泌物、血液或呕吐物，保持呼吸道通畅。给予吸氧。

4. 去除金属异物：根据图像质量的要求，尽量指导及协助患者去除被检部位的金属物件（发夹、耳环、项链、文胸、拉链、义齿、皮带等），去除高密度材质的衣服，防止产生伪影。

5. 呼吸训练：对于因病情无法配合屏气或情况较紧急的患者可以直接开始扫描，无须呼吸训练。对于需要屏气检查的项目、病情又相对稳定的患者，责任护士应指导患者练习，防止产生运动伪影。

6. 知情同意：行增强检查者，再次确认患者或家属是否已签署对比剂使用知情同意书。

7. 建立高压注射静脉通路：对临床已建立的静脉通路可以快速评估其是否通畅且耐高压，如不符合要求，则需要重新进行静脉留置针穿刺，参考上编第三章第四节高血压危象护理常规。

8. 对比剂准备：每日按需将对比剂添加至恒温箱，加温至 37℃ 备用。

9. 急救准备：常规准备抢救环境，配备相应抢救药品及设备，按 "6S" 规范管理且保持完好率 100%，了解常用对比剂理化性质、用量、禁忌证，熟练掌握急救技能。

10. 高压系统准备：检查高压注射器状态、连接管路或高压注射针筒是否安装完好，严格实行一人一管（针筒）一用一弃。

11. 特殊患者：对于意识不清或烦躁不能配合者，应遵医嘱用镇静剂后再行检查；对于有恶心、呕吐的患者，应将头偏向一侧保持呼吸道通畅。

12. 心理护理：观察患者有无紧张、恐惧或悲观、沮丧等心理反应。放射科护士应为患者提供安全舒适的检查环境，了解其感受，安慰、鼓励并讲解检查知识，可使患者以良好的心态接受影像检查与后续治疗。

（二）检查中护理常规

1. 再次核对：由责任护士和扫描技师共同核对患者与申请单信息是否一致。

2. 体位设计：指导和协助搬运患者，根据患者的检查部位设计不同体位。推平车的患者，应调整检查床高度与平车平行，由护士、技师以及陪同医师一起迅速、安全、平稳地将患者转移到检查床，注意动作轻柔，叮嘱患者勿随意变化体位，避免发生跌倒（坠床）事件。

3. 安全管理：妥善固定患者身上的所有管路，避免管道打折、受压、移位和滑脱。置入引流管的患者，上检查床前先将管道夹闭；带有液体通路的患者，应暂时夹闭液体通路或减慢点滴速度；带有监护仪与氧气瓶的患者，将仪器妥善放置在检查床适宜位置，并把监护仪显示屏放置于正面对观察窗处，便于随时观察患者病情变化。

4. 注意保暖：检查过程中注意患者的保暖和隐私保护，避免不必要部位的暴露。

5. 辐射防护：参考上编第三章第四节高血压危象护理常规。

6. 通道确认：参考上编第三章第四节高血压危象护理常规。

7. 病情监测：检查中通过观察窗和监控录像严密观察患者的病情变化，危重患者可通过监护仪查看心率、血压、血氧饱和度等指标，一旦病情发生变化或出现突发状况时应立即暂停扫描，进入检查室查看和评估患者，视情况及时报告医生并处理。增强检查患者，在注射对比剂过程中还应严密观察患者反应及高压注射器注射时压力曲线的变化，如发现患者出现不良反应、高压注射器显示压力报警时，应立即停止注药，评估患者情况，同时评估留置针穿刺部位有无外渗，根据发生的各种状况及时应对和处理。

（三）检查后护理常规

1. 撤离检查：检查结束后，询问患者有无不适，分离高压注射器的连接管路，妥善固定留置针，同时观察穿刺部位有无对比剂外渗、肢体有无肿胀。因消化道大出血的患者常伴有头晕、心慌、乏力，甚至晕厥等症状，协助患者从检查床坐起或转运到平车及轮椅上时，动作宜缓慢，避免发生坠床（跌倒）等意外受伤。

2. 病情监测

（1）检查结束后，切勿在放射科停留过久，由医务人员陪同快速转运患者回病房观察20~30 min后再视情况拔出留置针。如发生对比剂外渗或不良反应，请参照对比剂安全管理章节处理。

（2）转运途中视情况予以床旁心电监护及吸氧，密切观察患者生命体征，呕吐时取侧卧位以免误吸，昏迷的患者应保持呼吸道通畅，头偏向一侧，防止窒息；烦躁或抽搐的患者应防止坠床。

（3）告知陪同检查的临床主治医生，若患者肾功能不全，应在对比剂给药后 48 h 测定 eGFR。如果给药后 48 h 诊断为 PC-AKI，则对患者进行至少 30 d 的临床监测，并定期测定 eGFR。

五、健康宣教

（一）检查前宣教

1.告知患者及家属此次检查的目的与意义、检查地点、检查时间。

2.讲解检查过程中的相关注意事项和配合要点。

3.讲解检查过程中可能出现的风险，增强检查需由患者及其家属签署对比剂使用知情同意书后方可进行。

4.特殊患者采取个性化健康宣教，如危重患者还需做好家属陪同进入检查室的辐射防护及宣教工作。

（二）检查中宣教

1.做好患者心理护理，安抚患者紧张情绪，积极配合医技人员检查。

2.告知患者根据语音提示进行呼气和屏气，嘱咐患者勿移动身体变换体位，检查过程中尽量不要咳嗽、不做吞咽动作。

3.告知患者对比剂注入体内可能出现的一过性不良反应，如喉咙有金属感、便意、身体发热均属于正常现象，以消除患者的紧张情绪。

4.告知患者检查过程中如出现恶心、呕吐、皮肤瘙痒或呼吸急促、留置针穿刺处疼痛等异常情况时及时挥手示意。

（三）检查后宣教

1.患者检查结束后如有任何不适请及时告知陪同的医务人员。

2.为促进对比剂排泄，预防对比剂肾病。可以在检查前 6~12 h 以 100 mL/h 的速度输注 0.9% 氯化钠溶液，在检查后继续输注 4~12 h。

3.告知患者和家属取检查报告的方法、地点及时间，继续观察有无迟发性不良反应，告知患者如有不适可以随时就诊或及时电话联系。

第十六节 气胸护理常规

胸膜腔内积气称为气胸（pneumothorax）。在胸部损伤中，气胸的发生率仅次于肋骨骨折。

一、常见病因

1. 自发性气胸：是指在无外伤或人为因素的情况下，肺组织及脏层胸膜突然破裂而引起的胸腔积气，其发生常因突然用力、巨咳、排便、打喷嚏甚至大笑等剧烈动作使支气管内压力突然增高所致。

2. 外伤性气胸：由于胸部外伤导致胸膜破裂，引起气胸。

3. 医源性气胸：医疗操作如胸腔穿刺、气管切开、锁骨下静脉插管、胸膜活检、肺活检、呼吸机机械通气等造成胸膜损伤，导致气胸。

二、护理关键点

1. 重点评估患者的病史、病情、呼吸功能状况。

2. 依据患者病史和检查目的指导患者进行不同类型的呼吸训练，如深吸气后屏气摄影或深吸气再深呼气后屏气摄影等。

3. 密切观察患者病情，有无呼吸困难等变化。

三、护理评估

1. 核对：护士仔细阅读检查申请单，核对患者信息（姓名、性别、年龄、检查部位、检查设备等）。详细询问病史，评估患者病情，核实检查部位、检查方式，对检查目的要求不明确的申请单，应与临床申请医师核准确认。

2. 检查：是否佩戴影响 X 线穿透力的物质，如发卡、金属饰物、膏药和敷料等。

3.病情：评估患者病情，观察患者的呼吸、心率、血压、氧饱和度等生命体征，确定患者是否需要镇静、吸氧等。

4.病史：评估患者的既往史、现病史、手术史等，筛查患者有无检查禁忌证。

5.心理和配合度：主动与患者沟通，评估患者的情绪状态、配合能力。

6.设备准备：防护设备、相关急救设施及屏风等保护隐私的设备是否准备齐全。

7.环境：安静、舒适、清洁，空气流通，温湿度合适。

四、护理措施

（一）检查前护理常规

1.认真核对患者的姓名、性别、年龄、住院号、摄片位置。

2.告知患者行X线或CT检查的过程及注意事项，以缓解患者的紧张情绪。婴幼儿需家属配合，老年人需注意是否有家属陪同，为需要给氧的患者备好氧气袋。

3.评估患者病情，密切观察。将检查过程中可能出现的反应及屏气的时间告知患者，解答患者疑问，缓解其紧张情绪，以利于检查顺利进行。

4.取下所有影响X线穿透力的物质，交于家属保管。

5.告知患者家属：检查时，放射室门上的警告指示灯会亮，请一律在防护门外等候，不要在检查室内等候拍片。

6.防护设备、急救设施及屏风等保护隐私的设备处于完好备用状态，患者非检查部位已做好射线防护。

（二）检查中护理常规

1.与患者良好沟通，缓解其紧张情绪，使之能较好地配合检查进行屏气动作，顺利完成造影，避免因肢体移动或抖动而增加患者辐射量。

2.密切观察病情，耐心帮助患者进行体位更换。

（三）检查后护理常规

1.检查结束后，询问患者感受，身体有无不适，皮肤有无发红、烧灼感，防止急性放射损伤。

2.告知患者取片时间，并记录此次的照射时间与剂量。

3.根据情况进行环境仪器等用物的消毒灭菌。

五、健康宣教

1. 针对患者特点进行检查前的常规宣教。指导患者有关检查流程、检查目的、适应证、禁忌证、配合要领、检查前准备、检查中配合及注意事项。

2. 指导患者在观察区域休息，如有不适及时告知医护人员。医护人员应定时巡视，询问患者有无不适，以便及时发现并处理。

3. 利用候诊和观察时间，采取分时段健康教育，组织患者观看健康教育视频和健康教育手册。

参考文献

［1］郑淑梅，李雪．影像科护理 [M]．北京：人民卫生出版社，2019.

［2］刘平，汪茜，王琳，等．实用影像护理手册 [M]．北京：科学技术文献出版社，2019.

［3］吴欣娟，李庆印．临床护理常规 [M]．2 版．北京：中国医药科技出版社，2020.

［4］秦月兰，郑淑梅，刘雪莲．影像护理学 [M]．北京：人民卫生出版社，2020.

［5］王军．神经外科护理学与操作技术 [M]．北京：人民卫生出版社，2020.

［6］毛燕君，李玉梅，曾小红．碘对比剂静脉注射护理实践手册 [M]．上海：科学技术出版社，2020.

［7］李乐之，路潜．外科护理学 [M].7 版．北京：人民卫生出版社，2021.

［8］桂莉，金静芬．急危重症护理学 [M].5 版．北京：人民卫生出版社，2022.

［9］尤黎明，吴瑛．内科护理学 [M].7 版．北京：人民卫生出版社，2022.

［10］梁俊莉，黄红芳，陈秀珍，等．影像护理实用手册 [M]．广西：广西科学技术出版社，2022.

［11］宋方，蔡登华，周厚荣，等．冠状动脉 CTA 在疑诊急性冠脉综合征中的临床应用进展 [J].中国医学影像技术，2018，34（09）：1426-1430.

［12］钟华成，林惠卿，殷浩，等．数字化 X 线与螺旋 CT 影像检查技术对食道异物的诊断价值比较 [J].当代医学，2019，25（12）：81-83.

［13］陆远强，阮韦淑怡，徐佳．成人食管异物急诊处置专家共识（2020 版）．中华危重症医学杂志（电子版），2020，13（06），446-452.

［14］蔡新红.危急重症患者影像学检查全周期护理管理及人文关怀[J].影像研究与医学应用，2020，4（12）：251-252.

［15］郭俊英.气胸患者的综合性护理[J].当代护士（下旬刊），2020，27（10）：33-35.

［16］李冬霞.探讨优质护理在影像科检查中的应用[J].中国农村卫生，2020，12（18）：51.

［17］汪爱丹，南丽杰，郭道德等.缺血性脑卒中患者"一站式多模态"CT检查流程优化的研究[J].中国护理管理，2020，20（05）：787-791.

［18］中华医学会放射学分会质量控制与安全管理专业委员会.肾病患者静脉注射碘对比剂应用专家共识[J].中华放射学杂志，2021，55（06）：580-590.

［19］刘俊伶，赵丽，蔡莉等.急危重症患者CT检查分检评估方案的构建与初步应用[J].重庆医学，2021，50（08）：1318-1322，1327.

［20］彭丽芳，刘亚恋.高血压危象患者急救护理措施及效果研究[J].心血管病防治知识，2021，11（32）：33-36.

［21］黄江华，雍大德.多层螺旋CT检查与DR检查在诊断腹部闭合性创伤中的效果比较研究[J].影像研究与医学应用，2021，5（18）：134-135.

［22］徐军，戴佳原，尹路.急性上消化道出血急诊诊治流程专家共识[J].中国急救医学，2021，41（01）：1-10.

［23］李存莉，马志蕊.危急重症患者影像学检查全周期护理管理及人文关怀的意义[J].当代医学，2022，28（14）：177-180.

［24］中华医学会放射学分会质量控制与安全管理专业委员会.肾病患者静脉注射碘对比剂应用专家共识[J].中华放射学杂志，2021，55（06）：580-590.

［25］郭喆，关键.重症急性胰腺炎预防与阻断急诊专家共识[J].临床急诊杂志，2022，23（07）：451-462.

临床护理实践

第一章　X线摄影技术护理常规

第一节　X线摄影技术检查一般护理常规

一、X线摄影技术检查护理常规

（一）X线摄影技术检查的适应证

1.凡具有天然对比和能造成人工对比的组织或器官均适用，如胸部疾病、各种心脏病。

2.急腹症（肠梗阻、胃肠道穿孔）。

3.误服不透光的异物。

4.骨骼系统疾病。

5.泌尿系统结石。

6.胆道结石。

7.五官科疾病。

（二）X线摄影技术检查的相对禁忌证

一般无禁忌证，危重患者及大出血患者应先抢救，病情稳定后再行X线摄影检查。

（三）护理评估

1.接诊：参考上编总论第一章预约与接诊护理常规内容。

2.环境：保持机房床单位干净、整洁，候诊厅空气流通，温湿度适宜，防止地面过于潮湿，地面有积水及时清理，拖地时放置"地面湿滑，防止跌倒"警示牌。

3.核对：责任护士仔细阅读检查预约单与电子申请单信息是否一致，核对患者信息（姓名、性别、年龄、ID号、放射编号、检查部位、检查项目、检查设备等）。详细询问病史，进一步核实检查部位、检查方式，对检查目的要求不明确的申请单，应与临床申请医生核对。

4.病史：评估患者既往史、现病史、手术史等，筛查患者有无检查禁忌证。

（四）观察要点

1.病情：评估患者病情，查看相关检查的结果，留意阳性体征，以确定患者是否需要镇静、吸氧等。按等级护理要求定时巡视患者，严密观察病情变化。

2.心理：与患者进行有效的沟通，评估患者的心理状态。

3.配合：评估患者的配合能力及依从性，保持一定的检查姿势，不能自行变动。组织患者观看健康宣教视频和健康教育手册。

4.检查等候期间，检查室门上方的红灯亮时，说明室内正在曝光，告知患者及家属请不要推门直接进入，防止射线外漏。

（五）护理措施

1.检查前护理常规

（1）核对信息：检查室工作人员再次核对患者的姓名、年龄、性别、检查部位、检查项目及检查设备等。

（2）去除金属异物：根据图像质量的要求，指导及协助患者去除被检部位的金属物件（发夹、耳环、项链、文胸、拉链、皮带等），去除高密度材质的衣服，防止产生伪影。

（3）对带有引流管路的患者，X线摄片检查前应做好管道的评估并妥善固定好胃管、尿管和其他引流管，防止扭曲、受压、脱落。

（4）对带有液体通路的患者，X线摄片检查前应暂时夹闭液体通路或减慢输液速度，待检查结束，安全转运患者后按正常速度输液。

（5）特殊情况：做放射检查前，需询问育龄患者近期是否有生育计划，孕妇检查时需明确是否有终止妊娠计划，告知辐射防护注意事项并签字确认。

（6）健康宣教：告知患者检查的目的、方法、注意事项与意义，并指导患者检查中需要配合的姿势，以便消除患者的紧张、恐惧心理。对于特殊患者采取个性化健康教育，需要家属陪同检查者（如小儿、幽闭恐惧症、危重患者），做好家属的辐射防护及宣教工作。对于无法配合的昏迷、躁动、精神异常的患者检查前给予适当镇静，并采取安全措施防止坠床。

2.检查中护理常规

（1）核对信息：由检查室工作人员再次核对患者预约单与电子申请单信息是否一致，协助患者进检查室、上检查床，避免坠床或跌倒事件。

（2）安全指导：推轮椅、平车、检查床的患者，指导和协助搬运患者；对于有气管插管、引流管的患者，注意妥善安置管路，避免管道滑脱和弯折，置入引流管的患者，上检查床前将管道夹闭；带有监护仪与氧气瓶的患者，将仪器妥善放置在检查床适宜位置，并把监护仪显示屏放置于正面对观察窗处，便于随时观察患者病情变化。

（3）体位设计：根据具体检查部位和要求设计摆放体位，并再次告知相关注意事项，嘱咐患者勿移动身体。并做好患者心理护理，安抚患者紧张情绪，积极配合医技人员检查。

（4）注意保暖：检查过程中注意患者的保暖和隐私，避免不必要的部位暴露。

（5）辐射防护：对 X 射线敏感的部位，如生殖腺、甲状腺、眼球等（除必要检查部位外），予以铅皮遮挡，以防医源性射线伤害。

（6）严密观察：检查过程中通过观察窗和监控录像严密观察患者病情变化，危重患者可通过监护仪查看心率、血氧饱和度等指标，一旦病情发生变化或出现突发状况时应立即暂停扫描，进入检查室查看和评估患者，视情况及时报告医生并处理。

3. 检查后护理常规

（1）患者检查结束后，协助患者起身下检查床，告知有高血压的患者起身时动作要缓慢，避免起身过快导致体位性低血压，预防跌倒。

（2）提醒患者或家属带好随身物品后，再离开检查室。

（3）告知患者和家属取检查报告的方法、地点及时间。

（六）健康指导

1. 无特殊饮食、饮水要求者，按医嘱饮食即可。

2. 对带有引流管路的患者，检查结束后，做好管道的评估并妥善固定好胃管、尿管和其他引流管，防止扭曲、受压、脱落。

3. 对带有液体通路的患者，检查结束后，打开输液开关，根据具体情况调整点滴速度。

第二节 X线摄影常见部位检查护理常规

一、胸部X线摄影护理常规

胸部X线摄影检查主要包括：胸部后前位、胸部侧位、胸部右前斜位、胸部左前斜位。

（一）扫描方法

1. 胸部后前位扫描体位：患者面向摄影架站立，前胸贴近检测器，双足分开，使身体站稳。身体正中矢状面或脊柱正对检测器中线，头稍后仰，下颌放于检测器上缘，检测器上缘超出肩峰，下缘包括第1、2腰椎。双手背放在髋部，双肘内旋并贴近摄影架，肩部下垂，使锁骨成水平位，以免遮盖肺尖部。

2. 胸部侧位扫描体位：患者侧立于摄影架前，被检胸部外侧贴近检测器，身体正中矢状面与检测器平行，胸部长轴与检测器长轴一致，腋中线正对检测器中线。两臂高举，交叉抱头，使两肩尽量不与肺野重叠。检测器上缘包括第7颈椎，下缘包括第1、2腰椎，前胸壁与后胸壁投影与检测器边缘等距。

3. 胸部右前斜位扫描体位：患者直立于摄影架前，两足分开，使身体站稳，右肘弯曲内旋，右手背放于髋部，左手上举抱头。胸壁右前方靠近探测器，使人体冠状面与暗盒成45°~55°角。

4. 胸部左前斜位扫描体位：患者直立于摄影架前，左肘弯曲内旋，左手背置于髋部，右手高举抱头。胸壁左前方靠近探测器，人体冠状面与探测器成65°~75°角。

（二）扫描范围：照射野和探测器包括整个胸部

1. 胸部后前位：中心线对准第6胸椎垂直射入。

2. 胸部侧位：中心线对准第6胸椎平面的侧胸壁中点垂直射入。

3. 胸部右前斜位：中心线对准左侧腋后线经第七胸椎平面射入。

4. 胸部左前斜位：中心线经右侧腋后线第七胸椎平面射入。

（三）护理评估

1. 参考本章第一节X线摄影技术检查一般护理常规内容。

2. 心理社会方面：评估患者的心理情绪变化及家庭社会支持情况，评估患者是否了解本项检查的目的与意义。

3. 评估肺野区有无影响识别诊断的物品、摆位姿势、曝光条件等。

4. 评估患者的呼吸功能状况，检查前依据患者的病史和检查目的指导继续不同类型的呼吸训练。

（四）观察要点

1. 着装：去除可能产生伪影的衣物和饰品，必要时更衣。

2. 心理：与患者进行有效的沟通，评估患者的心理状态。

3. 配合：评估患者的配合能力及依从性，保持一定的检查姿势，不能自行变动，注意安全。组织患者观看健康宣教视频和健康教育手册。

4. 做好必要的防护，减少不必要的照射。

5. 饮食：无特殊要求。

（五）护理措施

1. 检查前护理常规

（1）参考本章第一节 X 线摄影技术检查一般护理常规内容。

（2）去除胸部所有的金属异物，嘱患者将身上的金属饰物、膏药和敷料等取下。

（3）协助患者上检查床，按照检查要求、检查部位摆放患者体位，注意安全。

（4）嘱咐患者在进行检查时，要听从检查科室工作人员的吩咐，保持一定的检查姿势，不能自行变动。

（5）再次评估患者神志、精神状态、现病史、既往史、有无跌倒高危风险，详细询问患者的检查史、禁忌证。

（6）婴幼儿、昏迷、躁动、精神异常患者遵医嘱采取药物镇静。

2. 检查中护理常规

（1）核对信息：由检查室工作人员核对患者预约单与电子申请单信息是否一致。

（2）安全指导：协助患者进检查室、上检查床，避免坠床或跌倒事件。推轮椅、平车、检查床的患者，指导和协助搬运患者，对于有气管插管、引流管的患者，注意妥善安置管路，避免管道滑脱和弯折，置入引流管的患者，上检查床前将管道夹闭。

（3）体位设计：根据检查部位设计摆放体位，不得自行更换体位。

（4）特殊患者：婴幼儿、昏迷、躁动、精神异常等患者已行镇静时，告知技师关闭语音提示，避免刺激患者导致扫描失败。

（5）注意保暖：检查过程中注意患者的保暖和隐私，避免不必要的部位暴露。

（6）辐射防护：对 X 射线敏感的部位如生殖腺、甲状腺等（除必要检查部位外），予以铅皮遮挡，以防医源性射线伤害。

（7）密切观察：检查过程中通过观察窗和监控录像严密观察患者病情变化，危重患者可通过监护仪查看心率、血氧饱和度等指标，一旦病情发生变化或出现突发状况时应立即暂停扫描，进入检查室查看和评估患者，视情况及时报告医生并处理。

3. 检查后护理常规

（1）患者检查结束后，协助患者起身下检查床，告知有高血压的患者起身时动作要缓慢，避免起身过快导致体位性低血压，预防跌倒。

（2）无特殊饮食、饮水要求者，按医嘱饮食即可。

（3）提醒患者或家属带好随身物品后，再离开检查室。

（4）告知患者和家属取检查报告的方法、地点及时间。

（六）健康指导

参考本章第一节 X 线摄影技术检查一般护理常规内容。

二、腹部 X 线摄影护理常规

腹部 X 线摄影检查主要包括：腹部仰卧前后位、腹部立位前后位、腹部侧卧水平位。

（一）扫描方法

1. 腹部仰卧前后位扫描体位：患者仰卧于摄影台上，下肢伸直，人体正中矢状面垂直台面并与台面中线重合，两臂置于身旁或上举。

2. 腹部立位前后位扫描体位：患者站立于背部紧贴摄影架探测器面板，双上肢自然下垂稍外展。人体正中矢状面与摄影架探测器垂直，并与探测器中线重合。

3. 腹部侧卧水平位扫描体位：患者面向 X 线管，侧卧于检查床上，身下垫一定高度的泡沫垫，两臂上举，胸腹部伸直，背靠探测器。人体冠状面垂直床面，确保躯干部和骨盆没有旋转。

（二）扫描范围：照射野和探测器上缘包括横膈，下缘包括耻骨联合上缘

1. 腹部仰卧前后位：中心线对准剑突与耻骨联合上缘连线中点垂直射入。

2. 腹部立位前后位：中心线经剑突与耻骨联合上缘连线中点射入。

3. 腹部侧卧水平位：中心线经上中腹部 / 中下腹部摄影，中心线适当移动。

（三）护理评估

1. 参考本章第一节 X 线摄影技术检查一般护理常规内容。

2. 心理社会方面：评估患者的心理情绪变化及家庭社会支持情况，评估患者是否了解

本项检查的目的与意义。

3.评估照射野内有无影响识别诊断的物品以及摆位姿势、曝光条件等。

（四）观察要点

1.着装：去除可能产生伪影的衣物和饰品，必要时更衣。

2.心理：与患者进行有效的沟通，评估患者的心理状态。

3.配合：评估患者的配合能力及依从性，保持一定的检查姿势，不能自行变动，注意安全。组织患者观看健康宣教视频和健康教育手册。

4.做好必要的防护，减少不必要的照射。

5.饮食：无特殊要求。

（五）护理措施

1.检查前护理常规

（1）参考本章第一节X线摄影技术检查一般护理常规内容。

（2）去除腹部所有的金属异物，嘱患者将身上的皮带、膏药和敷料等取下。

（3）协助患者上检查床，按照检查要求、检查部位安置患者体位，注意安全。

（4）嘱咐患者在进行检查时，要听从检查科室工作人员的吩咐，保持一定的检查姿势，不能自行变动。

（5）再次评估患者的神志、精神状态、现病史、既往史、有无跌倒高危风险。

（6）婴幼儿、昏迷、躁动、精神异常患者遵医嘱采取药物镇静。

2.检查中护理常规

（1）核对信息：由检查室工作人员核对患者预约单与电子申请单信息是否一致。

（2）安全指导：协助患者进检查室、上检查床，避免坠床或跌倒事件。推轮椅、平车、检查床的患者，指导和协助搬运患者，对于有气管插管、引流管的患者，注意妥善安置管路，避免管道滑脱和弯折，置入引流管的患者，上检查床前将管道夹闭。

（3）体位设计：根据检查部位设计摆放体位，不得自行更换体位。

（4）特殊患者：婴幼儿、昏迷、躁动、精神异常等患者已行镇静时，告知技师关闭语音提示，避免刺激患者导致扫描失败。

（5）注意保暖：检查过程中注意患者的保暖和隐私，避免不必要的部位暴露。

（6）辐射防护：对X射线敏感的部位如生殖腺、甲状腺等（除必要检查部位外），予以铅皮遮挡，以防医源性射线伤害。

（7）严密观察：检查过程中通过观察窗和监控录像严密观察患者病情变化，危重患者可通过监护仪查看心率、血氧饱和度等指标，一旦病情发生变化或出现突发状况时应立即暂停扫描，进入检查室查看和评估患者，视情况及时报告医生并处理。

3. 检查后护理常规

（1）患者检查结束后，协助患者起身下检查床，告知有高血压的患者起身时动作要缓慢，避免起身过快导致体位性低血压，预防跌倒。

（2）无特殊饮食、饮水要求者，按医嘱饮食即可。

（3）提醒患者或家属带好随身物品后，再离开检查室。

（4）告知患者和家属取检查报告的方法、地点及时间。

（六）健康指导

参考本章第一节 X 线摄影技术检查一般护理常规内容。

三、四肢、脊柱 X 线摄影护理常规

四肢 X 线摄影检查主要包括：手后前位、手掌下斜位、拇指后前位、拇指侧位、腕关节后前位、腕关节侧位、腕关节外展位、前臂前后位、前臂侧位、肘关节前后位、肘关节侧位、肱骨前后位、肱骨侧位、肩关节前后位、肩关节穿胸侧位、锁骨后前位、足前后位、足（前后）内斜位、足侧位、跟骨侧位、跟骨轴位、踝关节前后位、踝关节外侧位、胫腓骨前后位、胫腓骨侧位、膝关节前后位、膝关节外侧位、髌骨轴位、股骨前后位、股骨侧位、髋关节前后位。

脊柱 X 线摄影检查主要包括：第 1、2 颈椎张口位、颈椎前后位、颈椎侧位、颈椎后前斜位、胸椎前后位、胸椎侧位、腰椎前后位、腰椎侧位、腰椎前后斜位、骶椎前后位、尾椎前后位、骶尾椎侧位、骶髂关节前后位、骶髂关节前后斜位、骨盆前后位。

（一）扫描方法

1. 手后前位扫描体位：患者侧坐于摄影床旁，肘部略弯曲，五指自然分开，被检侧手掌平放于床面上，第 3 掌骨头置于探测器中心。

2. 手掌下斜位扫描体位：患者坐于摄影床旁，肘部略弯曲，被检侧手小指及第 5 掌骨贴近检查床，手外旋使掌心面与床面成 45°，五指均匀分开，略弯曲，指尖触及床面，第 2 掌骨头放于检测器中心。

3. 拇指后前位扫描体位：患者坐于摄影床旁，手内旋使掌心向上，拇指背侧贴近床面。患者用健侧手将其余四指抓住并背屈。

4. 拇指侧位扫描体位：患者坐于摄影床旁，拇指外侧缘贴近床面，使拇指背面与床面垂直。其余手指握拳，用以支持手掌，防止抖动。

5. 腕关节后前位扫描体位：患者坐于摄影床旁，肘部略弯曲。将被检侧腕关节平放于床面上，手半握拳，使腕部掌面贴近床面并放于检测器中心。

6. 腕关节侧位扫描体位：患者坐于摄影床旁，肘部略弯曲，手指和前臂侧放，被检侧腕部尺侧向下贴近床面，将腕关节放于检测器中心。

7. 腕关节外展位扫描体位：患者坐于摄影床旁，自然屈肘，掌心向下，腕部置于 20° 板上，手掌尽量向尺侧偏移。

8. 前臂前后位扫描体位：患者坐于摄影床旁，前臂伸直，手掌向上、背侧向下平放于床面上，长轴与检测器长轴平行。检测器上缘包括肘关节，下缘包括腕关节，如病变局限于一端者，可仅包括邻近一侧关节。

9. 前臂侧位扫描体位：患者坐于摄影床旁，肘部弯曲成 90°。被检侧前臂呈侧位，尺侧贴近床面，肘关节置于检测器中心。检测器上缘包括肘关节，下缘包括腕关节，如病变局限于一端者，可仅包括邻近一侧关节。

10. 肘关节前后位扫描体位：患者坐于摄影床旁，前臂伸直，手掌向上，肘部背侧贴近床面，尺骨鹰嘴置于检测器中心，肩部放低，尽量与肘关节相平。

11. 肘关节侧位扫描体位：患者坐于摄影床旁，肘部弯曲成 90°。前臂呈侧位，尺侧贴近床面，肘关节置于检测器中心。肩部放低，尽量与肘关节相平。

12. 肱骨前后位扫描体位：患者仰卧于摄影床上，手臂伸直稍外展，手掌向上。对侧肩部略垫高，使被检侧上臂尽量贴近摄影床面。肱骨长轴与检测器长轴平行，检测器上缘包括肩关节，下缘包括肘关节。

13. 肱骨侧位扫描体位：患者仰卧于摄影床上，对侧肩部略垫高，使被检侧上臂尽量贴近摄影床面。被检侧手臂与躯干分开，肘关节弯曲成 90°，成侧位姿势，前臂内旋置于胸前，肱骨长轴与检测器长轴平行，检测器上缘包括肩关节，下缘包括肘关节。

14. 肩关节前后位扫描体位：患者仰卧于摄影床上，手臂伸直，手掌向上。对侧躯干略垫高，使被检侧肩部贴近摄影床面。被检侧肩胛骨喙突置于检测器中心。检测器上缘、外缘均需包括肩部软组织。

15. 肩关节穿胸侧位扫描体位：患者侧立于摄影架前，被检侧上臂外缘贴近面板。被检侧上肢及肩部尽量下垂，掌心向前。对侧上肢高举抱头，使对侧肱骨头高于被检侧肱骨头，避免重叠。被检侧肱骨外科颈置于检测器中心。

16. 锁骨后前位扫描体位：患者俯卧于摄影床上，头部转向对侧，使被检侧锁骨贴近床面，手臂内旋，手掌向上，肩部下垂，使肩部与胸锁关节相平。被检侧锁骨中点置于检测器中心。

17. 足前后位扫描体位：患者仰卧或坐于摄影床上，被检侧膝关节弯曲，足底部贴近床面。第 3 跖骨基底部放于检测器中心，足部长轴与检测器中线一致。

18. 足（前后）内斜位扫描体位：患者仰卧或坐于摄影床上，被检侧膝关节弯曲，足底内侧贴近床面，外侧抬高，使足底与床面成 30°~45° 角。第 3 跖骨基底部置于检测器中心，足部长轴与检测器中线一致。

19. 足侧位扫描体位：患者侧卧于摄影床上，被检侧下肢外侧缘贴近床面，对侧下肢弯曲，置于被检侧肢体前方，将跟骨置于检测器中心。

20. 跟骨侧位扫描体位：患者侧卧于摄影床上，被检侧下肢外侧缘贴近床面，对侧下肢弯曲，置于被检侧肢体前方，将跟骨置于检测器中心。

21. 跟骨轴位扫描体位：患者坐于或仰卧于摄影床上，被检侧下肢伸直，足尖向上，小腿长轴与检测器长轴一致，踝关节置于检测器中心，踝部极度背屈（可用布带牵拉）。

22. 踝关节前后位扫描体位：患者仰卧或坐于摄影床上，被检侧下肢伸直，将内、外踝连线中点上方 1 cm 处放于检测器中心。小腿长轴与检测器长轴平行。

23. 踝关节外侧位扫描体位：患者侧卧于摄影床上，被检侧贴近摄影床面，对侧膝部弯曲置于被检侧肢体前方。被检侧膝关节稍弯曲，外踝贴近摄影床面，足跟平放，使踝关节成侧位，外侧贴近床面。小腿长轴与检测器长轴平行。将外踝上方 1 cm 处置于检测器中心。

24. 胫腓骨前后位扫描体位：患者仰卧或坐于摄影床上，被检侧下肢伸直足稍内旋，将被检侧胫腓骨中点置于检测器中心。小腿长轴与检测器长轴平行，检测器上缘包括膝关节，下缘包括踝关节。

25. 胫腓骨侧位扫描体位：患者侧卧于摄影床上，被检侧下肢贴近摄影床面，对侧膝部弯曲置于被检侧肢体前方。被检侧膝关节稍弯曲，小腿外侧贴近床面，小腿长轴与检测器长轴一致。将胫腓骨中点放于检测器中心，检测器上缘包括膝关节，下缘包括踝关节。

26. 膝关节前后位扫描体位：患者仰卧或坐于摄影床上，被检侧下肢伸直稍内旋，足尖向上，将髌骨下缘放于检测器中心。小腿长轴与检测器长轴平行。

27. 膝关节外侧位扫描体位：患者侧卧于摄影床上，被检侧贴近床面。对侧膝部弯曲置于被检侧肢体前方，被检侧膝关节屈曲成 120°~135°，胫骨上端外侧中点放于检测器中心。

28. 髌骨轴位扫描体位：患者俯卧于摄影床上，被检侧膝部尽量屈曲（患者用手或用布带拉住踝部），对侧下肢伸直。被检侧股骨长轴与检测器长轴平行。

29. 股骨前后位扫描体位：患者仰卧于摄影床上，下肢伸直，足稍内旋，使两足趾内侧相互接触,将股骨中点放于检测器中心,检测器上缘包括髋关节,下缘包括膝关节。被检侧股骨长轴与检测器长轴平行。

30. 股骨侧位扫描体位:患者侧卧于摄影床上,被检侧靠近床面,对侧髋部与膝部屈曲并置于被检侧下肢的前方,被检侧下肢伸直,膝部稍弯曲,被检侧股骨长轴与检测器长轴平行。将被检侧股骨中点放于检测器中心。

31. 髋关节前后位扫描体位:患者仰卧于摄影床上,双下肢伸直且稍内旋,足跟部略分开,足尖并拢。将股骨头(髂前上棘与耻骨联合上缘连线的中点垂直向下 2.5 cm 处)放于检测器中心。

32. 第 1、2 颈椎张口位扫描体位:患者仰卧于摄影床上,两臂放于身旁,身体正中矢状面正对床面中线并垂直于床面。头后仰,使上颌门齿咬合面与乳突尖连线与床面垂直。曝光时患者口尽量张大。口腔如有活动义齿者,摄影时应取下,以免与颈椎影像重叠。

33. 颈椎前后位扫描体位:患者仰卧于摄影床上或立于摄影架前,两臂放于身旁,身体正中矢状面正对床面中线并垂直于床面。头稍后仰,使上颌门齿咬合面与乳突尖的连线垂直于检测器。检测器上缘平外耳孔,下缘包括第一胸椎。

34. 颈椎侧位扫描体位:患者侧立于摄影架前,双手自然下垂。头颈部正中矢状面与摄影架面板平行,头稍后仰,以免下颌骨支部与上部颈椎重叠。检测器上缘超出外耳孔,下缘包括第 1 胸椎。

35. 颈椎后前斜位扫描体位:患者面向摄影架站立,被检侧肩部靠近摄影架面板,并转身,使身体冠状面与检测器成 55°~65°,双手尽量下垂。颈椎序列长轴置于检测器长轴中线,头稍后仰,以免下颌骨支部与上部颈椎重叠。检测器上缘包括外耳孔,下缘包括第一胸椎。应摄左右两侧,以作对比。

36. 胸椎前后位扫描体位:患者仰卧于摄影床上,两臂放于身旁,身体正中矢状面正对床面中线并垂直于床面。下肢伸直或屈髋屈膝使两足平踏床面。检测器上缘包括第 7 颈椎,下缘包括第 1 腰椎。

37. 胸椎侧位扫描体位:患者侧卧于摄影床上,两臂上举屈曲抱头,双侧髋、膝屈曲以支撑身体。脊柱长轴置于床面中线,并平行于床面。检测器上缘包括第 7 颈椎,下缘包括第 1 腰椎。

38. 腰椎前后位扫描体位:患者仰卧于摄影床上,两臂放于身旁,身体正中矢状面正对床面中线并垂直于床面。下肢屈髋屈膝、两足平踏床面,使腰部贴近床面,减少生理弯曲度。检测器上缘包括第 12 胸椎,下缘包括上部骶椎。

39. 腰椎侧位扫描体位:患者侧卧于摄影床上,两臂上举抱头,双侧髋、膝并拢屈曲以支撑身体。脊柱置于床面中线，使脊柱长轴平行于床面。检测器上缘包括第 11 胸椎，下缘包括上部骶椎。

40. 腰椎前后斜位扫描体位：患者仰卧于摄影床上，一侧腰背部抬高，近台面侧髋及膝部弯曲，对侧下肢伸直，使身体冠状面与床面呈 45°。脊柱长轴置于床面中线，并平行于床面。检测器上缘包括第 12 胸椎，下缘包括上部骶椎。腰椎前后斜位需要摄取双侧对照。

41. 骶椎前后位扫描体位：患者仰卧于摄影床上，两臂放于身旁，身体正中矢状面正对床面中线并垂直于床面。两下肢伸直趾并拢。检测器上缘包括第 4 腰椎，下缘包括尾椎。

42. 尾椎前后位扫描体位：患者仰卧于摄影床上，两臂放于身旁，身体正中矢状面正对床面中线并垂直于床面。两下肢伸直趾并拢。检测器上缘包括髂嵴，下缘超出耻骨联合。

43. 骶尾椎侧位扫描体位：患者侧卧于摄影床上，两臂上举抱头或屈曲放于胸前，双侧髋、膝并拢屈曲以支撑身体。脊柱长轴置于床面中线，使身体冠状面垂直于床面。检测器上缘平第 5 腰椎，下缘包括尾椎下缘。

44. 骶髂关节前后位扫描体位：患者仰卧于摄影床上，两臂放于身旁，身体正中矢状面正对床面中线并垂直床面。两下肢伸直并拢。检测器上缘超出髂骨嵴，下缘包括耻骨联合。

45. 骶髂关节前后斜位扫描体位：患者仰卧于摄影台上，被检侧腰部及臀部抬高，使人体冠状面与台面成 20°~25°；将被检侧的髂前上棘内侧 2.5 cm 处的纵切面对准台面中线；两髂前上棘连线平面置于探测器上下的中线。探测器上缘包括髂骨嵴，下缘包括耻骨；探测器置于滤线器托盘内，摄影距离为 100 cm。

46. 骨盆前后位扫描体位：患者仰卧于摄影床上，身体正中矢状面置于床面中线并垂直于床面，双下肢伸直内旋 10°~15°，足跟部略分开，足尖并拢。检测器上缘超出髂嵴 2 cm，下缘包括耻骨联合下 3 cm。

（二）扫描范围

1. 手后前位：中心线对准第 3 掌骨头。

2. 手掌下斜位：中心线对准第 5 掌骨头。

3. 拇指后前位：中心线对准拇指的指掌关节。

4. 拇指侧位：中心线对准拇指的指掌关节。

5. 腕关节后前位：中心线对准尺、桡骨茎突连线中点。

6. 腕关节侧位：中心线对准桡骨茎突。

7. 腕关节外展位：中心线对准尺骨和桡骨茎突连接中点。

8. 前臂前后位：中心线对准前臂中点。

9. 前臂侧位：中心线对准前臂中点。

10. 肘关节前后位：中心线对准肱骨内、外髁连线中点。

11. 肘关节侧位：中心线对准肘关节。

12. 肱骨前后位：中心线对准肱骨中点。

13. 肱骨侧位：中心线对准肱骨中点。

14. 肩关节前后位：中心线对准喙突。

15. 肩关节穿胸侧位：中心线水平方向通过对侧腋下，经被检侧上臂的上 1/3 处。

16. 锁骨后前位：中心线向足侧倾斜 10°，通过锁骨中点。

17. 足前后位：中心线向足跟侧倾斜 15°，对准第 3 跖骨基底部。

18. 足（前后）内斜位：中心线对准第 3 跖骨基底部。

19. 足侧位：中心线对准第 3 跖骨基底部。

20. 跟骨侧位：中心线对准跟距关节。

21. 跟骨轴位：中心线向头侧倾斜 35°~45°，经第 33 跖骨基底部。

22. 踝关节前后位：中心线对准内、外踝连线中点上 1 cm 处。

23. 踝关节外侧位：中心线对准内踝上方 1 cm 处。

24. 胫腓骨前后位：中心线对准小腿中点。

25. 胫腓骨侧位：中心线对准小腿中点。

26. 膝关节前后位：中心线对准髌骨下缘。

27. 膝关节外侧位：中心线对准胫骨上端（髌骨下缘与腘窝皱褶连线中点）。

28. 髌骨轴位：中心线向头侧倾斜 15°~20°，对准髌骨下缘。

29. 股骨前后位：中心线对准股骨中点。

30. 股骨侧位：中心线对准股骨中点。

31. 髋关节前后位：中心线对准股骨头垂直射入检测器。如同时摄取双侧髋关节，中心线应对准双髋连线中点垂直射入。

32. 第 1、2 颈椎张口位：中心线对准两嘴角连线中点。

33. 颈椎前后位：中心线向头侧倾斜 10°~15°，对准甲状软骨下方中点。

34. 颈椎侧位：中心线经甲状软骨平面颈部中点，水平方向。

35. 颈椎后前斜位：中心线对准甲状软骨平面颈部中点。

36. 胸椎前后位：中心线对准胸骨角与剑突连线中点。

37. 胸椎侧位：中心线对准第 7 胸椎。

38.腰椎前后位：中心线对准脐上方 3 cm 处，即第 3 腰椎。

39.腰椎侧位：中心线对准髂嵴上 3 cm，即第 3 腰椎。

40.腰椎前后斜位：中心线对准髂嵴上 3 cm，即第 3 腰椎。

41.骶椎前后位：中心线向头侧倾斜 15°~20°，对准耻骨联合上 3 cm。

42.尾椎前后位：中心线向足侧倾斜 10°，对准两侧髂前上棘连线中点。

43.骶尾椎侧位：中心线对准髂后下棘前方 8 cm 处。

44.骶髂关节前后位：中心线向头侧倾斜 10°~25°，对准两髂前上棘连线中点。

45.骶髂关节前后斜位：中心线对准被检侧髂前上棘下方 2.5 cm。

46.骨盆前后位：中心线对准两髂前上棘连线中点下方 3 cm。

（三）护理评估

1.参考本章第一节 X 线摄影技术检查一般护理常规内容。

2.心理社会方面：评估患者的心理情绪变化及家庭社会支持情况，评估患者是否了解本项检查的目的与意义。

3.评估四肢、脊柱检查区域有无影响识别诊断的物品、摆位姿势、曝光条件等。

4.评估患者的四肢、脊柱运动功能状况。

（四）观察要点

1.着装：去除可能产生伪影的衣物和饰品，必要时更衣。

2.心理：与患者进行有效的沟通，评估患者心理状态。

3.配合：评估患者的配合能力及依从性，保持一定的检查姿势，不能自行变动，注意安全。组织患者观看健康宣教视频和健康教育手册。

4.做好必要的防护，减少不必要的照射。

5.饮食：无特殊要求。

（五）护理措施

1.检查前护理常规

（1）参考本章第一节 X 线摄影技术检查一般护理常规内容。

（2）去除检查部位附近所有的金属异物、膏药和敷料等。

（3）协助患者上检查床，按照检查要求、检查部位，安置患者体位，注意安全。

（4）嘱咐患者在进行检查时，要听从检查科室工作人员的吩咐，保持一定的检查姿势，不能自行变动。

（5）再次评估患者神志、精神状态、现病史、既往史、有无跌倒高危风险。

（6）婴幼儿、昏迷、躁动、精神异常患者遵医嘱采取药物镇静。

2. 检查中护理常规

（1）核对信息：由责任护士和技师共同核对患者预约单与电子申请单信息是否一致。

（2）安全指导：协助患者进检查室、上检查床，避免坠床或跌倒事件。推轮椅、平车、检查床的患者，指导和协助搬运患者并给予保护，对于有气管插管、引流管的患者，注意妥善安置管路，避免管道滑脱和弯折，置入引流管的患者，上检查床前将管道夹闭。

（3）体位设计：根据检查部位设计摆放体位，不得自行更换体位。

（4）特殊患者：婴幼儿、昏迷、躁动、精神异常等患者已行镇静时，告知技师关闭语音提示，避免刺激患者导致扫描失败。

（5）注意保暖：检查过程中注意患者的保暖和隐私，避免不必要的部位暴露。

（6）辐射防护：对 X 射线敏感的部位如生殖腺、甲状腺、眼球等（除必要检查部位外），予以铅皮遮挡，以防医源性射线伤害。

（7）严密观察：检查过程中通过观察窗和监控录像严密观察患者病情变化，危重患者可通过监护仪查看心率、血氧饱和度等指标，一旦病情发生变化或出现突发状况时应立即暂停扫描，进入检查室查看和评估患者，视情况及时报告医生并处理。

3. 检查后护理常规

（1）患者检查结束后，协助患者起身下检查床，告知有高血压的患者起身时动作要缓慢，避免起身过快导致体位性低血压，预防跌倒。协助躯体移动障碍的患者安全过床及返回病房。

（2）无特殊饮食、饮水要求者，按医嘱饮食即可。

（3）提醒患者或家属带好随身物品后，再离开检查室。

（4）告知患者和家属取检查报告的方法、地点及时间。

（六）健康指导

参考本章第一节 X 线摄影技术检查一般护理常规内容。

四、乳腺 X 线摄影护理常规

乳腺 X 线摄影检查主要以内外侧斜位、头尾位为主，有时也用侧位、放大头尾位、点压放大摄影等。

（一）扫描方法

1. 内外侧斜位扫描体位：患者立于 X 线机前，受检侧上臂充分展开并抬高，使腋窝充分暴露，影像接收器（IR）应包括腺、胸大肌及腋窝前部，在压迫器到位之前，检查者托起患者乳腺且向前牵拉直到压迫器充分将乳腺压平。患者下颌抬高，将对侧乳腺远离胸壁，避免遮挡。IR 置于乳腺外侧，注意标明左、右和上、下。

2. 头尾位扫描体位：患者立于 X 线机前，受检侧臂下垂，检查者托起患者乳腺置于扫描床上，且向远离胸壁处牵拉、展平。为减少皮肤皱褶，可嘱咐患者胸大肌放松，压迫器压紧乳腺，标明左、右和上、下。应摄取两侧乳腺以作对比。

3. 侧位：内外侧（ML）位，射线从内侧射入，外侧射出，观察乳腺外侧部分的病变。外内侧（LM）位，射线从外侧射入，内侧射出，观察乳腺内侧部分的病变。

4. 放大头尾位：当内外侧斜位显示病变位于乳腺腋尾上方，头尾位看不到病变时使用。

5. 点压放大摄影：给予局部压迫，将重叠结构推开，使病变显示更好，减少了散射线，图像对比更好，病灶细节显示好。

（二）扫描范围：照射野和探测器包括整个乳腺

1. 内外侧斜位：经乳腺内侧垂直入射 IR 中心。

2. 头尾位：自上而下，经乳腺上方垂直入射 IR 中心。

3. 侧位、放大头尾位、点压放大摄影扫描范围包括整个乳腺。

（三）护理评估

1. 参考本章第一节 X 线摄影技术检查一般护理常规内容。

2. 心理社会方面：评估患者的心理情绪变化及家庭社会支持情况，评估患者是否了解本项检查的目的与意义，获得患者同意后尽量进行乳腺触诊。

3. 乳腺 X 线摄影一般选择在月经干净后 3~7 天进行。

4. 哺乳期的患者检查前尽量用吸奶器将乳汁吸尽。

5. 正确的压迫技术是保证乳腺摄影质量的重要因素。

（四）观察要点

1. 着装：除去上衣，充分暴露乳腺及腋窝。

2. 心理：与患者进行有效的沟通，评估患者的心理状态，缓解患者的不良情绪。

3. 配合：评估患者的配合能力及依从性，嘱其放松身体，缓解压迫乳腺组织带来的不适感。

4. 做好必要的防护（甲状腺、盆腔），减少不必要的照射。

5. 饮食：无特殊要求。

（五）护理措施

1. 检查前护理常规

（1）参考本章第一节 X 线摄影技术检查一般护理常规内容。

（2）除去上衣，充分暴露乳腺及腋窝。

（3）患者取立位或坐位，充分暴露乳腺，正确压迫乳腺，使X线束更容易穿透，加压时要确保在患者的承受范围内。

（4）嘱咐患者在进行检查时，完全放松身体，消除紧张情绪，尽可能保持一定的检查姿势，不能自行变动。

（5）再次评估患者神志、精神状态、现病史、既往史、有无跌倒高危风险等。

2. 检查中护理常规

（1）核对信息：由责任护士和技师共同核对患者预约单与电子申请单信息是否一致。

（2）安全指导：协助患者充分暴露乳腺，正确压迫乳腺，以患者耐受为主。美国放射学院（ACR）建议压力标准应在 110~200 N（牛顿）。

（3）体位设计：根据检查部位设计摆放体位，不得自行更换体位。

（4）呼吸指导：为防止呼吸运动导致体位移动，一般采用屏气曝光。

（5）注意保暖：检查过程中注意患者的保暖和隐私，避免不必要的部位暴露。

（6）辐射防护：对X射线敏感的部位如生殖腺、甲状腺等（除必要检查部位外），予以铅皮遮挡，以防医源性射线伤害。

（7）严密观察：检查过程中通过观察窗和监控录像严密观察患者病情变化，一旦病情发生变化或出现突发状况时应立即暂停扫描，进入检查室查看和评估患者，视情况及时报告医生并处理。

3. 检查后护理常规

（1）患者检查结束后，协助患者起身下检查床，告知有高血压的患者起身时动作要缓慢，避免起身过快导致体位性低血压，预防跌倒。

（2）无特殊饮食、饮水要求者，按医嘱饮食即可。

（3）提醒患者或家属带好随身物品后，再离开检查室。

（4）告知患者和家属取检查报告的方法、地点及时间。

（六）健康指导

参考本章第一节X线摄影技术检查一般护理常规内容。

第三节 常见造影检查护理常规

一、食管吞钡检查护理常规

（一）适应证

1. 吞咽不畅及吞咽困难需要明确诊断者。

2. 门静脉高压症，了解有无食管静脉曲张。

3. 食管憩室、良性狭窄、炎症、贲门失弛缓症、食管裂孔疝、食管异物等。

4. 食管、咽部肿瘤或异物感。

5. 观察食管周围病变与食管的关系。

6. 了解纵隔肿瘤、甲状腺肿块、心血管疾病所致的食管外压性或牵拉性改变。

7. 食管、胃底手术后观察吻合口情况。

8. 全身性疾病食管受累：结缔组织疾病、硬皮病、皮肌炎等。

9. 外伤：食管创伤、破裂。

（二）禁忌证

1. 食管气管瘘。

2. 肠梗阻。

3. 胃肠道穿孔。

4. 急性消化道出血，一般于出血停止后两周，大便潜血试验阴性后方可进行。

5. 腐蚀性食管炎的急性期。

6. 心功能不全、重度衰竭者。

7. 昏迷、神志不清，不能自主吞咽者。

（三）护理评估

1. 参考上编第一章预约与接诊护理常规内容。

2. 心理社会方面：评估患者的心理情绪变化及家庭社会支持情况，评估患者是否了解本项检查的目的与意义。

3. 了解患者的病史及检查要求。

4. 核对：责任护士仔细阅读检查申请单，核对患者信息（姓名、性别、年龄、检查部位、检查设备等），对检查目的不明确的申请单，应与临床医生核对。

5. 病情：评估患者病情，确定患者是否需要镇静、吸痰等。

6. 病史：评估患者既往史、检查史、用药史、现病史、过敏史等。

（四）观察要点

1. 着装：除去体部金属和不透X光的体外物，如发卡、金属饰物、膏药和敷料等。

2. 心理：与患者进行有效的沟通，评估患者的心理状态，耐心解答患者疑问，缓解患者的紧张、恐惧情绪。

3. 配合：评估患者的吞咽配合能力及依从性，便于制定个性化指导。组织患者观看健康宣教视频和健康教育手册。

4. 做好必要的防护（甲状腺、盆腔），减少不必要的照射。

5. 饮食：检查前 2 h 禁食，以免因有食物残渣粘附在黏膜上影响检查结果。贲门痉挛、食管裂孔疝、食管下端贲门部肿瘤者需禁食空腹，检查前一天晚上 8 点以后不要进食，可饮水，如食管内食物潴留多，可在造影前尽量抽出。

（五）护理措施

1. 检查前护理常规

（1）核对信息：再次核对患者信息，避免检查信息、部位、设备等错误。

（2）协助患者去除衣物上的金属物件及能产生高密度伪影的衣物，或更换检查衣物，以防止产生伪影。

（3）再次评估患者的神志、精神状态、现病史、既往史、有无跌倒高危风险等，详细询问患者的过敏史、检查史。确认患者无消化道梗阻及穿孔等检查禁忌证。

（4）根据检查要求准备合适的对比剂。

（5）按病情及检查要求调成不同黏稠度，根据患者的吞咽困难程度，给予不同黏稠度及剂量的钡剂。

（6）同一天还需进行胃镜、肠镜、CT 等检查者，协助先行其他检查再进行该项检查。

（7）检查所需用物、相关急救用物及保护隐私的设备处于完好备用状态。

2. 检查中护理常规

（1）核对信息：由责任护士和技师共同核对患者预约单与电子申请单信息是否一致。

（2）安全指导：协助患者进检查室、上检查床，避免坠床或跌倒事件，有引流管者，妥善放置，防止脱落。

（3）体位设计：根据检查要求，协助患者采取不同体位，并随时沟通，告知配合要领。

（4）将准备好的钡剂放置于固定架上，方便患者取用。告知患者检查中听医生指令。

（5）先胸腹常规透视，排除胃肠道穿孔及肠梗阻等并发症。

（6）心理安慰：再次告知患者检查中的注意事项。

（7）密切观察：检查中工作人员通过观察窗口，注意观察患者的反应。

（8）注意保暖：检查过程中注意患者的保暖和隐私，避免不必要的部位暴露。

（9）辐射防护：对 X 射线敏感的部位如生殖腺、甲状腺、眼球等（除必要检查部位外），予以铅皮遮挡，以防医源性射线伤害。

3. 检查后护理常规

（1）信息核对：检查完毕，再次核对患者姓名、性别、年龄、ID 号及检查申请单信息。

（2）检查完毕，协助患者清洁口腔，穿好衣物离开检查床，询问患者有无不适症状。

（3）提醒患者和家属带好随身物品，离开检查室。

（4）告知患者和家属领取检查结果的时间和地点等。

（六）健康指导

1. 嘱咐患者多饮水，多食用富含纤维素的食物，以加速钡剂的排泄。

2. 食管静脉曲张患者遵医嘱进食。

3. 告知患者次日大便颜色为白色，以免引起患者紧张，如出现排便困难可使用缓泻剂或灌肠促进排便。

二、上消化道钡剂（碘剂）检查护理常规

（一）适应证

1. 胃肠道起源于黏膜的病变：胃、十二指肠方面的病变，如炎症、溃疡、肿瘤等。

2. 源于黏膜下的病变，主要是间质性良、恶性肿瘤。

3. 先天性胃肠道异常者。

4. 腹膜的病变，如腹膜结核、肠粘连。

5. 腹部肿块需确定与胃肠道的关系。

6. 胃镜检查发现早期肿瘤病变者。

（二）禁忌证

1. 急性胃肠道穿孔、急性胃肠炎。

2. 急性消化道大出血（呕血、黑便），应在大出血停止后 2 周（最早不少于 1 周），才能进行此项检查。

3. 急性肠梗阻。

4. 一般情况极差的患者，宜慎重考虑。

5. 心功能不全、重度衰竭者。

（三）护理评估

1. 参考上编第一章预约与接诊护理常规内容。

2. 心理社会方面：评估患者的心理情绪变化及家庭社会支持情况，评估患者是否了解本项检查的目的与意义。

3. 了解患者的病史及检查要求。

4. 核对：责任护士仔细阅读检查申请单，核对患者信息（姓名、性别、年龄、检查部位、检查设备等），对检查目的不明确的申请单，应与临床医生核对。

5. 病情：评估患者病情，确定患者是否需要镇静、吸痰等。

6. 病史：评估患者既往史、检查史、用药史、现病史、过敏史等。

（四）观察要点

1. 着装：除去体部金属和不透X光的体外物，如发卡、金属饰物、膏药和敷料等。

2. 心理：与患者进行有效的沟通，评估患者的心理状态，耐心解答患者疑问，缓解患者的紧张、恐惧情绪。检查前告知患者要放松心情，吞食的钡剂在体内不会被吸收，也不会对健康造成影响，检查后1~2天会随大便排出，为白色粪便，不必紧张。

3. 配合：评估患者的吞咽配合能力及依从性，便于制定个性化指导。组织患者观看健康宣教视频和健康教育手册。

4. 做好必要的防护（甲状腺、盆腔），减少不必要的照射。

5. 饮食：检查前1天不应服含铁、碘、钠、银等药物。胃酸过多者给予中和剂。胃内潴留液过多时应抽去胃液。为清除胃黏液，可服蛋白分解酶，亦可用1%碳酸氢钠液进行冲洗。检查前1天要特别注意饮食，以清淡为主，不宜多吃纤维类和不易消化的食物，晚餐后禁水禁食8h以上。幽门梗阻患者在检查前一晚置入胃管予以引流。

（五）护理措施

1. 检查前护理常规

（1）核对信息：再次核对患者信息，避免检查信息、部位、设备等错误。

（2）协助患者去除衣物上的金属物件及能产生高密度伪影的衣物，或更换检查衣物，以防止产生伪影。

（3）再次评估患者的神志、精神状态、现病史、既往史、有无跌倒高危风险等，详细询问患者的过敏史、检查史。确认患者无消化道梗阻及穿孔等检查禁忌证。

（4）根据检查要求准备合适的对比剂。如为碘剂造影，需签署《含碘对比剂使用增强知情同意书》，筛选高危因素。

（5）按病情及检查要求调成不同黏稠度，根据患者的吞咽困难程度，给予不同黏稠度及剂量的钡剂。

（6）同一天还需进行胃镜、肠镜、CT 等检查者，协助先行其他检查再进行该项检查。

（7）检查所需用物、相关急救用物及保护隐私的设备处于完好备用状态。

2. 检查中护理常规

（1）核对信息：由责任护士和技师共同核对患者预约单与电子申请单信息是否一致。

（2）安全指导：协助患者进检查室、上检查床，避免坠床或跌倒事件，有引流管者，妥善放置，防止脱落。

（3）体位设计：根据检查要求，协助患者采取不同体位，并随时沟通，告知配合要领。

（4）将准备好的钡剂放置于固定架上，方便患者取用。告知患者检查中听医生指令。

（5）先胸腹常规透视，排除胃肠道穿孔及肠梗阻等并发症。

（6）心理安慰：再次告知患者检查中的注意事项。

（7）密切观察：检查中工作人员通过观察窗口，注意观察患者的反应。

（8）注意保暖：检查过程中注意患者的保暖和隐私，避免不必要的部位暴露。

（9）辐射防护：对 X 射线敏感的部位如生殖腺、甲状腺等，予以铅皮遮挡，以防医源性射线伤害。

3. 检查后护理常规

（1）信息核对：检查完毕，再次核对患者姓名、性别、年龄、ID 号及检查申请单信息。

（2）检查完毕，协助患者清洁口腔、穿好衣物离开检查床，询问患者有无不适症状。

（3）碘对比剂造影者观察有无不良反应。

（4）提醒患者和家属带好随身物品，离开检查室。

（5）告知患者和家属领取检查结果的时间和地点等。

（六）健康指导

1. 嘱咐患者多饮水，多食用富含纤维素的食物，以加速钡剂的排泄。

2. 食管静脉曲张患者遵医嘱进食。

3. 告知患者次日大便颜色为白色，以免引起患者紧张，如出现排便困难可使用缓泻剂或灌肠促进排便。

三、全消化道钡剂（碘剂）检查护理常规

（一）适应证

1.食管参考本节的食管吞钡检查护理中适应证的内容。

2.上消化道参考本节的上消化道钡剂（碘剂）检查护理中的适应证。

3.怀疑小肠炎症和肿瘤者。

4.不明原因的腹痛、腹胀、腹泻者。

5.胃肠道出血经胃、十二指肠及结肠检查阴性而怀疑出血来自小肠者。

（二）禁忌证

1.腐蚀性食管炎急性炎症期。

2.食管气管瘘、食管纵隔瘘者。此时确需检查者，可用水溶性碘剂或碘油。

3.急性胃肠道穿孔、急性胃肠炎者。

4.急性胃肠道出血者，一般在出血停止后两周，大便隐血试验阴性后方可检查；如临床急需检查，可在准备应急手术的条件下进行。

5.先天性婴幼儿食管闭锁者、气管食管瘘或延髓性麻痹者。

6.肠梗阻，尤其结肠梗阻者；但对单纯不全性或高位小肠梗阻，为明确原因可酌情用稀钡或碘剂检查。

7.甲状腺功能亢进未行治愈者。

8.严重碘对比剂过敏者（相对禁忌）。

9.心肺功能不全、重度衰竭的患者。

10.抗胆碱药物禁忌者，不宜做双对比检查。

（三）护理评估

1.参考上编第一章预约与接诊护理常规内容。

2.心理社会方面：评估患者的心理情绪变化及家庭社会支持情况，评估患者是否了解本项检查的目的与意义。

3.了解患者的病史及检查要求。

4.核对：责任护士仔细阅读检查申请单，核对患者信息（姓名、性别、年龄、检查部位、检查设备等），对检查目的不明确的申请单，应与临床医生核对。

5.病情：评估患者病情，确定患者是否需要镇静、吸痰等。

6.病史：评估患者既往史、检查史、用药史、现病史、过敏史等。

（四）观察要点

1. 着装：除去体部金属和不透 X 光的体外物，如发卡、金属饰物、膏药和敷料等。

2. 心理：与患者进行有效的沟通，评估患者的心理状态，耐心解答患者疑问，缓解患者的紧张、恐惧情绪。检查前告知患者要放松心情，吞食的钡剂在体内不会被吸收，也不会对健康造成影响，检查后 1~2 天会随大便排出，为白色粪便，不必紧张。

3. 配合：评估患者的吞咽配合能力及依从性，便于制定个性化指导。组织患者观看健康宣教视频和健康教育手册。

4. 做好必要的防护（甲状腺、盆腔），减少不必要的照射。

5. 饮食：检查前 1 天不应服含铁、碘、钠、银等药物。胃酸过多者给予中和剂。胃内潴留液过多时应抽去胃液。为清除胃黏液，可服蛋白分解酶，亦可用 1% 碳酸氢钠液进行冲洗。检查前 1 天要特别注意饮食，以清淡为主，不宜多吃纤维类和不易消化的食物，晚餐后禁水禁食 8 h 以上。幽门梗阻患者在检查前一晚置入胃管予以引流。

（五）护理措施

1. 检查前护理常规

（1）核对信息：再次核对患者信息，避免检查信息、部位、设备等错误。

（2）协助患者去除衣物上的金属物件及能产生高密度的伪影衣物，或更换检查衣物，以防止产生伪影。

（3）再次评估患者的神志、精神状态、现病史、既往史、有无跌倒高危风险等，详细询问患者的过敏史、检查史。确认患者无消化道梗阻及穿孔等检查禁忌证。

（4）根据检查要求准备合适的对比剂。如为碘剂造影，需签署《含碘对比剂使用增强知情同意书》，筛选高危因素。

（5）按病情及检查要求调成不同黏稠度，根据患者的吞咽困难程度，给予不同黏稠度及剂量的钡剂。

（6）同一天还需进行胃镜、肠镜、CT 等检查者，协助先行其他检查再进行该项检查。

（7）检查所需用物、相关急救用物及保护隐私的设备处于完好备用状态。

2. 检查中护理常规

（1）核对信息：由责任护士和技师共同核对患者预约单与电子申请单信息是否一致。

（2）安全指导：协助患者进检查室、上检查床，避免坠床或跌倒事件，有引流管者，妥善放置，防止脱落。

（3）体位设计：根据检查要求，协助患者采取不同体位，并随时沟通，告知配合要领。

（4）将准备好的钡剂放置于固定架上，方便患者取用。告知患者检查中听医生指令。

（5）先胸腹常规透视，排除胃肠道穿孔及肠梗阻等并发症。

（6）心理安慰：再次告知患者检查中的注意事项。

（7）密切观察：检查中工作人员通过观察窗口，注意观察患者的反应。

（8）注意保暖：检查过程中注意患者的保暖和隐私，避免不必要的部位暴露。

（9）辐射防护：对 X 射线敏感的部位如生殖腺、甲状腺等，予以铅皮遮挡，以防医源性射线伤害。

3. 检查后护理常规

（1）信息核对：检查完毕，再次核对患者姓名、性别、年龄、ID 号及检查申请单信息。

（2）检查完毕，协助患者清洁口腔，穿好衣物离开检查床，询问患者有无不适。

（3）碘对比剂造影者观察有无不良反应。

（4）提醒患者和家属带好随身物品，离开检查室。

（5）告知患者和家属领取检查结果的时间和地点等。

（六）健康指导

1. 嘱咐患者多饮水，多食用富含纤维素的食物，以加速钡剂的排泄。

2. 食管静脉曲张患者遵医嘱进食。

3. 告知患者次日大便颜色为白色，以免引起患者紧张，如出现排便困难可使用缓泻剂或灌肠促进排便。

四、钡灌肠检查护理常规

（一）适应证

1. 结肠肿瘤、息肉、溃疡、憩室、结核等器质性病变及腹腔肿瘤。

2. 肠梗阻、鉴别低位小肠梗阻与结肠梗阻。

3. 套（有一定的治疗作用，但要注意套叠的时间，避免肠道因长时间缺血而坏死，灌肠时压力过大而穿孔）。

4. 结肠先天性异常（如巨结肠等）。

（二）禁忌证

1. 结肠活动性大出血、穿孔、坏死。

2. 急性阑尾炎、急性肠炎或憩室炎。

3. 妊娠期妇女。

4. 结肠病理活检后（24 h 内）。

5. 一个月内行结肠或肛门手术后（建议术后三个月）。

6. 心力衰竭、呼吸衰竭等全身情况差者。

7. 高龄患者（相对禁忌）。

（三）护理评估

1. 参考上编第一章预约与接诊护理常规内容。

2. 心理社会方面：评估患者的心理情绪变化及家庭社会支持情况，评估患者是否了解本项检查的目的与意义。

3. 了解患者的病史及检查要求。

4. 核对：责任护士仔细阅读检查申请单，核对患者信息（姓名、性别、年龄、检查部位、检查设备等），对检查目的不明确的申请单，应与临床医生核对。

5. 病情：评估患者病情，确定患者是否需要镇静、吸痰等。

6. 病史：评估患者既往史、检查史、用药史、现病史、过敏史等。

（四）观察要点

1. 着装：除去体部金属和不透 X 光的体外物，如发卡、金属饰物、膏药和敷料等。

2. 心理：与患者进行有效的沟通，评估患者的心理状态，耐心解答患者疑问，缓解患者的紧张恐惧情绪。

3. 配合：评估患者的配合能力及依从性，便于制定个性化指导。组织患者观看健康宣教视频和健康教育手册。

4. 做好必要的防护（甲状腺、盆腔），减少不必要的照射。

5. 饮食：检查前 2 天不应服含铁、碘、钠、银等药物。检查前 1 天要特别注意饮食，以清淡为主，不宜多吃纤维类和不易消化的食物，检查前晚吃少渣、不易产气饮食，晚餐后禁水禁食 8 h，检查前清洁灌肠。若检查巨结肠，则无须灌肠。

（五）护理措施

1. 检查前护理常规

（1）核对信息：再次核对患者信息，避免检查信息、部位、设备等错误。

（2）协助患者去除衣物上的金属物件及能产生高密度伪影的衣物，解除腹带及外敷药物，或更换检查衣物，以防止产生伪影。

（3）再次评估患者的神志、精神状态、现病史、既往史、有无跌倒高危风险等，详细询问患者的过敏史、检查史。确认患者无消化道梗阻及穿孔等检查禁忌证。

（4）对比剂准备：常用 1∶4 钡水悬浊液（800~1 000 mL 水中加入 150~200 g 硫酸钡）。成人每次用量 800~1 000 mL，小儿 200~500 mL，溶液温度 39~41℃。

（5）灌肠物品准备：肛管、血管钳、石蜡油、棉签、卫生纸、纱布、手套、一次性中单、治疗巾、便盆、温度计、灌注器。

（6）检查所需用物、相关急救用物及保护隐私的设备处于完好备用状态。

（7）纸尿裤的准备：对于特殊人群（老年人、小儿、结肠造瘘术者等），在检查过程中不能憋住者，可在检查前穿纸尿裤，避免弄脏患者衣裤和检查床。

2. 检查中护理常规

（1）核对信息：由责任护士和技师共同核对患者预约单与电子申请单信息是否一致。

（2）安全指导：协助患者进检查室、上检查床，避免坠床或跌倒事件，有引流管者，妥善放置，防止脱落。

（3）钡灌肠操作

①向患者解释操作目的、灌肠时的反应、配合要点及注意事项。

②洗手、戴口罩；关闭门窗，打开屏风。

③扶患者上检查床取左侧屈膝卧位，臀下垫一次性尿布，脱裤至膝部，将臀部移至床沿，双膝屈曲。用棉被遮盖患者胸、背、腹部及下肢，给患者保暖，注意保护患者隐私。

④戴手套，将准备好的灌肠液充分搅拌后，用 50 mL 灌肠注射器抽取灌肠液，连接好管道和肛管。用棉签蘸石蜡油润滑肛管前端 8~10 cm。

⑤左手暴露肛门，用石蜡油润滑肛门，右手持肛管轻轻插入肛门 7~10 cm，嘱患者张口呼吸。

⑥协助患者取仰卧位，改变体位时注意防止肛管脱落（将肛管用钳子固定在床沿），嘱患者双手交叉抓住检查床上的铁环，必要时用约束带固定好患者，防止坠床。

⑦先行腹部透视，再行钡剂分次灌注。

⑧当钡剂充盈至回盲部时根据医生指示停止灌钡。

⑨停止摄片后，用止血钳夹闭橡胶管，弯盘置于肛门前，左手暴露肛门，右手用纱布包住肛管并将其拔出，放入弯盘内，用纸巾擦净肛门，协助患者穿好衣裤，搀扶患者下检查床，嘱患者自行排便。

（4）操作中的注意事项

①插管时应轻柔，避免损伤直肠黏膜，引起出血与疼痛。

②注意检查转动时，避免患者从检查床上跌落或出现肢体撞伤。

③灌肠过程中密切观察患者的神态、面色、呼吸及有无腹痛、腹胀等异常情况，及时发现并处理。

④观察钡剂灌入是否通畅，肛管有无打折、脱落等。

（5）心理安慰：再次告知患者检查中的注意事项。

（6）密切观察：检查中工作人员通过观察窗口，注意观察患者的反应。

（7）注意保暖：检查过程中注意患者的保暖和隐私，避免不必要的部位暴露。

（8）辐射防护：对 X 射线敏感的部位如甲状腺等，予以铅皮遮挡，以防医源性射线伤害。

3. 检查后护理常规

（1）信息核对：检查完毕，再次核对患者姓名、性别、年龄、ID 号及检查申请单信息。

（2）检查完毕，询问患者有无不适，协助患者穿好衣物离开检查床。

（3）提醒患者和家属带好随身物品，离开检查室。

（4）告知患者和家属领取检查结果的时间和地点等。

（六）健康指导

1. 嘱患者自行排便，尽量排出注入直肠内的钡剂。

2. 嘱患者多饮水，多食用富含纤维素的食物，以加速钡剂的排泄。

3. 告知患者大便为白色属正常现象，检查后 2~7 天仍为白色，以免引起患者紧张，如出现排便困难可使用缓泻剂或灌肠促进排便。

五、盆腔充气造影检查护理常规

（一）适应证

1. 盆腔内肿块：盆腔充气造影能显示内生殖器与肿块的外形、轮廓，辨明两者的关系及诊断肿块的性质与来源，对需做手术切除者，可估计手术的范围。

2. 内分泌失调患者，造影可以观察卵巢的大小与形态，有无卵巢发育不良、萎缩，多囊卵巢或卵巢肿瘤，判断内分泌失调与卵巢的关系。

3. 各种类型的内生殖器官发育畸形，特别是阴道闭锁无法进行子宫输卵管造影者，盆腔充气造影可能获得诊断；两性畸形的鉴别，以盆腔充气造影来观察有无女性内生殖器。

4. 陈旧性宫外孕，有时临床诊断有困难者，可做双重造影来诊断。

5. 未婚女性及肥胖妇女，不能做阴道检查或双合诊诊断不清楚者，可用本法辅助诊断。

（二）禁忌证

1. 一般健康情况差，有严重心脏病、高血压者。

2. 盆腔肿块较大，且占据大部分盆腔者。

3. 盆腔或腹腔内有急、慢性炎症或有严重粘连影响充气者。

（三）护理评估

1. 参考上编第一章预约与接诊护理常规内容。

2. 心理社会方面：评估患者的心理情绪变化及家庭社会支持情况，评估患者是否了解本项检查的目的与意义。

3. 了解患者的病史及检查要求。

4. 核对：责任护士仔细阅读检查申请单，核对患者信息（姓名、性别、年龄、检查部位、检查设备等），对检查目的不明确的申请单，应与临床医生核对。

5. 病情：评估患者病情，确定患者是否做好胃肠道准备；是否已避开经期，有无腹痛、腹胀不适等。

6. 病史：评估患者既往史、检查史、用药史、现病史、过敏史等。

（四）观察要点

1. 着装：除去体部金属和不透 X 光的体外物，如发卡、金属饰物、膏药和敷料等。

2. 心理：与患者进行有效的沟通，评估患者的心理状态，耐心解答患者疑问，缓解患者的紧张、恐惧情绪。

3. 配合：评估患者的配合能力及依从性，便于制定个性化指导。组织患者观看健康宣教视频和健康教育手册。

4. 做好必要的防护（甲状腺），减少不必要的照射。

5. 饮食：检查前一天晚上服番泻叶（晚上 8 时，取 15 g 开水冲饮两杯）或清洁灌肠，排除结肠内容物，减少重叠影。盆腔充气前数小时禁饮，术前排便排尿。

（五）护理措施

1. 检查前护理常规

（1）核对信息：再次核对患者信息，避免检查信息、部位、设备等错误。

（2）协助患者去除衣物上的金属物件及能产生高密度伪影的衣物，解除腹带及外敷药物，或更换检查衣物，以防止产生伪影。

（3）再次评估者的神志、精神状态、现病史、既往史、有无跌倒高危风险等，详细询问患者的过敏史、检查史。确认患者无检查禁忌证。了解患者有无碘对比剂使用的禁忌证，签署知情同意书。

（4）用物准备：人工气腹机或氧气筒（氧气袋）、消毒液、局麻药物（2% 利多卡因）、注射器（10 mL）、连接管、无菌手套、无菌纱布或敷贴。

（5）检查所需用物、相关急救用物及保护隐私的设备处于完好备用状态。

2. 检查中护理常规

（1）核对信息：由责任护士和技师共同核对患者预约单与电子申请单信息是否一致。

（2）安全指导：协助患者进检查室、上检查床，避免坠床或跌倒事件，有引流管者，妥善放置，防止脱落。

（3）携用物至检查床旁，再次核对患者身份后，解释检查目的、过程及注意事项。

（4）患者取仰卧位，褪下裤子至大腿中上 1/3 处，充分暴露下腹部。

（5）心理安慰：再次告知患者检查中的注意事项，倾听主诉，以取得患者配合。

（6）协助医师消毒铺巾，递送注射器、局麻药物等。穿刺成功后，协助医师连接人工气腹机或氧气筒。无条件时直接用针筒抽氧注射，缓慢注入 1 000~1 500 mL 氧气或二氧化碳。注气完毕，拔针，局部覆以无菌纱布或敷贴。

（7）密切观察：充气过程中嘱患者勿动，注意观察患者的反应。

（8）注意保暖和隐私：检查过程中注意患者的保暖和隐私，避免不必要的部位暴露。

（9）辐射防护：对 X 射线敏感的部位如甲状腺等，予以铅皮遮挡，以防医源性射线伤害。

3. 检查后护理常规

（1）信息核对：检查完毕，再次核对患者姓名、性别、年龄、ID 号及检查申请单信息。

（2）检查完毕，依据技师要求进行穿刺放气或不放气。询问患者有无不适，协助患者穿好衣物离开检查床。

（3）若为门诊患者，需留院卧床观察 24 h，有不适及时告知医护人员。

（4）提醒患者和家属带好随身物品，离开检查室。

（5）告知患者和家属领取检查结果的时间和地点等。

（六）健康指导

1. 如果注气时有损伤肠道可能，那么应给予抗生素预防感染。

2. 仅有少数患者有腹胀、腹痛、肩痛等症状。持续 1~2 天即可自行消失，无须处理。

六、逆行膀胱造影检查护理常规

（一）适应证

1. 膀胱器质性病变：肿瘤、结石、炎症、憩室及先天性畸形。

2. 膀胱功能性病变：神经性膀胱、尿失禁及输尿管反流。

3. 膀胱外在性压迫：前置胎盘、盆腔内肿瘤、前列腺疾病、输尿管囊肿等。

（二）禁忌证

1. 尿道严重狭窄。

2. 膀胱大出血。

3. 膀胱及尿道急性感染等。

（三）护理评估

1. 参考上编第一章预约与接诊护理常规内容。

2. 心理社会方面：评估患者的心理情绪变化及家庭社会支持情况，评估患者是否了解本项检查的目的与意义。

3. 了解患者的病史及检查要求。

4. 核对：责任护士仔细阅读检查申请单，核对患者信息（姓名、性别、年龄、检查部位、检查设备等），对检查目的不明确的申请单，应与临床医生核对。

5. 病情：评估患者病情，确定患者是否需要镇静、吸痰等。

6. 病史：评估患者既往史、检查史、用药史、现病史、过敏史等。

（四）观察要点

1. 着装：除去体部金属和不透 X 光的体外物，如发卡、金属饰物、膏药和敷料等。

2. 心理：与患者进行有效的沟通，评估患者的心理状态，耐心解答患者疑问，缓解患者的紧张、恐惧情绪。

3. 配合：评估患者的配合能力及依从性，便于制定个性化指导。组织患者观看健康宣教视频和健康教育手册。

4. 做好必要的防护（甲状腺），减少不必要的照射。

5. 饮食：无特殊要求。

（五）护理措施

1. 检查前护理常规

（1）核对信息：再次核对患者信息，避免检查信息、部位、设备等错误。

（2）协助患者去除衣物上的金属物件及能产生高密度伪影的衣物，解除腹带及外敷药物，或更换检查衣物，以防止产生伪影。

（3）再次评估患者的神志、精神状态、现病史、既往史、有无跌倒高危风险等，详细询问患者的过敏史、检查史。确认患者无检查禁忌证。了解患者有无碘对比剂使用的禁忌证，签署知情同意书。

（4）对比剂准备：碘浓度 1 ∶ 1，成人 250~300 mL；小儿视年龄而定，2~5 岁 20~70 mL，6~12 岁 70~150 mL。

（5）用物准备：一次性导尿包、消毒棉签、碘伏、纱布、手套、一次性中单治疗巾、便盆、卫生纸。

（6）检查所需用物、相关急救用物及保护隐私的设备处于完好备用状态。

2.检查中护理常规

（1）核对信息：由责任护士和技师共同核对患者预约单与电子申请单信息是否一致。

（2）安全指导：协助患者进检查室、上检查床，避免坠床或跌倒事件，有引流管者，妥善放置，防止脱落。

（3）携用物至检查床旁，再次核对患者身份后，解释检查目的、过程及注意事项。

（4）患者取仰卧位，暴露腹部，造影前先摄取尿路平片来进行对比。

（5）心理安慰：再次告知患者检查中的注意事项，以取得患者配合。

（6）协助患者取平卧位，双腿分开，插管时严格遵守无菌原则，动作轻柔，尿管插入成功后，排空膀胱内尿液，以避免尿液稀释对比剂浓度影响膀胱和尿路显影清晰度而掩盖病变。

（7）密切观察：检查中工作人员通过观察窗口，注意观察患者的反应。

（8）注意保暖和隐私：检查过程中注意患者的保暖和隐私，避免不必要的部位暴露。

（9）辐射防护：对 X 射线敏感的部位如生殖腺、甲状腺等，予以铅皮遮挡，以防医源性射线伤害。

3.检查后护理常规

（1）信息核对：检查完毕，再次核对患者姓名、性别、年龄、ID 号及检查申请单信息。

（2）检查完毕，询问患者有无不适，协助患者穿好衣物离开检查床。

（3）观察患者 30 min 且无异常反应方可离开。

（4）提醒患者和家属带好随身物品，离开检查室。

（5）告知患者和家属领取检查结果的时间和地点等。

（六）健康指导

1.嘱咐患者多饮水，加快对比剂的排出。

2.可遵医嘱适当使用抗生素预防尿路感染。

第四节　特殊造影检查护理常规

一、T管造影检查护理常规

（一）适应证

1.胆道系统手术后，经 T 管胆道造影可了解胆管内是否有残留结石、蛔虫、胆管狭窄以及胆总管与十二指肠之间是否通畅和胆管吻合口的通畅情况，有无其他异常，从而决定是否终止引流，确定拔管时间等。

2.凡是有 T 形引流管的患者都适宜做此检查。

（二）禁忌证

1.胆系感染及出血者。

2.严重心、肝、肾功能不良者。

3.甲状腺功能亢进未治愈者。

4.严重碘对比剂过敏者（相对禁忌）。

（三）护理评估

1.参考上编第一章预约与接诊护理常规内容。

2.心理社会方面：评估患者的心理情绪变化及家庭社会支持情况，评估患者是否了解本项检查的目的与意义。

3.了解患者的病史及检查要求。

4.核对：责任护士仔细阅读检查申请单，核对患者信息（姓名、性别、年龄、检查部位、检查设备等），对检查目的不明确的申请单，应与临床医生核对。

5.病情：评估患者病情，确定患者是否需要镇静、吸痰等。

6.病史：评估患者既往史、检查史、用药史、现病史、过敏史等。

（四）观察要点

1.着装：除去体部金属和不透 X 光的体外物，如发卡、金属饰物、膏药和敷料等。

2.心理：与患者进行有效的沟通，评估患者的心理状态，耐心解答患者疑问，缓解患者的紧张、恐惧情绪。

3.配合：评估患者的配合能力及依从性，便于制定个性化指导。组织患者观看健康宣教视频和健康教育手册。

4. 做好必要的防护（甲状腺、盆腔），减少不必要的照射。

5. 饮食：无特殊要求。

6. 造影前最好放开 T 管一段时间，使胆道内压力下降，T 管内胆汁流出。

7. 由临床医生全程陪同检查，一般由临床医生缓慢注射对比剂，透视下观察对比剂分布及流出，在不同时间拍片。

（五）护理措施

1. 检查前护理常规

（1）核对信息：再次核对患者信息，避免检查信息、部位、设备等错误。

（2）协助患者去除衣物上的金属物件及能产生高密度伪影的衣物，解除腹带及外敷药物，或更换检查衣物，以防止产生伪影。

（3）再次评估患者的神志、精神状态、现病史、既往史、有无跌倒高危风险等，详细询问患者的过敏史、检查史。检查 T 管是否固定妥善，防止滑脱。了解患者有无碘对比剂使用的禁忌证，签署知情同意书。

（4）对比剂准备：碘浓度 1∶1，20~30 mL。

（5）用物准备：无菌注射器（20 mL）、输液器、一次性中单、消毒棉签、碘伏、纱布、手套。

（6）检查所需用物、相关急救用物及保护隐私的设备处于完好备用状态。

2. 检查中护理常规

（1）核对信息：由责任护士和技师共同核对患者预约单与电子申请单信息是否一致。

（2）安全指导：协助患者进检查室、上检查床，避免坠床或跌倒事件，有引流管者，妥善放置，防止脱落。

（3）携用物至检查床旁，再次核对患者身份后，解释检查目的、过程及注意事项。

（4）患者取平卧位，妥善固定引流管、引流袋，避免在检查床转动时导致 T 管脱落。

（5）心理安慰：再次告知患者检查中的注意事项，以取得患者配合。

（6）严格执行无菌操作规程，先夹闭引流管，消毒引流管接口，再将配制好的对比剂注入胆管，避免胆总管内炎性胆汁逆流入肝内胆管引起严重肝内感染，造影过程中由于胆心反射，患者可能会出现大汗、心悸等应激反应。

（7）密切观察：推注对比剂过程中密切观察患者面色、神志、脉搏变化，告诉患者在注射对比剂时会感觉右上腹胀痛，对比剂排出后症状将减轻，如患者出现大汗淋漓、恶心、呕吐、寒战、发热、心慌、面色苍白、呼吸困难等情况，立即停止推药，指导患者深吸气以抬高膈肌、保持呼吸通畅，快速建立静脉通道，给予氧气吸入，遵医嘱给予患者抗感染、抗过敏、抗休克等对症处理。

（8）注意保暖和隐私：检查过程中注意患者的保暖和隐私，避免不必要的部位暴露。

（9）辐射防护：对 X 射线敏感的部位如生殖腺、甲状腺等，予以铅皮遮挡，以防医源性射线伤害。

3. 检查后护理常规

（1）信息核对：检查完毕，再次核对患者姓名、性别、年龄、ID 号及检查申请单信息。

（2）检查完毕，询问患者有无不适，监测生命体征，协助患者取半卧位，保持引流管通畅，观察引流液的颜色、性质、量，并做好护理记录。

（3）保持有效引流：开放引流管 2~3 天，使对比剂充分排出，患者平卧时引流袋不能高于腋中线，站立或活动时应低于腰部切口，以防止引流液逆流。

（4）观察患者 30 min 且无异常反应方可离开。

（5）提醒患者和家属带好随身物品，离开检查室。

（6）告知患者和家属领取检查结果的时间和地点等。

（六）健康指导

1. 造影后禁食 4~6 h，嘱患者适当多饮水，加快对比剂的排出。可进食清淡易消化的半流质饮食。

2. 注意 T 管造瘘口皮肤有无渗漏，告知患者注意观察有无腹痛、恶心、呕吐等情况及迟发性不良反应情况。

3. 如患者出现腹痛、腹胀、血压下降，提示有胆汁性腹膜炎可能，应及时告知医生，协助做好抢救工作。

二、窦道造影检查护理常规

（一）适应证

1. 先天性窦道或瘘管，如甲状腺舌管瘘，颈部窦道及瘘管。

2. 感染性窦道或瘘管，如慢髓炎，软组织脓肿。

3. 创伤或手术后并发的窦道或瘘管。

（二）禁忌证

1. 窦道、瘘管有急性炎症者。

2. 甲状腺功能亢进未治愈者。

3. 严重碘对比剂过敏者（相对禁忌）。

（三）护理评估

1. 参考上编第一章预约与接诊护理常规内容。

2. 心理社会方面：评估患者的心理情绪变化及家庭社会支持情况，评估患者是否了解本项检查的目的与意义。

3. 了解患者的病史及检查要求。

4. 核对：责任护士仔细阅读检查申请单，核对患者信息（姓名、性别、年龄、检查部位、检查设备等），对检查目的不明确的申请单，应与临床医生核对。

5. 病情：评估患者病情，女性患者应评估是否已避开经期，有无腹胀、腹痛等不适。

6. 病史：评估患者既往史、检查史、用药史、现病史、过敏史等。

（四）观察要点

1. 着装：除去体部金属和不透 X 光的体外物，如发卡、金属饰物、膏药和敷料等。

2. 心理：与患者进行有效的沟通，评估患者的心理状态，耐心解答患者疑问，缓解患者的紧张、恐惧情绪。

3. 配合：评估患者的配合能力及依从性，便于制定个性化指导。组织患者观看健康宣教视频和健康教育手册。

4. 做好必要的防护（甲状腺），减少不必要的照射，保护患者隐私。

5. 饮食：腹部窦道造影，检查前应禁食 12 h，并行清洁肠道，排空膀胱。

（五）护理措施

1. 检查前护理常规

（1）核对信息：再次核对患者信息，避免检查信息、部位、设备等错误。

（2）协助患者去除衣物上的金属物件及能产生高密度伪影的衣物，或更换检查衣物，以防止产生伪影。

（3）再次评估患者的神志、精神状态、现病史、既往史、有无跌倒高危风险，详细询问患者的过敏史、检查史。了解患者有无碘对比剂使用的禁忌证，签署知情同意书。

（4）对比剂准备：根据窦道的大小和部位选择碘对比剂。

（5）用物准备：无菌注射器、造影导管、一次性中单、消毒棉签、碘伏、纱布、手套。

（6）检查所需用物、相关急救用物及保护隐私的设备处于完好备用状态。

2. 检查中护理常规

（1）核对信息：由责任护士和技师共同核对患者预约单与电子申请单信息是否一致。

（2）安全指导：协助患者进检查室，根据窦道的部位，协助患者摆放体位，窦道口向上，垫一次性中单。

（3）携用物至检查床旁，再次核对患者身份后，解释检查目的、过程及注意事项。

（4）心理安慰：再次告知患者检查中的注意事项，以取得患者配合。

（5）严格按照无菌技术原则，协助医师进行窦道口及周围皮肤的消毒，根据窦道大小选择动脉穿刺扩张器或造影，在透视下，经导丝引导，将扩张器插入窦道内 2~3 cm，固定后，将导丝捻转深入，当前进明显受阻时，停止，撤出，经扩张器推注碘对比剂，无外溢即停止前进，有一定推注压时停止注射，防止溢出，进行多角度观察，在窦道口做好标记，然后清除外溢的对比剂。

（6）密切观察：密切观察患者面色、神志、脉搏变化，如有不适，及时处理。

（7）注意保暖和隐私：检查过程中注意患者的保暖和隐私，使用屏风遮挡，避免不必要的部位暴露。

（8）辐射防护：对 X 射线敏感的部位如生殖腺、甲状腺等，予以铅皮遮挡，以防医源性射线伤害。

3. 检查后护理常规

（1）信息核对：检查完毕，再次核对患者姓名、性别、年龄、ID 号及检查申请单信息。

（2）注射结束后，拔出造影导管，局部覆盖消毒纱布，用胶布固定，或用无菌敷贴覆盖穿刺点。

（3）观察患者 30 min 且无异常反应方可离开。

（4）提醒患者和家属带好随身物品，离开检查室。

（5）告知患者和家属领取检查结果的时间和地点等。

（六）健康指导

1. 嘱患者适当多饮水，加快对比剂的排出。

2. 告知患者注意观察有无腹痛、恶心、呕吐等情况及迟发性不良反应情况。

三、静脉肾盂造影检查护理常规

（一）适应证

1. 肾及输尿管结石。

2. 不明原因的血尿或脓尿。

3. 肾脏及输尿管先天畸形：如异位肾、双肾盂双输尿管畸形。

4. 泌尿系肿瘤：如肾癌、膀胱癌。

5. 结核：如肾结核、输尿管结核。

6. 尿路损伤。

7. 腹膜后肿瘤的鉴别，了解腹膜后肿块与泌尿系统的关系。

8. 肾性高血压的筛选检查。

（二）禁忌证

1. 肝、肾功能严重受损者。

2. 全身情况严重衰竭者，包括高热、严重心血管疾病等。

4. 严重血尿和肾绞痛发作者。

5. 急性尿路感染者。

6. 妊娠或疑有早期妊娠者。

7. 严重的心血管疾病及肝功能不良者。

8. 甲状腺功能亢进未治愈者。

9. 严重碘对比剂过敏者（相对禁忌）。

（三）护理评估

1. 参考上编第一章预约与接诊护理常规内容。

2. 心理社会方面：评估患者的心理情绪变化及家庭社会支持情况，评估患者是否了解本项检查的目的与意义。

3. 了解患者的病史及检查要求。

4. 核对：责任护士仔细阅读检查申请单，核对患者信息（姓名、性别、年龄、检查部位、检查设备等），对检查目的不明确的申请单，应与临床医生核对。

5. 病情：评估患者病情，检查前一天晚上做好尿路准备。

6. 病史：评估患者既往史、检查史、用药史、现病史、过敏史等。

（四）观察要点

1. 着装：除去体部金属和不透 X 光的体外物，如发卡、金属饰物、膏药和敷料等。

2. 心理：与患者进行有效的沟通，评估患者的心理状态，耐心解答患者疑问，缓解患者的紧张、恐惧情绪。

3. 配合：评估患者的配合能力及依从性，便于制定个性化指导。组织患者观看健康宣教视频和健康教育手册。

4. 做好必要的防护（甲状腺），减少不必要的照射，保护患者隐私。

5. 饮食：告知患者检查前 3 天禁止食用易产气的食物，如牛奶、豆制品、面食、糖类等；禁服钡剂、碘剂、含钙或重金属的药物；检查前一晚口服甘露醇 500 mL，将肠道内的残渣排出，清洁肠道；造影前 12 h 内禁食和控制饮水，以防发生呕吐等不良反应导致窒息；检查当天早晨禁饮食，多走动，少讲话，利于气体的排出；造影前需排空膀胱。

（五）护理措施

1. 检查前护理常规

（1）核对信息：再次核对患者信息，避免检查信息、部位、设备等错误。

（2）协助患者去除衣物上的金属物件及能产生高密度伪影的衣物，或更换检查衣物，以防止产生伪影。

（3）再次评估患者的神志、精神状态、现病史、既往史、有无跌倒高危风险，详细询问患者的过敏史、检查史。了解患者有无碘对比剂使用的禁忌证，签署知情同意书。

（4）对比剂准备：对比剂 20 mL。

（5）检查所需用物、相关急救用物及保护隐私的设备处于完好备用状态。

（6）先行腹部透视，如发现肠腔内潴留物较多，应做灌肠清洁，促进肠内粪便或气体排出。

2. 检查中护理常规

（1）核对信息：由责任护士和技师共同核对患者预约单与电子申请单信息是否一致。

（2）安全指导：协助患者进检查室，患者取仰卧位，避免坠床或跌倒事件，有引流管者，妥善放置，防止脱落。

（3）携用物至检查床旁，再次核对患者身份后，解释检查目的、过程及注意事项。

（4）心理安慰：再次告知患者检查中的注意事项，以取得患者配合。

（5）建立静脉通道，一般选取右侧肢体，选取粗、直、弹性好且活动度小、易于固定的血管，严格按照无菌技术原则。

（6）在两侧腹直肌外缘加压，压迫输尿管，以减缓对比剂进入膀胱。静脉注射对比剂，注射过程中严密观察患者反应，如有不适，立即停止注射。

（7）注射对比剂之后 5~7 min、15 min、30 min、45 min 分别摄片，前两张为肾盂肾盏影像，第三张将压迫带取下，摄取全尿路影像，最后摄取膀胱充盈影像。

（8）密切观察：密切观察患者面色、神志、脉搏变化，如有不适，及时处理。

（9）注意保暖和隐私：检查过程中注意患者的保暖和隐私，使用屏风遮挡，避免不必要的部位暴露。

（10）辐射防护：对X射线敏感的部位如生殖腺、甲状腺等，予以铅皮遮挡，以防医源性射线伤害。

3.检查后护理常规

（1）信息核对：检查完毕，再次核对患者姓名、性别、年龄、ID号及检查申请单信息。

（2）观察患者30 min且无异常反应方可离开。

（3）提醒患者和家属带好随身物品，离开检查室。

（4）告知患者和家属领取检查结果的时间和地点等。

（六）健康指导

1.嘱患者适当多饮水，加快对比剂的排出。

2.告知患者注意观察有无腹痛、恶心、呕吐等情况及迟发性不良反应情况。

四、乳腺导管造影检查护理常规

（一）适应证

1.非妊娠期、非哺乳期的乳头溢液，或乳头溢液超过正常哺乳期时间，钼靶X线平片不能显示其病变者。

2.非妊娠期和哺乳期的两侧乳头溢液，排除垂体肿瘤者。

3.单侧乳头溢液者。

4.早期乳腺癌乳头溢液查找溢液原因。

（二）禁忌证

1.乳腺炎。

2.哺乳期。

3.乳头严重回缩。

（三）护理评估

1.参考上编第一章预约与接诊护理常规内容。

2.心理社会方面：评估患者的心理情绪变化及家庭社会支持情况，评估患者是否了解本项检查的目的与意义。

3. 了解患者的病史及检查要求。

4. 核对：责任护士仔细阅读检查申请单，核对患者信息（姓名、性别、年龄、检查部位、检查设备等），对检查目的不明确的申请单，应与临床医生核对。

5. 病情：评估患者病情，确定溢液导管口，查看患者乳头是否凹陷、周围是否有橘皮样外观，皮肤是否红肿、溃烂及局部凸起。

6. 病史：评估患者既往史、检查史、用药史、现病史、过敏史等。

（四）观察要点

1. 着装：除去体部金属和不透 X 光的体外物，如发卡、金属饰物、膏药和敷料等。

2. 心理：与患者进行有效的沟通，评估患者的心理状态，耐心解答患者疑问，缓解患者的紧张、恐惧情绪。

3. 配合：评估患者的配合能力及依从性，便于制定个性化指导。组织患者观看健康宣教视频和健康教育手册。

4. 做好必要的防护（甲状腺、盆腔），减少不必要的照射，保护患者隐私。

5. 饮食：无特殊要求。

6. 最佳检查时间为月经周期第 10 天左右，避免月经周期中受乳腺生理性变化造成的干扰。

（五）护理措施

1. 检查前护理常规

（1）核对信息：再次核对患者信息，避免检查信息、部位、设备等错误。

（2）协助患者去除衣物上的金属物件及能产生高密度伪影的衣物，或更换检查衣物，以防止产生伪影。

（3）再次评估患者的神志、精神状态、现病史、既往史、有无跌倒高危风险，详细询问患者的过敏史、检查史。了解患者有无碘对比剂使用的禁忌证，签署知情同意书。

（4）对比剂准备：碘浓度 1:1，配置对比剂 2 mL。

（5）用物准备：无菌注射器、乳腺导管穿刺导管、一次性中单、消毒棉签、碘伏、纱布、手套。

（6）检查所需用物、相关急救用物及保护隐私的设备处于完好备用状态。

2. 检查中护理常规

（1）核对信息：由责任护士和技师共同核对患者预约单与电子申请单信息是否一致。

（2）安全指导：协助患者进检查室，取坐位或卧位，避免坠床或跌倒事件，有引流管者，妥善放置，防止脱落。

（3）携用物至检查床旁，再次核对患者身份后，解释检查目的、过程及注意事项。

（4）心理安慰：再次告知患者检查中的注意事项，以取得患者配合。

（5）严格按照无菌技术原则，进针前排尽空气，动作轻柔，对准溢液乳孔，进针深度0.4~1.0 cm，平均0.5 cm，缓慢推入对比剂0.5~1.5 mL后拔出针头，以推注稍有压力感或患者感到胀痛时停止，通常为0.2~0.5 mL，注药完毕后，用透明贴膜封好，侧位摄片各1张。

（6）密切观察：注意观察患者疼痛情况，对比剂注射过程中若有明显胀感或胀痛，而此时胀感消失，则可能为导管破裂、对比剂进入间质。应避免推注过快，增加压力，如注射对比剂时发现有阻力，患者发生剧烈疼痛，则表示插管不当，人为造成一假道，此时应立即停止注射，拔出针头。

（7）注意保暖和隐私：检查过程中注意患者的保暖和隐私，使用屏风遮挡，避免不必要的部位暴露。

（8）辐射防护：对X射线敏感的部位如生殖腺、甲状腺等，予以铅皮遮挡，以防医源性射线伤害。

（9）检查中密切观察造影效果，了解是否达到造影目的。

3.检查后护理常规

（1）信息核对：检查完毕，再次核对患者姓名、性别、年龄、ID号及检查申请单信息。

（2）检查完毕嘱患者挤压乳房使对比剂尽量挤出。

（3）观察患者30 min且无异常反应方可离开。

（4）提醒患者和家属带好随身物品，离开检查室。

（5）告知患者和家属领取检查结果的时间和地点等。

（六）健康指导

1.嘱患者适当多饮水，加快对比剂的排出。

2.告知患者注意观察有无乳房剧烈疼痛、腹痛、恶心、呕吐等情况及迟发性不良反应情况。

五、子宫输卵管造影检查护理常规

（一）适应证

1.子宫病变，如炎症、结核以及肿瘤。

2.子宫输卵管畸形，子宫位置或形态异常。

3.确定输卵管有无阻塞及阻塞原因和位置。

4.各种绝育措施后观察输卵管情况。

（二）禁忌证

1.生殖器官急性炎症。

2.子宫出血经前期和月经期。

3.妊娠期、分娩后 6 个月内和刮宫术后 1 个月内。

4.子宫恶性肿瘤。

5.甲状腺功能亢进未治愈者。

6.严重碘对比剂过敏者（相对禁忌）。

（三）护理评估

1.参考上编第一章预约与接诊护理常规内容。

2.心理社会方面：评估患者的心理情绪变化及家庭社会支持情况，评估患者是否了解本项检查的目的与意义。

3.了解患者的病史及检查要求。

4.核对：责任护士仔细阅读检查申请单，核对患者信息（姓名、性别、年龄、检查部位、检查设备等），对检查目的不明确的申请单，应与临床医生核对。

5.病情：评估患者病情，确认检查前是否排空大小便，注意清洁外阴及尿道。

6.病史：评估患者既往史、检查史、用药史、现病史、过敏史等。

（四）观察要点

1.着装：检查体位为截石位，宜穿容易穿脱的衣物。

2.心理：与患者进行有效的沟通，评估患者的心理状态，耐心解答患者疑问，缓解患者的紧张、恐惧情绪。

3.配合：评估患者的配合能力及依从性，便于制定个性化指导。组织患者观看健康宣教视频和健康教育手册。

4.做好必要的防护（甲状腺），减少不必要的照射，保护患者隐私。

5.饮食：无特殊要求。

6.月经期后 3~7 天进行检查，禁止性生活 1 周，告知家属陪同。

（五）护理措施

1.检查前护理常规

（1）核对信息：再次核对患者信息，避免检查信息、部位、设备等错误。

（2）协助患者去除衣物上的金属物件及能产生高密度伪影的衣物，解除腹带及外敷药物，或更换检查衣物，以防止产生伪影。

（3）再次评估患者的神志、精神状态、现病史、既往史、有无跌倒高危风险，详细询问患者的过敏史、检查史。了解患者有无碘对比剂使用的禁忌证，签署知情同意书。

（4）对比剂准备：对比剂 20～50 mL。

（5）用物准备：无菌输卵管造影包、一次性中单、消毒棉签、碘伏、纱布、手套、便盆、纸巾。

（6）检查所需用物、相关急救用物及保护隐私的设备处于完好备用状态。

2. 检查中护理常规

（1）核对信息：由责任护士和技师共同核对患者预约单与电子申请单信息是否一致。

（2）安全指导：协助患者进检查室，仰卧于检查床，取截石位，双腿分开，避免坠床或跌倒事件。

（3）携用物至检查床旁，再次核对患者身份后，解释检查目的、过程及注意事项。

（4）心理安慰：再次告知患者检查中的注意事项，以取得患者配合。

（5）该项检查由妇科医生操作完成，严格按照无菌技术原则，进针前排尽空气，动作轻柔，在透视下先缓慢分段注入对比剂 3 mL，然后再注入至子宫输卵管使之全部充盈，注射中切忌压力过高，并在监视下密切观察是否有宫旁静脉对比剂逆流。

（6）密切观察：密切观察患者面色、神志、脉搏变化，如有不适，及时处理。

（7）注意保暖和隐私：检查过程中注意患者的保暖和隐私，使用屏风遮挡，避免不必要的部位暴露。

（8）辐射防护：对 X 射线敏感的部位如生殖腺、甲状腺等，予以铅皮遮挡，以防医源性射线伤害。

（9）检查中密切观察造影效果，了解是否达到造影目的。

3. 检查后护理常规

（1）信息核对：检查完毕，再次核对患者姓名、性别、年龄、ID 号及检查申请单信息。

（2）检查完毕，拔出导管，嘱咐患者休息一会儿。

（3）观察患者 30 min，嘱其卧床休息，可饮用少量温热水，局部热敷，无异常反应方可离开。

（4）提醒患者和家属带好随身物品，离开检查室。

（5）告知患者和家属领取检查结果的时间和地点等。

（六）健康指导

1. 嘱患者适当多饮水，加快对比剂的排出。

2. 告知患者注意观察有无腹痛、恶心、呕吐等情况及迟发性不良反应情况，不适随诊。

3. 嘱患者造影后 1 周内禁止性生活，阴道会有少许液体流出，可使用卫生护垫并及时更换。

4.告知患者如有明显腹痛、阴道流血、面色苍白、冷汗等现象要立即就诊。

参考文献

［1］余建明，曾勇明.医学影像检查技术学 [M].北京：人民卫生出版社，2016.

［2］余建明，刘月广.医学影像检查技术学 [M].北京：人民卫生出版社，2017.

［3］李真林，于兹喜.医学影像检查技术学 [M].5 版.北京：人民卫生出版社，2022.

［4］石明国，王鸣鹏，余建明，等.放射师临床工作指南 [M].北京：人民卫生出版社，2017.

［5］郑淑梅，李雪.影像科护理 [M].北京：人民卫生出版社，2019.

［6］刘平，汪茜，王琳，等.实用影像护理手册 [M].北京：科学技术文献出版社，2019.

［7］吴欣娟，李庆印.临床护理常规 [M].2 版.北京：中国医药科技出版社，2020.

［8］梁俊丽，黄红芳，陈秀珍，等.影像护理实用手册 [M].南宁：广西科学技术出版社，2022.

［9］秦月兰，郑淑梅，刘雪莲.影像护理学 [M].北京：人民卫生出版社，2020.

［10］中华医学会放射学分会放射护理专业委员会放射诊断护理学组.影像科碘对比剂输注安全专家共识 [J].介入放射学杂志，2018，27（8）：707-712.

［11］中华医学会放射学分会对比剂安全使用工作组.碘对比剂使用指南（第2版）.中华放射学杂志，2013，47（10）：869-872.

第二章　计算机体层成像检查护理常规

第一节　一般护理常规

一、计算机体层成像平扫检查护理常规

（一）适应证

1. 颅脑：颅脑外伤、脑血管疾病、颅内肿瘤、颅内感染性疾病、先天性发育异常、颅骨疾病以及术后和放化疗后复查等，是脑出血及颅脑外伤的首选检查方法。

2. 颌面部、颈部：颌面部肿瘤、骨折、炎症等，如眶内及鼻腔内肿瘤、眼部及鼻窦外伤、中耳乳突病变及甲状腺疾病、颈部肿块等。

3. 胸部：肺、纵隔及胸膜良恶性肿瘤、结核、炎症、弥漫性病变、支气管扩张、气胸、肺脓肿、胸腔积液、肋骨骨折、食管异物、心包积液、心包肥厚及各种变异等。

4. 腹部：主要用于肝、胆囊、脾、胰腺、肾、肾上腺等疾病诊断，对于感染、创伤、各种类型肠梗阻、溃疡性胃肠穿孔等能显示清晰，对腹部肿瘤如胃癌、结肠癌及其对腔外结构的侵犯程度和远处转移的诊断与鉴别诊断有重要价值。

5. 盆腔：主要用于卵巢、宫颈、子宫、膀胱、精囊、前列腺、直肠等泌尿道和生殖系统的疾病诊断。

6. 骨骼：颅骨及脊柱细微骨折、椎间盘病变、椎管狭窄、骨肿瘤、骨结核及炎症等，并可对病变部位进行三维重建（VRT）、多平面重建（MPR）提供更丰富的诊断信息。

（二）相对禁忌证

1. 昏迷、烦躁不安患者。

2. 休克、大出血等病情不稳定的危急重症患者。

3. 妊娠（胎儿）。

4. 青少年生殖器（敏感）部位检查。

5. 对 X 射线高度敏感或不宜接触 X 射线者（如再生障碍性贫血）。

6. 食管、胸部、腹部、盆腔等检查部位，7 d 内行消化道钡餐检查者。

（三）护理评估

1. 接诊：参考上编第一章预约与接诊护理常规内容。

2. 环境：保持机房床单位干净、整洁，候诊厅空气流通，温湿度适宜，防止地面过于潮湿，地面有积水及时清理，拖地时放置"地面湿滑，防止跌倒"警示牌。

3. 核对：责任护士仔细阅读检查预约单与电子申请单信息是否一致，核对患者信息（姓名、性别、年龄、ID 号、放射编号、检查部位、检查设备等）。详细询问病史，进一步核实检查部位、检查方式，对检查目的要求不明确的申请单，应与临床申请医生核对。

4. 病史：评估患者既往史、现病史、手术史等，筛查患者有无检查禁忌证。

（四）观察要点

1. 病情：评估患者病情，查看相关检查的结果，留意阳性体征，以确定患者是否需要镇静、吸氧等。按护理要求等级定时巡视患者，严密观察病情变化。

2. 心理：与患者进行有效的沟通，评估患者的心理状态。

3. 配合：评估患者的配合能力及依从性，便于制定个性化指导。组织患者观看健康宣教视频和健康教育手册。

4. 腹部检查的患者：检查前 3~7 d 内不吃含重金属成分的药物，如枸橼酸钾片、含碘药物等，不做胃肠造影。

（五）护理措施

1. 检查前护理常规

（1）核对信息：责任护士再次核对患者的姓名、年龄、性别、检查部位及检查设备等。

（2）去除金属异物：根据图像质量的要求，指导及协助患者去除被检部位的金属物件（发夹、耳环、项链、文胸、拉链、皮带等），去除高密度材质的衣服，防止产生伪影。

（3）呼吸训练：对于需要屏气检查的患者，责任护士应耐心训练并指导患者练习，防止产生运动伪影。其中胸部检查需先轻吸一口气，再屏住呼吸，坚持 15~20 s，保持胸廓无起伏；腹部检查患者可以直接屏气。对于老年或语言沟通障碍的特殊患者，应由责任护士示范屏气，并指导其吸气后用手捂住口鼻以辅助屏气。

（4）腹部 CT 扫描前做好胃肠道准备

①胃部：检查前禁固体食物 4 h，可少量饮用流质食物如牛奶、米汤等。检查前 5 min，应饮水 500~1 000 mL，因病情无法饮水的患者除外，在 PACS 系统上便签备注，便于诊断

医生结合临床资料，更好的评估胃肠道情况。

②泌尿系统：检查前 20~30 min 应饮水 1 000 mL，在进入检查室上检查床前饮水 200~300 mL。肾脏部位检查的患者，检查前 2~3 d，需禁做静脉肾盂造影检查。

③膀胱充盈：下腹部、输尿管、盆腔检查前应充盈膀胱，有尿意。

（5）特殊情况：做放射检查前，需询问育龄患者近期是否有生育计划，孕妇检查时需明确是否有终止妊娠计划，告知辐射防护注意事项并签字确认。

（6）健康宣教：告知患者检查的目的与意义，检查的预计时间和检查中的相关注意事项。对于特殊患者采取个性化健康教育，需要家属陪同检查者如小儿、幽闭恐惧症、危重患者，做好家属的辐射防护及宣教工作。对于无法配合的昏迷、躁动、精神异常的患者检查前给予适当镇静，采取安全措施防止坠床。

2. 检查中护理常规

（1）核对信息：责任护士和技师共同核对患者预约单与电子申请单信息是否一致，协助患者进检查室、上检查床，避免坠床或跌倒事件。

（2）安全指导：推轮椅、平车、检查床的患者，指导和协助搬运患者；对于有气管插管、引流管的患者，注意妥善安置管路，避免管道滑脱和弯折，置入引流管的患者，上检查床前将管道夹闭；带有监护仪与氧气瓶的患者，将仪器妥善放置在检查床适宜位置，并把监护仪显示屏放置于正面对观察窗处，便于随时观察患者病情变化。

（3）体位设计：根据具体检查部位和要求设计摆放体位，并再次告知相关注意事项，嘱咐患者勿移动身体。并做好患者心理护理，安抚患者紧张情绪，积极配合医技人员检查。

（4）注意保暖：检查过程中注意患者的保暖和隐私，避免不必要的部位暴露。

（5）辐射防护：对 X 射线敏感的部位，如生殖腺、甲状腺、眼球等（除必要检查部位外），予以铅皮遮挡，以防医源性射线伤害。

（6）对于无法配合如昏迷、躁动、精神异常的患者检查前给予适当镇静，采取安全措施防止坠床。

3. 检查后护理常规

（1）患者检查结束后，协助患者起身下检查床，告知有高血压的患者起身时动作要缓慢，避免起身过快导致体位性低血压，预防跌倒。

（2）需空腹检查的患者，检查结束后告知正常饮食。

（3）嘱患者休息片刻后再离开。

（4）告知患者和家属取检查报告的方法、地点及时间。

（六）健康指导

1. 检查前告知患者检查的目的与意义，及检查的预计时间和检查中的相关注意事项。

2.检查中需要家属陪同检查者如小儿、幽闭恐惧症患者、危重症患者，需告知家属放射线的益处和风险，并在检查中为家属做好辐射防护。

3.检查后健康指导参考检查后护理常规内容。

二、计算机体层成像增强检查护理常规

（一）适应证

1.能显示平扫未能显示或显示不清的病变。

2.能提高病变组织与正常组织的密度差，提高病灶的检出率。

3.能提升解剖细节，确定病灶的范围和临床分期，提高肿瘤分期的准确性。

4.显示肿块与有关血管的关系。

5.通过 CT 血管成像，可显示动静脉病变，如血管闭塞、动脉瘤、夹层动脉瘤、血管畸形、血管损伤、主动脉夹层、肺动脉栓塞等，区分正常或异常血管结构和明确病理性血管，更好地判断病变的性质。

（二）禁忌证及高危人群

1.禁忌证

（1）既往使用对比剂出现中、重度不良反应者（相对禁忌证）。

（2）有明确严重甲状腺功能亢进未治愈者。

2.高危人群

（1）肾功能不全、糖尿病肾病者。

（2）多发性骨髓瘤伴肾功能减退、脱水状态者。

（3）过度紧张焦虑者。

（4）不稳定性哮喘、花粉症、荨麻疹、湿疹及其他过敏性病变者。

（5）心脏病变，如充血性心力衰竭者。

（6）近期使用肾毒性药物或其他影响肾小球滤过率（GFR）的药物者。

（7）既往有对比剂及其他药物过敏者。

（三）护理评估

1.接诊：参考上编第一章预约与接诊护理常规内容。

2.环境：保持机房床单位干净、整洁，候诊厅空气流通，温湿度适宜，防止地面过于潮湿，地面有积水及时清理，拖地时放置"地面湿滑，防止跌倒"警示牌。

3.核对：责任护士仔细阅读检查申请单，核对患者信息（姓名、性别、年龄、检查部

位、检查设备等），对检查目的不明确的申请单，应与临床医生核对。

4. 病情：评估患者病情，查看其他检查的结果，留意阳性体征，筛选高危人群，并评估患者是否需要镇静、吸氧、心电监护等。

5. 病史：评估患者既往史、检查史、用药史、现病史、过敏史及肾功能等。

6. 辅助检查

（1）实验室检查

①估算的肾小球滤过率（eGFR）：eGFR 风险阈值为 30 mL/（min·1.73m^2），年龄大于等于 18 岁的成人，推荐用 CKD-EPI 公式计算 eGFR，儿童推荐用校正后的 Schwartz 公式计算 eGFR。注射对比剂前通过血清肌酐估算 eGFR，对评估患者的对比剂诱导的急性肾损伤风险具有重要意义。

②血清肌酐：是目前指南推荐的对比剂诱导的急性肾损伤诊断的生物标志物。一般正常值标准为：44~133 μmol/L，由于肌酐为水溶性、全身分布广，易受饮食、体重等因素影响，且血肌酐水平的升高往往滞后于实际的肾脏损伤，在 eGFR 的恢复期会出现急剧下降，近 20% 的患者甚至无法通过血清肌酐水平诊断对比剂诱导的急性肾损伤。

（2）血压的测量：高血压的定义是在未使用降压药物的情况下，非同日 3 次测量诊室血压，SBP ≥ 140 mmHg 和（或）DBP ≥ 90 mmHg。老年人、糖尿病患者及出现体位性低血压情况的患者，应加测站立位血压，站立位血压在卧位改为站立位后 1 min 和 3 min 时测量。

（四）观察要点

1. 高危人群：既往有对比剂不良反应、不稳定性哮喘、需要药物治疗的特异质人群；或有严重的心脏病、高血压、糖尿病、甲状腺功能亢进未治愈者、肝肾衰竭、晚期肿瘤放化疗、早期心力衰竭、肺动脉高压等患者。针对以上高危人群因病情需要注射对比剂者，在检查中、后应及时识别预警性不良反应，视情况及时报告医生并处理。

2. 使用肾毒性相关药物者：在注射对比剂前须停用肾毒性药物至少 24 h，若停止某种肾毒性药物给患者带来的潜在风险比对比剂急性肾损伤更大，应根据患者的治疗情况进行个性化调整，可保留必要药物的使用，且可放宽水化预防 eGFR 阈值。

3. 心理：与患者进行有效的沟通，评估患者的心理状态。

4. 配合：评估患者的配合能力与水化依从性，便于制定个性化指导。组织患者观看健康宣教视频和健康教育手册。

5. 饮食：检查前 2 h 禁固体食物，可适量食用半流质及流质食物，胃部检查患者，检查前 4 h 禁固体食物，可适量食用流质食物如牛奶、米汤等，无须禁饮。行腹部检查的患者于检查前 4 d 内不吃含金属的药物，如枸橼酸钾片、含碘药物，不做胃肠造影。

6. 身高与体重：根据身高与体重计算体重指数（体质量指数），体质量指数（BMI）＝体重（kg）÷身高（m）的平方，患者的体重指数与对比剂用量密切相关。

（五）护理措施

1. 检查前护理常规

（1）核对信息：再次核对患者信息，避免检查信息、部位、设备等错误。

（2）评估患者

①仔细询问患者有无对比剂过敏史及其他药物过敏史。

②有无晕针史。

③肾功能检测：肾脏疾病［eGFR＜60 mL/（min·1.73 m^2）］、肾脏手术、蛋白尿、高血压、高尿酸血症、糖尿病等患者，在检查前需测定 eGFR 值，急性病患者、慢性病急性恶化患者或住院患者为对比剂给药前 7 d 内进行测定 eGFR 值。

④合理水化：在检查前 4~6 h 饮水量至少 100 mL/h，因病情无法饮水的患者，遵医嘱合理进行静脉水化。

⑤评估高危因素，对病情不稳定的患者，要求临床医生将病情控制稳定后再行 CT 增强检查。对明显甲状腺功能亢进未治愈者、不稳定性哮喘正在治疗者及对比剂有中、重度过敏反应者、严重肾功能不全者应酌情行 CT 增强检查。

（3）服用二甲双胍糖尿病患者

① eGFR＞30 mL/（min·1.73 m^2），且无急性肾损伤证据的患者，可以直接行 CT 增强检查，检查完后可继续正常服用二甲双胍。

② eGFR＜30 mL/（min·1.73 m^2）的患者，从对比剂给药开始停止服用二甲双胍。在 48 h 内测定 eGFR，如肾功能无显著变化，可重新开始服用二甲双胍。

（4）腹部 CT 增强扫描前做好胃肠道准备

①胃部：检查前禁固体食物 4 h，可少量饮用流质食物如牛奶、米汤等。在检查前 5 min，应饮水 500~1 000 mL，因病情无法饮水的患者除外，并在 PACS 系统上便签备注，便于诊断医生结合临床资料，更好的评估胃肠道情况。

②泌尿系统：检查前 20~30 min，应饮水 1 000 mL，在进入检查室上检查床前饮水 200~300 mL，肾脏部位检查的患者，检查前 2~3 d 禁做静脉肾盂造影检查。

③膀胱充盈：下腹部、输尿管、盆腔检查前应充盈膀胱，有尿意。

（5）再次确认是否已签署增强知情同意书。

（6）留置针穿刺

①指导患者取出检查部位的金属或高密度材质的物品，必要时更换棉质衣裤，患者袖

口须宽松。

②注射室护士核对患者姓名、性别、年龄、ID 号，确认检查项目，再次评估高危人群，为患者测量身高与体重，将计算出的体质量指数填写在检查申请单空白处。

③根据患者检查部位和血管条件选择使用 18~22G 耐高压留置针。

④血管选择：首先按检查部位进行血管选择。常规检查：原则是先右后左，先上后下，先外周后中心，选粗、直、弹性好的血管（首选前臂静脉、肘静脉，尽量避免使用手背血管），穿刺时避开静脉窦处。

⑤特殊血管检查：一侧上肢血管检查，选择穿刺对侧血管；双上肢血管检查，选择穿刺颈外血管，非特殊情况下不选择下肢血管进行穿刺；肢体静脉血管检查，选择穿刺同侧血管。

⑥标志清晰：在透明敷料边框标签内标注穿刺日期、时间和操作者姓名，并告知患者使用注意事项（如置入留置针肢体不可提重物，尽量不弯曲）。根据穿刺情况对输注外渗风险进行评估，对于外渗风险高者予以标注，便于警示和观察。

（7）等待检查：嘱患者至指定等候区等待检查。

（8）对比剂准备：每天按需添加至恒温箱，将对比剂加温至 37℃备用。

（9）急救准备：常规准备抢救环境，配备相应抢救药品及设备，保持完好率 100%，了解常用对比剂理化性质、用量、禁忌证，熟练掌握急救技能。

（10）高压系统准备：检查高压注射器状态以及内管、外管是否完好，患者管道一人一根一管。

（11）健康宣教：告知患者检查的目的与意义及对比剂注入体内可能出现的一过性不良反应，对喉咙有金属感、便意、身体发热等均属于正常现象，以消除患者的紧张情绪；讲解检查预计时间及检查过程中的相关注意事项和配合要点。

2. 检查中护理常规

（1）核对信息：由责任护士和技师共同核对患者预约单与电子申请单信息是否一致，协助患者进入检查室、上检查床，避免坠床或跌倒事件。

（2）安全指导：推轮椅、平车、检查床的患者，指导和协助搬运患者；对于有气管插管、引流管的患者，注意妥善安置管路，避免管道滑脱和弯折，置入引流管的患者，上检查床前将管道夹闭；带有监护仪与氧气瓶的患者，将仪器妥善放置在检查床适宜位置，并把监护仪显示屏放置于正面对观察窗处，便于随时观察患者病情变化。

（3）体位设计：根据患者的检查部位设计体位，告知患者根据仪器的提示音进行呼气和屏气，嘱咐患者勿移动身体变换体位。并做好患者心理护理，安抚患者紧张情绪，积极配合医技人员检查。

（4）注意保暖和隐私：检查过程中注意患者的保暖和隐私，避免不必要部位的暴露。

（5）辐射防护：对 X 射线敏感的部位如生殖腺、甲状腺、眼球等（除必要检查部位外），予以铅皮遮挡，以防医源性射线伤害。

（6）呼吸训练：对于需要屏气检查的患者，责任护士应耐心训练患者练习屏气，防止产生运动伪影。其中胸部检查需先轻吸一口气，再屏住呼吸，坚持 15~20 s，保持胸廓无起伏；腹部检查患者可以直接屏气。对于老年或语言沟通障碍的特殊患者，应由责任护士示范屏气，指导其吸气后用手捂住口鼻以辅助屏气。

（7）通道安全：正确安装高压注射器管道，排除管道内空气，确保患者静脉通道与高压注射器连接紧密，预防管道脱落。进行预注射试验，先试注射生理盐水 20~30 mL，将手放于留置针尖的近心端，感觉液体在血管中是否有明显冲击力，询问患者是否有不适，确保高压注射管路与血管连接通畅，并告知患者置入管路的上肢尽量伸直，避免上肢弯曲导致注射对比剂压力过大时，发生对比剂外渗不良事件。

（8）心理安慰：平扫后，通过麦克风再次告知患者，在检查中根据语音提示正确呼吸、屏气及注入对比剂可能出现的身体反应，以缓解患者的紧张情绪，并告知患者如有不适，可举手示意。

（9）密切观察：注射对比剂过程中严密观察患者反应，及高压注射器注射时压力曲线的变化，如发现患者出现不良反应、高压注射器显示压力报警、对比剂药物达到注射剂量而监测动脉 CT 值未达到阈值时，应立即停止注药，立即进入检查室评估患者情况，同时评估留置针穿刺部位有无外渗，根据发生的各种状况及时应对和处理。

3. 检查后护理常规

（1）检查结束后分离管路，询问患者有无不适，同时观察穿刺部位有无外渗、肢体有无肿胀。

（2）协助患者起身下检查床，告知有高血压患者起身时动作要缓慢，避免起身过快导致体位性低血压，预防跌倒。

（3）告知肾功能不全的患者和临床主治医生，对比剂给药后 48 h 测定 eGFR。如果给药后 48 h 诊断为 PC-AKI，则对患者进行至少 30 d 的临床监测，并定期测定 eGFR。

（4）嘱患者在候诊区观察 30 min，如有不适及时告知医务人员。

（5）观察 30 min 无不适方可拔除留置针，嘱患者按压 10~15 min，防止出血，并告知如有不适电话咨询。

（6）因临床治疗需要保留留置针的患者，应告知患者回病房后立即联系临床护士，检查室责任护士也同时电话联系临床护士进行交接，务必告知穿刺时间和输注的药物性质，建立交接单，避免发生静脉炎。

（7）告知患者和家属取检查报告的方法、时间及地点。

（六）健康指导

1. 告知患者可以正常饮食，病情允许者，鼓励患者于检查结束后 24 h 内饮水量不少于 100 mL/h，促进对比剂排泄，预防对比剂肾病。

2. 因病情无法口服的患者，检查前 6~12 h 以 100 mL/h 的速度输注 0.9% 氯化钠溶液，在检查后继续输注 4~12 h。

3. 终末期肾衰竭患者［eGFR＜15 mL/（min·1.73m^2）］和重度充血性心力衰竭患者（NYHA3-4 级），遵医嘱根据患者个体情况进行预防性补液。

4. 天气炎热或气温较高的环境下，根据患者液体额外丢失量的多少，适当增加液体摄入量。

5. 肾功能重度降低的患者［GFR＜30 mL/（min·1.73m^2）］和接受透析的患者如有残余肾功能，应告知患者和临床主治医生两次对比剂注射的间隔应达到 48 h。

6. 同天安排 CT 增强和 MRI 增强检查者，为降低潜在肾毒性，推荐遵循以下原则。

（1）肾功能正常或中度降低的患者［GFR＞30 mL/（min·1.73m^2）］，含碘对比剂和钆对比剂注射的间隔应达到 4 h。

（2）肾功能重度降低的患者［GFR＜30 mL/（min·1.73m^2）］或接受透析，含碘对比剂和钆对比剂注射的间隔应达到 7 d。

7. 接受血液透析的患者，无须将对比剂注射与血液透析时间进行关联，不用进行额外血液透析来清除对比剂。

第二节　计算机体层成像常见部位检查护理常规

一、头颈部计算机体层成像检查护理常规

头颈部 CT 检查主要包括：头颈部平扫、头颈部增强扫描、头颈部血管成像。

（一）扫描方法

1. 扫描体位：患者仰卧于检查床上，头先进，下颌内收，头部正中矢状面与纵向定位

线平行，瞳间线与横向定位线平行，水平定位线齐外耳孔。外伤及术后等不宜搬动头部的患者，可放宽摆位标准，将其置于舒适位置，头部应放置在扫描野中心，嘱患者双手置于身体两旁或胸前。

2. 口咽、喉部、甲状腺、口腔颌面部、颈部血管成像：屏气扫描，头颈部保持不动，嘱不可做吞咽动作，保持静止状态。

3. 喉部、甲状腺扫描：嘱患者颈部过伸，去枕，使扫描部位尽量与床面平行，如欲检查声带活动，需扫描时嘱患者发"E"音。

4. 上气道：扫描时用鼻吸气缓缓均匀呼气，禁做咀嚼或吞咽动作。

（二）扫描范围

1. 颅脑：横断面扫描为主，头部固定扫描范围包含全脑，从颅底至颅顶。

2. 血流灌注成像：根据 CT 设备性能及病变范围取 2 cm 至全脑覆盖。

3. 鞍区：冠状扫描为主，扫描角度与鞍底垂直，必须包括前床突前缘到后床突后缘，灶较大时扫描范围前后缘都要超过病灶边缘。

4. 颅脑血管：头部固定，以眦耳线（眼外眦与外耳孔中心连线）为基线，从舌骨水平到颅顶。

5. 眼眶：扫描角度与听眦线平行，从眶上缘到眶下缘。

6. 鼻、鼻窦：从上牙槽开始到额窦水平。

7. 鼻咽部：从颅底海绵窦平面到上颌骨齿槽突水平。

8. 颞骨及内耳道：从颞骨上缘到颈静脉孔下缘。

9. 口咽：上起上颌骨齿槽突，下抵舌骨。

10. 喉部：从舌骨上会厌上缘到环状软骨下缘以下。

11. 颈部：从下颌角到胸腔入口之间。

12. 口腔颌面部：从眶上缘到下颌骨下缘。

13. 上气道：由颅底扫描至声门。

14. 颈部血管成像：从主动脉气管分叉水平到髁突上缘水平层面。

（三）护理评估

1. 参考本章第一节二、计算机体层成像增强检查护理常规中相应内容。

2. 心理社会方面：评估患者的心理情绪变化及家庭社会支持情况，包括患者家庭成员的组成、文化程度、教育背景、经济收入等，评估患者是否了解本项检查的目的与意义。

3. 评估颅脑增强、脑血管 CTA、脑 CT 灌注成像检查等患者有无行颅脑手术，是否置入金属支架等。

4. 评估先天性神经性耳聋患者，是否置入电子耳蜗或助听器。

（四）观察要点

1. 参考本章第一节一般护理常规内容。

2. 行颅脑手术后需复查脑血管 CTA 和脑 CT 灌注成像等检查的患者，需重点评估患者意识、病情及配合情况，必要时由临床医生陪同。

3. 特殊人群如无法正常沟通的患者，需家属陪同，并评估家属的沟通能力和配合度，且在保证患者安全的前提下行影像诊疗检查。

（五）护理措施

1. 检查前护理常规

（1）参考本章第一节二、计算机体层成像增强检查前护理常规内容。

（2）去除头颈部所有的金属异物，嘱老年患者将活动性义齿取下，指导其扫描时头部保持不动。

（3）有颅脑手术史，颅内置入金属支架的患者，应备注在检查单处，同时告知技师以便采用去金属伪影扫描方案。

（4）嘱眼眶、咽喉、颈部、上气道等部位检查的患者，在检查中尽量避免咳嗽、吞咽、眨眼、转动眼球等动作，并保持体位不动。

（5）再次评估患者的神志、精神状态、现病史、既往史、有无跌倒高危风险，详细询问患者过敏史、检查史、禁忌证。

（6）婴幼儿、昏迷、躁动、精神异常患者遵医嘱采取药物镇静。

（7）CT 增强检查的患者需签署《含碘对比剂使用增强知情同意书》，筛选高危因素，询问患者有无按要求合理进行水化，并告知水化的重要性和目的。

（8）普通增强选用 20~22G 耐高压留置针，脑血管 CTA 和脑 CT 灌注成像的患者选择使 18~20G 耐高压留置针，建议在无特殊情况（如右上臂静脉局部皮肤感染、右胸部肿瘤等疾患术后等）下，选择右前臂或肘静脉进行穿刺，告知患者置入留置针的肢体不可提重物，防止堵管与脱出。

（9）根据患者检查要求，选用合适浓度的对比剂常规加温至 37℃ 备用。

2. 检查中护理常规

（1）核对信息：由责任护士和技师共同核对患者预约单与电子申请单信息是否一致。

（2）安全指导：协助患者进检查室、上检查床，避免坠床或跌倒事件。推轮椅、平车、检查床的患者，指导和协助搬运患者，对于有气管插管、引流管的患者，注意妥善安置管路，避免管道滑脱和弯曲，置入引流管的患者，上检查床前将管道夹闭，带有监护仪与氧气瓶的患者，将仪器妥善放置在检查床适宜位置，并把监护仪显示屏放置于正面对观察窗处，便于医务人员随时观察患者病情变化。

（3）体位设计：根据检查部位设计摆放体位，嘱患者双手置于身体两旁或胸前，勿移动头部变换体位。

（4）特殊患者：婴幼儿、昏迷、躁动、精神异常等患者已行镇静时，告知技师关闭语音提示，避免刺激患者导致扫描失败。

（5）注意保暖和隐私：检查过程中注意患者的保暖和隐私，避免不必要的部位暴露。

（6）辐射防护：对 X 射线敏感的部位如生殖腺、甲状腺、眼球等（除必要检查部位外），予以铅皮遮挡，以防医源性射线伤害。对于脑 CT 灌注成像的患者，非检查部位做好重点防护，检查时尽量避免家属陪同。

（7）通道安全：正确安装高压注射器管道，排除管道内空气，确保患者静脉通道与高压注射器连接的紧密性，预防管道脱落。进行预注射试验，先试注射生理盐水 20~30 mL，将手放于留置针尖的近心端，感觉液体在血管中是否有明显冲击力，询问患者是否不适，确保高压注射管路与血管连接通畅。

（8）咽部、甲状腺、颈部扫描时，在检查中勿咳嗽、吞咽、眨眼、转动眼球等，保持静止不动。

（9）眼部扫描时，指导患者闭眼，并保持眼球固定不动，因故不能闭眼者可指导患者将视线固定于一处。

（10）上气道扫描时，再次告知在检查中听语音提示用鼻子吸气缓缓均匀呼气，禁做咀嚼或吞咽动作。

（11）脑 CT 灌注成像扫描时，头部严格保持静止不动，不可晃动及眨眼。

（12）心理安慰：准备注入对比剂时，通过麦克风告知患者可能会出现的身体反应，以缓解患者紧张的情绪，如有不适可举手示意。

（13）密切观察：注射对比剂过程中严密观察患者反应及高压注射器注射时压力曲线的变化，如发现患者出现不良反应、高压注射器显示压力报警、对比剂药物达到注射剂量而监测动脉 CT 值未达到阈值时，应立即停止注药，及时进入检查室评估患者情况，同时观察留置针穿刺部位有无外渗，视情况及时应对和处理。

3.检查后护理常规

（1）检查结束分离管路，询问患者有无不适，同时观察穿刺部位有无外渗、肢体有无肿胀。

（2）协助患者起身下检查床，对于有高血压的患者嘱其先缓慢起身休息片刻，再搀扶患者下检查床，避免起身过快导致体位性低血压，预防跌倒。

（3）协助老年患者将活动性义齿佩戴好。

（4）使用镇静药物的患者，协助至观察室进一步观察，待患者清醒、无不适时方可离开。

（5）置有引流管的患者，将引流管放回原处再开放，观察引流液的颜色和量。

（6）告知肾功能不全的患者和临床主治医生，对比剂给药后 48 h 测定 eGFR。如果给药后 48 h 诊断为对比剂后急性肾损伤，则对患者进行至少 30 d 的临床监测，并定期测定 eGFR。

（7）嘱患者检查后在候诊区观察 30 min，如有不适及时告知医务人员。

（8）观察结束无不适时方可拔掉留置针，嘱患者按压至少 5 min，防止出血。

（9）告知患者和家属取检查报告的方法、时间及地点。

（六）健康指导

参考本章第一节二、计算机体层成像增强检查护理常规内容。

二、胸部及食管纵膈计算机体层成像检查护理常规

胸部及食管纵膈 CT 检查主要包括：胸部及食管纵膈 CT 平扫、胸部及食管纵膈 CT 增强扫描、大血管（胸主动脉瘤、肺动脉栓塞、大血管畸形）血管成像等。

（一）扫描方法

1. 扫描体位：胸部平扫患者头先进，仰卧位，胸部正中矢状面垂直于扫描床平面并与床面长轴中线重合，双上肢自然上举抱头，若受检者双上肢上举困难则可自然置于身体两侧，特殊情况可俯卧。

胸部及食管纵膈 CT 增强扫描通常是在平扫检查发现病变的基础上进行的。常规增强扫描对胸膜、纵隔病变及肺内实性病灶的诊断及鉴别诊断具有重要意义，还可发现胸片上不能显示的肺大疱、支气管扩张等。使用对比剂的主要目的是显示血管和评价软组织强化情况，可以明确纵隔病变与心脏大血管的关系，有助于病变的定位与定性诊断，尤其对良、恶性病变的鉴别有较大的帮助，其扫描体位、扫描范围、层厚和层间距、窗宽、窗位设置同胸部平扫。

2. 胸部 CT 血管成像

（1）扫描体位：患者仰卧位，足先进，双上肢置于头部上方。

（2）扫描方法

① 定位像扫描：常规扫描胸部正位定位像。

② 扫描参数：螺旋扫描方式，采用对比剂密度自动跟踪触发扫描技术，扫描方向从头侧向足侧扫描，扫描选用 120 kV，300 mA。

3. 胸部低剂量扫描：随着医用 CT 数量的增长，辐射剂量的日益升高以及其潜在的致癌作用越来越受到重视。随着高端 CT 的普及，临床对 CT 检查的依赖性也越来越大，虽然减少 CT 的辐射剂量是可行的，然而过度的降低剂量又会导致图像噪声的升高和对病灶诊断信心的降低。

4. 肺部 HRCT 是由 Zerhouni 于 1985 年首先提出的，基本内容是薄层扫描（1~2 mm）、高分辨骨算法重建和小 FOV 模式的成像方法，也被称为常规层间距式高分辨率 CT（CHRCT）。在肺部 CT 扫描中，CHRCT 是最能详细显示正常肺解剖和病理改变细节的影像学手段。肺部高分辨 CT 检查是评估急性或慢性呼吸系统症状，肺弥漫性间质性病变或肺泡病变的有效工具。

5. 灌注扫描

高端 CT 附带的灌注成像技术可以从血流动力学方面对肺结节进行分析，通过对肺结节进行灌注扫描可得到相对应的血流量、血容量、平均通过时间及表面通透性等多项灌注定量参数指标，并可绘制对应时间 – 密度曲线，为肺结节的鉴别诊断提供更多依据。

6. 能谱扫描

能谱扫描所附带的多种定量分析技术，广泛应用于肿瘤性病变鉴别。

7. 肺动脉 CTA 扫描及肺灌注评价

肺动脉 CTA 是一种无创的肺动脉评估方法，可有效诊断肺栓塞、肺动静脉畸形等血管相关疾病。所附带的定量肺叶灌注评估软件可对肺缺血灌注情况进行定量评估。

（二）扫描范围

1. 胸部平扫：自肺尖至较低侧肋膈角下 2~3 cm。

2. 胸部 CT 血管成像：主动脉弓上分支至胸主动脉末端。

（三）护理评估

1. 参考本章第一节一般护理常规中相应内容。

2. 心理社会方面：胸部 CT 扫描包括胸廓、双肺、纵隔肿瘤、炎症、外伤等病变的检查和心脏及大血管成像等，评估患者是否了解本项检查的目的与意义，评估患者的心理情绪变化，特别是新冠疫情时期肺部 CT 的筛查，肺结节的复查等，患者大多都有紧张、焦虑情绪，有对病情是否定性确诊的担忧，这和患者的文化程度、教育背景、经济收入以及家庭社会支持情况等相关，所以需要对患者进行心理、生理、社会方面的评估，给予人文关怀。

3. 评估患者的一般情况，如神志、面色、生命体征、步入检查室方式，是否有被动体位（例如肺功能不好的患者被动端坐呼吸体位）及对检查的影响程度等，做好应对准备等。

4. 常规胸部 CT 扫描为患者仰卧位先吸气再闭气状态下扫描，评估患者的听力、反应、意识状态能否达到吸气屏气要求。两肺底胸膜下有时会因为受检者吸气不完全、闭气不全或坠积出现片絮状影像，此时需与早期间质性肺疾病鉴别。仰卧位加俯卧位的扫描可以有效排查胸膜下病变真实与否。

5. 急诊危重患者注意评估患者的病情，如面色、意识、有无口唇发绀、胸痛、咯血等临床表现。

（四）观察要点

1. 高危人群：既往有对比剂不良反应、不稳定性哮喘、需要药物治疗的特异质人群，或有严重的心脏病、高血压、糖尿病、肝肾衰竭、晚期肿瘤放化疗、早期心力衰竭、肺动脉高压等患者，针对以上高危人群因病情需要注射对比剂者，在检查中、后应及时识别预警性不良反应，视情况及时报告医生并处理。

2. 甲状腺功能亢进未治愈患者禁忌行增强检查。

3. 心理：与患者进行有效的沟通，评估患者的心理状态，以便进行个体化的心理疏导。

4. 配合：评估患者的配合能力、水化依从性、上肢活动能力、呼吸屏气能力，便于制定个性化指导。组织患者观看健康宣教视频和健康教育手册。

5. 肺栓塞、夹层动脉瘤开通急诊绿色通道患者，注意快速评估患者的病情，观察患者面色、神志、意识状态，有无口唇发绀、胸痛、咯血等表现。指导患者平静吸气，平静呼气，保持呼吸均匀，屏气以患者的耐受程度为准，叮嘱患者在扫描时避免咳嗽、打喷嚏，避免引起血栓脱落及运动伪影。

6. 饮食：胸部 CT 检查患者无禁食禁饮要求，依据病情遵医嘱做好水化即可。

7. 身高与体重：对于胸部及纵隔增强及大血管成像患者，需要根据身高与体重计算体重指数（体质量指数），体质量指数（BMI）＝体重（kg）÷身高（m）的平方，患者的体重指数与对比剂用量密切相关。

（五）护理措施

1. 检查前护理常规

（1）参考本章第一节一般护理常规中相应内容。

（2）建立急诊绿色检查通道：医生怀疑患者是急性肺动脉栓塞、夹层动脉瘤时，提前给 CT 检查室电话预约检查，开具急诊检查申请单并陪同患者就检，CT 检查室按"绿色通道"流程安排患者检查并备好各种急救药品、物品和急救器材，当患者发生病情变化时，立即启动应急系统，积极配合医生进行抢救。

（3）去除胸部饰物及所有胸部金属物品：指导患者更换影像科专用或穿纯棉无饰物上衣，女性患者去除带有金属托的胸罩、项链等，以防在胸部产生伪影，影响影像诊断。

（4）呼吸训练：检查前讲解检查过程中需要屏气呼气的配合目的，指导并训练患者屏气。屏气时间和机器的型号、患者接受的扫描部位及扫描范围等因素相关，相对于 4 排或 16 排 CT，64 排及以上的多排螺旋 CT 因其扫描速度快（扫描一周仅需 0.5 s），探测器宽度大（80~160 mm），以及配备的硬件及软件的整体升级，使得扫描所需的时间短，屏气时间也短。单一的胸部屏气时间短于胸部和全腹部联合扫描，单一的胸部增强扫描憋气时间短于多次采集的灌注扫描时间，因此憋气时间跨度可以从 3~4 s 至 20~25 s。根据患者的扫描方案进行个性化的屏气呼吸训练。特殊患者如危重、昏迷、不能配合屏气的幼儿，应备注在检查单处，同时告知技师采取个体化的扫描方案。

（5）患者做好检查中的配合，检查时除按要求完成屏气，还要按照技师摆放的体位做好配合，并保持扫描时体位不动。

（6）评估患者神志、精神状态、现病史、既往史、有无跌倒高危风险，详细询问患者过敏史、检查史、禁忌证。

（7）昏迷、躁动、精神异常患者遵医嘱采取药物镇静，针对无法配合而不停哭闹的患儿、意识障碍患者可以镇静熟睡后预约安排在 64 排及以上的多排螺旋高端 CT 上检查，在自由呼吸状态下接受 CT 扫描。

（8）CT 增强检查的患者需签署《含碘对比剂使用增强知情同意书》，筛选高危因素，询问患者有无按要求进行合理水化，并告知水化的重要性和目的。

（9）普通增强检查选用 20~22G 耐高压留置针，大血管 CTA 和肺 CT 灌注成像的患者选择 18~20G 耐高压留置针，建议在无特殊情况（如右上臂静脉局部皮肤感染、右胸部肿瘤等疾患术后等）下，选择右前臂或肘静脉进行穿刺，告知患者置入留置针肢体不可提重物，防止堵管与脱出。

（10）评估增强检查患者血管情况，建立静脉通道，并告知患者注意保护好留置针，以免在等待检查过程中留置针移位。

（11）根据检查要求，选择合适浓度的对比剂常规加热到 37℃备用。

2. 检查中护理常规

（1）核对信息：由责任护士和技师共同核对患者姓名、年龄、检查部位、检查目的、检查方式等预约单与电子申请单信息是否一致，确保无误。

（2）安全指导：协助患者进检查室、上检查床，避免坠床或跌倒事件。推轮椅、平车、检查床的患者，指导和协助搬运患者；对于有气管插管、引流管的患者，注意妥善安置管路，避免管道滑脱和弯折；置入引流管的患者，上检查床前将管道夹闭，带有监护仪与氧气瓶的患者，将仪器妥善放置在检查床适宜位置，并把监护仪显示屏放置于正面对观察窗处，便于医务人员随时观察患者病情变化。

（3）体位设计：指导患者取仰卧位，根据设备特征采用头先进或足先进，保持正中位，身体位于床面正中间，身体中线与床板中线重合，横定位线与肺底重合，两臂上举，勿移动身体变换体位。

（4）特殊患者：婴幼儿、昏迷、躁动、精神异常等患者已行镇静时，告知技师关闭语音提示，避免刺激患者导致扫描失败。

（5）注意保暖和隐私：检查过程中注意患者的保暖和隐私，避免不必要的部位暴露。

（6）辐射防护：对 X 射线敏感的部位如生殖腺、甲状腺、眼球等（除必要检查部位外），予以铅皮遮挡，以防医源性射线伤害。对于肺血管灌注成像的患者，非检查部位做好重点防护，检查时尽量避免家属陪同。

（7）通道安全：正确安装高压注射器管道，排除管道内空气，确保患者静脉通道与高压注射器连接的紧密性，预防管道脱落。进行预注射试验，先试注射生理盐水 20~30 mL，将手放于留置针尖的近心端，感觉液体在血管中是否有明显冲击力，询问患者是否有不适，确保高压注射管路与血管连接通畅。把高压注射器连接管缠绕固定在患者手指适宜位置，预留检查床移动范围，防止检查床移动时牵拉高压注射器外管，发生高压注射器外管道与留置针延长管断开或者留置针移位。

（8）检查中配合与告知：再次告知患者检查中按技师要求做好吸气屏气配合，在吸气屏气间隙时保持平稳呼吸，检查中禁止咳嗽，以免出现运动性伪影；告知患者在注射对比剂过程中可能会出现的症状与应对措施。

（9）危急重症患者搬运与体位摆放：协助搬运患者时，应动作轻柔，避免躯干部位活动幅度过大引起夹层破裂。指导患者采取仰卧位、足先进，身体置于检查床中间，双臂伸直上举摆放于头部上方，疼痛较重的患者，可将双手放于身体两侧。

（10）急诊危重患者检查中密切观察患者病情变化，一旦发生意识模糊、面色苍白、脉搏细速、皮肤发冷等症状，不论血压是否为休克血压都应意识到有心源性休克、失血性休克、夹层动脉瘤破裂等危象发生，应立即停止检查，通知医生抢救。

（11）急诊心胸大血管成像患者均有不同程度的疼痛，检查前遵医嘱给予镇静、镇痛药物；动脉瘤患者滴注硝普钠，控制好血压，以防夹层动脉瘤破裂。

（12）心理安慰：对高度紧张患者在检查过程中护士可通过话筒给予安慰，鼓励患者配合完成检查。

（13）密切观察：注射对比剂过程中严密观察患者反应及高压注射器注射时压力曲线的变化，如发现患者出现不良反应、高压注射器显示压力报警、对比剂药物达到注射剂量而监测动脉 CT 值未达到阈值时，应立即停止注药，及时进入检查室评估患者情况，同时观察留置针穿刺部位有无外渗，视情况及时应对和处理。

3. 检查后护理常规

（1）检查结束分离管路，询问患者有无不适，同时观察穿刺部位有无外渗、肢体有无肿胀。如果患者出现不适或对比剂外渗，应立即处理。

（2）协助患者起身下检查床，对于有高血压的患者嘱其先缓慢起身休息片刻，再搀扶患者下检查床，避免起身过快导致头晕或者体位性低血压，防止跌倒。

（3）急诊危重患者检查全程应有临床医师陪同，检查后临床医师陪同监测患者病情返回病区。

（4）使用镇静药物的患者，协助至观察室进一步观察，待患者清醒、无不适时方可离开。

（5）置有引流管的患者，将引流管放回原处再开放，观察引流液的颜色和量。

（6）检查结束嘱患者在检查后 24 h 内多饮水（不少于 100 mL/h），以利于碘对比剂快速通过尿液排出体外，告知肾功能不全的患者和临床主治医生，对比剂给药后 48 h 测定 eGFR。若给药后 48 h 诊断为对比剂后急性肾损伤，则对患者进行至少 30 d 的临床监测，并定期测定 eGFR。

（7）嘱患者检查后在候诊区休息 30 min，观察是否发生对比剂不良反应，若出现头晕、呕吐、荨麻疹或其他不适感，马上告知护士进行处理。留观 30 min 后，患者若无对比剂不良反应，即可拔出留置针，嘱患者按压至少 5 min，防止出血。

（8）离开影像检查室前应告知患者：极少部分患者会出现迟发性对比剂过敏反应，如一周内出现全身皮疹、皮肤瘙痒、颜面部肿胀等不良反应，及时到医院就诊。

（9）告知患者和家属取检查报告的方法、时间及地点。

（六）健康指导

参考本章第一节二、计算机体层成像增强检查护理常规中健康指导相应内容。

1. 扫描中发现有肺栓塞的患者，应及时通知医生写诊断报告并报危急值，禁止患者自行离开检查室，应由临床或者急诊医生陪同患者离开。如果栓塞是由下肢深静脉血栓脱落造成的，则患肢禁忌按摩和使用间歇充气加压装置。

2. 指导肺栓塞患者清淡易消化饮食，保持大便通畅，避免增加腹腔内压力，如用力咳嗽及用力排便等。患者卧床休息，尽量减少搬运和翻身拍背等震动。

三、腹部计算机体层成像检查护理常规

全腹部 CT 检查包括腹部和盆腔，主要包括腹部、盆腔 CT 平扫，腹部、盆腔 CT 增强扫描，腹部、盆腔 CT 造影（包括胃部造影、小肠造影、大肠造影、盆腔造影）扫描及腹部盆腔 CT 血管成像。腹部 CT 检查项目包括胃、肠、肝脏、胆囊、胰腺、脾脏、肾、膀胱、子宫及附件、腹膜及后腹膜腔，腹部脏器复杂，相互重叠，空腔脏器因含气体或液体及食物残渣，位置、形态、大小变化较大，可影响图像质量和检查效果。为提高诊断准确性，做好胃肠道准备及护理配合至关重要。

（一）扫描方法

1. 扫描体位：一般腹部 CT 检查取仰卧位，身体呈标准解剖体位，并置于床面正中，扫描机架水平定位线与人体腋中线一致，头先进，身体矢状面平行定位激光中心线（Z轴）并置于扫描床面中心，冠状面平对定位激光水平线，双手上举抱头。

2. 胃 CT 检查常规仰卧位，足先进，双手上举抱头，身体置于床面正中，侧面定位线对准人体腋中线。同时根据可疑病变部位，选择特殊扫描体位，如胃窦部，选择卧位或仰卧左前斜位；胃体及胃大弯，可选择仰卧位等。

3. 盆腔 CT 检查常规仰卧位，足先进，双足向内倾斜 10°~15°，双手上举抱头，盆腔置于床面正中，侧面定位线对准盆腔冠状面。

4. 腹部血管 CT 检查常规仰卧位，头先进，双手上举抱头，身体置于床面正中，侧面定位线对准人体腋中线。

（二）扫描范围：自胸底的横膈膜止于骨盆底部

1. 肝、胆、脾：从膈顶以上向下扫描至需检查的肝、胆、脾全部解剖影像。

2. 胰腺：从肝门向下包括全部胰腺。

3. 肾上腺：从 11 胸椎椎体层面向下至左肾肾门层面。

4. 肾脏：从 11 胸椎椎体层面向下至双肾下极。

5. 泌尿系 CTU：从肾上极向下至膀胱下缘。

6. 腹膜后：从肝门向下至髂前上棘。

7. 胃：从剑突至脐孔，包括隔上食管下段和胃。

8. 小肠、结肠、盆腔及其脏器：膈肌平面向下至盆腔。

9. 腹主动脉 CT 血管造影：从膈肌层面扫描至股动脉（腹股沟处）。

（三）护理评估

1. 参考本章第一节一般护理常规中相应内容。

2. 心理社会方面：腹部CT检查项目包括胃、肠、肝脏、胆囊、胰腺、脾脏、肾、膀胱、子宫及附件、腹膜及后腹膜腔等病变的检查和腹部血管成像等，评估患者是否了解本项检查的目的与意义，评估患者的心理情绪变化，特别是腹部检查不能进食者，要做好肠道准备，患者除了有对病情是否定性确诊的担忧，本身由于做肠道准备不能进食，比较虚弱，大多都有紧张、焦虑情绪，因此应多关心患者，对患者的心理、生理、社会方面进行评估，给予患者鼓励支持和人文关怀。

3. 评估患者的一般情况，如神志、面色、生命体征、步入检查室方式，是否有被动体位（例如急腹症患者由于疼痛被迫取被动体位）及评估患者的一般情况，及早做好应对准备等。

4. 盆腔检查的患者评估是否已行胃肠道准备，确保肠道内没有干燥粪块，以免在成像时影响医生的观察而出现误诊，女性患者要评估月经史，有无怀孕以及是否处于备孕状态。

5. 腹部脏器复杂，大多为空腔脏器，检查前需要禁食并大量饮水，特别是胃部CT检查，需要在检查前5 min大量饮水，把胃黏膜皱襞撑起来。对一些特殊的患者要评估患者的病情，例如有严重的腹部出血，腹水，排尿困难，体质较弱心功能不全者要适量饮水，对于不明原因的急腹症，怀疑或诊断为消化道系统穿孔、肠梗阻、急性胰腺炎等临床禁食的危急重症患者不用饮水，如果是增强患者，水化可以用静脉补液的方式进行。

（四）观察要点

1. 高危人群：对于急腹症疼痛患者，要重点观察疼痛的性质，是否存在腹膜刺激征，夹层患者有无动脉瘤破裂的征象，视情况及时报告医生并处理。

2. 肾脏、肾上腺患者做检查时，重点关注患者的血压，防止有内出血等并发症的发生，若怀疑有嗜铬细胞瘤患者，应避免使用诱发高血压危象的药物，如儿茶酚胺。

3. 心理：与患者进行有效的沟通，评估患者的心理状态，以便进行个体化的心理疏导。

4. 特殊患者的配合：对于带有液体通路的患者，检查时应暂时夹闭液体通路或减慢滴速；对于带有引流管道的患者，检查时做好管路的评估并妥善固定好胃管、尿管和其他引流管，防止引流管扭曲、受压、脱落；对于新生儿、婴幼儿、多动症患儿，应遵医嘱给予镇静剂及制动的情况下，由家属穿铅衣陪同检查，以免检查时患儿突然醒来发生坠床等意外。

5. 对肌内注射654-2患者的观察要点：CT仿真胃镜、CT仿真肠镜检查前需肌内注射654-2，以抑制肠管痉挛，降低管壁张力，充分扩张肠管，注射前询问患者是否有颅内压增高、脑出血、急性期青光眼、幽门梗阻、肠梗阻及前列腺肥大、尿潴留，有此类疾病及对此药过敏者禁用。检查后待肠蠕动恢复、肛门排气后方可进食，为避免低血糖的发生，必要时可静脉补充液体。

6.饮食：腹部 CT 检查患者根据检查的器官，大多需禁食 4~6 h，在病情许可下，可以饮水。

（五）护理措施

1.检查前护理常规

（1）参考本章第一节一般护理常规中相应内容。

（2）再次核对检查单，评估患者神志、精神状态、现病史、既往史、有无跌倒高危风险，详细询问患者过敏史、检查史、禁忌证等，结合患者病史病情，对于闭合及开放性外伤腹部实质脏器的挫裂伤及破裂伤；空腔脏器的穿孔及断裂；肝内外肝管结石、胆囊结石、肝总管及胆总管结石；急腹症急性阑尾炎、各种类型的肠梗阻、溃疡性胃肠穿孔等，评估疼痛的性质、持续时间、程度，密切观察病情变化并开通绿色通道，尽早安排检查。

（3）检查前胃肠道准备：对于上腹部，肝胆胰脾患者检查前一周禁止胃肠钡餐造影，必要时对已经进行胃肠钡餐造影的患者行腹部透视，了解钡餐排泄情况。检查前一天晚上清淡饮食，检查前禁食 4~6 h 固体饮食，不禁饮。年老体弱者胃肠道蠕动减慢，必要时给予清洁灌肠或者口服缓泻药，帮助排空肠道。急诊患者不要求禁食。盆腔检查者检查前一天晚上口服泻药或者当天检查前 1 h 清洁灌肠，确保肠道内没有干燥粪块，以免影响诊断。CT 仿真胃镜一般患者检查前需禁食 12 h，禁饮 6 h，对于一些特殊的患者，如幽门梗阻检查者，检查前一天晚上需洗胃，彻底洗净胃内容物，直到冲洗液清晰为止。CT 仿真肠镜检查前要做好肠道清洁准备，检查前一天晚上可口服蓖麻油或者清洁灌肠。

（4）口服对比剂准备：口服对比剂有以下三种，现在常选用中性对比剂即嘱咐患者喝水。阳性对比剂：常使用碘对比剂（如碘海醇）加水配制而成，浓度一般为 1%~2%。优点是胃肠道吸收少，对比良好。中性对比剂：中性对比剂为水，优点是简单、方便安全，与胃肠道壁有一定的对比度，显示效果好。由于水吸收速度快，容易排空，采取检查前 15~30 min 口服 300~500 mL。阴性对比剂：主要为脂肪密度对比剂或气体。气体对比剂较为常用，主要为空气和二氧化碳，多用于肠道 CT 仿真内镜、透视显示重组等。对比剂饮用注意事项：检查前 15~120 min 口服阳性对比剂 500 mL，检查前即刻再口服 300~500 mL。肝脏、胰腺、脾脏检查时，扫描前 15 min 口服对比剂；肾脏、肾上腺检查时，提前 20~30 min 口服对比剂；腹膜后及肠道检查时，提前 60~120 min 口服对比剂。重症胰腺炎、急性消化道出血、穿孔、肠梗阻等患者禁食禁水，体质较弱、心肺功能不全的患者适量饮水。

（5）检查前用药准备：必要时扫描前 10 min 遵医嘱肌内注射山莨菪碱注射液 10~20 mg，山莨菪碱为胆碱能神经阻滞药，能对抗乙酰胆碱所致的平滑肌痉挛，使消化道的平滑肌松弛，胃和肠管充分扩张，以减少胃肠蠕动。急腹症疼痛躁动患者，必要时遵医嘱给予镇静药物，曾经有对比剂不良反应者，必要时遵医嘱给予抗过敏药物。

（6）签署知情同意书。使用碘对比剂前，指导患者或其监护人阅读、理解并签署《含碘对比剂使用知情同意书》。

（7）留置针穿刺：评估患者血管，选择合适型号留置针进行静脉穿刺，并指导如何配合检查，告知患者注意保护好留置针，以免在等待检查过程中留置针移位。

（8）指导患者做好检查中的配合，检查前按要求完成做吸气—屏气—呼吸训练，防止产生运动伪影，不恰当的呼吸运动不仅会引起病灶的遗漏和误诊，且对判断腹部脏器（输尿管）的走形和分析病变的结构有很大的影响。嘱按照技师摆放的体位做好配合，并保持扫描时体位不动。讲解检查过程中患者呼吸、体位配合的重要性。

（9）评估增强检查患者的血管情况，建立静脉通道，并告知患者注意保护好留置针，以免在等待检查过程中留置针移位。

（10）高压注射器和对比剂准备：根据检查要求，选择合适浓度的对比剂常规加热到37℃备用，安装高压注射器管路和对比剂，保持仪器设备运行完好。

2. 检查中护理常规

（1）核对信息：再次由责任护士和技师共同核对患者姓名、年龄、检查部位、检查目的、检查方式等预约单与电子申请单信息是否一致，确保无误。

（2）安全指导：协助患者进检查室、上检查床，对于推轮椅、平车、检查床的患者，指导和协助搬运患者，避免坠床或跌倒事件。

（3）体位设计：特殊体位严重腹水者因横膈受压迫平卧困难，可垫高胸部，以不影响检查床进出为准。普通盆腔检查的红外线定位轴线定于剑突下缘处，冠状线定于腋中线；输尿管成像检查的红外线定位轴线于剑突上缘处，冠状线定于腋中线。嘱患者勿自行移动体位。

（4）特殊患者：告知CT输尿管成像检查者，因需进行延迟扫描，有尿意即可，不用太过充盈，以免在注射对比剂之后的延迟时间不能控制，导致对比剂排出而影响检查效果。进行延迟扫描时，技师根据肾盂积水情况决定延迟扫描时间，一般15~30 min进行第一次延迟扫描，中、重度积水者需在3 h左右再进行第二次延迟扫描，告知患者延迟扫描的时间，嘱患者不要随意离开观察区，避免耽误检查时间。膀胱造瘘以及插有尿管者应夹闭引流管，待膀胱充盈后再做检查。已婚女性盆腔检查，建议检查前进行阴道栓填塞，可以在矢状面清晰显示宫体、宫颈、阴道的关系，有利于诊断。

（5）注意保暖：检查过程中注意患者的保暖和隐私，避免不必要的部位暴露。

（6）辐射防护：做好非检查部位对X射线敏感器官如生殖腺、甲状腺、眼球等的辐射防护。

（7）通道安全：正确安装高压注射器管道，排除管道内空气，确保患者静脉通道与高压注射器连接的紧密性，预防管道脱落。进行预注射试验，先试注射生理盐水 20~30 mL，将手放于留置针尖的近心端，感觉液体在血管中是否有明显冲击力，询问患者是否有不适，确保高压注射管路与血管连接通畅。把高压注射器连接管缠绕固定在患者手指适宜位置，预留检查床移动范围，防止检查床移动时牵拉高压注射器外管，发生高压注射器外管道与留置针延长管断开或者留置针移位。

（8）检查中配合与告知：再次告知患者检查中按技师要求做好配合，告知在注射对比剂过程中可能会出现的症状与应对措施。

（9）心理安慰：对高度紧张患者在检查过程中护士可通过话筒给予安慰，鼓励患者配合完成检查。

（10）密切观察：注射对比剂过程中严密观察患者反应及高压注射器注射时压力曲线的变化，如发现患者出现不良反应、高压注射器显示压力报警、对比剂药物达到注射剂量而监测动脉 CT 值未达到阈值时，应立即停止注药，及时进入检查室评估患者情况，同时观察留置针穿刺部位有无外渗，视情况及时应对和处理。

3. 检查后护理常规

（1）检查结束分离管路，询问患者有无不适，同时观察穿刺部位有无外渗、肢体有无肿胀。如果患者出现不适或对比剂外渗，应立即处理。

（2）协助患者起身下检查床，对于有高血压的患者嘱其先缓慢起身休息片刻，避免起身过快导致头晕或者体位性低血压，防止跌倒。

（3）急诊危重患者检查全程应有临床医师陪同，检查后临床医师陪同监测患者病情返回病区。

（4）使用镇静药物的患者，协助至观察室进一步观察，待患者清醒、无不适时方可离开。

（5）膀胱造瘘以及插有尿管者检查完成后应将尿管放回原处再开放，观察尿液的颜色和量。

（6）检查结束嘱患者在检查后 24 h 内多饮水（不少于 100 mL/h），在候诊区观察 30 min，若无不适，即可拔出留置针，嘱患者按压至少 5 min，或按压直至无渗血，凝血功能差者按压至少 10 min。

（7）告知患者和家属取检查报告的方法、时间及地点。

（六）健康指导

参考本章第一节计算机体层成像增强检查护理常规中健康指导内容。

1. 饮食指导：告知患者肛门排气后方可进食，宜进食清淡易消化食物。

2. 健康指导：指导患者腹胀时顺时针方向按摩腹部加速气体排出，告知患者如腹部有异常感觉及时就诊。

四、四肢、骨、关节计算机体层成像护理常规

四肢骨关节检查主要包括：骨折、骨肿瘤、其他骨病（骨髓炎、骨结核、骨缺血性坏死等）、各种软组织疾病、膝关节半月板损伤。

（一）扫描方法

1. 四肢骨关节的扫描体位通常为上肢选择头先进，而下肢选择足先进，扫描四肢骨骨折占位时，以病变部位为中心，扫描范围应包括相邻的一个关节。

（1）双手、腕关节及尺桡骨：扫描采用俯卧位，头先进，前臂向头侧伸直，手指并拢，掌心朝下并紧贴检查床面。

（2）双肩关节、胸锁关节、肘关节及肱骨：扫描采用仰卧位，头先进，双上肢自然平伸置于身体两侧，双手掌心向上。

（3）骨盆、双骶髂关节、髋关节及股骨：扫描采用仰卧位，头先进，双足尖向内侧旋转并拢，双上肢向头侧上举。

（4）双膝关节、踝关节及胫腓骨：扫描采用仰卧位，足先进，双下肢伸直并拢，足尖向上，双上肢向头侧上举。

（5）双足：扫描时应仰卧位，足先进，双下肢弯曲并拢，双足平踏于检查床面，双足纵轴相互平行且平行于检查床纵轴。

2. 上肢 CTA：如果被检查者可以上臂上举，首先采用仰卧位，可将患侧上臂上举。如受检者无法上臂上举，需要将上臂自然置于身体两侧，双手掌心向上，身体置于检查床面正中。

3. 下肢 CTA：检查者仰卧，足先进，双上肢上举置于头部两侧或置于体部两侧，身体置于检查床面正中，双下肢需并拢，并保持对称。

（二）扫描范围

四肢关节扫描均需扫描定位像，定位像应包含关节及相邻长骨，必要时正位加侧位定位像，在定位像上设定扫描范围，关节的扫描还应包括相邻长骨的近关节端，长骨的扫描也应包括相邻的关节。

2.扫描范围

1. 双手：自桡骨茎突至中指远节指骨。

2. 腕关节：上包括尺桡骨茎突近侧，下至掌骨近段，或根据病变范围而定。

3. 尺桡骨：自尺骨鹰嘴上缘至桡骨茎突下缘。

4. 肘关节：上包括肱骨髁上，下至尺骨冠状突下方，或根据病变范围而定。

5. 肱骨：自肩峰至肱骨远端。

6. 肩关节：上包括肩峰上缘，下至肱骨外科颈，或根据病变范围而定。

7. 骨盆：自髂嵴至小转子平面。

8. 骶髂关节：自骶髂关节上缘 1 cm 至骶髂关节下缘 1 cm。

9. 髋关节：上包括髋臼，下至股骨小粗隆下方股骨干，或根据病变范围而定。

10. 股骨：自髋关节上缘至膝关节下缘。

11. 膝关节：上包括髌骨上缘，下至胫骨平台下方平面，或根据病变范围而定。

12. 胫腓骨：自膝关节上缘至踝关节下缘。

13. 踝关节：上包括内外踝上缘，下至跟骨，或根据病变范围而定。

14. 双足：自足趾远端至跟骨。

15. 上肢 CTA：扫描范围包含病变组织和一个相邻关节。

16. 下肢 CTA：自腹主动脉下端至足尖。

（三）护理评估

1.参考本章第一节一般护理常规中相应内容。

2. 检查部位：评估患者检查部位是否带有石膏、绷带和金属固定支架，有金属饰品或可能影响 X 线穿透力的物品，必要时去除石膏、金属固定支架，以免产生伪影影响图像质量。

3. 心理状态：急性疼痛是四肢创伤骨折最常见的伴随症状，剧烈疼痛不仅会造成患者不适、焦虑，还会引起血管痉挛、心率加快、血压增高，甚至导致患者部分机体功能障碍，评估患者及家属是否了解和配合本项检查的目的与意义，患者是否表现出焦虑、紧张、紧张等情绪。

4. 风险筛查：急危重症患者需评估其生命体征是否平稳、是否为跌倒/坠床等事件发生的高危人群（小儿、老年人及躁动患者等）。

5.管道管理：评估各种管道是否妥善固定，防止管道扭曲、受压、脱落。

（四）观察要点

1.禁忌证及高危人群检查详见下编第二章第一节一般护理常规中相应内容。

2.引流管固定：搬运过程中引流管妥善固定，避免牵拉，导致管道的意外脱出，引起一系列并发症，甚至危及患者生命。

3.对意识不清、躁动的患者，采用有效的约束和防护措施，避免造成患者自伤或坠床。

4.针对不同部位的骨折患者，制定规范化的搬运方法。

（五）护理措施

1.检查前护理常规

（1）参考本章第一节一般护理常规中相应内容。

（2）核对信息：核对患者姓名、性别、年龄、ID号、检查部位、检查项目，住院患者查对患者腕带信息。根据检查目的做好患者信息登记，确定检查方式、检查部位。

（3）要求患者除去扫描区域内的金属异物，有金属支架及骨折患者，检查前根据患者病情，协助患者暂时取走金属固定支架，以防金属伪影影响检查结果。对于体内有金属异物又不能去除的特殊患者，可以预约高端能谱CT，应用去金属伪影的技术，例如能谱CT单能量成像技术可一定程度减少内固定钢板、金属关节等植入物伪影，能谱CT的多物质伪影降低（multi-material artifact reduction，MMAR）技术能进一步减少硬化伪影对图像质量的影响，以此来提高图像质量。

（4）观察患者的一般情况，向患者解释检查的目的、步骤和注意事项，为了让受检者放松情绪，配合检查，检查前须向受检者说明检查所需要的时间及扫描过程中设备可能发出的声响。

（5）要求受检者在扫描过程中保持安静和不动，平静均匀呼吸，扫描时不要求屏气。对于不能合作者（如婴幼儿或躁动者）可采用药物镇静，成人可肌内注射或静脉注射地西泮，婴幼儿可口服水合氯醛。

（6）检查前查看患者各种管道是否固定妥善。

（7）下肢骨折患者，在患者搬运过程中，四肢伸直，上肢可平放于身体两侧。搬运者站立在患者的一侧，1人站立于患者下肢，1人站立于患者臀部，1人站立于躯干部位，另外1人站立于头颈部。4人在搬运时同时用力，以保证搬运过程中患者肢体平衡，将患者水平抬起后放置于检查床上，避免转运过程中发生再次受伤。

（8）根据受检者的特点和诊断的需求优化参数，以减少辐射照射。

（9）增强检查前，确认患者有无对比剂过敏史，询问患者有无按要求合理进行水化，并告知水化的重要性和目的。查看患者是否签署《含碘对比剂使用增强知情同意书》。若为高危人群，应提前做好准备工作，并提前预热碘对比剂至37℃。

（10）建立静脉通道：对于一般患者，选择18/20G静脉留置针，评估血管避开静脉瓣，选取粗、直、弹性好且活动度小、易于固定的血管，如肘正中静脉、贵要静脉等。穿刺后妥善固定。穿刺手臂不可过度活动，不可提重物，防止堵管与脱出。

（11）健康宣教：向患者解释增强扫描的目的、步骤和注意事项。详细讲解检查的过程及喝水的方法、目的，以得到患者的积极配合。告知患者碘对比剂注入人体后可能产生喉咙有异味感、有便意、身体发热等，均属于正常现象。

（12）向患者讲解 CTA 具有无创、操作简单、费用低、耗时短、风险小等优点，能够进行全方位的旋转，充分暴露动脉的信息，全面扫描动脉的相关信息，获取完整的下肢图像，为后续治疗提供依据。

（13）根据患者检查要求，选用合适浓度的对比剂常规加温至 37℃备用。

（14）制定完善的过敏反应抢救程序，备齐抢救药物和器械。

2. 检查中护理常规

（1）核对患者信息及检查部位，协助患者上检查床，有固定架、引流管、引流袋等的患者，应帮助其妥善放置，需要夹闭的引流管一定夹闭，避免引流液倒流引起感染，注意患者安全，防止患者坠床。

（2）推轮椅、平车、检查床的患者，指导和协助搬运患者；带有监护仪与氧气瓶的患者，将仪器妥善放置在检查床适宜位置，并把监护仪显示屏放置于正面对观察窗处，便于医务人员随时观察患者病情变化；有跌倒风险的患者，检查过程中应有家属陪同，并做好防护。

（3）体位摆放。按照检查单项目和检查目的，正确摆放体位，先扫定位像，确定扫描方法和范围。

（4）注射药物前准备。

①正确安装高压注射器管道，排除管道内空气，确保患者的静脉通道与高压注射器管道连接的紧密性，预防管道脱落。

②进行试注射：试注射生理盐水 20~30 mL，将手放到留置针尖的近心端，可感觉液体在血管中有明显的冲击力。做到"一看、二摸、三感觉、四询问"，以确保高压注射器管道与血管连接通畅，并告知患者，在注射时如有不适立即告知医护人员。同时，密切观察增强图像碘对比剂的进入情况，以便及时发现外渗现象。

（5）告知患者检查过程中应保持身体不动，以防运动伪影的产生，影响诊断。

（6）在不影响诊断的情况下，应通过优化参数，对 X 射线敏感的部位如生殖腺、甲状腺、眼球等（除必要检查部位外），予以铅皮遮挡，以防医源性射线伤害，非检查部位做好重点防护。

（7）根据患者的情况，适当调节环境温度，注意给患者做好保暖。

（8）密切观察：注射对比剂过程中严密观察患者反应及高压注射器注射时压力曲线的变化，如发现患者出现不良反应、高压注射器显示压力报警、对比剂药物达到注射剂量而监测动脉 CT 值未达到阈值时，应立即停止注药，及时进入检查室评估患者情况，同时观察留置针穿刺部位有无外渗，视情况及时应对和处理。

（9）心理安慰：准备注入对比剂时，通过麦克风告知患者可能会出现的身体反应，以缓解患者的紧张情绪，告知患者如有不适可举手示意。

3. 检查后护理常规

（1）检查结束分离管路，询问患者有无不适，同时观察穿刺部位有无外渗、肢体有无肿胀。

（2）协助患者下检查床，如有金属支架，协助患者重新合理放置金属支架。如需多人搬运，需提前制定搬运方案，按照多人搬运方法进行搬运，避免引起二次创伤和跌倒等不良事件发生。

（3）使用镇静药物的患者，门诊患者协助至观察室进一步观察，待患者清醒、无不适时方可离开。住院患者需医务人员陪同至病房。

（4）置有引流管的患者，患者下检查床后，将引流管进行妥善固定并向患者及家属交代注意事项。

（5）增强检查患者检查后在候诊区观察 30 min，如有不适及时告知医务人员。观察结束无不适时方可拔掉留置针，嘱患者正确按压穿刺点至少 10 min，无出血后方可离开，并提醒患者携带好随身物品。

（6）告知患者和家属取检查报告的方法、时间及地点，继续观察有无迟发不良反应，如有不适，随时就诊或电话联系。

（六）健康指导

1. 参考本章第一节二、计算机体层成像增强检查护理常规中健康指导内容。

2. 向患者宣讲疾病的相关知识，缓解患者的紧张情绪。

3. 讲解骨折患者功能锻炼的重要性，避免出现血栓后综合征（post-thrombotic syndrome，PTS）或肺栓塞。

4. 肢体带有固定器的患者，固定器重新固定后，向其讲解观察固定远端肢体如手指、足趾的颜色和温度变化的方法。如果发现手腕或足背血管搏动变弱或消失，手指或足趾不能自主活动，手指或足趾颜色发绀、苍白，同时温度降低甚至冰凉，应立即告知医生，必要时将石膏拆开，以防发生缺血性坏死。

5.长期卧床患者，告知家属进行定期按摩翻身，促进血液流通，防止坠积性肺炎发生及压疮，要在骨突起部位，如肩背部、骶尾部、双侧髂嵴、膝踝关节、足后跟等处放置棉圈、气垫等，并定时按摩。

第三节　特殊部位计算机体层成像护理常规

一、冠状动脉计算机体层成像护理常规

心脏冠状动脉 CT 检查包括平扫和血管成像，后者一般称为心脏冠状动脉血管成像（coronary CT angiography，CCTA）。平扫主要用于冠状动脉钙化评分；CCTA 作为安全、准确的无创技术，主要用于冠状动脉疾病筛选、各种血管重建术的术前定位、术后复查等。

（一）扫描方法

1.扫描体位：受检者仰卧，足先进，两臂上举过头、伸直，以免注射处血管破裂。

2.连接心电门控电极：注意电极片粘贴牢固，心电 R 波清晰显示，无干扰杂波，可被 CT 监测仪识别，必要时清洁胸部皮肤后重新连接。

3.屏气训练：尽管 CT 设备技术不断进步，但良好的屏气仍然是 CCTA 检查成果好坏的关键因素之一。护士应当认真地对患者进行屏气训练。训练的内容包括如何听取屏气指令、屏气幅度等。屏气在吸气最大幅度 50%~75% 期间，并每次保持一致。

（二）扫描范围

1.定位像扫描：自胸廓入口至心脏膈面屏气行定位像扫描（正位或正侧位，由具体设备型号决定）。定位像扫描条件由设备嵌入，不做特殊修改。CCTA 采集范围：上界自气管隆突嵴下 1~2 cm 水平（根据患者体型调整），下界达心脏膈面（注意部分患者膈面抬高，CT 采集范围需低于膈肌），左右各大于心缘两侧 1~2 cm。CCTA 增强扫描时，可以根据钙化积分扫描观察到冠状动脉开口和远端水平，确定扫描范围更加精准。对于冠状动脉搭桥术后的患者，上界自胸廓入口开始，以显示桥血管全程。

2.冠状动脉钙化（CAC）扫描：推荐 CCTA 前进行钙化积分扫描。但是对于冠状动脉支架植入术后和搭桥术后患者，因为有金属物的植入，不推荐行钙化积分扫描。扫描参数的设置与钙化积分的计算结果有关，应使用各 CT 设备推荐的默认参数设置进行钙化积分扫描。

（三）护理评估

1. 参考本章第一节一般护理常规中计算机体层成像增强检查护理常规。

2. 自理能力：是否能平稳步行、是否使用助行器（轮椅、平车等）。

3. 听力：是否能听清和配合设备指令声。

4. 肺功能：能否按照扫描体位进行有效屏气和呼吸。

5. 心率：了解患者的基础心率（如超过 80 次 /min，需要备用 β 受体阻滞剂），有无频发心律失常等情况。

6. 风险筛查：排除检查的禁忌证。

7. 依从性：评估患者的情绪状态，是否了解本项检查的目的与意义，能否完全配合。

8. 输注通路：穿刺肢体血管弹性好、未接受过乳房根治术和腋下淋巴结清扫术。

9. 过敏史：了解有无碘过敏史及其他药物及食物过敏史。

10. 病情评估：询问患者病史，有无慢性肺动脉高压、不稳定性心绞痛、心肌梗死、主动脉夹层，以及心脏、肾脏、肝脏的功能情况。

11. 评估体内外金属物情况。

12. 患者身高、体重。

（四）观察要点

1. 高危人群：①既往使用碘对比剂出现中、重度不良反应者；②不稳定性哮喘者；③糖尿病，特别是糖尿病肾病者；④使用肾毒性药物或其他影响肾小球滤过率药物或肾功能不全者；⑤心肺疾病者：高血压、肺动脉高压、充血性心力衰竭等；⑥痛风者；⑦有其他药物不良反应或过敏史者；⑧脱水或血容量不足者；⑨血液疾病者：镰状细胞性贫血、红细胞增多症和多发性骨髓瘤；⑩高胱氨酸尿者。

2. 心率：频次、稳定性。

3. 对比剂：显像情况以及有无外渗。

4. 呼吸情况：屏气时能保持胸腹部不动，每次屏气保持幅度一致。

5. 对比剂不良反应：有无局部或全身症状。

（五）护理措施

1. 检查前护理常规

（1）信息核查：再次核对患者姓名和 ID 号，查看检查项目与病史是否相符。

（2）讲解及询问：再次讲解 CCTA 检查过程，特别是再次询问患者的相对风险，并确定有无使用碘对比剂的病史；目前心脏、肾脏、肝脏的功能情况，对于有心、肝、肾功能不全病史者，需要进一步明确检查禁忌证；如患者有肾功能不全病史，需要依据 1 个月内的肌酐水平评估肾小球滤过率（GFR）。若GFR小于60%，则为相对禁忌证；若GFR小于30%，则为绝对禁忌证；对于急性主动脉夹层、慢性肺动脉高压、不稳定型心绞痛和心肌梗死的患者，CCTA检查存在风险，了解病情和知情同意十分重要；询问患者症状、病史和本次检查目的，讲解注射对比剂会产生全身热感，属正常情况。去除胸部所有的金属物品（包括文胸、带有拉链的衣服）。

（3）取得知情同意，并耐心解答患者及家属的疑问，该项检查要求患者及其家属必须签署知情同意书，缓解其紧张焦虑情绪，签署《含碘对比剂使用增强知情同意书》。

（4）患者体位：采用足先进体位，双臂上举过头、伸直，以免注射处血管破裂。

（5）心率和心律控制：对于64排CT，要求将心率控制在70次/min以下；对于后64排CT，根据设备性能要求心率低于90次/min。高心率患者需服用降心率药物（β受体阻滞剂），药物的禁忌证和不良反应，参考产品说明书。对于偶发期前收缩（早搏）患者，建议控制心率低于70次/min后进行扫描。

（6）连接心电门控电极：心电电极的放置可采用美国标准（白色导联：右锁骨中线、锁骨下；黑色导联：左锁骨中线、锁骨下；红色导联：左锁骨中线、第六或第七肋间；绿色导联：右锁骨中线、第六或第七肋间）或欧洲标准（红色导联：右锁骨中线、锁骨下；黄色导联：左锁骨中线，锁骨下；黑色导联：右锁骨中线，第六或第七肋间；绿色导联：左锁骨中线，第六或第七肋间）。对于心电信号不佳，QRS波形识别不好的患者，多由于电极片接触不良所致，可以用酒精棉球擦拭患者胸壁皮肤后重新粘贴电极片，或者检测其他干扰因素，确保心电信号良好。对于起搏器植入后患者，需要护士或者技师确定能否扫描。心电信号识别标准为：信号能被监测仪识别出R波，并且规律、无杂波干扰。

（7）屏气训练：屏气不好是检查失败最常见的原因之一。对患者进行实际呼吸屏气训练，屏气时保持胸腹部不动，每次屏气幅度保持一致，如不能配合屏气，指导患者屏气时用手捏住鼻子，每次屏气时间是10~15 s，告知患者检查时听医师指令，在屏气状态下观察患者心率变化，屏气期间心率变化应小于10%。吸气末屏气（吸气幅度是最大吸气能力的50%~75%），并每次保持一致。观察并记录患者屏气后的心率变化和幅度。患者心率降低若超过10次/min，则采用回顾性心电门控，并需要手工选择合适的螺距，以避免因螺距与床速不一致产生条带状伪影。告知患者检查中需要屏气的时间和次数，以缓解患者的紧张不安情绪。

（8）硝酸甘油的使用：服用硝酸甘油能够使冠状动脉血管扩张，弥补CT设备对细小分支血管显示不足的缺陷，但是不作常规推荐使用。CT扫描开始前3~5 min舌下含服硝酸甘油0.5 mg或扫描前1 min舌下含服硝酸甘油0.5 mg，禁忌证和不良反应参考硝酸甘油药物说明书。

（9）射线防护：扫描前为患者佩戴好铅围脖和铅围裙，做好甲状腺、性腺等对辐射敏感器官的防护工作。非必要情况下禁止家属陪同。若病情需要，家属须穿戴好防辐射铅衣。

（10）饮食要求：12 h 内禁饮用咖啡因、浓茶等刺激性饮料，4 h 内不宜吃固体食物，避免饱餐，检查前约 6 h 内口服 500~1 000 mL 液体。

（11）选择 18~20G 耐高压留置针，建议在无特殊情况（如右上臂静脉局部皮肤感染、右胸部肿瘤等疾患术后等）下，选择右前臂或肘静脉进行穿刺，告知患者置入留置针肢体不可提重物，防止堵管与脱出。

（12）测量体重，在满足成像 / 诊断的前提下，使用最低剂量的碘对比剂，碘对比剂的最大使用剂量可参考 Cigarroa 计算公式：［5 mL× 体重（kg）/ 血清肌酐（mg/dL）］（总量不超过 300 mL）。

（13）对比剂存放条件必须符合产品说明书要求，使用前加温至 37℃，并放置在恒温箱中。

（14）备齐急救药品和器材。

2. 检查中护理常规

（1）核对信息：由责任护士和技师反问式核对患者姓名和 ID 号、检查项目、药名、浓度、留置针型号。

（2）安全指导：协助患者进检查室、上检查床，避免坠床或跌倒事件。推轮椅、平车、检查床的患者，指导和协助搬运患者，对于有气管插管、引流管的患者，注意妥善安置管路，避免管道滑脱和弯折；置入引流管的患者，上检查床前将管道夹闭，带有监护仪与氧气瓶的患者，将仪器妥善放置在检查床适宜位置，并把监护仪显示屏放置于正面对观察窗处，便于医务人员随时观察患者病情变化；怀疑主动脉夹层患者，搬运时动作应轻柔缓慢。

（3）体位设计：足先进，两臂上举过头、伸直，以免注射处血管破裂。

（4）注意保暖和隐私：检查过程中注意患者的保暖和隐私，避免不必要的部位暴露。

（5）辐射防护：对 X 射线敏感的部位如生殖腺、甲状腺、眼球等（除必要检查部位外），予以铅皮遮挡，以防医源性射线伤害。

（6）通道安全：正确安装高压注射器管道，排除管道内空气，确保患者静脉通道与高压注射器连接的紧密性，预防管道脱落。技师根据受检者体重，选择不同的碘流率，确定注射速率，进行预注射试验，先试注射生理盐水 20~30 mL，将手放于留置针尖的近心端，感觉液体在血管中是否有明显冲击力，询问患者是否有不适，确保高压注射管路与血管连接通畅。

（7）心理安慰：准备注入对比剂时，通过麦克风告知患者可能会出现的身体反应，以缓解患者紧张情绪，告知患者如有不适可举手示意。

（8）密切观察：注射对比剂过程中严密观察患者反应及高压注射器注射时压力曲线的变化，如发现患者出现不良反应、高压注射器显示压力报警、对比剂药物达到注射剂量而监测动脉 CT 值未达到阈值时，应立即停止注药，及时进入检查室评估患者情况，同时观察留置针穿刺部位有无外渗，视情况及时应对和处理。

3. 检查后护理常规

（1）检查结束分离管路，询问患者有无不适，同时观察穿刺部位有无外渗、肢体有无肿胀。

（2）协助患者起身下检查床，对于有高血压者或老年患者嘱其先缓慢起身休息片刻，再搀扶患者下检查床，避免起身过快导致体位性低血压，预防跌倒；发现主动脉夹层患者，严格制动，搬运过程中动作应缓慢，并立即按影像科危急值上报。

（3）去除心电监护各导联，按医疗垃圾处理。

（4）检查结束嘱患者在 24 h 内多饮水（不少于 100 mL/h），告知肾功能不全的患者和临床主治医生，对比剂给药后 48 h 测定 eGFR。如果给药后 48 h 诊断为对比剂后急性肾损伤，则对患者进行至少 30 d 的临床监测，并定期测定 eGFR。

（5）除急、危重症患者外，受检患者需在候诊区留观 30 min，如无不适方可拔除留置针，嘱患者按压至少 10 min，防止出血，如回家后有任何不适反应，应立即回医院及时处置。

（6）告知患者和家属取检查报告的方法、时间及地点。

（六）健康指导

1. 参考本章第一节二、计算机体层成像增强检查护理常规内容。

2. 告知患者药物（对比剂）、射线对身体的影响、可能存在的不良反应以及对病症后续诊疗方案实施的重要意义，促使其提高思想认知、消除对冠脉 CTA 检查后的顾虑和恐惧，积极配合临床工作开展。

3. 疼痛是主动脉夹层最典型的临床表现，常常伴有血管迷走神经兴奋症状，如大汗淋漓、恶心、呕吐、晕厥等情况。疼痛发生时，心率、血压发生变化，会引起病情的急剧恶化，突如其来的疾病，加上身体难以忍受的撕裂样疼痛，以及疾病带来的经济负担，让患者难以接受，告知家属，避免对患者不必要的刺激，缓解患者恐惧、焦躁的情绪，帮助其顺利度过术前危险期。

二、小肠低张计算机体层成像护理常规

胃肠道疾病是临床上较为常见的消化系统疾病，临床症状不典型，可造成不明原因的消化道出血。以往内窥镜为诊断胃肠道疾病的常用方法，而 CT 小肠低张造影是目前较为常用的检查技术，可清晰显示病变及肿瘤与周围组织之间的关系。针对胃肠道疾病患者实施多层螺旋 CT 小肠低张造影技术，能够有效诊断胃肠道情况，帮助医师了解患者病情，对临床诊断、治疗具有非常重要的作用。

（一）扫描方法

扫描体位：常规为患者仰卧，取头先进或足先进，双臂上举、伸直，身体尽量置于床面正中间，冠状线定于腋中线。有时也可以根据观察部位的需要或患者病情采用侧卧位、俯卧位或特殊体位（如严重腹水的患者，因横膈受压迫平卧困难，可垫高胸部高度以不影响扫描床进出为准）。

（二）扫描范围：屏气时进行扫描

患者选取仰卧位，扫描范围从剑突开始向下扫描至耻骨联合下缘。

（三）护理评估

1. 核对：责任护士仔细阅读检查预约单与电子申请单信息是否一致，核对患者信息（姓名、性别、年龄、ID 号、检查编号、检查部位、检查设备等）。详细询问病史，进一步核实检查部位、检查方式，对检查目的要求不明确的申请单，应与临床申请医生核对。

2. 检查前详细了解患者情况，必须符合标准：排除常规检查前禁忌证；排除肾功能不全者；排除碘对比剂过敏或禁服碘制剂者；排对盐酸山莨菪碱过敏者；排除肠梗阻等临床禁饮食者；排除青光眼、前列腺肥大并排尿困难者；排除 1 周内行消化道造影者。

3. 评估患者的一般情况，如神志、面色、生命体征、步入检查室方式，是否有被动体位（例如急腹症患者由于疼痛被迫取被动体位），及早做好应对准备等。

4. 清洁肠道：评估患者是否已行胃肠道准备，确保肠道内没有干燥粪块，以免在成像时影响医生的观察而出现误诊。女性患者要评估月经史、有无怀孕以及是否处于备孕状态。

（四）观察要点

1. 参考本章第一节一般护理常规中计算机体层成像增强检查护理常规。

2. 对肌内注射 654-2 患者的观察要点：小肠低张检查前需肌内注射 654-2，以抑制肠管痉挛，降低管壁张力，充分扩张肠管，注射前询问患者是否有颅内压增高、脑出血、急性期青光眼、幽门梗阻、肠梗阻及前列腺肥大、尿潴留，有此类疾病及对此药过敏者禁用。检查后待肠蠕动恢复、肛门排气后方可进食，为避免低血糖的发生，必要时可静脉补

充液体。

（五）护理措施

1. 检查前护理常规

（1）关于检查方法、相关注意事项、肠道准备的重要性——向患者解释清楚。

（2）指导患者取下身上所有带金属的衣裤、物品，解除腹带及外敷药物，或更换检查衣物。

（3）检查前日晚饮食宜清淡，并于晚 8:00—9:00 清洁肠道，口服和爽稀释液 2 000 mL，直至腹泻液为清亮无色无渣样便为宜。

（4）检查当日提前 1 h 到影像科，采用 1 h 内少量、分时段饮用 5% 等渗甘露醇液 1 200 mL 的方法，通常是检查前 60 min 饮用 300 mL，检查前 30min 饮用 600 mL，检查前 10 min 饮用 300 mL，肠道充盈效果较好，以降低仅部分小肠充盈的发生率，从而降低临床漏诊率。

（5）检查前用药：必要时遵医嘱于检查前 20 min 肌内注射盐酸消旋山莨菪碱 10 mL 抑制肠蠕动，有青光眼、前列腺增生、尿潴留等禁忌证者禁用，使患者的小肠处手低张的状态，确保患者近段肠管得到充分的扩张。在肌内注射前嘱患者排大小便，减少药效期间膀胱的充盈度，以利小肠充盈扩张。

（6）肌内注射时要严格执行操作规程，减少患者痛苦，鼓励并告诉患者要尽全力配合检查，以保证检查的准确性。

（7）呼吸屏气训练，为避免呼吸运动影响图像质量应对患者进行呼吸屏气训练。在进行 CT 扫描时让患者遵医嘱配合呼吸、注意屏气。

（8）告知患者检查时使用对比剂的反应及沟通、配合方法，减少患者紧张、焦虑情绪，以顺利完成检查。

（9）扫描前经右侧肘正中静脉穿刺静脉留置针。

2. 检查中护理常规

（1）核对信息：再次核对患者信息，避免检查信息、检查部位、检查设备错误。

（2）辐射防护：尤其是需要定期复查的年轻患者和孕妇。

（3）活动安全：协助患者上检查床，避免坠床或跌倒。有引流管者妥善放置，防止脱落。

（4）注射对比剂前检查、确认患者静脉通道情况，随时监控患者的对比剂注射反应，减少或尽量避免不良反应发生。

（5）选择合适的扫描体位，去除扫描部位的异物，特别是金属异物。

（6）连接数控高压注射器，严格遵守操作程序，吸药、排气、连接留置针、固定，反复检查无误。

（7）整个扫描过程应打开对讲系统，及时了解患者有无不适及不良反应发生，并随时准备停止扫描，备好抢救药品及设备。

3.检查后护理常规

（1）检查完毕后观察并询问患者有无对比剂不良反应等不适，观察穿刺侧手臂及穿刺局部有无渗液肿胀。

（2）留置静脉通道 15~20 min 后再拔除。

（3）嘱患者于观察监控区休息 15~20 min，多饮水以利对比剂排泄，期间有不适随时与医务人员沟通，确定无不适方可离开。

（4）对于有对比剂过敏反应的患者，依据不同程度的过敏反应，严密监控和相关处理。

（5）应嘱咐患者及家属，检查后 48 h 内多饮水促进对比剂的排泄，每 24 h 饮水 1 500 mL~2 000 mL，若有不适要及时就诊，防止迟发过敏反应的发生。

（6）行健康宣教，告知领取检查报告的方法。

（六）健康指导

1.告知患者使用盐酸消旋山莨菪碱后可见口干、皮肤潮红、心率增快、视力模糊、排尿困难等不良反应，4 h 后症状可消退，4 h 内不可驾驶车辆。

2.肛门排气：肌内注射消旋山莨菪碱的患者检查后待肠蠕动恢复、肛门排气后方可进食，避免发生低血糖，必要时可静脉补充液体。

3.饮食指导：告知患者肛门排气后方可进食，进食宜清淡易消化食物。

4.健康指导：腹部胀气时，指导患者按顺时针方向按摩腹部，加速气体排出，减轻腹胀。告知患者如腹部有异常感觉及时就诊。

三、空腹低张计算机体层成像护理常规

传统胃肠道检查多口服钡餐和使用内窥镜，但两者都有局限性。患者因耗时长，过程痛苦而难以接受。近年来随着多层螺旋 CT 的出现，因其快速大范围的容积扫描和强大的后处理功能，使胃肠道 CT 检查更为理想，它克服了普通 CT 扫描速度慢，胃肠蠕动影响等缺点，改善了图像质量，提高了小病灶的检出率和肿瘤分期的准确性，因而被临床广泛应用。在胃肠道 CT 检查中，护理人员的配合十分重要。

（一）扫描方法

1.扫描体位：患者仰卧于检查床上，取头先进或足先进，保持正中位，人体长轴与床面长轴一致，双手置于头上方（无法上举的患者也可放于身体两侧）；冠状线定于腋中线。

2. 在胃部 CT 的检查中采用仰卧位与补充体位结合行双体位 CT 扫描有助于提高胃部 CT 检查的质量。

3. 屏气扫描，患者身体保持不动，保持静止状态。

（二）扫描范围

扫描范围为从剑突至脐孔，包括隔上食管下段和胃；先吸气，屏气时进行扫描。

（三）护理评估

1. 严密观察病情变化：意识状况、呼吸状态、生命体征、动脉血气分析结果、患者配合情况。

2. 核对：责任护士仔细阅读检查预约单与电子申请单信息是否一致，核对患者信息（姓名、性别、年龄、ID 号、检查编号、检查部位、检查设备等）。详细询问病史，进一步核实检查部位、检查方式，对检查目的要求不明确的申请单，应与临床申请医生核对。

3. 病史：评估患者既往史、现病史、手术史等，筛查患者有无检查禁忌证。

4. 排除常规检查前禁忌证；排除肾功能不全者；排除碘对比剂过敏或禁服碘制剂者；排对盐酸山莨菪碱过敏者；排除肠梗阻等临床禁饮食者；排除青光眼、前列腺肥大并排尿困难者；排除 1 周内行消化道造影者。

（四）观察要点

1. 参考本章第一节一般护理常规中计算机体层成像增强检查护理常规。

2. 对肌内注射 654-2 患者的观察要点：空腹低张检查前需肌内注射 654-2，以抑制肠管痉挛，降低管壁张力，充分扩张肠管，注射前询问患者是否有颅内压增高、脑出血、急性期青光眼、幽门梗阻、肠梗阻及前列腺肥大、尿潴留，有此类疾病及对此药过敏者禁用。检查后待肠蠕动恢复、肛门排气后方可进食，为避免低血糖的发生，必要时可静脉补充液体。

（五）护理措施

1. 检查前护理常规

（1）核对信息：责任护士和技师共同核对患者预约单与电子申请单信息是否一致，协助患者进检查室、上检查床，避免坠床或跌倒事件。

（2）在检查前，详细了解患者情况，必须符合标准。

（3）指导患者检查前保持空腹并戒烟、戒酒，禁饮咖啡、浓茶等；检查时由责任护士陪同，取下患者身上金属饰品及衣物，同时指导患者保持正常呼吸。

（4）心理护理：采用面对面的交流方式，耐心向患者讲解大量饮水的目的、注意事项，使患者了解只有饮水充足才能使胃肠道充盈扩张，有利于疾病诊断。使其心情放松，以取得患者的配合。

（5）肠道准备：检查前一天行少渣饮食，一周内禁服含金属的药物或行消化道钡剂造影。

（6）空腹胃低张检查需要禁食4~6 h以上，不禁水。

（7）检查前15~20 min，饮用500~1000 mL温水，饮水时应嘱患者尽量少服入气体，胃低张检查，进入检查前即刻饮水150~200 mL，嘱患者尽可能快速饮完，使胃及十二指肠壶腹部充盈，形成良好的对比。

（8）检查前20 min肌内注射低张药物山莨菪碱10 mL抑制胃肠蠕动，有青光眼、前列腺增生等禁忌证者除外，使患者的胃、小肠处于低张的状态，确保患者近段肠管得到充分的扩张。

（9）肌内注射山莨菪碱时要严格执行操作规程，减少患者痛苦，鼓励并告诉患者要尽全力配合检查，以保证检查的准确性。

2. 检查中护理常规

（1）辐射防护，尤其是需要定期复查的年轻患者和孕妇。

（2）呼吸屏气训练，为避免呼吸运动影响图像质量应对患者进行呼吸屏气训练。在进行CT扫描时让患者遵医嘱配合呼吸、注意屏气。

（3）去除患者扫描部位的异物，特别是金属异物。

（4）选择合适的体位，协助摆好准确舒适的体位，做胃、十二指肠CT检查时，常规取仰卧位，不能获得满意的全胃CT图像，针对病变部位不同分别采取左侧位（观察胃食道连接区及胃底部），右侧位（观察胃实部、十二指肠、胰头部）。

3. 检查后护理常规

（1）检查完毕后询问患者有无不适。

（2）嘱患者于观察区休息片刻，期间有不适随时与医务人员沟通，无不适方可离开。

（3）行健康宣教，告知患者领取检查报告的方法。

（六）健康指导

1. 告知患者使用盐酸消旋山莨菪碱后可见口干、皮肤潮红、心率增快、视力模糊、排尿困难等不良反应，4 h后症状可消退，4 h内不可驾驶车辆。

2. 肛门排气：肌内注射消旋山莨菪碱的患者检查后待肠蠕动恢复、肛门排气后方可进食，避免发生低血糖，必要时可静脉补充液体。

3. 饮食指导：告知患者肛门排气后方可进食，进食宜清淡易消化食物。

4. 健康指导：腹部胀气时，指导患者按顺时针方向按摩腹部，加速气体排出，减轻腹胀，告知患者如腹部有异常感觉及时就诊。

四、下肢 CT 血管成像护理常规

下肢 CT 血管成像检查主要包括：双侧下肢动脉血管成像和一侧 / 双侧下肢静脉血管成像。下肢动脉血管成像检查主要应用于下肢动脉狭窄、下肢动脉瘤、动静脉畸形等血管性病变的诊断、治疗决策及血管重建术前评估与随访，也是了解周围血管与肿瘤的空间关系的一种更为简便和直观的检查手段。下肢静脉血管成像因其操作相对简便快捷、创伤小逐渐成为下肢静脉血栓和下肢静脉曲张等血管疾病最常用的检查手段之一。

（一）扫描方法

1. 扫描体位：患者仰卧于检查床上，足先进或头先进方式，头部正中矢状面与纵向定位线平行，横向定位线与肚脐平行，水平定位线齐腋中线。患者双手上举，置于头顶两边，双下肢伸直，双膝并拢，双足垫高与髋保持水平，两足大拇指靠拢，双腿稍内旋，使胫、腓骨分开。必要时用绷带固定双下肢。

2. 扫描时，双下肢保持不动，双脚并拢，保持静止状态。对不能合作的患者给予镇静或催眠。

（二）扫描范围

（1）双下肢动脉血管成像：扫描范围从 T12 椎体开始至足尖，包括腹主动脉、髂内外动脉、股动脉、腘动脉及小腿和足背动脉，为腹腔干到足背动脉，扫描方向为头足侧方向。

（2）一侧 / 双侧下肢静脉血管成像：扫描范围从 T10 椎体开始至脚踝，包括下腔静脉、双侧髂总静脉、双侧髂外静脉、双侧股静脉、双侧腘静脉、双侧胫前静脉、双侧胫后静脉，为髂总静脉至足背静脉，扫描方向为足头侧方向。

（三）护理评估

1. 参考本章第一节二、计算机体层成像增强检查护理常规内容。

2. 评估患者双下肢能否伸直并保持静止体位，询问患者双下肢是否置入金属支架等。如患者下肢有骨科外固定架，应妥善放置，做好保护。

3. 评估患者双下肢皮肤及血管情况，尤其是合并糖尿病的患者，应重点关注患者皮肤有无破溃，是否存在血管穿刺困难。

（四）观察要点

1. 参考本章第一节二、计算机体层成像增强检查护理常规内容。

2. 观察患者双下肢皮肤，查看双下肢皮肤有无红肿、破溃。

3. 观察患者关节活动情况，有无关节内外固定支架及关节内外固定处皮肤情况。

4. 触摸患者足背动脉，查看患者双下肢血供情况。

（五）护理措施

1.检查前护理常规

（1）参考本章第一节二、计算机体层成像增强检查前护理常规内容。

（2）检查配合：指导患者在检查中尽量避免咳嗽，并保持体位不动；如患者有疼痛无法配合检查，应联系主治医生根据病情使用止痛药后再行检查。

（3）检查部位：去除双下肢所有的金属异物，患者外裤上有金属饰品或拉链时，协助患者脱下外裤，注意保暖与保护患者隐私。双下肢有金属支架的患者，在检查单上备注，同时告知技师以便采用去金属伪影扫描方案。

（4）留置针穿刺：双下肢动脉血管成像首选右上肢置入 18~20G 耐高压留置针，告知患者置入留置针肢体不可提重物，防止堵管与脱出；一侧 / 双侧下肢静脉血管成像需在检查侧足背置入 22~24G 耐高压留置针，告知患者减少穿刺侧肢体活动与用力。

（5）若怀疑深静脉血栓者，在患者踝关节的上方以止血带结扎表浅静脉，结扎力度以患者能承受范围内触摸不到足背动脉为最佳。

（6）药物配置：根据患者检查要求，选用合适浓度的对比剂常规加温至 37℃ 备用。一侧下肢静脉血管成像根据对比剂种类按照 1 :（3~9）（对比剂：生理盐水）的比例进行稀释后使用，一般注射速度为 2~3 mL/s。

2.检查中护理常规

（1）核对信息：由责任护士和技师共同核对患者预约单与电子申请单信息是否一致。

（2）安全指导：协助患者进检查室、上检查床，避免坠床或跌倒事件。推轮椅、平车、检查床的患者，指导和协助搬运患者；对于有气管插管、引流管的患者，注意妥善安置管路，避免管道滑脱和弯折；置入引流管的患者，上检查床前将管道夹闭；带有监护仪与氧气瓶的患者，将仪器妥善放置在检查床适宜位置，并把监护仪显示屏放置于正面对观察窗处，便于医务人员随时观察患者病情变化。

（3）体位设计：根据检查部位设计摆放体位，患者双臂伸直，上举至头顶两侧，勿移动变换体位。

（4）特殊患者：婴幼儿、昏迷、躁动、精神异常等患者已行镇静时，告知技师关闭语音提示，避免刺激患者导致扫描失败。

（5）注意保暖和隐私：检查过程中注意患者的保暖和隐私，避免不必要的部位暴露。

（6）辐射防护：对 X 射线敏感的部位如生殖腺、甲状腺、眼球等（除必要检查部位外），予以铅皮遮挡，以防医源性射线伤害。检查时尽量避免家属陪同，如需家属陪同时为家属提供全身 X 线安全的防护。

（7）通道安全：正确安装高压注射器管道，排除管道内空气，确保患者的静脉通道与高压注射器连接的紧密性，预防管道脱落。进行预注射试验，先试注射生理盐水 20~30 mL，将手放于留置针尖的近心端，感觉液体在血管中是否有明显冲击力，询问患者是否不适，确保高压注射管路与血管连接通畅。

（8）检查中宣教：再次向患者强调扫描过程中双下肢严格保持静止不动，不可晃动双足。

（9）心理安慰：准备注入对比剂时，通过麦克风告知患者可能会出现的身体反应，以缓解患者紧张的情绪，告知患者如有不适可举手示意。

（10）密切观察：注射对比剂过程中严密观察患者反应及高压注射器注射时压力曲线变化，如发现患者出现不良反应、高压注射器显示压力报警、对比剂药物达到注射剂量而监测动脉 CT 值未达到阈值时，应立即停止注药，及时进入检查室评估患者情况，同时观察留置针穿刺部位有无外渗，视情况及时应对和处理。

3. 检查后护理常规

（1）检查结束分离管路，询问患者有无不适，同时观察穿刺部位有无外渗、肢体有无肿胀。

（2）若患者踝部结扎止血带，则取下止血带，观察患者当侧肢体血液循环情况。

（3）协助患者起身下检查床，对于有高血压的患者嘱其先缓慢起身休息片刻，再搀扶患者下检查床，避免起身过快导致体位性低血压，预防跌倒。

（4）使用镇静药物的患者，协助至观察室进一步观察，待患者清醒、无不适时方可离开。

（5）置有引流管的患者，将引流管放回原处再开放，观察引流液的颜色和量。

（6）告知肾功能不全的患者和临床主治医生，对比剂给药后 48 h 测定 eGFR。如果给药后 48 h 诊断为对比剂后急性肾损伤，则对患者进行至少 30 d 的临床监测，并定期测定 eGFR。

（7）嘱患者检查后在候诊区观察 30 min，如有不适及时告知医务人员。

（8）观察结束无不适方可拔掉留置针，嘱患者按压至少 5 min，防止出血。

（9）告知患者和家属取检查报告的方法、时间及地点。

（六）健康指导

参考本章第一节二、计算机体层成像增强检查护理常规内容。

五、痛风结节分析计算机体层成像护理常规

痛风结节分析计算机体层成像检查是使用能谱 CT，对检查部位进行浓度成像、物质

分离与定量分析的诊断技术，可以有效检测出痛风结石并进行量化分析，为痛风患者的早期诊断提供了一种无创检查方法。扫描部位主要包括：腕关节、膝关节、足踝关节等存在痛风石沉积的部位。

（一）扫描方法

扫描体位：患者仰卧于检查床上，头先进或脚先进，保持正中位，人体长轴与床面长轴保持一致，冠状线定于腋中线，根据检查部位嘱患者双手置于身体两旁或胸前。

（二）扫描范围

参考本章第二节四、四肢、骨、关节计算机体层成像护理常规。

（三）护理评估

1.参考本章第一节二、计算机体层成像平扫检查护理常规内容。

2.评估患者的疼痛程度和关节活动度，确认患者能否配合检查要求摆放体位。

（四）观察要点

1.参考本章第一节二、计算机体层成像平扫检查护理常规内容。

2.配合：评估患者的配合能力及依从性，便于制定个性化指导方案。

3.查看患者的关节活动情况及关节部位的皮肤情况。

（五）护理措施

参考本章第一节二、计算机体层成像平扫检查护理常规内容。

1.检查前护理常规

（1）核对信息：责任护士再次核对患者的姓名、年龄、性别、检查部位及检查设备等。

（2）去除金属异物：根据图像质量的要求，指导及协助患者去除被检部位的金属物件（发夹、耳环、项链、文胸、拉链、皮带等），去除高密度材质的衣服，防止产生伪影。

（3）特殊情况：做放射检查前，需询问育龄患者近期是否有生育计划，孕妇检查时需明确是否有终止妊娠计划，告知辐射防护注意事项并签字确认。

（4）健康宣教：告知患者检查的目的与意义，检查的预计时间和检查中的相关注意事项。

2.检查中护理常规

（1）核对信息：责任护士和技师共同核对患者预约单与电子申请单信息是否一致，协助患者进检查室、上检查床，避免坠床或跌倒事件。

（2）安全指导：推轮椅、平车、检查床的患者，指导和协助搬运患者。对于有关节肿痛、畸形和功能障碍的患者，注意保护患者的关节部位，避免患者跌倒与坠床。

（3）体位设计：根据具体检查部位和要求设计摆放体位，并再次告知相关注意事项，嘱咐患者勿移动身体，并做好患者心理护理，安抚患者紧张情绪，积极配合医技人员检查。

（4）注意保暖和隐私：检查过程中注意患者的保暖和隐私，避免不必要的部位暴露。

（5）辐射防护：对 X 射线敏感的部位，如生殖腺、甲状腺、眼球等（除必要检查部位外），予以铅皮遮挡，以防医源性射线伤害。

（6）严密观察：检查过程中通过观察窗和监控录像严密观察患者病情变化，危重患者可通过监护仪查看心率、血氧饱和度等指标，一旦病情发生变化或出现突发状况时应立即暂停扫描，进入检查室查看和评估患者，视情况及时报告医生并处理。

3.检查后护理常规

（1）患者检查结束后，协助患者起身下检查床，告知有高血压的患者起身时动作要缓慢，避免起身过快导致体位性低血压，预防跌倒。

（2）告知患者和家属取检查报告的方法、地点及时间。

（六）健康指导

参考本章第一节二、计算机体层成像增强检查护理常规内容。

六、经导管主动脉瓣植入术（TAVI）术前 CT 血管成像护理常规

经导管主动脉瓣置入术（Transcatheter Aortic Valve Implantation，TAVI），又称经导管主动脉瓣置换术（Transcatheter Aortic Valve Replacement，TAVR），是通过股动脉送入介入导管，将人工心脏瓣膜输送至主动脉瓣区打开，从而完成人工瓣膜置入，恢复瓣膜功能的一种介入治疗方法。目前 CT 是测量主动脉瓣环大小、评估瓣环损伤和冠状动脉闭塞风险的金标准，并能够在术前预测最佳的 X 线投照角度。CT 数据采集通常包括主动脉根部结构的心电门控 CTA 数据和主动脉 / 髂动脉 / 股动脉的非心电门控 CTA 数据。

（一）扫描方法

1.扫描体位：患者仰卧于检查床上，取头先进或足先进，保持正中位，人体长轴与床面长轴一致，双手置于头上方（无法上举的患者也可放于身体两侧）；冠状线定于腋中线。

2.正确连接心电门控，行呼吸训练。

3.屏气扫描，患者身体保持不动，保持静止状态。

（二）扫描范围

扫描范围为从肺上缘到耻骨联合处；先吸气，屏气时进行扫描。

（三）护理评估

1.参考本章第一节二、计算机体层成像增强检查护理常规内容。

2. 评估患者有无行心脏手术，是否置入金属支架等。

3. 评估患者的配合能力：评估患者能否理解语音提示，并根据语音提示配合呼吸；如患者不能配合，需进行呼吸训练后再行检查。

（四）观察要点

1. 参考本章第一节二、计算机体层成像增强检查护理常规内容。

2. 观察患者胸前区皮肤有无红肿破溃，粘贴电极片时避开皮肤红肿破溃处。

3. 观察患者心律、心率，一旦患者出现异常心电图应及时处理或终止检查。

（五）护理措施

1. 检查前护理常规

（1）参考本章第一节二、计算机体层成像增强检查前护理常规内容。

（2）去除颈胸部所有的金属异物，女性患者脱掉内衣，指导其扫描时身体保持不动。

（3）有置入金属支架的患者，应在检查单上备注，同时告知技师以便采用去金属伪影扫描方案。

（4）心电监测：正确连接电极和导线，导线避开心脏扫描区。婴幼儿先天性心脏疾病检查可不用心电监测。

①左锁骨中线处 1 cm 下。

②右锁骨中线处 1 cm 下。

③左侧腋中线 6~7 肋间。

④右侧腋中线 6~7 肋间。

连接心电门控，观察心电图情况，确认屏气状态下 R 波信号能够被识别，不受呼吸、床面移动时的影响，基线平稳，无杂波干扰（必要时，调整电极位置，导线及心电导联）。

（5）配合屏气：扫描时配合技师口令进行屏气，叮嘱患者尽量避免咳嗽，并保持体位不动。心脏检查者观察患者可稳定 10~15 s 屏气的时间及屏气后心率和心律变化规律。

（6）留置针穿刺：置入 18~20G 耐高压留置针，建议在无特殊情况（如右上臂静脉局部皮肤感染、右胸部肿瘤等疾患术后等）下，选择右前臂或肘静脉进行穿刺，告知患者置入留置针肢体不可提重物，防止堵管与脱出。

（7）根据患者检查要求，选用合适浓度的对比剂常规加温至 37℃ 备用。

2. 检查中护理常规

（1）核对信息：由责任护士和技师共同核对患者预约单与电子申请单信息是否一致。

（2）安全指导：协助患者进检查室、上检查床，避免坠床或跌倒事件。推轮椅、平车、检查床的患者，指导和协助搬运患者；对于有气管插管、引流管的患者，注意妥善安置管路，避免管道滑脱和弯折；置入引流管的患者，上检查床前将管道夹闭；带有监护仪与氧气瓶的患者，将仪器妥善放置在检查床适宜位置，并把监护仪显示屏放置于正面对观察窗处，便于医务人员随时观察患者病情变化。

（3）体位设计：根据检查部位设计摆放体位，嘱患者双臂伸直置于头上方，请勿移动身体。

（4）特殊患者：婴幼儿、昏迷、躁动、精神异常等患者已行镇静时，告知技师关闭语音提示，避免刺激患者导致扫描失败。

（5）注意保暖和隐私：检查过程中注意患者的保暖和隐私，避免不必要的部位暴露。

（6）辐射防护：对 X 射线敏感的部位如生殖腺、甲状腺、眼球等（除必要检查部位外），予以铅皮遮挡，以防医源性射线伤害。检查时尽量避免家属陪同。如需家属陪同时为家属提供全身 X 线安全防护。

（7）通道安全：正确安装高压注射器管道，排除管道内空气，确保患者静脉通道与高压注射器连接的紧密性，预防管道脱落。进行预注射试验，先试注射生理盐水 20~30 mL，将手放于留置针尖的近心端，感觉液体在血管中是否有明显冲击力，询问患者是否有不适，确保高压注射管路与血管连接通畅。

（8）扫描时，再次告知患者在检查中按照语音提示进行吸气屏气。

（9）心理安慰：准备注入对比剂时，通过麦克风告知患者可能会出现的身体反应，以缓解患者的紧张情绪，告知患者如有不适可举手示意。

（10）密切观察：注射对比剂过程中严密观察患者反应及高压注射器注射时压力曲线变化，如发现患者出现不良反应、高压注射器显示压力报警、对比剂药物达到注射剂量而监测动脉 CT 值未达到阈值，应立即停止注药，及时进入检查室评估患者情况，同时观察留置针穿刺部位有无外渗，视情况及时应对和处理。

3. 检查后护理常规

（1）检查结束分离管路，询问患者有无不适，同时观察穿刺部位有无外渗、肢体有无肿胀。

（2）去除心电门控，协助患者起身下检查床，对于有高血压的患者先缓慢起身休息片刻，再搀扶患者下检查床，避免起身过快导致体位性低血压，预防跌倒。

（3）使用镇静药物的患者，协助至观察室进一步观察，待患者清醒，无不适方可离开。

（4）置有引流管的患者，将引流管放回原处再开放，观察引流液的颜色和量。

（5）告知肾功能不全的患者和临床主治医生，对比剂给药后 48 h 测定 eGFR。如果给药后 48 h 诊断为对比剂后急性肾损伤，则对患者进行至少 30 d 的临床监测，并定期测定

eGFR。

（6）嘱患者检查后在候诊区观察 30 min，如有不适及时告知医务人员。

（7）观察结束无不适方可拔掉留置针，嘱患者按压至少 5 min，防止出血。

（8）告知患者和家属取检查报告的方法、时间及地点。

（六）健康指导

参考本章第一节二、计算机体层成像增强检查护理常规内容。

第四节　特殊患者计算机体层成像护理常规

一、气管切开患者计算机体层成像护理常规

气管切开患者由于意识障碍，气道内分泌物多，检查时平卧位，导致分泌物不易排出而引起呛咳、呼吸不畅、缺氧等症状，使患者无法顺利完成检查。因此，做好气管切开患者 CT 检查前的气道管理非常重要。

（一）护理评估

1. 环境：保持机房床单位干净、整洁，检查室空气流通，温湿度适宜，室温保持在21℃，湿度保持在 60%，定时消毒室内空气。

2. 核对：护士仔细阅读检查预约单与电子申请单信息是否一致，患者经气管切开术后不能发声，护士与家属核对患者信息（姓名、性别、年龄、ID 号、检查编号、检查部位、检查设备等）。详细询问病史，进一步核实检查部位、检查方式，对检查目的要求不明确的申请单，应与临床申请医生核对。

3. 急救准备：常规准备抢救环境，配备相应抢救药品及设备，保持完好率100%，了解常用对比剂理化性质、用量、禁忌证，熟悉掌握急救技能。气管切开患者，咳嗽排痰困难，应在检查前后及时清除气道中的痰液。

4. 气道、管道的评估：检查前重点查看患者气管导管是否通畅，有无脱落。

5. 病史：评估患者既往史、现病史、手术史等，筛查患者有无检查禁忌证。

（二）观察要点

1. 参考本章第一节一般检查护理常规内容。

2. 病情：评估患者病情，查看相关检查结果，留意阳性体征，以确定患者是否需要镇

静、吸氧等。严密观察患者生命体征及病情变化。

3. 心理：护士与患者家属进行有效的沟通，评估患者的心理状态。

4. 配合：评估患者的配合能力及依从性，便于制定个性化指导。组织患者及家属观看健康宣教视频和健康教育手册。神志不清者，需家属陪同。

5. 腹部检查的患者：检查前 3~7 d 不吃含重金属成分的药物（如枸橼酸钾片、含碘药物），不做胃肠造影。

（三）护理措施

1. 检查前护理常规

（1）患者预约：开设绿色通道，临床医师确定患者是否能完成 CT 检查，提前将检查信息传至 CT 室，提前电话通知并送入检查单。迅速阅读检查单，提前录入患者信息。

（2）医师沟通：电话通知检查时间，由家属、护士或医师陪同，检查气管导管是否为金属材质，必要时请医师进行更换后再检查，以免影响扫描产生金属伪影。

（3）患者评估：到达 CT 室后护士阅读检查申请单、核对信息、评估病情，重点评估患者呼吸道是否通畅，患者有无痰鸣音，是否需要吸痰。

（4）患者沟通：可采用笔、纸、写字板等工具，让患者将自己的感受、想法写出来进行交流。对于文化层次比较低的患者，仔细观察患者的表情、手势，并鼓励其重复表达，与家属配合能起到很好的交流与配合作用。

（5）清理呼吸道：护士准备好吸痰装置和吸痰盘，进入 CT 检查室前充分吸氧、吸痰，保持呼吸道通畅，防止检查时患者呛咳导致检查失败。

（6）吸氧：备好氧气袋给氧，维持有效的血氧饱和度。

（7）其他参照普通或增强检查前的护理。

2. 检查中护理常规

（1）体位设计：调整检查床高度与平车平行，由医师、技师与护士共同将患者转移到检查床，动作要轻，将头放于舒适的位置，避免咳嗽。妥善固定患者身体所有通路管道，防止脱落、移位。

（2）患者监测：检查中监测生命体征的变化，发现异常立即处理。必要时氧气袋低流量吸氧，保持呼吸道通畅。

（3）注意保暖：由于扫描房间温度较低，因此应注意保暖，防止患者受凉诱发咳嗽。

（4）对于躁动不配合患者遵医嘱提前使用镇静药，检查时由家属陪同，注意安全，防止坠床。

（5）其他参照普通或增强检查中的护理。

3. 检查后护理常规

（1）检查结束后将患者安全转移至平车上，再次评估患者情况，必要时清理呼吸道，在医师或护士的陪同下将患者安全送回病房。

（2）其他参照普通或增强检查后的护理。

（四）健康指导

1. 病情允许者，鼓励患者于检查结束后 24 h 内饮水量不少于 100 mL/h，促进对比剂排泄，预防对比剂肾病。

2. 安全指导：推轮椅、平车、检查床的患者，指导和协助搬运患者；对于有气管插管、引流管的患者，注意妥善安置管路，避免管道滑脱和弯折，变化体位或搬动患者时妥善固定气管套管，防止意外拔出。

3. 告知患者和家属取检查报告的方法、地点及时间。

二、多发伤患者计算机体层成像护理常规

多发伤是指多系统、多脏器损伤，其具有病情急、重、伤情复杂、变化快、失血量大、易发生休克、生理功能紊乱、处理难、易漏诊、病死率高等特点。多层螺旋CT（MSCT）在多发伤检查中的应用是一种革命性进步，能在极短时间内，以单一检查方法、单一检查体位完成多部位多系统检查，已逐渐广泛用于创伤患者的伤情评估，被公认为是目前评估多发伤的首选检查方法。

（一）护理评估

1. 环境：环境安全，保持机房床单位干净、整洁，检查室空气流通，温湿度适宜。

2. 急救准备：常规准备抢救环境，配备相应抢救药品及设备，保持完好率100%，了解常用对比剂理化性质、用量、禁忌证，熟练掌握急救技能。

3. 评估患者气道：通过与清醒患者进行交谈，判断患者有无气道梗阻。

4. 核对：责任护士仔细阅读检查预约单与电子申请单信息是否一致，核对患者信息（姓名、性别、年龄、ID号、检查编号、检查部位、检查设备等）。详细询问病史，进一步核实检查部位、检查方式，对检查目的要求不明确的申请单，应与临床申请医生核对。

5. 病史：评估患者既往史、现病史、手术史等，筛查患者有无检查禁忌证。

（二）观察要点

1. 参考本章第一节一般检查护理常规内容。

2. 病情：多发伤患者病情变化快、死亡率高，评估患者病情，查看相关检查结果，留

意阳性体征，以确定患者是否需要镇静、吸氧等，严密观察病情变化。

3. 心理：对于清醒患者进行有效的沟通，评估患者的心理状态。

4. 配合：评估患者的配合能力及依从性，便于制定个性化指导。组织患者观看健康宣教视频和健康教育手册。

5. 腹部检查的患者：检查前 3~7 d 不吃含重金属成分的药物（如枸橼酸钾片、含碘药物），不做胃肠造影。

（三）护理措施

1. 检查前护理常规

（1）开设绿色通道：急诊科医师评估患者是否能配合完成 CT 检查，提前将检查信息传至 CT 室，电话通知并送入检查单。迅速阅读检查单，录入患者信息。并向医师确认检查方式（平扫或增强），预先建立静脉留置针，告知检查相关事宜和注意事项。

（2）医师沟通：电话通知检查时间，要求临床医师陪同检查，放射科医师和技师做好检查准备。

（3）急救准备：护士准备好急救器材、药品、物品，随时启动急救程序。

（4）环境准备：调节好室内温度（22~24℃），检查床上铺上一次性床单、尿垫保护设备，防止血液、呕吐物、分泌物渗漏，影响设备的性能。

（5）患者评估：到达 CT 室后护士阅读检查申请单、核对信息、评估病情、询问病史。严密观察瞳孔、意识、SpO_2、皮肤颜色、生命体征的变化，保持呼吸道通畅，及时清除口腔、鼻腔、气管内的血凝块、呕吐物、分泌物，充分吸氧。检查静脉通道及各类引流管是否通畅。

（6）心理护理：针对多发伤清醒的患者处于极度恐惧状态，护士应给予安慰和鼓励。

（7）自身防护：医务人员戴好口罩、帽子、手套，防止被患者的血液、体液污染，接触患者后及时洗手。

（8）患者镇静：对于躁动不配合的患者必要时在医师指导下使用镇静药，防止运动伪影产生。

（9）多发伤患者一般由家属陪同，需要增强检查的患者由家属签署碘对比剂使用知情同意书。

（10）其他参照普通或增强检查前的护理。

2. 检查中护理常规

（1）体位设计：多发伤患者一般为多部位扫描。常规取仰卧位，头先进，双臂放于身体两侧，身体尽量置于床面正中间，侧位定位线对准人体正中冠状面。

（2）患者转运：指挥和协助搬运患者，调整检查床高度与平车平行，利用平车上的床单轻、稳、平移动患者到检查床上。对怀疑有骨折的部位应重点保护，避免拖拉而造成骨折断端移位，刺伤周围的神经、血管、组织造成患者不必要的痛苦。妥善保护好各种管道，防止牵拉、脱落、引流液倒流。妥善放置监护设备，便于检查中观察患者生命体征的变化。

（3）防止坠床：对于躁动、神志不清的患者检查时注意安全，妥善固定，留人陪伴，防止坠床。

（4）注意保暖：多发伤患者由于失血性休克，救治中输入大量冷的液体或血液而导致低体温综合征，因此检查时要注意保暖。

（5）保持静脉补液的通畅，维持有效的血容量。

（6）持续吸氧：便携式氧气瓶或氧气袋持续吸氧。

（7）严密观察：检查中严密观察患者生命体征的变化。对于病情严重、意识障碍、休克等患者，病情容易掩盖对比剂不良反应的症状，重点观察对比剂注射前后生命体征的细微变化及皮肤症状。

（8）其他参照普通或增强检查中的护理。

3. 检查后护理常规

（1）检查结束严密观察患者情况，在医师或护士陪同下将患者快速转移到病房或急诊科，多发伤患者多处于脱水状态，检查后告知陪同医师合理水化、进行肾功能监测、记录尿量，预防对比剂肾病的发生。

（2）检查后及时将危及生命的阳性体征通知临床医师，便于医师制订治疗方案。

（3）告知医师或家属 30 min 后取片及报告。

（4）其他参照普通或增强检查后的护理。

（四）健康指导

1. 参考本章第一节二、计算机体层成像增强检查护理常规内容。

2. 严密观察患者神志、面色、呼吸、生命体征变化，保持呼吸道通畅。

3. 告知家属取检查报告的方法、地点及时间。

三、机械通气患者计算机体层成像护理常规

机械通气患者一般病情危重，外出检查存在风险。近年来临床医师为了尽快查明疾病的原因，给患者提供最佳的治疗方案，而选择 CT 检查来满足临床及患者的需求。如何保证机械通气患者 CT 检查的安全性，是 CT 室护士需解决的难题。

（一）护理评估

1. 严密观察病情变化：意识状况、呼吸状态、生命体征、动脉血气分析结果、患者配合情况。

2. 核对：责任护士仔细阅读检查预约单与电子申请单信息是否一致，核对患者信息（姓名、性别、年龄、ID 号、检查编号、检查部位、检查设备等）。详细询问病史，进一步核实检查部位、检查方式，对检查目的要求不明确的申请单，应与临床申请医生核对。

3. 病史：评估患者既往史、现病史、手术史等，筛查患者有无检查禁忌证。

（二）观察要点

1. 参考本章第一节一般检查护理常规内容。

2. 病情观察：评估患者病情，观察中枢神经系统症状、精神症状和体征。密切注意患者自主呼吸频率、节律是否与呼吸机同步。

3. 心理：与患者进行有效的沟通，评估患者的心理状态。

4. 配合：评估患者的配合能力及依从性，便于制定个性化指导。

5. 妥善固定人工气道：更换体位时避免气管导管被过度牵拉、扭曲。检查前评估气道有无痰液，吸痰前给予高流量吸氧，再清理呼吸道，以提高患者的血氧饱和度。

6. 腹部检查的患者：检查前 3~7 d 不吃含重金属成分的药物（如枸橼酸钾片、含碘药物），不做胃肠造影。

（三）护理措施

1. 检查前护理常规

（1）风险评估：由医师与家属详谈 CT 检查的必要性与危险性，家属签字同意后方可安排检查。主管医师认真评估及权衡检查的必要性与转送风险，制订检查计划。

（2）开设绿色通道：临床医师评估患者是否能配合完成 CT 检查，提前将检查信息传至 CT 室，提前电话通知并送入检查单。迅速阅读检查单，确认患者到达时间。并向医师确认检查方式（平扫或增强），预先建立静脉留置针告知检查相关事宜和注意事项。

（3）急救准备：护士准备好急救器材、药品、物品，如小型呼吸机、简易人工呼吸器、足够的氧源、微量泵、便携式监护仪等，随时启动急救程序。

（4）检查前遵医嘱查血气分析，待血氧饱和度及生命体征较稳定情况下由护士和医师陪同检查，更换专用便携式小型呼吸机或简易呼吸器。

（5）患者评估：按照预约时间到达 CT 室，护士快速查看检查申请单、核对信息、询问病史、评估患者意识、生命体征、呼吸道及静脉输液是否通畅、配合程度，确保患者检查安全。并填写危重患者检查记录单。

（6）清洁呼吸道：检查前评估气道有无痰液，吸痰前给予高流量吸氧，再清理呼吸道，提高患者血氧饱和度。

（7）其他参照普通或增强检查的护理。

2.检查中护理常规

（1）体位设计：由医师、技师与护士共同将患者安全转移到检查床，动作要轻，将头部放于舒适位置；妥善放置呼吸机、监护设备，固定所有管道通路，防止脱落、移位、引流瓶倒流等情况发生。

（2）专人陪同：必要时由家属陪同患者完成检查。

（3）患者监测：检查时持续心电监护、血氧饱和度监测，严密观察呼吸机运行情况，并做好记录。

（4）注意保暖：由于扫描房间温度较低，因此应注意保暖，防止患者受凉诱发咳嗽。

（5）对于清醒的患者告知检查时一定要保持不动，防止移动体位和咳嗽等动作。

（6）保持静脉补液的通畅，维持有效的血容量。

（7）其他参照普通或增强检查的护理。

3.检查后护理常规

（1）检查结束将患者安全移下检查床，观察呼吸机运行情况，再次评估患者气道是否通畅，生命体征是否平稳，在护士和医师陪同下立即返回病房。

（2）检查后整理呼吸机，消毒管理，及时充氧备用，做好使用记录。

（3）其他参照普通或增强检查后的护理。

（四）健康指导

1.应严密观察气管插管有无移位及气道通畅情况。

2.安全指导：推轮椅、平车、检查床的患者，指导和协助搬运患者；对于有气管插管、引流管的患者，注意妥善安置管路，避免管道滑脱和弯折，变化体位或搬动患者时妥善固定气管套管，防止意外拔出。

3.根据患者病情，通知病房护士遵医嘱恢复肠内营养。

4.告知家属取检查报告的方法、地点及时间。

四、躁动患者计算机体层成像护理常规

躁动是颅脑功能区损伤或病变后出现的精神与运动兴奋的一种暂时状态。CT检查是颅脑损伤术前诊断和术后评估的首选检查方法。如何保证躁动患者顺利完成检查是CT室

护士一项非常重要的工作。

（一）护理评估

1. 环境：保持机房床单位干净、整洁，检查室空气流通，温湿度适宜。检查前将检查室光线调暗、调节室温、尽量减少刺激。

2. 核对：责任护士仔细阅读检查预约单与电子申请单信息是否一致，核对患者信息（姓名、性别、年龄、ID号、检查编号、检查部位、检查设备等）。详细询问病史，进一步核实检查部位、检查方式，对检查目的要求不明确的申请单，应与临床申请医生核对。

3. 评估患者生命体征是否平稳，患者躁动、不配合检查时，遵医嘱应用镇静剂，以免患者活动产生伪影，影响诊断。

4. 病史：评估患者既往史、现病史、手术史等，筛查患者有无检查禁忌证。

（二）观察要点

1. 参考本章第一节一般检查护理常规内容。

2. 病情观察：严密监测生命体征，及时解除各种呼吸循环障碍。备齐各种抢救器材及药品，确定患者是否需要镇静、吸氧等。

3. 配合：评估患者的配合能力及依从性，便于制定个性化指导，加强躁动预防。

4. 体位：体位舒适、约束适当，防止意外伤害及自伤发生。尽量让患者平卧位，保证呼吸通畅。

5. 心理：与患者进行有效的沟通，评估患者的心理状态。

（三）护理措施

1. 检查前护理常规

（1）开设绿色通道：临床医师评估患者是否能配合完成CT检查，提前将检查信息传至CT室，电话通知并送入检查单，确认患者到达时间。向医师确认检查方式（平扫或增强），预先建立好静脉留置针，告知检查相关事宜和注意事项。

（2）医师沟通：对于躁动的患者，CT室护士应与临床医师沟通，提前使用镇静药、镇痛药，提供护理干预，待患者安静后立即安排检查，最好由医师陪同检查。

（3）患者评估：阅读检查申请单、核对信息、询问病史，评估病情及配合程度。了解患者躁动的原因：如颅脑外伤（额叶或颞叶脑挫伤、蛛网膜下腔出血）、术后疼痛等。

（4）环境准备：声、光、冷的刺激可诱发患者躁动的发生，检查前将检查室光线调暗、调节室温、尽量减少刺激。

（5）镇静的监护：重点观察使用镇静药后患者呼吸是否平稳，血氧饱和度的变化。必要时给予持续吸氧。

（6）其他参照普通或增强检查前的护理。

2. 检查中护理常规

（1）体位设计：技师与护士转运患者时动作要轻、快、稳，肢体制动。妥善固定所有管道通路，防止脱落、移位、引流液倒流等情况发生。

（2）专人陪同：必要时由家属陪同，适当固定患者肢体，指导家属正确按压的方法，避免坠床事件。

（3）患者监测：技师与护士通过防护窗严密观察患者的情况，防止坠床。监测血氧饱和度变化，注射对比剂时观察患者有无局部和全身不良反应发生，并做好记录。

（4）快速扫描：由经验丰富的技师实施扫描，动态观察 CT 图像，及时发现异常征象，并上报值班医师。

（5）其他参照普通或增强检查中的护理。

3. 检查后护理常规

（1）检查结束后将患者安全转移至平车，评估患者病情，住院患者由医师陪同立即返回病房。

（2）门诊患者在观察室留观，待生命体征平稳后方可离开。

（3）其他参照普通或增强检查后的护理。

（四）健康指导

1. 安全指导：指导和协助搬运患者，对于有气管插管、引流管的患者，注意妥善安置管路，避免管道滑脱和弯折。

2. 注意保暖：检查结束返回过程中注意患者的保暖和隐私，避免不必要的部位暴露。

3. 严密观察：严密观察患者病情变化，危重患者一旦病情发生变化或出现突发状况应立即报告医生处理。

4. 告知家属取检查报告的方法、地点及时间。

五、小儿计算机体层成像护理常规

小儿是放射科检查的特殊人群，具有年龄小、配合性差和血管细等特点，给 CT 检查带来一定的挑战，因此如何做好小儿镇静与留置针穿刺以保证小儿患者顺利完成检查是 CT 室护士一项非常重要的工作。

（一）护理评估

1. 参考本章第一节一般检查护理常规内容。

2. 病情：评估患儿面色、体温、呼吸、脉搏、皮肤等情况，询问照护者患儿目前小便情况及有无恶心、呕吐。

3. 配合：评估患儿的配合能力，便于进行个性化指导。对确实不能配合的患儿可以自然睡眠后检查；对于易惊醒的患儿，必要时遵医嘱给予镇静剂，熟睡后检查。

（二）观察要点

1. 参考本章第一节一般检查护理常规内容。

2. 观察小儿镇静效果，确认镇静后小儿能否进行检查。

3. 用药后小儿有无不良反应，尤其是镇静后小儿的呼吸情况，检查完成后及时唤醒小儿。

4. 增强检查的小儿需要观察小儿穿刺处皮肤情况及静脉留置针有无打折脱出。

（三）护理措施

1. 检查前护理常规

（1）参考本章第一节一般护理常规内容。

（2）防止金属伪影：指导或协助家长取出患儿检查部位的高密度金属物品，如患儿需入睡后进行检查，应在患儿入睡前取出所有金属物品。

（3）心理护理：耐心解答家属和患儿的问题，告知检查配合、注意事项、检查时间及检查流程，护士用亲切语言呵护患儿，给予榜样激励，让其放松，务必告诉患儿检查中保持安静不动，必要时适当满足或承诺患儿的喜好，以便顺利完成检查。重点告知家长镇静的目的、方法、重要性及配合技巧。

（4）宣教护理：采用情景演示或观看视频的方式，告知患儿检查方式，缓解患儿的恐惧与紧张，告知患儿相关注意事项，进一步增加患儿对检查的理解，提高其检查配合度。

（5）饮水与排尿：对配合的患儿，腹部扫描若无禁忌，检查前根据年龄大小适量饮水，泌尿系扫描前尽量饮水使膀胱充盈，充盈后及时安排检查；其他部位检查尽量先排小便；对不配合的患儿提前穿好纸尿裤。

（6）呼吸训练：根据患儿的年龄与配合程度，指导患儿进行屏气训练，方法与成人相同；不配合的患儿处于睡眠状态或平静呼吸即可。

（7）合理水化：增强检查前 4 h 内根据病情及患儿年龄大小给予合理水化。但需镇静或麻醉的患儿检查前要禁食、禁水 6~8 h。

（8）知情同意：由患儿监护人签署《碘对比剂使用知情同意书》。

（9）留置针穿刺：选择直径较粗的头皮静脉或外周静脉，必要时选择颈外静脉，置入合适型号的留置针，并妥善固定，防止留置针脱出。

留置针穿刺时机：①可以配合的患儿一般检查前半小时内置入留置针，防止患儿长时间带管引起脱管、堵管等事件发生；②需要自然入睡后行增强检查的患儿应在入睡前置入留置针，以免因穿刺引起患儿惊醒导致患儿哭闹；③需要镇静后行增强检查的患儿一般情况下先建立静脉留置针再镇静，防止个别患儿镇静后留置针穿刺困难而镇静剂半衰期已过，影响检查。对于躁动的患儿，必要时先选择血管、再镇静，待患儿较安静、入睡前再穿刺，提高穿刺成功率。

哭闹躁动患儿留置针穿刺时，应注意：①备齐穿刺用物，先选好血管，扎止血带时间控制在 30 s 以内；②酌情备玩具安抚患儿，转移患儿注意力；③多名工作人员协助固定患儿身体及穿刺部位；④必要时提前镇静，待患儿安静、入睡前穿刺。

（10）镇静：为提高临床诊疗效果，不能配合的患儿需要镇静才能进行检查。镇静前病情允许情况下尽量限制睡眠。根据病情及平时睡眠习惯进行调整，建议限制睡眠时间为预约时间前数小时。一般 1 岁以内 2~4 h、1~3 岁 4~6 h、4 岁以上 6~8 h，年长儿晚睡早起白天限制睡眠再适当活动让其疲倦，检查前按照工作人员安排时间使用镇静剂，熟睡后再接受检查。临床上常用的镇静药物有水合氯醛、咪达唑仑、右美托咪定、苯巴比妥钠等。

水合氯醛是最常用的镇静药物，有口服给药和直肠内给药两种途径。

①口服：口服 10% 水合氯醛剂量按照 0.5 mL/ kg 计算，最高不超过 10 mL。水合氯醛溶液口感苦涩，患儿常不愿口服，家长可采用注射器或喂药器从嘴角少量多次注入，服用后给予糖水或牛奶减少患儿不适。

②直肠内给药（保留灌肠）：将 10% 水合氯醛与 0.9% 氯化钠溶液 1∶2 比例配置后经肛门将药物灌注至直肠内，药物经直肠黏膜吸收，达到镇静效果。直肠内给药深度 5~10 cm，动作轻柔，直肠内给药剂量同口服用药，最大剂量不超过 10 mL。

另外，镇静还可以采用苯巴比妥钠肌内注射，按体重计算，常用用量为每次 5 mg/kg。

（11）其他参考本章相关内容的成人普通检查护理内容。

2. 检查中护理常规

（1）核对信息：再次核对患儿信息，避免检查信息、检查部位、检查设备错误。

（2）安全指导：技师与护士双人体位摆放，协助患儿上检查床，避免坠床或跌倒。对于有气管插管、引流管的患儿，注意妥善安置管路，避免管道滑脱和弯折，置入引流管的患儿，上检查床前将管道夹闭；带有监护仪与氧气瓶的患儿，将仪器妥善放置在检查床适宜位置，并把监护仪显示屏放置于正面对观察窗处，便于医务人员随时观察患儿病情变化。必要时由家属或工作人员陪护在旁防止患儿坠床。

（3）体位设计：按检查部位要求设计体位，指导患儿保持正确的姿势，确保体位不动。对监测麻醉患儿，去枕平卧，肩下垫一小薄枕，头偏向一侧，保持呼吸道通畅。已镇静患儿，告知技师关闭语音提示，避免刺激患儿导致镇静失效。

（4）心理护理：对患儿的每一步都要给予肯定，并加以鼓励。准备注入对比剂时，通过麦克风告知清醒患儿可能会出现的身体反应，以缓解患儿的紧张情绪，告知患儿如有不适可举手示意。

（5）注意保暖和隐私：检查过程中注意患儿的保暖和隐私，避免不必要部位的暴露。

（6）严密观察：严密观察患儿，必要时家属陪护，已镇静患儿若镇静失效应立即停止检查并快速进入检查室处理，避免坠床、跌倒等。对监测麻醉患儿进行心电监护，密切观察脸色、唇色、生命体征及血氧饱和度变化，常规低流量吸氧。

（7）防护措施：做好患儿非照射部位 X 线防护，注意保暖，避免患儿受凉，如需家属陪同，为家属提供全身 X 线安全防护。

（8）防止对比剂渗漏：注射对比剂前手动注入生理盐水 2~5 mL，观察穿刺部位有无疼痛、红、肿现象，患儿有无因疼痛引起肢体回缩，确保留置针安全无渗漏方可高压注入对比剂。注药时严格控制流速、压力和流量。对睡眠患儿检查期间同时固定好非检查部位，以免推药时患儿突然惊醒躁动导致检查失败。检查时患儿若出现异常情况，立即停止推药，及时处理。

3. 检查后护理常规

（1）检查结束后询问患儿有无不适，增强检查需同时观察穿刺部位有无外渗、肢体有无肿胀。

（2）置有引流管的患儿，将引流管放回原处再开放，观察引流液的颜色和量。

（3）协助患儿起身下检查床或转移到平车或轮椅上，避免跌倒或坠床。

（4）镇静患儿，先叫醒患儿，观察患儿面色、体温、呼吸、脉搏、皮肤等情况，嘱患儿及家属在候诊区观察 30 min，如有不适及时告知医务人员，无异常后可离开。

（5）告知患儿家属取检查报告的方法、时间及地点。

（四）健康指导

1. 告知患儿监护人，检查后患儿可以正常饮食；增强检查的患儿，如病情允许，鼓励患儿多饮水，以促进对比剂排泄，预防对比剂肾病。

2. 告知患儿监护人，镇静后患儿可能有嗜睡、疲倦等后遗症，应注意患儿安全。

3. 其余参考本章第一节二、计算机体层成像增强检查护理常规内容。

六、计算机体层成像引导下碘125粒子植入术护理常规

碘125粒子植入是肿瘤和癌症近距离放射治疗的一种。碘125粒子能持续低剂量的释放γ射线，通过直接作用于肿瘤细胞的DNA，造成DNA的双链断裂，另外还可间接地使体内水分子电离，产生自由基，促进肿瘤细胞的凋亡，敏感的肿瘤细胞迅速死亡。不敏感的静止期细胞一旦进入分裂期，在γ射线的持续作用下又迅速凋亡。经过足够的半衰期和足够的剂量，使肿瘤细胞无法繁殖而达到治疗肿瘤的目的，而正常组织不受损伤或仅受轻微损伤。

（一）护理评估

患者对疾病及碘125粒子的认知程度。

（二）观察要点

观察患者发热、疼痛、胸闷、出血等情况。

（三）护理措施

1. 术前护理常规

（1）按非血管性介入术前护理常规护理。

（2）指导患者进食高热量、优质蛋白、高维生素、清淡易消化饮食，加强营养以增强机体抵抗力。

（3）心理护理：多数患者对放射性粒子植入术不了解，担心辐射和疾病预后，护士应讲解手术全过程及注意事项，以及内放射治疗对正常组织损伤少、对肿瘤杀伤力强、并发症少等优点，消除患者的顾虑。

2. 术中护理常规

（1）根据病情协助患者摆放好体位，嘱患者不要移动身体，以免植入针移位。

（2）给予心电监护，氧气吸入，严密观察患者生命体征及血氧饱和度变化，如有异常及时通知操作者。

（3）耐心倾听患者主诉，告知患者如有麻木等不适及时通知医生，避免损伤神经。

（4）及时清点粒子数量，并记录医生打出的粒子数量，防止粒子遗失引发放射性污染。

3. 术后护理常规

（1）一般护理：监测生命体征，指导患者卧床休息，减少不必要的活动，观察患者有无胸闷、气促、咳嗽、咯血等穿刺损伤其他脏器的情况，观察穿刺部位有无渗血和血肿的形成。

（2）疼痛的护理：患者术后一周内因粒子异物刺激和放射线杀伤肿瘤细胞而导致肿瘤组织坏死出现不同程度的疼痛，一般不需特殊处理，可自行缓解。如疼痛明显，可遵医嘱镇痛。

（3）粒子脱落的观察：粒子植入术后一周内患者应减少活动，防止粒子移位。肺部粒子术后应避免剧烈咳嗽，以防粒子脱落导致肺栓塞。

（4）发热的护理：放射性粒子对肿瘤细胞的杀灭，使得大量肿瘤细胞坏死，机体对坏死组织产生吸收热的反应，一般低热在 37.5~38℃之间，指导患者多饮水，给予物理降温。

（5）放射性防护：患者应住专用病房，病床之间相隔 1 m 以上，家属与患者距离应大于 1 m，孕妇、儿童与患者应大于 2 m，每位患者留 1~2 位家属陪护。发现有粒子排出体外，应立即告知医务人员，用含铅带盖的容器装好，交由核医学科处理。

（四）健康指导要点

1. 患者回家后仍要做好放射防护措施，术后 4 个月内避免去人群密集的场所，患者家属在粒子植入后 6 个月内不得与患者长时间近距离接触，应保持距离 1 m 以上，儿童、孕妇不得与患者同住一个房间。

2. 粒子植入术后不能进行重体力活动，以免粒子移位。注意休息，劳逸结合，加强保暖，预防感冒。

3. 饮食指导，进优质蛋白质、高维生素清淡饮食。

4. 嘱患者术后定期复查 CT 和血常规，了解肿瘤变化及电离辐射对血细胞的影响。

5. 注意局部皮肤或黏膜有无破溃，一旦发现应及时来院处理。

七、计算机体层成像引导下经皮肺穿刺活检术护理常规

经皮穿刺活检术是临床上对肿瘤或新生物经常使用的一种微创性诊断方法。其操作方法是在影像设备引导下（诸如 CT、超声等），用专用活检针或活检枪经皮穿刺病灶，取得病理标本后用以对疾病的定性诊断的技术。对于治疗方案的选择、制定，治疗后的随访、预后判断等方面均具有重要作用。

（一）护理评估

评估患者有无呛咳及合作程度。

（二）观察要点

观察患者面色、氧饱和度及生命体征的变化，观察有无胸痛、咯血及发热情况。

（三）护理措施

1. 术前护理常规

（1）患者准备：患者进入手术室后，护士要热情接待，主动与患者沟通，尽量减少患者进入手术室后的陌生、无助感。根据检查治疗申请单严格核对患者的姓名、科室、住

院号、年龄、性别。向患者说明检查的目的、意义及过程。嘱患者先上厕所，然后协助患者采取适当的体位，妥善安置患者身上所带管道，并注意保暖。建立静脉通道。进行胸部CT检查，确定最佳穿刺部位。训练患者平静呼吸下屏气并要求气的幅度及状态保持相对一致，屏气时间在 10 s 以上。

（2）药品准备

① 0.9% 生理盐水 500~1 000 mL。

②局部麻醉药。

③止血药。

（3）器械准备

①穿刺准备：根据病灶的部位、大小选择合适的穿刺针，尽可能在安全的情况下，获取较多的标本。

②同轴定位针：用于直径小于3 cm 或定位困难的病灶，可以一次穿刺多点、多次、多方向取样，避免重复穿刺，减少肺内损伤，降低并发症。

③其他：注射器、标本瓶、细菌培养瓶、纱布、无菌手套、手术衣等。

2. 术中护理常规

（1）术中观察面色、呼吸及出血情况，给予氧气吸入。

（2）心理护理，指导患者保持平静呼吸，肌肉放松，避免咳嗽和过度紧张。

（3）密切观察病情变化，如有剧烈胸痛、呼吸困难和刺激性咳嗽，应立即停止操作，使患者平卧，观察血压和心、肺情况。

3. 术后护理常规

（1）术后平卧休息，心电监测 2 h。

（2）观察有无胸痛、咯血及发热情况。

（3）遵医嘱常规止血治疗。

（四）并发症的观察及护理

1. 气胸：是经皮肺穿活检最常见的并发症，尤其是伴有慢性阻塞性肺部疾病患者。

（1）穿刺时，应选择肿块距胸壁最近的部位，尽量避开正常肺组织及多次穿过叶间胸膜。

（2）进退针过程中，应保持患者体位相对固定，嘱其屏住呼吸，勿咳嗽，迅速刺过或退出胸膜。

（3）术中、术后给予氧气吸入，具有促进气胸吸收的作用，可减少气胸的体积。

（4）穿刺后，患者取术侧朝下卧位，减少气体流向穿刺部位，从而降低气胸发生率。

（5）发生气胸后，应卧床休息，保持安静，给予氧气吸入。轻度气胸可自行吸收，中度可用注射器抽气，重度可放置胸腔闭式引流管。

2.咯血：均为少量咯血，无须特殊处理可自行停止。

（1）向患者做好解释，消除顾虑。

（2）保持口腔清洁，可用生理盐水或漱口液漱口。

（3）卧床休息，减少活动，并给予清淡、易消化饮食。

3.空气栓塞：是罕见而又最危险的并发症。穿刺后患者取坐位或直立位时，突然出现意识不清、心律紊乱症状，应考虑空气栓塞。预防及护理措施如下。

（1）术中应取卧位，禁止取坐位或直立位穿刺。

（2）患者在术中或术后应平静呼吸，不要咳嗽及打喷嚏。

（3）穿刺针刺入病灶，拔除针芯时，应用乙醇酒精棉球堵住针座，速度要快，避免气体进入肺静脉。

（4）如发生空气栓塞，应立即取左侧卧位，头低脚高，并给予氧气吸入，静脉滴注激素或立即进入高压氧舱治疗。

4.针道种植：经皮针刺肺活检后，肿瘤细胞沿针孔发生种植，是极为罕见的并发症。

主要表现为局部皮下结节或包块。因为细针发生针道转移的可能性几乎不存在，因而细针穿刺是相当安全的，所以应避免使用粗针，减少并发症的发生。

（五）健康指导

1.劳逸结合，1个月内避免剧烈运动。

2.饮食，进食低脂、低盐、低胆固醇、高维生素、易消化食物，多食蔬菜水果，忌烟酒。

3.如有剧烈疼痛等及时告知医生。

第五节　计算机体层成像检查中各种引流管护理常规

一、头部引流管患者计算机体层成像护理常规

头部引流管主要有脑室引流管、硬膜外引流管、硬膜下引流管、蛛网膜下腔引流管等。头部引流管的作用是平衡患者颅内压力，术后患者若早期引流过快、过多，可使颅内压骤然降低，导致脑移位。若头部引流管放置位置有误或引流不畅导致颅内压增高，则会

造成脑组织进一步损害，甚至出现脑疝征象。因此在计算机体层成像检查的过程中头部引流管的护理十分重要。

（一）护理评估

1. 环境评估：保持机房床单位干净、整洁，检查室空气流通，温湿度适宜，室温保持在 21℃，湿度保持在 60%，定时消毒室内空气。

2. 患者信息评估：护士仔细阅读检查预约单与电子申请单信息是否一致。对于昏迷或者口齿不清的患者，护士应与家属核对患者信息（姓名、性别、年龄、ID 号、检查编号、检查部位、检查设备等）。详细询问病史，进一步核实检查部位、检查方式，对检查目的要求不明确的申请单，应与临床申请医生核对。

3. 管道的评估：检查前重点查看患者头部引流管是否通畅，有无脱落。管的长度、松紧度适宜。引流管放置位置是否妥当。

（二）观察要点

1. 参考本章第一节一般护理常规内容。

2. 病情：评估患者病情，查看相关检查结果，留意阳性体征，以确定患者是否需要镇静、吸氧等。严密观察患者的生命体征、意识、瞳孔及神经系统症状和体征。

3. 心理：护士与患者家属进行有效的沟通，评估患者的心理状态。

4. 配合：评估患者的配合能力及依从性，便于制定个性化指导。组织患者及家属观看健康宣教视频和健康教育手册。神志不清者需家属陪同，以免患者自行拔除头部引流管。

5. 腹部检查的患者：检查前 3~7 d 不吃含重金属成分的药物（如枸橼酸钾片、含碘药物），不做胃肠造影。

（三）护理措施

1. 检查前护理常规

（1）核对信息：责任护士核对患者的姓名、年龄、性别、检查部位及检查设备等。

（2）去除金属异物：根据图像质量的要求，指导及协助患者去除被检部位的金属物件（发夹、耳环、项链等），去除高密度材质的衣服，防止产生伪影。

（3）特殊情况：做放射性检查前，需询问育龄患者近期是否有生育计划，孕妇检查时需明确是否有终止妊娠计划，告知辐射防护注意事项并签字确认。

（4）妥善固定引流管，防止引流管在患者过床和机床移动时滑脱。

（5）健康宣教：告知患者检查的目的与意义、检查预计所需要的时间和检查中的相关注意事项。对于特殊患者采取个性化健康教育，需要家属陪同的检查者如小儿、幽闭恐惧症患者、危重患者，应做好家属的辐射防护及宣教工作。对于无法配合的昏迷、躁动、精神异常的患者检查前给予适当的镇静药物，采取安全的约束措施防止坠床。

2.检查中护理常规

（1）核对信息：责任护士和技师共同核对患者预约单与电子申请单信息是否一致，协助患者进检查室、上检查床，避免发生坠床或跌倒等不良事件。

（2）安全指导：上检查床前夹闭引流管，将引流瓶放在同侧腋窝处，用手臂夹紧引流瓶，防止引流瓶在机床移动时掉落或倒置，从而导致管路脱出或逆行感染。如检查部位为胸部，应将引流装置放置在合适位置，以避免出现伪影。一般脑室内引流时，引流瓶或者引流袋固定高度为高出脑室平面（平卧位外耳廓上缘）10~15 cm，硬膜外、硬膜下、皮下引流时引流袋或者引流瓶高度与外耳道平齐。注意观察引流液的颜色、量、性状、液面波动情况，不可随意调整引流袋或者引流瓶的高度。

（3）体位设计：根据具体检查部位和要求设计摆放体位，并再次告知相关注意事项，嘱咐患者勿移动身体。并做好患者心理护理，安抚患者紧张情绪，积极配合医技人员检查。

（4）注意保暖和隐私：检查过程中避免不必要的部位暴露，注意保暖，并保护好患者的隐私。

（5）辐射防护：对 X 射线敏感的部位，如生殖腺、甲状腺、眼球等（除必要检查部位外），予以铅皮遮挡，以防医源性射线伤害。

（6）严密观察：检查过程中通过观察窗和监控录像严密观察患者病情变化，危重患者可通过监护仪查看心率、血氧饱和度等指标，一旦发生突发状况或者病情骤变应立即暂停扫描，进入检查室查看和评估患者，将情况及时报告医生并妥善处理。

3.检查后护理常规

（1）检查结束后询问患者有无不适，若行增强检查则需观察穿刺部位有无外渗、肢体有无肿胀。

（2）将头部引流管放回原处再开放，观察引流液的颜色和量，检查结束后及时开放引流管，如特殊原因没有开放的要及时和病区责任护士做好交接班，并告知陪同家属。

（3）可自行走路的患者协助起身下检查床；对于有高血压的患者应先缓慢起身休息片刻，再搀扶患者下检查床，避免起身过快导致体位性低血压，预防跌倒；推轮椅、平车、检查床的患者，指导和协助搬运患者，注意妥善安置头部引流管，避免管道滑脱和弯折。

（4）使用镇静药物的患者，协助转移至观察室进一步观察，待患者清醒、无不适时方可离开。

（5）告知肾功能不全的患者和临床主治医生，对比剂给药后 48 h 测定 eGFR。如果给药后 48 h 诊断为对比剂后急性肾损伤，则对患者进行至少 30 d 的临床监测，并定期测定 eGFR。

（6）嘱患者检查后在候诊区观察 30 min，如有不适及时告知医务人员。

（7）观察结束无不适方可拔掉留置针，嘱患者按压至少 5 min，防止出血。

（8）告知患者和家属取检查报告的方法、时间及地点。

（四）健康指导

1. 参考本章第一节二、计算机体层成像增强检查护理常规内容。

2. 检查全过程中应避免患者情绪激动，保持呼吸道通畅，以免血压骤升。尿潴留、便秘及冷、热、饥饿等不舒适均可引起患者躁动。积极寻找并解除引起躁动的原因，避免盲目使用镇静剂或强制性约束，以免患者挣扎而使颅内压进一步增高，适当加以保护，以防意外伤害。

二、胃肠减压患者计算机体层成像护理常规

胃肠减压主要是利用虹吸或负压吸引的原理，将胃管通过患者的口腔或者鼻腔插入胃内后，通过胃管将积聚于胃肠道内的气体或者液体排出体外，从而减轻患者胃肠道的压力，改善胃壁血液循环，促进胃部伤口的愈合。一般用于治疗肠梗阻、幽门梗阻、急性胰腺炎等疾病导致的气体增多而引起的身体不适症状。对于胃肠道手术以后，患者出现胃肠道压力增大的现象通过胃肠减压的方式也可大大改善。

（一）护理评估

1. 环境评估：保持机房床单位干净、整洁，检查室空气流通，温湿度适宜，室温保持在 21℃，湿度保持在 60%，定时消毒室内空气。

2. 患者信息评估：护士仔细阅读检查预约单与电子申请单信息是否一致。对于昏迷或者口齿不清的患者，护士应与家属核对患者信息（姓名、性别、年龄、ID 号、检查编号、检查部位、检查设备等）。详细询问病史，进一步核实检查部位、检查方式，对检查目的要求不明确的申请单，应与临床申请医生核对。

3. 管道的评估：检查前重点查看患者胃肠减压管是否通畅，有无脱落。管的长度、松紧度适宜。胃肠减压管放置位置是否妥当。

（二）观察要点

1. 参考本章第一节一般护理常规内容。

2. 病情：评估患者病情，查看相关检查结果，留意阳性体征，以确定患者是否需要镇静、吸氧等。严密观察患者生命体征及病情变化。

3. 心理：护士与患者家属进行有效的沟通，评估患者的心理状态。

4. 配合：评估患者的配合能力及依从性，便于制定个性化指导。组织患者及家属观看健康宣教视频和健康教育手册。神志不清者，需家属陪同，以免患者自行拔除胃肠减压管。

5. 腹部检查的患者：检查前 3~7 d 不吃含重金属成分的药物（如枸橼酸钾片、含碘药物），不做胃肠造影。

（三）护理措施

1. 检查前护理常规

（1）核对信息：责任护士核对患者的姓名、年龄、性别、检查部位及检查设备等。

（2）去除金属异物：根据图像质量的要求，指导及协助患者去除被检部位的金属物件（发夹、耳环、项链、文胸、拉链、皮带等），去除高密度材质的衣服，防止产生伪影。

（3）特殊情况：做放射性检查前，需询问育龄患者近期是否有生育计划，孕妇检查时需明确是否有终止妊娠计划，告知辐射防护注意事项并签字确认。

（4）呼吸训练：对于检查时需要屏气的患者，责任护士应耐心训练并指导患者练习，防止产生运动伪影。胸部检查时需先轻吸一口气，再屏住呼吸，坚持 15~20 s，保持胸廓无起伏；腹部检查时患者可以直接屏气。对于老年或语言沟通障碍的特殊患者，应由责任护士示范屏气，并指导其吸气后用手捂住口鼻以辅助屏气。

（5）腹部 CT 扫描前做好胃肠道准备

①胃部：检查前 4 h 禁止食用固体食物，在病情许可的情况下可鼻饲流质食物如牛奶、米汤等。检查前 10 min 应鼻饲 500~1 000 mL 温开水后夹闭胃管（因病情无法鼻饲温水的患者除外），在 PACS 系统上便签备注，便于诊断医生结合临床资料，更好的评估胃肠道情况。

②泌尿系统：在检查前 20~30 min，在病情许可的情况下应鼻饲 1 000 mL 温开水后夹闭胃管（因病情无法鼻饲温水的患者除外），在患者进入检查室，上检查床后鼻饲温水 200~300 mL 同时夹闭胃管。肾脏部位检查的患者，检查前 2~3 天，需禁做静脉肾盂造影检查。

③膀胱充盈：下腹部、输尿管、盆腔检查前应饮水使膀胱充盈，有尿意。

（6）健康宣教：告知患者检查的目的与意义、检查预计所需要的时间和检查中的相关注意事项。对于特殊患者采取个性化健康教育，需要家属陪同的检查者如小儿、幽闭恐惧症患者、危重患者，应做好家属的辐射防护及宣教工作。对于无法配合的昏迷、躁动、精神异常的患者检查前给予适当的镇静药物，采取安全的约束措施防止坠床。

2. 检查中护理常规

（1）核对信息：责任护士和技师共同核对患者预约单与电子申请单信息是否一致，协助患者进检查室、上检查床，避免发生坠床或跌倒等不良事件。

（2）安全指导：上检查床前先把胃肠引流管和引流瓶分离，夹闭胃管，妥善做好胃管双固定，外露于体外的胃管可盘起，固定于肩峰。防止胃肠引流管在患者过床或机床移动时滑脱。因特殊原因没有办法分离胃肠减压瓶的，妥善做好胃管双固定后，将引流瓶放置于两腿之间，双腿将引流瓶夹紧，防止引流瓶在机床移动时掉落或倒置，从而导致管路脱出或逆行感染。如检查部位为双下肢，应将引流装置放置在合适位置，避免出现伪影。

（3）体位设计：做好定位，检查过程中密切观察患者的病情变化，根据具体检查部位和要求设计摆放体位，并再次告知相关注意事项，嘱咐患者勿移动身体。并做好患者心理护理，安抚患者紧张情绪，积极配合医技人员检查。

（4）注意保暖和隐私：检查过程中避免不必要的部位暴露，注意保暖，并保护好患者的隐私。

（5）辐射防护：对 X 射线敏感的部位，如生殖腺、甲状腺、眼球等（除必要检查部位外）予以铅皮遮挡，以防医源性射线伤害。

（6）严密观察：检查过程中通过观察窗和监控录像严密观察患者病情变化，危重患者可通过监护仪查看心率、血氧饱和度等指标，一旦发生突发状况或者病情变化应立即暂停扫描，进入检查室查看和评估患者，将情况及时报告医生并妥善处理。

3. 检查后护理常规

（1）检查结束后询问患者有无不适，若行增强检查则需观察穿刺部位有无外渗、肢体有无肿胀。

（2）将胃肠减压管放回原处再开放，观察引流液的颜色和量，检查结束后及时开放引流管，如特殊原因没有开放的要及时和病区责任护士做好交接班，并告知陪同家属。

（3）可自行走路的患者协助其起身下检查床；对于有高血压的患者应先缓慢起身休息片刻，再搀扶患者下检查床，避免起身过快导致体位性低血压，预防跌倒；推轮椅、平车、检查床的患者，指导和协助搬运患者，注意妥善安置胃肠减压管，避免管道滑脱和弯折。

（4）使用镇静药物的患者，协助转移至观察室进一步观察，待患者清醒、无不适时方可离开。

（5）告知肾功能不全的患者和临床主治医生，对比剂给药后 48 h 测定 eGFR。如果给药后 48 h 诊断为对比剂后急性肾损伤，则对患者进行至少 30 d 的临床监测，并定期测定 eGFR。

（6）嘱患者检查后在候诊区观察 30 min，如有不适及时告知医务人员。

（7）观察结束无不适方可拔掉留置针，嘱患者按压至少 5 min，防止出血。

（8）告知患者和家属取检查报告的方法、时间及地点。

（四）健康指导

参考本章第一节二、计算机体层成像增强检查护理常规内容。

三、胸腔闭式引流患者计算机体层成像护理常规

胸腔闭式引流的目的是引流胸膜腔内积气、血液和渗液；重建胸膜腔负压，保持纵隔的正常位置；促进肺复张。因此行计算机体层成像检查时保持引流通畅，可以维持胸腔内压力，防止逆行感染，便于医务人员观察胸腔引流液的性状、颜色和量。

（一）护理评估

1.环境评估：保持机房床单位干净、整洁，检查室空气流通，温湿度适宜，室温保持在21℃，湿度保持在60%，定时消毒室内空气。

2.患者信息评估：护士仔细阅读检查预约单与电子申请单信息是否一致。对于昏迷或者口齿不清的患者，护士应与家属核对患者信息（姓名、性别、年龄、ID号、检查编号、检查部位、检查设备等）。详细询问病史，进一步核实检查部位、检查方式，对检查目的要求不明确的申请单，应与临床申请医生核对。

3.管道的评估：检查前重点查看患者胸腔闭式引流管是否通畅，有无脱落。检查胸腔闭式引流装置是否密闭，水封瓶长管插入水中3~4 cm，并始终保持直立。引流瓶应低于胸壁引流口平面60~100 cm，以防瓶内液体逆流入胸膜腔。

（二）观察要点

1.参考本章第一节一般护理常规内容。

2.病情：评估患者病情，查看相关检查结果，留意阳性体征，以确定患者是否需要镇静、吸氧等。严密观察患者呼吸的频率、生命体征及病情变化。

3.心理：护士与患者家属进行有效的沟通，评估患者的心理状态。

4.配合：评估患者的配合能力及依从性，便于制定个性化指导。组织患者及家属观看健康宣教视频和健康教育手册。神志不清者，需家属陪同，以免患者自行拔除胸腔闭式引流管。

5.腹部检查的患者：检查前3~7 d不吃含重金属成分的药物（如枸橼酸钾片、含碘药物），不做胃肠造影。

（三）护理措施

1.检查前护理常规

（1）核对信息：责任护士核对患者的姓名、年龄、性别、检查部位及检查设备等。

（2）去除金属异物：根据图像质量的要求，指导及协助患者去除被检部位的金属物件

（发夹、耳环、项链、文胸、拉链、皮带等），去除高密度材质的衣服，防止产生伪影。

（3）特殊情况：做放射检查前，需询问育龄患者近期是否有生育计划，孕妇检查时需明确是否有终止妊娠计划，告知辐射防护注意事项并签字确认。

（4）呼吸训练：对于需要屏气检查的患者，责任护士应耐心训练并指导患者练习，防止产生运动伪影。胸部检查时需先轻吸一口气，再屏住呼吸，坚持 15~20 s，保持胸廓无起伏；腹部检查时患者可以直接屏气。对于老年或语言沟通障碍的特殊患者，应由责任护士示范屏气，并指导其吸气后用手捂住口鼻以辅助屏气。

（5）引流管护理：检查前应先查看胸腔闭式引流管道是否密闭、装置是否密闭，水封瓶长管是否插入水中 3~4 cm，并始终保持直立。患者检查前引流管需用 2 把血管钳相向夹闭引流管近胸端，以防空气进入。

（6）健康宣教：告知患者检查的目的与意义、检查预计所需要的时间和检查中的相关注意事项。对于特殊患者采取个性化健康教育，需要家属陪同的检查者如小儿、幽闭恐惧症患者、危重患者，做好家属的辐射防护及宣教工作。对于无法配合的昏迷、躁动、精神异常的患者检查前给予适当的镇静药物，采取安全的约束措施防止坠床。

2. 检查中护理常规

（1）核对信息：责任护士和技师共同核对患者预约单与电子申请单信息是否一致，协助患者进检查室、上检查床，避免发生坠床或跌倒等不良事件。

（2）安全指导：上检查床前将引流瓶放置于两腿之间，双腿将引流瓶夹紧，防止引流瓶在机床移动时掉落或者倒置，从而导致管路脱出或逆行感染。如检查部位为双下肢，应将引流装置放置在合适位置，避免出现伪影。如在检查过程时突然发生引流管连接处脱落或引流瓶损坏，应立即用 2 把血管钳相向夹闭引流管近胸端，并更换引流装置。如引流管从胸腔滑脱，应立即用手捏闭伤口处皮肤，消毒处理后，用凡士林纱布封闭伤口或缝合，并协助医生做进一步处理。

（3）体位设计：根据具体检查部位和要求设计摆放体位，并再次告知相关注意事项，嘱咐患者勿移动身体。并做好患者心理护理，安抚患者紧张情绪，积极配合医技人员检查。

（4）注意保暖和隐私：检查过程中避免不必要的部位暴露，注意保暖，并保护好患者的隐私。

（5）辐射防护：对 X 射线敏感的部位，如生殖腺、甲状腺、眼球等（除必要检查部位外）予以铅皮遮挡，以防医源性射线伤害。

（6）严密观察：检查过程中通过观察窗和监控录像严密观察患者病情变化，危重患者可通过监护仪查看呼吸、心率、血氧饱和度等指标，一旦发生突发状况或者病情变化应立即暂停扫描，进入检查室查看和评估患者，将情况及时报告医生并妥善处理。

3.检查后护理常规

（1）检查结束后询问患者有无不适，若行增强检查则需观察穿刺部位有无外渗、肢体有无肿胀。

（2）将胸腔闭式引流管放回原处再开放，观察引流液的颜色和量，检查结束后及时开放管路，如特殊原因没有开放管路的要及时和病区责任护士做好交接班，并告知陪同家属。

（3）可自行走路的患者协助其起身下检查床；对于有高血压的患者应先缓慢起身休息片刻，再搀扶患者下检查床，避免起身过快导致体位性低血压，预防跌倒；推轮椅、平车、检查床的患者，指导和协助搬运患者，注意妥善安置引流装置，应保持引流瓶低于胸膜腔，避免管道滑脱和弯折。

（4）使用镇静药物的患者，协助转移至观察室进一步观察，待患者清醒、无不适时方可离开。

（5）告知肾功能不全的患者和临床主治医生，对比剂给药后48 h测定eGFR。如果给药后48 h诊断为对比剂后急性肾损伤，则对患者进行至少30 d的临床监测，并定期测定eGFR。

（6）嘱患者检查后在候诊区观察30 min，如有不适及时告知医务人员。

（7）观察结束无不适方可拔掉留置针，嘱患者按压至少5 min，防止出血。

（8）告知患者和家属取检查报告的方法、时间及地点。

（四）健康指导

1.参考本章第一节二、计算机体层成像增强检查护理常规内容。

2.患者日常应取半卧位为宜，有利于引流。水封瓶应低于胸部以下，不可倒转，维持引流系统密闭，接头固定牢固。保持引流管长度适宜，翻身活动时防止受压、打折、扭曲、拖出。

四、T管引流患者计算机体层成像护理常规

T管引流的目的是使胆汁引流至体外，防止发生胆道逆行感染，通过日常护理保证引流的有效性，预防并发症。通过观察T管内胆汁的量、颜色、性质来对患者的病情做出判断。因此，在行CT检查过程中保障T管引流患者的管道安全至关重要。

（一）护理评估

1.环境评估：保持机房床单位干净、整洁，检查室空气流通，温湿度适宜，室温保持

在 21℃，湿度保持在 60%，定时消毒室内空气。

2. 患者信息评估：护士仔细阅读检查预约单与电子申请单信息是否一致。对于昏迷或者口齿不清的患者，护士应与家属核对患者信息（姓名、性别、年龄、ID 号、检查编号、检查部位、检查设备等）。详细询问病史，进一步核实检查部位、检查方式，对检查目的要求不明确的申请单，应与临床申请医生核对。

3. 管道的评估：检查前重点查看患者 T 管是否通畅，有无脱落。注意引流袋应低于 T 管引流口平面，但不宜放置过低，否则胆汁引流过缓，影响消化功能。管的长度、松紧度适宜。

（二）观察要点

1. 参考本章第一节一般护理常规内容。

2. 病情：评估患者病情，查看相关检查结果，留意阳性体征，以确定患者是否需要镇静、吸氧等。严密观察患者生命体征及病情变化。

3. 心理：护士与患者家属进行有效的沟通，评估患者的心理状态。

4. 配合：评估患者的配合能力及依从性，便于制定个性化指导。组织患者及家属观看健康宣教视频和健康教育手册。神志不清者，需家属陪同，以免患者自行拔除 T 管。

5. 腹部检查的患者：检查前 3~7 d 不吃含重金属成分的药物（如枸橼酸钾片、含碘药物），不做胃肠造影。

（三）护理措施

1. 检查前护理常规

（1）核对信息：责任护士核对患者的姓名、年龄、性别、检查部位及检查设备等。

（2）去除金属异物：根据图像质量的要求，指导及协助患者去除被检部位的金属物件（发夹、耳环、项链、文胸、拉链、皮带等），去除高密度材质的衣服，防止产生伪影。

（3）特殊情况：做放射性检查前，需询问育龄患者近期是否有生育计划，孕妇检查时需明确是否有终止妊娠计划，告知辐射防护注意事项并签字确认。

（4）呼吸训练：对于需要屏气检查的患者，责任护士应耐心训练并指导患者练习，防止产生运动伪影。胸部检查时需先轻吸一口气，再屏住呼吸，坚持 15~20 s，保持胸廓无起伏；腹部检查时患者可以直接屏气。对于老年或语言沟通障碍的特殊患者，应由责任护士示范屏气，并指导其吸气后用手捂住口鼻以辅助屏气。

（5）腹部 CT 扫描前做好胃肠道准备

①胃部：检查前 4 h 禁止食用固体食物，可少量饮用流质食物如牛奶、米汤等。检查前 10 min 应饮水 500~1 000 mL（因病情无法饮水的患者除外），在 PACS 系统上便签备注，

便于诊断医生结合临床资料，更好的评估胃肠道情况。

②泌尿系统：检查前 20~30 min，应饮水 1 000 mL，在患者进入检查室，上检查床前饮水 200~300 mL。肾脏部位检查的患者，检查前 2~3 d 需禁做静脉肾盂造影检查。

③膀胱充盈：下腹部、输尿管、盆腔检查前应饮水使膀胱充盈，有尿意。

（6）检查前先查看引流管道是否固定妥善，如引流液过多，应先倒掉引流液，防止因引流袋内引流液过多导致在患者过床和机床移动时引流管滑脱，或者引流袋受压导致引流液渗漏，同时记录好引流液的量、颜色和性状。

（7）健康宣教：告知患者检查的目的与意义、检查预计所需要的时间和检查中的相关注意事项。对于特殊患者采取个性化健康教育，需要家属陪同的检查者如小儿、幽闭恐惧症患者、危重患者，做好家属的辐射防护及宣教工作。对于无法配合的昏迷、躁动、精神异常的患者检查前给予适当的镇静药物，采取安全的约束措施防止坠床。

2. 检查中护理常规

（1）核对信息：责任护士和技师共同核对患者预约单与电子申请单信息是否一致，协助患者进检查室、上检查床，避免发生坠床或跌倒等不良事件。

（2）安全指导：上检查床时夹闭 T 管，将引流瓶或者引流袋放置于两腿之间，双腿将引流瓶夹紧，防止引流瓶或者引流袋在机床移动时掉落或倒置，从而导致管路脱出或逆行感染。如检查部位为双下肢，应将引流装置放置在合适位置，避免出现伪影。做好定位，检查过程中密切观察患者的病情变化。

（3）体位设计：根据具体检查部位和要求设计摆放体位，并再次告知相关注意事项，嘱咐患者勿移动身体。并做好患者心理护理，安抚患者紧张情绪，积极配合医技人员检查。

（4）注意保暖和隐私：检查过程中避免不必要的部位暴露，注意保暖，并保护好患者的隐私。

（5）辐射防护：对 X 射线敏感的部位，如生殖腺、甲状腺、眼球等（除必要检查部位外）予以铅皮遮挡，以防医源性射线伤害。

（6）严密观察：检查过程中通过观察窗和监控录像严密观察患者病情变化，危重患者可通过监护仪查看呼吸、心率、血氧饱和度等指标，一旦发生突发状况或者病情变化应立即暂停扫描，进入检查室查看和评估患者，将情况及时报告医生并妥善处理。

3. 检查后护理常规

（1）检查结束后询问患者有无不适，若行增强检查则需观察穿刺部位有无外渗、肢体有无肿胀。

（2）将 T 管放回原处再开放，观察引流液的颜色和量，检查结束后及时开放 T 管，如特殊原因没有开放管路的要及时和病区责任护士做好交接班，并告知陪同家属。

（3）可自行走路的患者协助其起身下检查床；对于有高血压的患者应先缓慢起身休息片刻，再搀扶患者下检查床，避免起身过快导致体位性低血压，预防跌倒；推轮椅、平车、检查床的患者，指导和协助搬运患者，注意妥善安置尿管，避免管道滑脱和弯折。

（4）使用镇静药物的患者，协助转移至观察室进一步观察，待患者清醒、无不适时方可离开。

（5）告知肾功能不全的患者和临床主治医生，对比剂给药后 48 h 测定 eGFR。如果给药后 48 h 诊断为对比剂后急性肾损伤，则对患者进行至少 30 d 的临床监测，并定期测定 eGFR。

（6）嘱患者检查后在候诊区观察 30 min，如有不适及时告知医务人员。

（7）观察结束无不适方可拔掉留置针，嘱患者按压至少 5 min，防止出血。

（8）告知患者和家属取检查报告的方法、时间及地点。

（五）健康指导

1. 参考本章第一节二、计算机体层成像增强检查护理常规内容。

2. 嘱患者保持有效体位，即平卧位时引流袋应低于腋中线；站立位或活动时不可高于腹部引流口平面；搬动患者时，应安置好引流袋，先夹住 T 管再行搬动；引流袋内胆汁过多时应及时倾倒，以防因液面过高导致逆行感染或引流袋过重掉落而导致 T 管脱出。

五、留置尿管患者计算机体层成像护理常规

导尿管是患者住院治疗期间最常见的管道。目前一般常用带有气囊的 Foley 导尿管，规格以法制（F）为计量单位，成人导尿检查一般选用 16F 导尿管为宜。导尿管可用于收集尿培养标本；诊断性检查，测定膀胱容量、压力或残余尿，注入造影剂明确有无膀胱损伤；解除尿潴留，持续引流尿液，膀胱内药物灌注等。

（一）护理评估

1. 环境评估：保持机房床单位干净、整洁，检查室空气流通，温湿度适宜，室温保持在 21℃，湿度保持在 60%，定时消毒室内空气。

2. 患者信息评估：护士仔细阅读检查预约单与电子申请单信息是否一致。对于昏迷或者口齿不清的患者，护士应与家属核对患者信息（姓名、性别、年龄、ID 号、检查编号、检查部位、检查设备等）。详细询问病史，进一步核实检查部位、检查方式，对检查目的要求不明确的申请单，应与临床申请医生核对。

3. 管道的评估：检查前重点查看患者尿管是否通畅，有无脱落。注意若未使用抗反流尿袋则引流袋应低于尿道口。管的长度、松紧度适宜。

（二）观察要点

1. 参考本章第一节一般护理常规内容。

2. 病情：评估患者病情，查看相关检查结果，留意阳性体征，以确定患者是否需要镇静、吸氧等。严密观察患者生命体征及病情变化。

3. 心理：护士与患者家属进行有效的沟通，评估患者的心理状态。

4. 配合：评估患者的配合能力及依从性，便于制定个性化指导。组织患者及家属观看健康宣教视频和健康教育手册。神志不清者，需家属陪同，以免患者自行拔除尿管。

5. 腹部检查的患者：检查前 3~7 d 不吃含重金属成分的药物（如枸橼酸钾片、含碘药物），不做胃肠造影。

（三）护理措施

1. 检查前护理常规

（1）核对信息：责任护士核对患者的姓名、年龄、性别、检查部位及检查设备等。

（2）去除金属异物：根据图像质量的要求，指导及协助患者去除被检部位的金属物件（发夹、耳环、项链、文胸、拉链、皮带等），去除高密度材质的衣服，防止产生伪影。

（3）特殊情况：做放射性检查前，需询问育龄患者近期是否有生育计划，孕妇检查时需明确是否有终止妊娠计划，告知辐射防护注意事项并签字确认。

（4）呼吸训练：对于需要屏气检查的患者，责任护士应耐心训练并指导患者练习，防止产生运动伪影。胸部检查时需先轻吸一口气，再屏住呼吸，坚持 15~20 s，保持胸廓无起伏；腹部检查时患者可以直接屏气。对于老年或语言沟通障碍的特殊患者，应由责任护士示范屏气，并指导其吸气后用手捂住口鼻以辅助屏气。

（5）腹部 CT 扫描前做好胃肠道准备

①胃部：检查前 4 h 禁止食用固体食物，可少量饮用流质食物如牛奶、米汤等。检查前 10 min，应饮水 500~1 000 mL（因病情无法饮水的患者除外），在 PACS 系统上便签备注，便于诊断医生结合临床资料，更好的评估胃肠道情况。

②泌尿系统：检查前 20~30 min，应饮水 1 000 mL，在患者进入检查室，上检查床前饮水 200~300 mL。肾脏部位检查的患者，检查前 2~3 d，需禁做静脉肾盂造影检查。

③膀胱充盈：下腹部、输尿管、盆腔检查前应充盈膀胱，检查前应先夹闭尿管，待有尿意方可检查。

（6）检查前先查看引流管道是否固定妥善，如尿液过多，应先倒掉尿液，防止因尿袋内液体过多导致在患者过床和机床移动时尿管滑脱，或者引流袋受压导致引流液渗漏，同时记录好尿量。

（7）健康宣教：告知患者检查的目的与意义、检查预计所需要的时间和检查中的相关注意事项。对于特殊患者采取个性化健康教育，需要家属陪同的检查者如小儿、幽闭恐惧症患者、危重患者，做好家属的辐射防护及宣教工作。对于无法配合的昏迷、躁动、精神异常的患者检查前给予适当的镇静药物，采取安全的约束措施防止坠床。

2. 检查中护理常规

（1）核对信息：责任护士和技师共同核对患者预约单与电子申请单信息是否一致，协助患者进检查室、上检查床，避免发生坠床或跌倒等不良事件。

（2）安全指导：上检查床时夹闭尿管或者使用抗返流引流袋，将尿袋放置于两腿之间，双腿将尿袋夹紧，防止尿袋在机床移动时掉落或者倒置，从而导致管路脱出或逆行感染。如检查部位为双下肢，应将引流装置放置在合适位置，避免出现伪影。做好定位，检查过程中密切观察患者的病情变化。

（3）体位设计：根据具体检查部位和要求设计摆放体位，并再次告知相关注意事项，嘱咐患者勿移动身体。并做好患者心理护理，安抚患者紧张情绪，积极配合医技人员检查。

（4）注意保暖和隐私：检查过程中避免不必要的部位暴露，注意保暖，并保护好患者的隐私。

（5）辐射防护：对X射线敏感的部位，如生殖腺、甲状腺、眼球等（除必要检查部位外）予以铅皮遮挡，以防医源性射线伤害。

（6）严密观察：检查过程中通过观察窗和监控录像严密观察患者病情变化，危重患者可通过监护仪查看呼吸、心率、血氧饱和度等指标，一旦发生突发状况或者病情变化应立即暂停扫描，进入检查室查看和评估患者，将情况及时报告医生并妥善处理。

3. 检查后护理常规

（1）检查结束后询问患者有无不适，若行增强检查则需观察穿刺部位有无外渗、肢体有无肿胀。

（2）将尿管放回原处再开放，观察尿液的颜色和量，检查结束后及时开放尿管，如特殊原因没有开放尿管的要及时和病区责任护士做好交接班，并告知陪同家属。

（3）可自行走路的患者协助其起身下检查床；对于有高血压的患者应先缓慢起身休息片刻，再搀扶患者下检查床，避免起身过快导致体位性低血压，预防跌倒；推轮椅、平车、检查床的患者，指导和协助搬运患者，注意妥善安置尿管，避免管道滑脱和弯折。

（4）使用镇静药物的患者，协助转移至观察室进一步观察，待患者清醒、无不适时方可离开。

（5）告知肾功能不全的患者和临床主治医生，对比剂给药后 48 h 测定 eGFR。如果给药后 48 h 诊断为对比剂后急性肾损伤，则对患者进行至少 30 d 的临床监测，并定期测定 eGFR。

（6）嘱患者检查后在候诊区观察 30 min，如有不适及时告知医务人员。

（7）观察结束无不适方可拔掉留置针，嘱患者按压 10~15 min，防止出血。

（8）告知患者和家属取检查报告的方法、时间及地点。

（四）健康指导

1. 参考本章第一节二、计算机体层成像增强检查护理常规内容。

2. 保持尿液引流系统完整和引流通畅，不要轻易打开导尿管与集尿袋的接口。导尿管不慎脱落或导尿管密闭系统被破坏，需要更换导尿管；悬垂集尿袋，不可高于膀胱水平，不得接触地面。

参考文献

［1］余建明，曾勇明.医学影像检查技术学 [M].北京：人民卫生出版社，2016.

［2］王庭槐.生理学 [M].9 版.北京：人民卫生出版社，2018.

［3］郑淑梅，李雪.影像科护理 [M].北京：人民卫生出版社，2019.

［4］刘平，汪茜，王琳，等.实用影像护理手册 [M].北京：科学技术文献出版社，2019.

［5］吴欣娟，李庆印.临床护理常规 [M].2 版.北京：中国医药科技出版社，2020.

［6］毛燕君，李玉梅，曾小红.碘对比剂静脉注射护理实践手册 [M].上海：科学技术出版社，2020.

［7］中国高血压防治指南修订委员会，高血压联盟（中国），中华医学会心血管病学分会，等.中国高血压防治指南（2018 年修订版）[J].中国心血管杂志，2019，24（1）：24-56.

［8］中华医学会放射学分会.头颈部 CT 血管成像扫描方案与注射方案专家共识 [J].中华放射学杂志，2019，53（2）：81-87.

［9］中华医学会放射学分会质量控制与安全管理专业委员会.肾病患者静脉注射碘

对比剂应用专家共识 [J]. 中华放射学杂志，2021，55（06）：580-590.

［10］Kalisz K，Buethe J，Saboo SS，et al. Artifacts at Cardiac CT：Physics and Solutions[J].Radiographics，2016，36（7）：2064-2083.

［11］Zhu Y，Li Z，Ma J，et al. Imaging the Infant Chest without Sedation：Feasibility of Using Single Axial Rotation with 16-cm Wide-Detector CT[J]. Radiology，2018，286（1）：279-285.

［12］艳萍，赵海波，谢超贤 . 护理干预对急性肺动脉栓塞 CTA 检查的影响 [J]. 综合医学，2018，02（08）：205-206.

［13］岑峰，黄俊，覃求，等 . 主动脉夹层的 CTA 表现分析 [J]. 中国中西医结合影像学杂志，2018，16（6）：610-612.

［14］徐克，刘士远 . 放射科管理规范与质控标准 [M]. 北京：人民卫生出版社，2017.

［15］秦月兰，郑淑梅，刘雪莲 . 影像护理学 [M]. 北京：人民卫生出版社，2020.

［16］尚随君，焦睿珉，刘玉清 . 健康教育路径在腹部增强 CT 检查中的应用效果观察 [J]. 齐鲁护理杂志，2016，22（12）：48-49.

［17］黄瑞娟 . 护理干预对老年患者腹部 CT 增强扫描诊断效果的影响 [J]. 当代护士（中旬刊），2016，（6）：74-75，76.

［18］李大琼 . 腹部 CT 检查前患者的心理分析及护理干预 [J]. 华西医学，2010，25（8）：1568-1569.

［19］张振红 . 强化性心理干预在螺旋 CT 泌尿系造影患者中的应用 [J]. 齐鲁护理杂志，2018，24（13）：116-117.

［20］张燕丽，姜笑晨，本莉红，等 . CICARE 沟通模式联合呼吸训练在 CT 检查患者中的应用效果 [J]. 护理实践与研究，2023，20（4）：617-621.

［21］曹厚德 . 现代医学影像技术学 [M]. 上海：上海科学技术出版社，2016.

［22］高云，王世荣，刘静 . 护理风险管理在患者集体转运中的运用 [J]. 中华护理杂志，2006，41（5）：441-442.

［23］凡欣欣，沈小玲，黄赣英，等 . 四肢创伤骨折患者急性疼痛管理的最佳证据总结 [J]. 中华急危重症护理杂志，2022，03（04）：365-368.

［24］赵庆华，贾欣岗，郝江华 . 四肢开放性骨折患者的院前急救及围术期护理体会 [J]. 基层医学论坛，2016，20（17）：2441 - 2442.

［25］王谦，栾景源，李选 . 上肢深静脉血栓形成的诊治进展 [J]. 中国微创外科杂志，2018，18（10）：931-935.

［26］Wang Q，Luan JY，Li X. Progress in the diagnosis and treatment of upper extremity deep venous thrombosis[J]. Chin J Minim Invasive Surg，2018，18（10）：931–935.

［27］段磊 . 护理学基础 [M]. 北京：人民卫生出版社，2011.

［28］毕娜，余清文，任银萍，等 . 我国上肢创伤骨折患者上肢深静脉血栓发生率的 Meta 分析 [J]. 中华现代护理杂志，2019（23）：2961–2965.

［29］Bi N，Yu QW，Ren YP，et al. Meta–analysis of the incidence of upper extremity deep vein thrombosis in patients with upper extremity traumatic fracture in China[J]. Chin J Mod Nurs，2019（23）：2961–2965.

［30］王巍，王新宇，王超，等 .CT 血管成像诊断下肢动脉硬化闭塞症诊断的应用价值 [J]. 中国 CT 和 MRI 杂志，2020，18（1）：149–152.

［31］高云，王世荣，刘静 . 护理风险管理在四肢开放性骨折患者急诊转运中的应用 [J]. 护理管理，2017，55（06）：580–590.

［32］孙强，牛志兴，苏蕾，等 . 多物质伪影降低技术对五种口腔修复材料能谱 CT 伪影消除作用初探 [J]. 中华口腔医学杂志，2019，54（11）：760–764.

［33］宋玻 . 不同部位静脉留置对 256 排螺旋 CT 冠状动脉造影的影响 [J]. 继续医学教育，2016，15（12）：125–126.

［34］贾宏岩 . 多样化护理干预在 64 排 CT 冠脉造影扫描检查中的应用探究 [J]. 中国医学装备，2014，15（S1）：441–442.

［35］北京市医学影像质量控制与改进中心专家组 . 北京市"对比剂使用知情同意书"推荐模板 [J]. 中华医学影像技术，2016，32：1143–1145.

［36］李素兰，黄峥，白井双，等 . 多学科协作群组管理护理模式在冠状动脉 CT 血管造影中的应用效果 [J]. 河南医学研究，2022，31（13）：2460–2463.

［37］杨如平 .CT 小肠造影病人的精细护理 [J]. 护理研究，2014，（12）：1490–1491，1492.

［38］骆丽玲 . 多层螺旋 CT 小肠造影（CTE）检查的护理及配合 [J]. 临床医药文献电子杂志，2020，7（22）：110–111.

［39］宋津玲，乌兰娜 . 多层螺旋 CT 胃肠道水对比造影成像检查的护理 [J]. 内蒙古医学杂志，2014，26（2）：237–238.

［40］赵新雁 . 口服甘露醇多重螺旋 CT 小肠造影中精细护理的应用 [J]. 影像研究与医学应用，2020，4（6）：242–243.

［41］吴红勇 . 多层螺旋 CT 小肠低张造影在胃肠道病变诊断中的价值分析 [J]. 影像研

究与医学应用，2020，4（20）177-178.

［42］鲍健.胃部 CT 检查的体位研究 [J].实用放射学杂志，2002，18（3）：188-189.

［43］关凤华.低张与点滴式保留灌肠后螺旋 CT 增强检查结肠癌的临床观察与护理 [J].实用临床护理学杂志，2018，3（9）：110.

［44］覃文，袁知东，张辉.下肢及下腔静脉病变的 CT 血管成像.临床医药实践杂志 [J].2008，6（17）：488-489.

［45］焦慧，张丽娟，元恒涛，等.CT 下肢静脉造影在 Klippel-Trenaunay Syndrome 诊断中的应用价值 [J].医学影像学杂志，2020，30（9）：1690-1694.

［46］欧阳裕锋，胡秋根，岑玉坚，等.双能量 CT 直接增强法在双下肢静脉成像中的优势 [J].分子影像学杂志，2019，42（1）：5-9.

［47］赵君禄，聂关伟，任庆云，等.直接法 MSCTV 对下肢深静脉梗阻性病变的诊断价值 [J].实用放射学杂志，2017，33（6）：632-635.

［48］张静，姜建威，殷允娟，等.下肢浅静脉曲张 256 层螺旋 CT 低剂量扫描成像研究 [J].中国医学影像学杂志，2017，25（4）：283-286.

［49］中华医学会放射学分会，下肢动脉 CTA 扫描技术专家共识协作组.下肢动脉 CT 血管成像扫描技术专家共识 [J].中华放射学杂志，2019，53（2）：88-92.

［50］吴正参，许权，陈谦，等.双源 CT 低剂量下肢静脉造影诊断深静脉血栓的价值 [J].中华医学杂志，2018，98（39）：3158-3161.

［51］唐平太，李传旺，丘洪林，等.能谱 CT 扫描及量化分析在老年性痛风结节诊断中的价值 [J].中国老年学杂志，2019，39：5033-5036.

［52］钱小建，杨志勇，姜艳丽，等.单源双能量 CT 扫描单能谱成像技术基物质图像在痛风结节中的应用 [J].中国 CT 和 MRI 杂志，2021，19（2）：154-155.

［53］国晶晶，李东.解读"国际心血管 CT 协 TAVI/TAVR 相关 CT 成像的专家共识" [J].国际医学放射学杂志，2019，42（3）：334-340.

［54］白琳，彭勇，赵振刚，等.2022 版《经导管主动脉瓣植入术后抗血栓治疗中国专家共识》解读 [J].国际医学放射学杂志，2022，37（4）：485-490.

［55］李雪，曾登芬.医学影像科护理工作手册 [M].北京：人民军医出版社，2014.

［56］石明国，王鸣鹏.放射师临床工作指南 [M].北京：人民卫生出版社，2013.

［57］吴志敏，郑瑞平，张晓艳，等.临床护理路径管理在行水合氯醛灌肠镇静 MRI 检查患儿中的应用 [J].中华现代护理杂志，2022，28（26）：3624-3629.

［58］周广玲，高翔羽，渠慎英.苯巴比妥与水合氯醛对婴幼儿镇静效果的比较 [J].中

华现代护理杂志，2011，17（11）：1290-1291.

［59］丁国建，刘希杰，徐传臻，等．水合氯醛不同给药途径下儿童镇静效果比较的Meta 分析 [J].中国实用护理杂志，2014，30（31）：55-58.

［60］肖书萍，陈冬萍，熊斌，等．介入治疗与护理 [M]. 3 版 .北京：中国协和医科大学出版社，2016.

［61］盖保东 .中国医师协会放射性粒子植入技术专家委员会，中国抗癌协会肿瘤微创治疗专业委员会粒子治疗分会，等 .放射性 ^{125}I 粒子植入治疗胰腺癌中国专家共识（2017 年版）[J]. 临床肝胆病杂志，2018，34（04）：716-723.

［62］中华医学会核医学分会 .放射性 ^{125}I 粒子植入治疗恶性实体肿瘤技术质量管理核医学专家共识（2019 年版）[J]. 中华核医学与分子影像杂志，2020（40）11：673-678.

［63］许秀芳，李晓蓉，刘玉金，等 .肿瘤介入护理学 [M]. 北京：科学出版社，2011.

［64］薛兴帅，徐勇辉，张元，等，CT 引导下肺穿刺活检术临床应用价值 [J]. 实用放射学杂志，2019，35（1）：154-156.

［65］李乐之，路潜 .外科护理学 [M]. 6 版 .北京：人民卫生出版社，2019.

第三章　磁共振成像检查护理常规

第一节　一般护理常规

一、磁共振（MRI）检查护理常规

（一）适应证

1. 颅脑：颅脑外伤，尤适用于 CT 检查阴性者、脑血管疾病包括脑梗死、脑出血、脑血管畸形、颅内占位性病变（如良恶性肿瘤、囊肿等）、颅内感染性疾病、脑部退行性病变、脑白质病变、颅脑先天性发育异常、脑积水、脑萎缩、颅骨骨源性疾病。

2. 眼部：适用于眼眶壁及其周围组织，包络眼球、视神经、视网膜等在内的眶内组织的检查，检查病变包括占位性病变、外伤、炎证。

3. 鼻及鼻窦、鼻咽、颌面部：适用于鼻腔、鼻甲、上颌窦、筛窦、蝶窦、鼻咽及颌面等部位的病变的检查，包括鼻窦炎、鼻息肉、鼻窦肿瘤、鼻咽癌、腮腺肿瘤等。

4. 咽喉部及颈部：适用于口咽、喉咽、气管、甲状腺、甲状旁腺、颈部肌肉、软组织以及颈部淋巴结的检查。包括喉癌、淋巴瘤等肿瘤性病变及相关组织的炎证性病变。

5. 耳部及耳听道：适用于耳部各种炎证性、肿瘤性病变及先天发育异常。包括中耳炎、迷路炎、听神经瘤、耳蜗先天发育异常以及人工耳蜗植入术前检查。

6. 纵膈：CT 扫描难以确定病变的性质，或患者对碘过敏而无法进行 CT 增强的纵膈疾病：确定纵膈病变的范围，如是否累及血管、椎体、骨髓等，纵膈淋巴瘤治疗后残存 / 复发与放疗后纤维化的鉴别、纤维性纵膈炎与纵膈肿块的鉴别、胸腺瘤及胸腺增生的鉴别、纵膈囊性病变的诊断。

7. 乳腺：乳腺良恶性肿瘤的诊断和鉴别诊断、乳腺癌分期、肿瘤血管生成评估及术后

回访。

8. 心脏大血管：适用于缺血性心肌病、心肌炎、心脏占位、先天性心脏病、心脏大血管的各种病变如夹层、狭窄、动脉瘤等。

9. 腹部：肝脏占位性病变，如肝癌、肝血管瘤；肝内弥散性病变如肝硬化、脂肪肝；胰胆管病变、脾脏病变；胰腺及胃肠道肿瘤；腹膜后病变如腹膜后原发或者继发性肿瘤、腹膜后淋巴结病变、对碘对比剂过敏不能做腹部增强扫描的患者；胆道系统病变。

10. 盆腔：膀胱及膀胱周围占位性病变、前列腺增生及占位等病变、子宫及附件占位性病变、直肠占位性病变、盆底肌肉撕裂、盆底器官脱垂、排便功能障碍、肛瘘等。

11. 脊柱及脊髓：适用于椎管内肿瘤、椎骨肿瘤、椎管炎性、脊髓退行性病变和椎管狭窄证、脊椎和脊髓损伤的先天性疾病，以及脊髓及椎管内病变手术后复查。

12. 四肢骨关节及软组织：MRI 在骨、关节软骨、骨髓及肿瘤病变、韧带损伤及关节周围软组织病变检查中具有重要价值，特别是在骨关节病变的早期阶段。

13. 外周神经：比如臂丛神经外伤、肿瘤、局部压迫、炎证及免疫性疾病病变的定位和定性诊断，扫描腰骶丛神经根的走行、形态、信号，从而适用于腰椎间盘突出证、神经根鞘膜囊肿、神经根变异、肿瘤累及和局部外伤等腰骶丛神经根病变。

14. 全身血管：糖尿病患者、动脉硬化证及大动脉炎等累及全身动脉的疾病，可以了解全身的动脉情况包括血管的狭窄、梗阻、动脉瘤等病变。

（二）禁忌证

1. 绝对禁忌证：指会导致受检者生命危险的情况，有下列情况者，一般不宜行磁共振检查。

（1）体内装有心脏起搏器，起搏器为新型的 MRI 兼容性产品除外。

（2）体内置入电子耳蜗、磁性金属药物灌注泵、神经刺激器等电子装置。

（3）眼眶内有磁性金属异物。

2. 相对禁忌证：指有可能导致受检者生命危险或不同程度伤害的情况，通过解除金属器械后仍可进行检查的情况，但对影像质量可能有不利的情况。在做好风险评估、成像效果预估的前提下，权衡病情与检查的利弊关系后，慎重考虑检查。

（1）体内有弱磁性植入物，如心脏金属瓣膜、血管金属支架、血管夹、螺旋圈、滤器、封堵物等，如病情需要，一般建议术后 6~8 周再检查，并且最好在 1.5T 以下场强设备进行。

（2）体内有金属弹片、金属人工关节、假肢、假体、固定钢板等，应视金属置入物距扫描区域（磁场中心）的距离情况，以确保人身安全为首要考虑因素，慎重选择检查，而且建议在 1.5T 以下场强设备进行。

（3）体内有骨关节固定钢钉、骨螺丝、固定义齿、避孕环等，一般不会造成严重的人身伤害，主要以产生的金属伪影是否影响检查目标的观察面考虑是否适宜检查。

（4）危重患者或可短时去除生命监护设备（磁性金属类、电子类）的危重患者。

（5）癫痫发作、神经刺激征、幽闭恐惧症者。

（6）高热患者。

（7）妊娠 3 个月以内孕妇和婴儿需医师仔细评估收益 / 风险后再检查。

因此，MRI 检查具有绝对禁忌证及相对禁忌证。对 MRI 检查的安全性操作者一定要引起重视。检查前必须详细询问，明确患者是否存在检查禁忌证，禁止将金属物品带入扫描室，以确保人身安全及图像的质量。

（三）护理评估

1. 接诊：参考上编第一章预约与接诊护理常规内容。

2. 环境及工作人员安全筛查：磁共振区域及工作人员需分类清晰。MRI 工作人员分为两级：一级 MRI 工作人员（是指接受过基础安全培训，能够保证个人在强磁场环境中安全工作的人员）；二级 MRI 工作人员（是指接受过高阶 MRI 安全培训和教育，对 MRI 环境潜在危险及原理有深刻认识的人员）。分区布局严格按照磁共振安全管理要求，国际上通用分区为四区。国内一般分为 2 区到 3 区。体内有铁磁性金属植入物的非 MRI 人员，若非 MRI 检查必须并符合 MRI 安全要求，原则上不允许进入检查间（又称磁体间，区域Ⅳ）。其他非 MRI 人员处于技师操作间（又称控制室，区域Ⅲ）或者检查间（区域Ⅳ）时，应该由二级 MRI 工作人员负责陪同。非 MRI 人员进入检查间（区域Ⅳ）必须经过 MRI 安全检查，仅二级 MRI 工作人员有实施筛查的资格。MRI 工作人员进入磁体检查间（区域Ⅳ）前必须自查。

3. 核对：责任护士仔细阅读检查预约单与电子申请单信息是否一致，核对患者信息（姓名、性别、年龄、ID 号、放射编号、检查时间、检查设备等）。详细询问病史，进一步核实检查部位、检查方式，对检查目的要求不明确、检查项目和检查目的有冲突的申请单，应与临床申请医生核对。

4. 病史：评估患者既往史、现病史、手术史等，按照磁共振筛查流程严格筛查，确保无检查禁忌证。

5. 患者配合程度：评估患者的配合能力及依从性，便于制定个性化指导。

6. 检查前安全筛查落实：患者进入磁体检查前须经过严格筛查，确保检查安全和磁体安全。

（1）筛查流程：应使用标准化的表格和访谈，所有非紧急患者将进行两次筛查，所有患者陪同人员亦应该进行筛查。

（2）筛查原则：非 MRI 人员进入磁体间区域必须经过 MRI 安全检查，仅二级 MRI 工作人员有实施筛查的资格。MRI 工作人员进入磁体间前必须自查。贴有"MRI 安全"标志的物品可在磁体间使用，贴有"MRI 不安全"标志的物品通常禁止进入磁体间，贴有"有条件的安全"标志的物品可在满足特定条件的前提下在磁体间使用。在某些特殊情况下（如医师根据情况认为非常必要），即便设备是"MRI 不安全"的，也可能被带进磁体间（区域Ⅳ）。此时要求非常熟悉设备的 MRI 工作人员在场，并设法使设备尽量处于 5 高斯线以外。

（3）筛查工具：在 MRI 区域，不推荐使用传统的金属探测器及基于同原理的安检门等。目前建议使用操作简便、敏感性高的铁磁物体探测系统，能够对铁磁性和非铁磁性材料进行区分探测。

（4）筛查落实：任何参与 MRI 检查的人员都必须去除所有金属附属物，如珠宝、耳环、金属物体、电子设备和药物泵（如磁卡、手表、钥匙、硬币、发夹、眼镜、手机及类似电子设备）、可移除的体表穿孔后佩戴的首饰、金属的药物传导片、含金属颗粒的化妆品。筛查后，技师操作间和磁体检查间仍需要 MRI 工作人员全程陪同。由于纺织品中存在金属成分，建议患者脱去私人衣服，更换为检查服。整理各种管道，如胆道引流管等；输液港应去除外接无损伤针部分；胃肠减压管，应去除一次性使用负压引流器；气切通道更换为非金属材质；对于行动不便的检查者，提供 MRI 安全轮椅、MRI 安全助行器、MRI 安全担架或者提前将患者转移至 MRI 检查专用推床，方便搬运。如有特别危重不能脱离机械通气的患者，应申请 MRI 专用呼吸机、专用监护仪，协同完成检查。

（5）特殊人群安全筛查注意事项。

①孕妇的 MRI 安全筛查：目前尚缺乏充足证据阐明 MRI 检查对于早孕期（12 周以前，胎儿各系统器官的重要形成时期）妇女的影响。基于伦理学的要求，国家并未批准进行早孕期 MRI 检查。谨慎的观点是早孕期妇女应该酌情避免进行 MRI 检查。非早孕期妇女如确有 MRI 检查需要，可在 1.5T（含）以下的 MRI 设备上进行检查。

②儿童的 MRI 安全筛查：儿童（尤其大龄儿童或青少年）可能会在筛查时有所隐瞒，要在其家属在场和不在场的情况下分别进行问询，最大限度地暴露出所有潜在风险。建议在进入区域Ⅳ前为其更换专用的检查服，以确保他们不会将铁磁性金属玩具等物品带入。陪伴儿童进入区域Ⅳ的人员也应根据相应的流程接受安全筛查。

（6）体内置入物人群筛查：强铁磁性动脉瘤夹禁止用于 MRI 检查，非铁磁性或者弱铁磁性动脉瘤夹可置于 1.5T 磁场机器检查。目前使用的骨科植入物、宫内节育环、牙科植入物、乳腺假体、体内植入的输液泵、冠脉支架等进入磁场一般是安全的。心脏植入式电子设备需要临床医生和放射科医生充分了解设备材质结构，详细阅读设备说明，确认设备能与磁场兼容，方可进入磁共振检查间，但检查完毕后，需要仔细评估设备功能，确保能够正常使用。

（四）观察要点

1. 病情：评估患者病情，查看相关检查结果，留意阳性体征，以确定患者是否需要镇静、吸氧等。危重患者进入磁体前检查前再次评价生命体征、人工气道、血流动力学是否稳定，和陪同检查医护人员一起严密观察病情变化。

2. 心理：与患者进行有效沟通，评估患者的心理状态。对患有幽闭证受检者、精神过度紧张、焦虑造成无法完成检查的患者，应采取以下措施：安排专人做心理辅导，针对患者无法配合的原因进行分析，如检查室光线过暗，检查声音过大，检查室空间过小等。根据具体原因给予相对应方案解决，给予患者心理支持、心理暗示和鼓励。也可要求家属进行检查陪同，以消除患者的不安情绪。

3. 听力：由于检查项目配合的需要，医技磁共振成像检查的噪声对听力有影响，因此需要在检查前对患者进行听力评估，以确保能完成检查或者不因为检查加重听力损害。

4. 配合度：磁共振检查因为磁场强度和梯度变化，噪声较大，检查时间相对 CT 较长，特别是血管、神经和功能成像比如 BOLD 等项目，对患者的配合程度及检查过程肢体运动等要求较高，应组织患者观看健康宣教视频和健康教育手册，清醒且配合度好的患者确保掌握呼吸配合及特殊检查的运动配合。不能自主运动和配合的患者指导家属协助检查配合并确保家属已掌握配合要领。

5. 急救设施：危重患者急救设施和药物配备到位。因磁体的强磁特殊性，患者急救应第一时间抬离磁体检查间，迅速转移患者到筛查区外进行急救。确因检查需要，患者需要携带急救设施设备进入磁体间时，需要使用符合磁体安全使用原则的仪器设备。如无磁呼吸机、无磁氧气钢瓶、无磁抢救车、无磁监护仪、无磁输液泵等。

6. 危重患者的管路：危重患者检查一般携带呼吸管路、引流管路、静脉管路、监护管路。检查前，充分评估进入检查间管路携带的必要性。根据检查时间，确定携带必要的生命支持管路进行检查，非必要管路根据患者病情夹闭、取下，进入检查间的管路严格筛查、符合磁共振安全筛查要求，植入体内的脑室引流管、脑室腹腔分流管等检查后需要专科医生观察压力调节等装置的准确度。

（五）护理措施

1.检查前护理常规

（1）核对信息：责任护士再次核对患者的姓名、年龄、性别、检查部位及检查设备等。

（2）进入磁体间安全筛查：参照本节安全筛查落实。

（3）签署知情同意书：平扫检查患者签署磁共振检查知情同意书，增强检查患者加签增强检查钆剂使用告知书。

（4）体温测量和监测：核心体温升高不得超过 1℃，检查前测量体温，高热者建议延迟检查。

（5）呼吸训练：对于需要屏气检查的患者，责任护士应耐心训练并指导患者练习，防止产生运动伪影。其中胸部、腹部检查需先轻吸一口气，再屏住呼吸，坚持 15~20 s，保持胸廓无起伏；腹部检查患者可以直接屏气。对于老年或语言沟通障碍的特殊患者，应由责任护士示范屏气，并指导其吸气后用手捂住口鼻以辅助屏气或者指导陪检家属协助患者捏住鼻子配合患者嘴巴紧闭，以做好呼吸配合。

（6）听力评估及保护：检查患者予以耳塞、磁共振专用耳机、耳罩等，进行听力保护。

（7）完善其他检查前准备。

①头部检查的患者：再次核查是否有金属义齿等导致图像伪影的置入物。

②腹部检查的患者：检查前 2~4 h 禁食禁水。

③胃部：检查前禁固体食物 4 h，因病情无法饮水的患者除外，在 PACS 系统上备注，便于诊断医生结合临床资料，更好的评估胃肠道情况。

④膀胱充盈：下腹部、输尿管、盆腔检查前应充盈膀胱，有尿意。

⑤盆腔造影成像检查：女性盆腔检查前去除避孕环，需排空大便，进行清洁灌肠。

⑥特殊情况：检查区域覆盖了大面积或深色的文身（包括文眼线），为了减少热量累积，建议在 MRI 扫描过程中敷上冰袋降温。同时告知受检者，MRI 扫描可能会使 48 h 之内的文身图案变得模糊。

⑦孕妇检查：临床医生和放射科医生共同评估检查风险 / 获益，当检查不能等到分娩后，MRI 检查可在任何孕周的孕妇检查。虽然 MRI 对胎儿的风险没有得到证实，但怀孕第一个月主磁场对细胞迁移的影像和超过 90 分贝的噪声可能造成胎儿听力损失，需要再次提醒医生和患者。

⑧危重患者检查：评估患者血流动力学稳定、呼吸稳定能够确保检查安全，核查进入检查间设备均属于磁共振安全使用设备，留陪人或者医务人员陪同检查。做好陪同人员听力保护。

⑨健康宣教：告知患者检查的目的与意义、检查的预计时间和检查中的相关注意事项。耳塞或者耳机的正确使用。对于特殊患者采取个性化健康教育，需要家属陪同检查者如小儿、幽闭恐惧症、危重患者，做好家属的宣教工作。对于无法配合的昏迷、躁动、精神异常的患者检查前给予适当镇静，采取安全措施防止坠床。

2. 检查中护理常规

（1）核对信息：责任护士和技师共同核对患者预约单与电子申请单信息是否一致，协助患者进检查室、上检查床，避免坠床或跌倒事件。

（2）安全指导：推轮椅、平车、检查床的患者，安全核查时进行转运设备的转换，替换成能在磁共振检查间安全使用的转运工具。同时指导和协助搬运患者，对于有气管插管、引流管的患者，注意妥善安置管路，避免管道滑脱和弯折，置入引流管的患者，上检查床前将管道夹闭。带有监护仪与氧气瓶的患者，替换为磁共振专用氧气钢瓶和心电门控。携带无磁呼吸机的检查患者，确保呼吸机在安全使用线（距离主磁体 1 m 之外）外并有效固定。将无磁呼吸机患者呼吸状态面板面对观察窗，便于随时观察患者病情变化。

（3）体位设计：根据具体检查部位和要求设计摆放体位，并再次告知相关注意事项，嘱咐患者勿移动身体。做好患者心理护理，安抚患者紧张情绪，积极配合医技人员检查。

（4）注意保暖和隐私：检查过程中注意患者的保暖和隐私，避免不必要的部位暴露。

（5）严密观察。

①病情变化：检查过程中通过观察窗和监控录像严密观察患者病情变化，危重患者可通过心电门控查看心率、血氧饱和度等指标，一旦病情发生变化和突发状况立即暂停扫描，进入检查室查看和评估患者，视情况及时报告医生并处理。

②体温变化：FDA 规定患者检查时核心体温升高不得超过 1℃。头部特异吸收率值（specific absorption rat，SAR）大于 3W/kg 时不得超 10 min；全身 SAR 大于 4W/kg 时不得超 1 min；头部或躯干 SAR 大于 8W/kg 时不得超 5 min；肢体 SAR 大于 12W/kg 时不得超 15 min。

③皮肤损伤：导电回路包括患者监测导线、文身，甚至身体器官之间的环路。基于这个原因，患者不能交叉手臂或腿，并在相邻身体器官（如大腿）之间垫被，避免皮肤相互接触，线圈也可以受热，避免患者接触出现皮肤烫伤。

3. 检查后护理常规

（1）患者检查结束后，协助患者起身下检查床，告知有高血压的患者起身时动作要缓慢，避免起身过快导致体位性低血压，预防跌倒。

（2）对于 60 岁以上的老年人、肿瘤消耗性体质患者、严重贫血患者、关节炎导致行动不便、糖尿病导致视力障碍患者注意观察和及时搀扶。起身后询问确认无头晕眼花等症状，再协助患者下床。如患者由平躺改为坐起诉头晕时，先在检查床上坐 30 s，头晕停止后在检查床旁站定（预计 20 s），无异常后再开始挪步走到检查室外。

（3）去除耳塞或者耳机。

（4）需空腹检查的患者，检查结束后告知正常饮食。

（5）嘱患者休息 30 min 后再离开。

（6）告知患者和家属取检查报告的方法、地点及时间。

二、MRI 增强检查护理常规

（一）适应证

磁共振增强是指血管内注射对比剂后的扫描，根据注射对比剂后的扫描方法不同，可分为常规增强扫描、动态增强扫描、延迟增强扫描和多期增强扫描。磁共振平扫检查的适应证同样适用于增强检查，头部特别是垂体微腺瘤、小于 1 cm 的垂体瘤。全身血管磁共振成像、组织灌注检查，如颈总动脉、颈内动脉、颈外动脉、椎动脉、基底动脉及基底动脉环等，适用于动脉狭窄、闭塞等动脉病变的检查。

（二）MRI 增强检查禁忌证及高危人群

1.禁忌证同磁共振平扫检查禁忌证，需要增加以下内容

（1）既往使用对比剂出现中、重度不良反应者（相对禁忌证）。

（2）有明确重度肾功能损伤，检查获益小于风险者。

2.高危人群

（1）肾功能不全者。

（2）幽闭恐惧症患者。

（3）心脏病变，如充血性心力衰竭者。

（4）近期使用肾毒性药物或其他影响肾小球滤过率（GFR）的药物者。

（5）既往有对比剂及其他药物过敏者。

（6）精神行为异常者。

（三）护理评估

1.接诊、环境及工作人员筛查、核对、安全筛查、急救设施设备筛查等，详见本节一、MRI 检查护理常规中护理评估内容。

2.既往有对比剂不良反应、肾功能损伤等患者，针对此高危人群因病情需要注射对比剂者，在检查中、后应及时识别预警性不良反应，视情况及时报告医生并处理。

3.儿童使用钆对比剂时，应避免使用高风险对比剂。因为并非所有对比剂都被批准用于儿童，因此在使用前应详细阅读相关对比剂的产品特性摘要。若无法获得被批准用于儿童的适当对比剂，则评估患者病情，查看其他检查的结果，评估患者既往史、检查史、用药史、现病史、过敏史及肾功能等。留意阳性体征，筛选高危人群，并评估患者是否需要镇静、吸氧、心电监护、呼吸机支持、携带输液管路等。

4.血管评估：根据患者检查项目和基础血管条件，评估患者是否服用抗凝药、需要留置增强用留置针部位是否 3 d 内已经穿刺过，选择粗、直、弹性好，无瘢痕、炎证、皮肤损伤的部位穿刺，穿刺成功后确保留置针通畅并有效固定。如患者携带经外周静脉置入中心静脉导管（PICC）导管、输液港等输液工具，连接高压泵前需要确认有无耐高压标志，如非耐高压注射装置，仅能手推药物，中心静脉管路推药前后需要 10 mL 以上注射器冲管，避免导管堵塞。

5.管路评估：患者如携带各种生命支持管路、引流管路进行检查，需要严格执行安全筛查，去除铁磁性固定装置和连接装置。管路安放时注意避免放置在检查部位上方，且确保不被检查床移动导致牵拉脱出。

6.药物评估：磁共振使用的钆对比剂，性状、分子结构、使用的适应证和禁忌证各有差异，需要检查前加强对对比剂说明书的正确阅读，根据检查项目、药物特性、检查人群筛查，选择正确的对比剂。对儿童、孕妇、肾功能异常的患者建议使用大环状对比剂。

（四）观察要点

1.高危人群

（1）进行适应证外使用前，须获得患儿家长的知情同意。但是若患儿具有某种对比剂的绝对禁忌证，则即使获得知情同意，也不能使用。

（2）怀孕患者当具有增强磁共振检查的极强指征时，对妊娠妇女可给予一种大环状钆对比剂的最小剂量，肾源性系统性纤维化（nephrogenic systemic fibrosis，NSF）最低风险的对比剂。

（3）对妊娠过程中的母亲给予钆对比剂后，没有必要进行任何新生儿检验。对母亲给予大环类钆对比剂后，可以正常进行哺乳。具有肾损伤的妊娠或哺乳母亲不得给予钆对比剂。

2.心理：增强磁共振检查时间较长，一般单一部位增强检查 12~30 min，整个检查过程随着梯度回旋的改变，会出现不同的较大的噪声，环境比较昏暗，再加上线圈特别是头部线圈的使用，容易引起患者焦虑、紧张、恐惧的心理，根据患者不同年龄、不同文化背景进行有效的沟通，评估患者的心理状态，积极采用增大照明亮度、安放呼叫球囊、连接心电门控、积极交流等进行心理疏导及建设。

3.患者配合：参照平扫检查患者配合观察要点。

4.增强检查患者血管观察：按照静脉输液指南进行增强检查前患者留置针植入前血管评估。选择粗、直、弹性好，无瘢痕、炎症、皮肤损伤处植入正确型号留置针，并妥善固定。特别是心脏、灌注等检查项目，高压泵注射流速达到3~5 mL/s，建议选用肘正中静脉、贵要静脉、头静脉等血管条件更好的部位穿刺。

5.血管通路选择：磁共振增强检查建议使用耐高压留置针进行穿刺。型号20~24G。根据不同检查项目选择。一般儿童可选择24G留置针，血管成像、心脏成像、灌注成像等选择20G留置针，其他检查项目选择22G留置针。确保高压泵注射对比剂安全。患者如携带PICC、输液港等中心静脉输液工具，需要确认为耐高压装置方可连接高压泵推注。如非耐高压装置，只可手工推药。中心静脉管路使用前后严格按照静脉治疗规范进行导管通路监测和使用后导管冲洗。

（五）护理措施

1.检查前护理常规

（1）核对信息：再次核对患者信息，避免检查信息、部位、设备等错误。

（2）评估患者。

①仔细询问患者有无对比剂过敏史及其他药物过敏史。

②有无晕针史。

③肾功能检测：肾脏疾病［eGFR<60 mL/（min·1.73 m^2）］、肾脏手术、蛋白尿、高血压、高尿酸血证、糖尿病等患者，在检查前需测定eGFR值，急性病患者、慢性病急性恶化患者或住院患者为对比剂给药前7 d内进行测定eGFR值。

④评估高危因素，对病情不稳定的患者，要求临床医生将病情控制稳定后再行MRI增强检查。对严重肾功能不全、重度过敏反应者、血流动力学不稳定或者呼吸支持的患者，需要和临床医生有效沟通，评估检查的获益和风险。

（3）各部位检查前准备同磁共振平扫检查

（4）留置针穿刺。

①必要时更换棉质衣裤，患者袖口须宽松。

②注射室护士核对患者姓名、性别、年龄、ID号，确认检查项目，再次评估高危人群，为患者测量身高与体重，将计算出的体质量指数填写在检查申请单空白处。

③根据患者检查部位和血管条件选择使用18~22G耐高压留置针。

④血管选择：首先按检查部位进行血管选择。常规检查：原则先右后左，先上后下，先外周后中心，选粗、直、弹性好的血管（首选前臂静脉、肘静脉，尽量避免使用手背血

管），穿刺时避开静脉窦处。

⑤特殊血管检查：一侧上肢血管检查，选择穿刺对侧血管；双上肢血管检查，选择穿刺颈外血管，非特殊情况下不选择下肢血管进行穿刺；肢体静脉血管检查，选择穿刺同侧血管。

⑥患者明确有上腔静脉综合征，选用下肢静脉。一侧肢体有确定或可疑血栓形成的，避免该侧肢体穿刺。

⑦标志清晰：在透明敷料边框标签内标注穿刺日期、时间和操作者姓名，并告知患者使用注意事项（如置入留置针肢体不可提重物，尽量不弯曲）。根据穿刺情况对输注外渗风险进行评估，对于外渗风险高者予以标注，便于警示和观察。

（5）等待检查：嘱患者至指定等候区等待检查。

（6）对比剂准备：根据患者年龄、疾病、检查项目选用正确的对比剂。

（7）急救准备：按照急救设施设备评估要点常规准备抢救环境，配备相应抢救药品及设备，保持完好率100%，了解常用对比剂理化性质、用量、禁忌证，熟练掌握急救技能。

（8）高压系统准备：检查高压注射器状态以及内管、外管是否完好，患者管道一人一根一管。

（9）健康宣教：告知患者检查的目的、意义及检查时长，检查过程中需要配合的呼吸、肢体运动等，急救球囊置于清醒患者有力手，昏迷患者或者病情危重患者将呼救球囊放到陪同检查家属处，指导家属观察面色、呼吸等，发现异常及时呼救。告知患者对比剂注入体内后喉咙有金属感、便意、身体发热等均属于正常现象，以消除患者的紧张情绪。

2. 检查中护理常规

（1）核对信息：由责任护士和技师共同核对患者预约单与电子申请单信息是否一致，协助患者进入检查室、上检查床，避免坠床或跌倒事件。

（2）安全指导：推轮椅、平车、检查床的患者，安全核查时进行转运设备的转换，替换成能在磁共振检查间安全使用的转运工具。同时指导和协助搬运患者，对于有气管插管、引流管的患者，注意妥善安置管路，避免管道滑脱和弯折，置入引流管的患者，上检查床前将管道夹闭。带有监护仪与氧气瓶的患者，替换为磁共振专用氧气钢瓶和心电门控。携带无磁呼吸机的检查患者，确保呼吸机在安全使用线（距离主磁体 1 m 之外）外并有效固定。将无磁呼吸机患者呼吸状态面板面对观察窗，便于随时观察患者病情变化。

（3）体位设计：根据患者的检查部位设计体位，告知患者根据仪器的提示音进行呼气和屏气，嘱咐患者勿移动身体变换体位。做好患者心理护理，安抚患者紧张情绪，积极配合医技人员检查。

（4）注意保暖和隐私：检查过程中注意患者的保暖和隐私，避免不必要部位的暴露。

（5）呼吸训练：对于需要屏气检查的患者，责任护士应耐心训练患者练习屏气，防止产生运动伪影。其中胸部检查需先轻吸一口气，再屏住呼吸，坚持15~20 s，保持胸廓无起伏；腹部检查患者可以直接屏气。对于老年或语言沟通障碍的特殊患者，应由责任护士示范屏气，指导其吸气后用手捂住口鼻以辅助屏气，或者陪同检查人员配合捏鼻屏气。

（6）通道安全：正确安装高压注射器管道，排除管道内空气，确保患者静脉通道与高压注射器连接紧密，预防管道脱落。进行预注射试验，先试注射生理盐水20~30 mL，将手放于留置针尖的近心端，感觉液体在血管中是否有明显冲击力，询问患者是否有不适，确保高压注射管路与血管连接通畅，并告知患者置入管路的上肢尽量伸直，避免上肢弯曲导致注射对比剂压力过大时，发生对比剂外渗不良事件。如患者使用中心静脉管路，需要10 mL以上注射器抽取无菌盐水，连接患者端回抽，回血表示通畅，再预充盐水，患者无不适后连接高压泵管使用。

（7）心理安慰：平扫后，通过麦克风再次告知患者，在检查中根据语音提示正确呼吸、屏气及注入对比剂可能出现的身体反应，以缓解患者的紧张情绪，并告知患者如有不适，可按压急救球囊示意。幽闭恐惧症患者按照磁共振平扫心理护理进行处理。

（8）密切观察：注射对比剂过程中严密观察患者反应及高压注射器注射时压力曲线的变化，如发现患者出现不良反应、高压注射器显示压力报警，应立即停止注药，进入检查室评估患者情况，同时评估留置针穿刺部位有无外渗，根据发生的各种状况及时应对和处理。

3. 检查后护理常规

（1）检查结束后分离管路，询问患者有无不适，同时观察穿刺部位有无外渗、肢体有无肿胀。

（2）协助患者起身下检查床，告知有高血压患者起身时动作要缓慢，避免起身过快导致体位性低血压，预防跌倒。

（3）告知肾功能不全的患者和临床主治医生，对比剂给药后48 h测定eGFR。如果给药后48 h诊断为对比剂使用后急性肾损伤（PC-AKI），则对患者进行至少30 d的临床监测，并定期测定eGFR。

（4）嘱患者在候诊区观察30 min，如有不适及时告知医务人员。

（5）观察30 min无不适方可拔除留置针，嘱患者按压至少5 min，防止出血，并告知如有不适电话咨询。如患者使用中心静脉管路，检查结束后一定再次核查导管固定妥当，再用10 mL以上注射器抽取无菌盐水进行脉冲式冲管，确保导管通畅安全。

（6）因临床治疗需要保留留置针的患者，应告知患者回病房后立即联系临床护士，检查室责任护士也同时电话联系临床护士进行交接，务必告知穿刺时间和输注的药物性质，建立交接单，避免发生静脉炎。

（7）告知患者和家属取检查报告的方法、时间及地点。

（8）对比剂外渗处理：参照静脉输液指南及碘对比剂输入专家共识相关指导进行处理。

（9）检查后不良反应处理：根据患者不同情况参照欧洲泌尿生殖协会对比剂不良反应进行处理。

（六）健康指导

1. 肾功能下降尤其是 eGFR<15 mL/（min·1.73m^2）患者，应警惕迟发性不良反应：肾源性系统性纤维化（NSF）。

2. 同日安排 CT 增强和 MRI 增强检查者，为降低潜在肾毒性，推荐遵循以下原则。

（1）肾功能正常或中度降低的患者［GFR>30 mL/（min·1.73m^2）］，含碘对比剂和钆对比剂注射的间隔应达到 4 h。

（2）肾功能重度降低的患者［GFR<30 mL/（min·1.73m^2）或接受透析］，含碘对比剂和钆对比剂注射的间隔应达到 7 d。

（3）钆对比剂的 X 线衰减效果明显，排泄至泌尿道时可能会导致 CT 结果被错误解读。进行腹部检查时，CT 增强检查应该在磁共振增强检查前进行。进行胸部和脑部的检查时，可以不分先后。

3. 同日两次注射钆对比剂的时间间隔。

（1）肾功能正常或中度降低的患者［GFR>30 mL/（min·1.73m^2）］，给药 4 h 后，细胞外钆对比剂的排泄率达到 75%。两次钆对比剂注射的间隔应达到 4h。

（2）肾功能重度降低的患者［GFR<30 mL/（min·1.73m^2）或接受透析］，两次钆对比剂注射的间隔应达到 7 d。

4. 接受血液透析的患者，推荐将对比剂注射与血液透析时间进行关联，推荐尽快进行额外血液透析来清除对比剂。

5. 当具有增强磁共振检查的极强指征时，对妊娠妇女可给予一种大环状钆对比剂的最小剂量，并且不影响哺乳。但对于具有肾损伤的妊娠或哺乳母亲，不得给予钆对比剂。

第二节 磁共振成像常见部位检查护理常规

一、头部磁共振成像护理常规

头部磁共振检查主要包括颅脑、五官两个部分。头部检查项目包括：磁共振颅脑平扫增强、磁共振颅脑磁共振血管成像（magnetic resonance angiography，MRA）、磁共振颅脑静脉（窦）成像磁共振静脉血管成像（magnetic resonance venography，MRV）、磁共振鞍区平扫增强、磁共振垂体动态平扫增强、磁共振脑桥小脑角区平扫增强薄层、磁共振脑灌注成像磁共振灌注成像（perfusion-weightedimaging，PWI）、磁共振脑运动功能成像基于血氧水平依赖（blood oxygenation level dependent，BOLD）、磁共振脑磁敏感成像磁敏感加权成像（Susceptibility Weighted Imaging，SWI）、各类神经颅内段成像 + 局部 MRA 等。

（一）扫描方法

1. 颅脑

（1）扫描体位：仰卧位，头先进，头部置于线圈内，眉间对准线圈中心，定位线对线圈中心标线及眉间线，锁定定位线，将定位中心送进磁体扫描中心。

（2）线圈选择：头单通道线圈、头多通道线圈、头正交线圈、头相控阵线圈以及头颈联合线圈等。

（3）扫描序列：常规序列组合一般选择横断面（Tra）T1WI、T2WI、T2W-FLAIR，及矢状面（Sag）T2WI 或 T1WI 或冠状面（Cor）T1WI。必要时加做 T2WI、SWI、DWI 序列扫描及脂肪抑制技术；特征序列；增强扫描。

2. 五官：包括眼部、鼻咽、鼻腔、鼻窦、颌面、耳部、内听道。

（1）扫描体位。

①眼部：患者头先进，仰卧位于检查床上，双手自然放置于身体两侧，患者眼球盯住后方，双眼自然闭合，保持眼球不动。

②鼻咽部：患者头先进，仰卧位于检查床上，双手自然放置于身体两侧，双眼自然闭合，眼球保持平视前方。线圈中心及定位中心对准眉间。

③耳部：同"鼻咽部"体位摆放。

④口咽口腔：患者头先进，仰卧位于检查床上，下颌内收，头部用海绵垫固定，双手

自然放置于身体两侧。

⑤颞颌关节：同"口咽口腔"。

（2）线圈选择：采用多通达头部线圈为主，或者头颈联合线圈或环形表面线圈。

（3）扫描序列。

①眼部：横轴位 T2WI、T1WI；斜矢状位 T2WI、T1WI 序列；冠状位 T2WI、T1WI 序列；增强扫描。

②鼻咽部：横轴位 T2WI、T1WI；矢状位通常为 T2WI 序列；冠状位 T2WI、T1WI 序列；横轴位弥散序列；增强扫描。

③耳部：横轴位 T2WI、T1WI；冠状位 T2WI、T1WI 序列；横轴位 3D 重 T2WI 序列；常规扫描序列层厚一般小于 3 mm，视野 180~200 mm。横轴位 3D 重 T2WI 则采用更薄的层厚 0.5~1 mm 的无间隔扫描，扫描矩阵 256×224 左右，加用层面方向内插技术以提高图像空间分辨率。

④口咽口腔：同"鼻咽部"。

⑤颞颌关节：同"耳部"。

（二）扫描范围

1. 在矢状面定位像上设置横断面扫描层面，一般使横断面扫描层面平行于前后联合连线。横轴面成像范围包含鼻咽、小脑至颅顶。矢状位成像范围、冠状面成像范围均视病情包含病灶或全脑。

2. 眼部：以矢状位和冠状位作为定位参考像。在矢状位定位像上扫描基线平行于视神经眶内段，冠状位定位像上扫描基线平行于两眼球晶状体中点连线，范围包括眼眶上、下壁。

3. 鼻咽部：以矢状位和冠状位作为定位参考像。扫描基线平行于硬腭，扫描范围上自额窦、下至软腭下缘。

4. 耳部：以矢状位和冠状位作为定位参考像。扫描基线在矢状位定位像上平行于头颅前后联合连线，冠状位上平行于两侧颞叶底部连线，保持两侧对称。扫描范围包括蝶窦和双侧乳突结构。

5. 口咽口腔：扫描基线在冠状位上平行于咽后壁，在矢状位上平行于正中矢状面，扫描范围从硬腭到舌骨，包全口咽部及病灶范围。

6. 颞颌关节：扫描基线平行于关节面，扫描范围包括颞下颌关节及病变区域。

（三）护理评估

1. 接诊：根据患者检查部位及患者具体情况，预约时间问患者是否有义齿及其材质，合理选择 1.5T 或 3.0T 检查室，并告知患者检查时间（颅脑磁共振检查时间 15~60 min 不等）、注意事项等。

2. 环境、核对、病情、磁共振检查安全筛查、急救设备评估同本章第一节一般护理常规。

3. 部分颅脑磁共振项目耗时较长，因此应评估患者病情是否能够耐受长时间检查，危重症患者需临床医生陪同进行检查。

4. 心理评估：颅脑磁共振检查时长 15~60 min 不等，应提前告知患者，减轻患者心理压力，取得患者配合，从而提高图像质量和一次性完成率。

（四）观察要点

1. 详见本章第一节一般护理常规。

2. 评估患者配合程度，是否需要家属协助或陪同。

3. 去除患者头部金属配饰，如发夹、耳环、金属架眼镜、助听器、可摘卸义齿、假发、兼耳蜗等。

4. 躁动、痴呆、帕金森患者行颅脑磁共振前，应评估是否需要镇静，确保患者头部处于静止状态。

5. 与患者进行有效的沟通，评估患者心理状态。

6. 颞颌关节患者可根据配合情况选择使用辅助张口器，以便检查过程中配合扫描序列观察患者颞颌关节动态情况。

（五）护理措施

1. 检查前护理常规

（1）核对信息、评估患者、检查前准备详见本章第一节一般护理常规。

（2）告知患者检查过程中头部保持静止状态。

（3）增强患者留置针穿刺。脑灌注成像 PWI、弓上血管成像 CE-MRA 患者优先选择右上肢，使用 20G 及以上型号留置针进行穿刺，确保检查过程中对比剂的输注流速，提高图像质量以及疾病的检出率。

（4）心理护理：磁共振检查时间长且噪声较大，检查前对患者进行心理护理，告知患者检查过程中可能有发热、皮肤刺痛感等，并给患者带好耳塞或专用耳机，降低噪声。

（5）普通颅脑检查流速 2 mL/s，灌注、弓上血管等检查流速 3 mL/s。

（6）对比剂剂量：按体重 1 次 0.2 mL/kg（或 0.1 mmol/kg）注射对比剂是颅脑 MRI 增强扫描最佳剂量。

2. 检查中护理常规

（1）详见本章第一节一般护理常规。

（2）安全指导：严格遵守磁体间安全制度，对于推轮椅、平车、检查床的患者，指导和协助搬运患者；对于有气管插管、引流管的患者，注意妥善安置管路，避免管道滑脱和弯折，置入引流管的患者，上检查床前将管道夹闭；提前将监护仪、氧气瓶等金属医用器械取下。

（3）体位摆放：患者仰卧位于检查床上，上肢放置于躯干两侧，确保肢体摆放舒适且安全。告知患者平静呼吸，切勿随意变换体位。做好患者心理护理，安抚患者紧张情绪，积极配合医技人员检查。确认患者线圈包裹部分有无压迫、不适，呼吸是否通畅。

（4）昏迷、躁动、精神异常等患者已行镇静时，告知技师关闭语音提示，避免刺激患者导致扫描失败。

（5）眼部检查患者检查过程中闭上眼睛，减少运动伪影。

（6）鼻咽部检查时嘱咐患者检查过程中不要做吞咽动作。

（7）BOLD-fMRI 成像患者需做特殊的准备。

①根据所观察活动中枢配备适当的刺激工具。

②与患者提前沟通检查过程，使患者受到刺激过程后作出正确反应。

③注意将患者头部尽量靠近磁场中心，头前后径小的患者将颅后加垫，使头颅前后径中心与正中冠状面一致，用束缚带固定头部，保持头部静止状态。

3.检查后护理常规同本章第一节一般护理常规。

（六）健康指导

1.详见本章第一节一般护理常规。

2.头部内置植入物患者，检查完毕后需联系临床医生评估和调整。比如颅内压力夹进行压力调压、电子耳蜗进行检测、确认是否有微小颗粒位移等。

二、颈部磁共振成像护理常规

颈部磁共振包括咽喉、颈部血管、甲状腺、颈部淋巴结等。

（一）扫描方法

1.扫描体位：患者头先进，仰卧位于检查床上，双手自然放置于身体两侧，双眼自然闭合，线圈中心及定位中心对准喉结或者颈部中。

2.扫描线圈：颈部专用表面线圈或者多通道头部线圈。

3.扫描序列：横轴位 T2WI、T1WI；矢状位通常为 T2WI 序列；冠状位 T1WI、T2WI 序列；横轴位弥散序列；增强扫描。

（二）扫描范围

1. 冠状位：包括喉咽部及病变范围。

2. 矢状位：包全喉咽部。

3. 横断位：上至下颌骨，下至颈根部，包全病灶范围。

（三）护理评估

1. 接诊：根据患者检查部位以及患者具体情况，预约满足检查要求的检查室，并告知患者检查时间、注意事项等。

2. 环境：保持磁体间机床床单位干净整洁，候诊厅空气流通，温湿度适宜。磁共振过道及门口设警示牌，严禁轮椅、担架、金属进入磁体间。

3. 心理社会方面：评估患者的心理情绪变化及家庭社会支持情况，包括患者家庭成员的组成、文化程度、教育背景、经济收入等，评估患者是否了解本项检查的目的与意义。

4. 病情评估：详见本章第一节一般护理常规。

5. 评估患者有无晕厥、抽搐，有无幽闭恐惧症，预防跌倒。

6. 磁共振检查安全筛查，详见本章第一节一般护理常规。

7. 急救设备评估：详见本章第一节一般护理常规。

8. 心理评估：询问患者对幽闭空间是否有明显的焦虑和恐惧。消除患者恐惧心理，取得患者配合。

（四）观察要点

1. 详见本章第一节一般护理常规。

2. 去金属：去除患者颈部金属配件及饰品，如项链、金属气管套管等。

3. 气管切开的患者注意患者检查过程中的呼吸情况。

4. 嘱咐患者尽量不要动。

（五）护理措施

1. 检查前护理常规

（1）检查前接诊、核对、评估、签署知情同意书、安全筛查同本章第一节一般护理常规。

（2）检查配合：告知患者在检查过程中保持平静呼吸，自然闭口。尽量避免做吞咽动作，以减少运动伪影。

（3）与患者沟通颈部的舒适程度，确保患者呼吸顺畅，无压迫，以便取得患者的配合。佩戴气管套管的患者，应注意无菌操作，妥善保管好套管，防止感染。

（4）增强检查预埋留置针、注射前血管评估、高压泵准备参照本章第一节一般护理常规落实。

（5）向患者讲解检查时长、配合要点。告知患者检查过程中如出现胸闷、气促、心慌等情况立即举手示意。

2. 检查中护理常规

（1）再次核对及安全筛查。

（2）注意保暖：扫描间温度低，且扫描时间较长，因此应给患者盖上被子保暖。

（3）连接高压泵，预充盐水，流速 2 mL/s。

（4）病情观察：检查过程中严密观察患者面色，有无胸闷、心慌等症状，及时进行疏导和安抚。对于心脏起搏器的患者要密切观察患者是否出现起搏器综合征，记录诸如胸闷、气促、出汗、头晕、心悸等临床症状。一旦发现立即停止检查，将患者转出磁体间进行急救处置。

3. 检查后护理常规

（1）检查结束，分离高压泵。移除线圈，穿好衣服，降低床单位，协助患者下床。

（2）患者在观察区留观 30 min，有不适及时处理。

（3）拔出留置针，嘱咐患者多饮水，加速对比剂的排泄，减轻肾功能损害。

（4）告知患者及家属取检查结果的时间、地点及方法。

（六）健康指导

详见本章第一节一般护理常规。

三、胸部磁共振成像护理常规

胸部磁共振成像检查一般包括肺部、纵隔、胸锁关节、乳腺等疾病的检查。此节主要介绍肺部及纵隔、胸锁关节的相关内容，乳腺在本节第五部分单独介绍。

（一）扫描方法

1. 肺部磁共振成像一般适用于肺癌患者判断胸壁或纵隔受侵情况、显示肺上沟瘤与臂丛神经及血管的关系，长径大于 8 cm 的疑难实性肺结节的鉴别诊断等。

（1）扫描体位：患者仰卧位，双手上举置于头颈部两侧，如果患者手臂无法上举，可将双臂置于身体两侧，此时需要注意左右卷褶伪影，必要时采用左右卷褶抑制技术。

（2）扫描线圈：MRI 扫描一般使用多单元相控阵表面线圈。儿童也可选择心脏线圈。

（3）扫描序列：DWI 序列。

2. 胸锁关节影像学检查主要是 X 线及 CT 检查。虽然在临床上行胸锁关节的 MRI 扫描比较少见，但对于胸锁关节的韧带损伤、脱位、软组织病变、退行性改变等 MRI 扫描具有显著的临床意义。

3.纵隔 MRI 检查的适应证包括：CT 扫描难以确定病变的性质，或患者对碘严重过敏而无法进行 CT 增强的患者；纵隔淋巴瘤治疗后残存 / 复发与放疗后纤维化的鉴别；纤维性纵隔炎与纵隔肿块的鉴别；胸腺瘤及胸腺增生的鉴别；纵隔囊性病变的诊断。

（1）扫描体位：患者仰卧位，双手一般上举置于头颈部两侧，如果患者手臂无法上举，可将双臂置于身体两侧，此时需要注意左右卷褶伪影，必要时采用左右卷褶抑制技术。

（2）扫描线圈：MRI 扫描一般使用多单元相控阵表面线圈，线圈中心位于乳头水平胸骨中心。

（3）扫描序列：纵隔 MRI 成像一般需要获得 T1WI、T2WI 及脂肪抑制序列。可以采用 SE 类序列、GER 类序列和具有翻转恢复（IR）预脉冲的 MRI 序列。

（二）扫描范围

1.肺部：纵隔部扫描方位常规使用轴位、冠状位，根据需要加扫矢状位及斜位，一般情况下横断位扫描采用矩形下视野（field of view，FOV）。扫描层厚 5~8 mm，根据病变大小调节，至少有一个序列包全整个胸部。

2.胸锁关节：横轴面用于评估关节囊、胸锁韧带、周边大血管和气管等结构的情况。横轴位在矢状及冠状位上定位，在矢状位上定位线垂直于胸骨柄，在冠状位上定位线平行于两锁骨内侧端连线，调整定位线角度，双侧对称扫描，范围包括胸锁关节上下缘，需包括整个病变范围。冠状面用于评估关节面、关节盘，以及肩锁韧带和锁骨间韧带情况。冠状位在矢状位及横轴位上定位，在矢状位上定位线平行于胸骨柄，在横轴位上定位线平行于两锁骨内侧端连线，调整定位线角度，双侧对称扫描，范围包括胸锁关节前后缘，需包括整个病变范围。矢状位在冠状位及横轴位上定位，在冠状位上定位线平行于胸骨柄，在横轴位上定位线垂直于两锁骨内侧端连线，调整定位线角度，双侧对称扫描，范围包括胸锁关节左右缘，需包括整个病变范围。

（三）护理评估

同本章第一节一般护理常规。

（四）观察要点

1.详见本章第一节一般护理常规。

2.呼吸配合能力：评估患者的呼吸配合能力，适当提前训练以达到检查目的。

3.耐受能力：检查时间较长，评估患者的耐受能力。

4.严密观察病情：基于该检查患者常伴心功能不全、基础疾病等情况，检查中要严密观察患者病情，注意心率、血氧、血压等情况。一旦发生不良反应，应立即中断检查进行急救处理。

（五）护理措施

1. 检查前护理常规

（1）检查前接诊、核对、评估、签署知情同意书、安全筛查同本章第一节一般护理常规。

（2）呼吸训练：训练方式为听到呼吸指令后按照吸气—屏气—出气程序配合检查，屏气时间一般为 15~20 s。配合困难的患者可让家属陪同，听到呼吸指令陪同人员捏住患者鼻子，患者闭紧嘴巴配合屏气，松开手自然呼吸完成呼吸配合。

（3）增强检查预埋留置针、注射前血管评估、高压泵准备参照本章第一节一般护理常规落实。

（4）向患者讲解检查时长、配合要点。告知患者检查过程中如出现胸闷、气促、心慌等情况立即举手示意。

2. 检查中护理常规

（1）再次核对及安全筛查。

（2）注意保暖：扫描间温度低，且扫描时间较长，因此应给患者盖上被子保暖。

（3）连接高压泵，预充盐水，流速 1~2 mL/s。

（4）保护听力。

（5）病情观察：检查过程中严密观察患者面色、有无胸闷、心慌等症状，及时进行疏导和安抚。对于心脏起搏器的患者要密切观察患者是否出现起搏器综合征，记录诸如胸闷、气促、出汗、头晕、心悸等临床症状。一旦发现立即停止检查，将患者转出磁体间进行急救处置。

3. 检查后护理常规

（1）检查结束，分离高压泵。移除线圈，穿好衣服，降低床单位，协助患者下床。

（2）患者在观察区留观 30 min，有不适及时处理。

（3）拔出留置针，嘱咐患者多饮水，加速对比剂的排泄，减轻肾功能损害。

（4）告知患者及家属取检查结果的时间、地点及方法。

（六）健康指导

1. 嘱咐患者回去后休息，正常饮食。24 h 内多饮水以加速对比剂的排泄。

2. 增强患者留观 30 min，无异常拔除留置针后按压 5~10 min。

四、心脏磁共振成像护理常规

心脏磁共振已成为一项无创性、全面评估心脏结构和功能的金标准。心脏磁共振运用多参数、多序列成像方式，实现对心血管的解剖、功能、灌注及组织特征等方面的检查。心脏磁共振主要包括心功能分析（心脏电影成像）、心肌灌注成像、心肌活性成像、流速定量分析检查、冠脉疾病、先心病诊断。

（一）扫描方法

1.扫描体位：患者仰卧于检查床上，取头先进，人体的长轴与床面长轴一致，双手置于身体两旁。线圈覆盖心脏位置，横轴对准胸部中点。清洁心前区，接好心电门控，避免干扰。呼吸门控放在患者呼吸最激烈的地方。

2.扫描线圈及序列：采用心脏线圈，选择自由稳态进动电影、首过灌注、延迟强化反转恢复梯度回波、延迟强化反转恢复相位敏感、双反转恢复序列、三反转恢复序列。根据诊断需求选择对应的序列扫描。

（二）扫描范围

1.常规三平面扫描：横轴位、冠状位、矢状位。

2.左室长轴类两腔心：在轴位图像上，定位线与室间隔平行。

3.长轴四腔心：在2CH层面，定位线穿过二尖瓣中点及心尖。

4.短轴层面定位：在2CH和4CH定位像上，取8~10条垂直于左室长轴并连续覆盖二尖瓣至心尖的定位线。

5.长轴三腔心：在靠近基底部的短轴位层面，取平分主动脉根部及左心房的定位线，在四腔心层面调整定位线通过二尖瓣中点和心尖。

6.左室流出道。

7.根据检查项目和诊断需求采集相应范围图像。

（三）护理评估

1.接诊、环境、核对、病情评估、磁共振检查安全筛查同本章第一节一般护理常规。

2.心理社会方面：评估患者的心理情绪变化及家庭社会支持情况，包括患者家庭成员的组成、文化程度、教育背景、经济收入等，评估患者是否了解本项检查的目的与意义。

3.评估患者有无先心病、心脏手术病史、心脏是否放入支架、是否植入起搏器、心脏功能情况。有无高血压、心率失常。常服药物种类，检查前是否需要停药。

4.评估患者有无晕厥、抽搐、幽闭恐惧症等，预防跌倒。

5.急救设备评估：建议机房配备磁共振专业监护设备，未配备专业监护设备时，由于危重患者检查过程中可能会发生严重意外，因此一般不建议进行时间较长的磁共振检查，必要时请相关科室医护人员陪同。所有抢救器械、药品必须准备齐全，以便发生紧急情况时第一时间将患者移至磁体外进行抢救。

6. 心理评估：询问患者对幽闭空间是否有明显的焦虑和恐惧。消除患者恐惧心理，取得患者配合。

7. 评估患者心率情况，是否有心率不齐。心率大于每分钟 80 次的患者可酌情给予 β 受体阻滞药物（如贝他洛克）。

（四）观察要点

1. 高危人群同本章第一节一般护理常规。

2. 心理：与患者进行有效的沟通，评估患者心理状态。

3. 呼吸配合能力：评估患者的呼吸配合能力，适当提前训练以达到检查目的。

4. 耐受能力：检查时间较长，评估患者的耐受能力。

5. 严密观察病情：基于该检查患者常伴心功能不全、基础疾病等情况，检查中要严密观察患者病情，注意心率、血氧、血压等情况。一旦发生不良反应，应立即中断检查进行急救处理。

6. 使用"L"形电极贴法

（1）白色电极：锁骨下胸骨旁线。

（2）黑色电极：左侧肋弓与胸骨旁线的交点。

（3）红色电极：腋前线黑色电极水平。

（4）绿色电极：紧邻黑色电极的左下方。

（五）护理措施

1. 检查前护理常规

（1）检查前接诊、核对、评估、签署知情同意书、安全筛查同本章第一节一般护理常规。

（2）详细询问患者病史，了解其基础疾病、有无药物过敏史及检查禁忌证。对于有心脏起搏器的患者，2018 年美国心脏协会更新指南并发布：建议植入兼容心脏起搏器的患者在 1.5T 场强下进行检查，但要求全程监护，给予必要的检查配合。

（3）呼吸训练：训练方式为吸气—出气—屏气，屏气时间为 15~20 s。配合困难的患者可让家属陪同捏住患者鼻子，患者闭紧嘴巴屏气。

（4）备皮：检查的同时需要进行心电监护，仔细查看患者胸前皮肤，如有汗毛、胸毛等需备皮。清洁皮肤，使电极片与皮肤粘贴良好。

（5）预埋留置针：提前预埋 20G 留置针，一般选择右侧肘静脉。

（6）行心脏磁共振检查时由于射频的能量大，产生的热量多，因此患者的发热效应明显。检查前应向患者解释和沟通，发热是正常现象，让患者理解并放松心情。

2. 检查中护理常规

（1）详见本章第一节一般护理常规。

（2）暴露患者心前区（注意隐私保护，门帘或者屏风遮挡），接好电极，连接好导联线。检查心电图是否显示良好。

（3）注意保暖：扫描间温度低，且扫描时间长，因此应给患者盖上被子保暖。

（4）连接高压泵，预充盐水，流速 3 mL/s。"一看、二摸、三感觉"确认通畅，确保无外渗。根据患者体重计算钆剂药量（0.1~0.2 mmol/kg）。

（5）保护听力：磁共振检查过程中噪声较大，可使用隔音海绵有效保护听力。

（6）病情观察：详见本章第一节一般护理常规。

3. 检查后护理常规

（1）检查结束，分离高压泵。拆除心电导联，去除电极片，清洁皮肤，穿好衣服，降低床单位，协助患者下床。

（2）患者在观察区留观 30 min，有不适及时处理。

（3）拔出留置针，嘱咐患者多饮水，加速对比剂的排泄，减轻肾功能损害。

（4）告知患者及家属取结果的时间及方法。

（5）植入起搏器患者，查看起搏器有无异常脉冲现象，电量有无异常消耗。同时请心内科医生将起搏器切换为患者需要的正常模式。

（六）健康指导

1. 嘱咐患者回去后休息，正常饮食。24 h 内多饮水以加速对比剂的排泄。

2. 检查前按要求停药的患者，回去咨询心内科医生恢复服用。

五、乳腺磁共振成像护理常规

乳腺磁共振成像是乳腺影像学检查的重要手段之一，它具有较高的软组织分辨率，可多方位、多序列显示微小病灶、病灶周围血管分布和腋窝淋巴结，具有无创、无辐射和结果相对客观等优点。适用于乳腺良、恶性肿瘤的诊断和鉴别，乳腺癌分期、肿瘤血管生成评估及术后随访。检查项目包括：磁共振乳腺双侧平扫增强，磁共振乳腺双侧扩散加权成像。

（一）扫描方式

1.扫描体位：患者俯卧位，头先进，双侧乳腺自然悬垂在线圈孔内，乳腺充分暴露，无挤压，保持乳腺的自然形态。双上肢自然伸展过头顶，双臂弯曲前伸支撑身体伏于乳腺线圈和坡垫上，胸壁紧贴线圈，身体长轴与床面长轴一致，使患者体位舒适。使用呼吸门控时，将感压器置于患者背部固定。调整乳腺位置，使乳头正对线圈外壁上的垂直标线。

2.扫描线圈：双侧乳腺专用相控阵线圈。

3.扫描序列

（1）常用序列：T1WI、T2WI及TIWI压脂序列结合动态增强核磁共振（dynamic contrast-enhanced MRI，DCE-MRI）序列进行扫描，通过对病灶时间–信号强度曲线的分析可提高对疾病诊断的准确性。

（2）弥散加权成像（diffusion-weighted MRI，DWI）序列。

（3）磁共振波谱成像（magnetic resonance spectroscopy，MRS）序列。

（4）磁共振灌注成像（perfusion-weighted imaging，PWI）序列。

（5）扩散峰度成像（diffusion kurtosis imaging，DKI）序列。

（二）扫描范围

1.扫描范围覆盖全乳，上至腋窝，下至乳腺。中心线对准双侧乳头连线平面。

2.冠状面：设置横断位成像，包全整个乳腺及前胸壁，如果病变较大应该包全病变。层厚视病变大小而定，一般4~6 mm。在冠状定位相上调整定位线，使所得图像左右对称。

3.矢状位：在横轴位及冠状位设置矢状位扫描，扫描范围包全病变即可，层厚一般4~6 mm。

（三）护理评估

1.接诊：乳腺MRI预约至对应检查室，并询问患者的月经情况，对于未闭经的女性安排其于月经后1周左右检查。患者体内的雌激素对乳腺的影响不大，乳腺在一种相对静止的状态，检查时容易发现病变及病灶。

2.环境：详见本章第一节一般护理常规。

3.核对：详见本章第一节一般护理常规。

4.病情评估：详见本章第一节一般护理常规。

5.病史：询问患者既往史、手术史。评估患者患肢活动情况，是否能够耐受长时间上举。

6.磁共振检查安全筛查：详见本章第一节一般护理常规。

7.急救设备评估：详见本章第一节一般护理常规。

8.心理评估：询问患者对幽闭空间是否有明显的焦虑和恐惧。

9. 对比剂流速：乳腺磁共振流速要求较高，需要达到 2~3 mL/s。

10. 当具有增强磁共振检查的极强指征时，对妊娠妇女可给予一种大环状钆对比剂的最小剂量，并且不影响哺乳。但对于具有肾损伤的妊娠或哺乳母亲，不得给予钆对比剂。

（四）观察要点

1. 高危人群：既往有钆对比剂不良反应、需要药物治疗的特异质人群；有严重肾功能不全的人群；严重幽闭恐惧症人群；病情危重无法耐受长时间检查的人群。针对以上高危人群因病情需要注射对比剂者，在检查中、后应及时识别预警性不良反应，视情况及时报告医生并处理。

2. 心理干预：心理干预联合健康教育对乳腺磁共振动态增强扫描患者，可减少伪影发生率及检查时间，缓解患者负性情绪，提升一次检查成功率及护理满意度。

3. 耐受能力评估：由于乳腺磁共振检查时间较长，因此应评估患者病情及耐受程度。

4. 年龄与体重：根据患者体重调配对比剂剂量，一般 0.2 mmol/kg。

5. 检查安全：筛查乳腺是否有植入假体并提前去除内衣、项链等。

6. 首次进行乳腺磁共振检查的患者，应询问患者是否有 CT 检查，如有腹部 CT 检查，那么 CT 增强检查应该在磁共振增强检查前进行。

（五）护理措施

1. 检查前护理常规

（1）检查前接诊、核对、评估、签署知情同意书同本章第一节一般护理常规。

（2）筛查：再次确认患者体内是否存在假体、避孕环等，并按要求去除内衣。

（3）增强患者留置针穿刺。乳腺癌术后患者选择健侧上肢进行穿刺，其他患者优先选择右上肢，使用 20G 及以上型号留置针进行穿刺，确保检查过程中对比剂的输注流速，提高图像质量以及疾病的检出率。

（4）心理护理：检查前与患者进行沟通，告知患者乳腺磁共振大致需要的时长，并告知患者检查过程中需使用高压注射器注射对比剂，可能有发热、皮肤刺痛感等。

（5）乳腺磁共振检查时间长且噪声较大，应给患者带好耳塞或专用耳机，降低噪声。告知患者尽量避免移动身体，以保证图像的质量，确保检查顺利进行。

2. 检查中护理常规

（1）详见本章第一节一般护理常规。

（2）体位摆放：患者头先进，俯卧位于检查床上，双侧乳腺自然悬垂在线圈孔内，乳腺充分暴露，无挤压，保持乳腺的自然形态。双上肢自然伸展过头顶，胸壁紧贴线圈，嘱咐患者切勿随意移动身体变换体位。做好患者心理护理，安抚患者紧张情绪，积极配合医务人员检查。

（3）线圈摆放：确认患者线圈摆放位置是否合适，头面部、胸部有无压迫和不适，呼吸是否通畅。

（4）肢体摆放：将患者双臂弯曲前伸，确保肢体摆放舒适且安全。对于部分患侧肢体不能上举的患者，也可将双手放置于身体两侧。

（5）保护隐私：检查过程中因为要脱掉上衣，所以应特别注意保护患者隐私。

（6）通道安全：因乳腺磁共振检查对比剂输注流速要求较快，所以检查过程中必须使用高压注射泵输注对比剂。检查前先试注射生理盐水 10~15 mL，并告知患者置入管路的上肢尽量伸直，避免注射部位弯曲导致注射对比剂压力过大，发生对比剂外渗不良事件。

（7）心理安慰：检查过程中可使用语音适当进行心理疏导，指导患者进行配合。

3. 检查后护理常规

（1）详见本章第一节一般护理常规。

（2）检查结束后分离管路，并查看患者患侧肢体活动情况。

（3）乳腺有植入物的患者，询问有无不适，假体是否有移动、变形等。

（4）置有 PICC 的患者，嘱咐患者找注射室护士或者病房护士对 PICC 进行脉压式冲管。

（5）嘱患者在候诊区观察 30 min，如有不适及时告知医务人员。

（6）观察 30 min 无不适方可拔除留置针，嘱患者按压至少 5 min，防止出血。

（7）因临床治疗需要保留留置针的患者，应告知患者回病房后立即联系临床护士，检查室责任护士也同时电话联系临床护士进行交接，务必告知其患者的穿刺时间和输注的药物性质，建立交接单，避免发生静脉炎。

（8）告知患者和家属取检查报告的方法、时间及地点。

（六）健康指导

1. 告知患者可以正常饮食，病情允许者，鼓励患者于检查结束后 24 h 内饮水量不少于 100 mL/h，促进对比剂排泄，预防对比剂肾病。

2. 接受血液透析的患者，推荐将对比剂注射与血液透析时间进行关联，尽快进行额外血液透析来清除对比剂。

六、腹部磁共振成像护理常规

腹部磁共振检查主要包括：上腹部平扫增强＋扩散加权成像、磁共振肝脾平扫增强＋扩散加权成像＋肝胆期成像、磁共振胰胆管成像（MRCP）＋平扫增强＋扩散加权成像。

（一）扫描方法

1.扫描体位：患者仰卧于检查床上，脚先进，双臂置于身体两侧，人体长轴与床面长轴一致。剑突下缘置于线圈中心；将呼吸门控感应器捆扎于胸腹部或置于线圈与上腹壁之间。定位灯纵向连线对准人体正中线，横向连线对准线圈中心，锁定位置，观察呼吸门控波形显示良好后，进床至磁体中心。双手上举，自然放置于头部两侧，但双手不要交叉为环路。不能上举的，可置于身体两侧，应尽可能远离身体，以减轻其相关伪影。

2.扫描线圈：体部、心脏相控阵线圈。

3.常规扫描序列，见表3-2-1。

表3-2-1 常规扫描序列

平扫	
冠状面T2W1序列或稳态自由进行序列	屏气，建议1.5T稳态，3.0T单次激发T2W1
横轴面T1W1压脂序列	屏气，建议采用快速序列
横轴面同/相位序列	屏气，建议一出四序列
横轴面T2W1压脂序列	建议呼吸触发
横轴面DW1序列	建议呼吸触发
增强对比剂常规剂量0.1 mmol/kg，速率：2~3 mL/s	
横轴面多期动态增强序列	至少（蒙片–动脉晚期–门脉期–平衡期）
冠状面增强补充序列	冠状面大范围更利病变的评估
肝胆期增强序列（横+冠）	使用肝胆特异性对比剂的需加扫肝胆期

（1）胰腺扫描时建议增加横轴位不压脂的T2WI序列，具体扫描序列根据实际需求合理调整、优化。T1WI常采用屏气扫描，T2WI常采用呼吸触发扫描。

（2）磁共振胰胆管成像（MRCP）扫描：MRCP作为一种无创性的水成像，在临床扫描中得到广泛的应用，其主要有屏气的厚模块2D MRCP序列和呼吸触发或屏气的薄层3D MRCP序列。MRCP虽然可以明确胆道有无梗阻及梗阻位置，但临床扫描中并不建议单独行MRCP成像，需结合平扫和动态增强扫描来明确其梗阻原因。

（3）厚模块2D MRCP序列：主要在横轴位上定位，采用厚层模块扫描，采用放射状的定位方式；并在冠状和矢状位上调整视野（Field of View，FOV）的上下位置。

（4）定位中心以胆总管下段为中心，可顺时针扫描也可逆时针扫描，层与层之间呈一定的角度，扫描层数9~12层，分多次屏气扫描完成。使用流动补偿技术改善流动伪影。

TE 值 400~600 ms，重复时间（repetition time or time of repetition，TR）值 6 000~8 000 ms。针对胆汁黏稠受检者可适当缩短 TE 值。层厚 30~50 mm，FOV 为 30 cm 左右。屏气 2D MRCP 采用单次激发快速自旋回波（single shot fast spin echo，SSFSE）厚层的径向扫描方式，扫描速度快，能够显示一些比较大的充盈缺损征象。但由于采用过长的回波链，因此会导致图像的明显模糊，信噪比较低，空间分辨率也不高，不利于微小病变的显示；其容积效应明显，只能用于评估胰胆管整体的情况。

（5）呼吸触发或屏气的薄层冠状面 3D MRCP 序列：在横轴位和矢状位上定位，定位与主胰管走形一致，如需了解肝内胆管情况可与肝内胆管走形定位扫描。扫描范围包括肝管、胆管、胆囊、胰管，合理调整扫描范围，需包括整个病变范围。

（6）3D MRCP 根据需要观察的目标，合理调整定位角度。如需观察肝管结构，扫描模块应与左右肝管走形保持一致；如需观察胆总管及胰管结构，扫描模块应与主胰管走形保持一致。使用饱和带可有效改善其搏动、运动伪影。TE 值 400~600 ms，TR 值 6 000~8 000 ms。对于胆囊，胃肠蠕动较明显的可酌情考虑注射低张药物后 5~10 min 再进行检查。如胃肠道内高信号对成像造成严重影响时，可口服阴性对比剂加以改善。

（7）呼吸触发 3D MRCP 采用快速自旋回波薄层扫描的方式，由于采用的是容积采集方式，其信噪比高，其原始图像可提供更为精细、准确的影像信息，且可进行任意层面的重建；但该方式扫描时间较长，受运动影响大，且要求受检者呼吸均匀、稳定才能获得良好的图像质量。

（8）呼吸不均匀者，可采用屏气的方式行薄层 3D MRCP 扫描。

（二）扫描范围

1. 上腹部平扫增强＋扩散加权成像。横断位：从膈顶至肝脏下缘；如脾肿大时，应包括至脾脏下缘。冠状位：从腹前壁至腹后壁，包含腹腔脏器。

2. MRCP＋平扫增强＋扩散加权成像。横断位：下缘包齐肝胰壶腹和十二指肠大乳头，尽量包全肝脏上缘。冠状位：包含肝脏胰腺十二指肠。3D MRCP 根据需要观察的目标，合理调整定位角度。如需观察肝管结构，扫描模块应与左右肝管走形保持一致；如需观察胆总管及胰管结构，扫描模块应与主胰管走形保持一致。

3. 磁共振肝脾平扫增强＋扩散加权成像＋肝胆期成像。横断位：从膈顶至肝脏下缘；如脾肿大时，应包括至脾脏下缘。冠状位：从腹前壁至腹后壁，包含腹腔脏器。

（三）护理评估

1. 详见本章第一节一般护理常规。

2. 腹部磁共振检查前必须禁食禁水 6 h 以上，评估患者有无低血糖风险。有低血糖史的患者可备糖果，防止禁止导致的低血糖反应。

3. 与患者确认近期有无做过钡餐等检查，与最近一次的钡餐检查间隔时间应在 7 d 以上，最好能排空肠道，避免钡剂造成的伪影。

（四）观察要点

1. 详见本章第一节一般护理常规。

2. 呼吸配合能力：评估患者的呼吸配合能力，指导患者如何在检查中进行平稳的呼吸，并根据指令做出相应的动作，例如当听到屏气的指令时，不但要暂停吸进或呼出气体，同时还要停止腹部的动作，保持静止状态直至听到下一个指令，并保持体位不动。训练方式为吸气—出气—屏气，屏气时间为 15~20 s。未发出指令时自由呼吸，配合困难的患者可让家属陪同捏住患者鼻子，患者闭紧嘴巴屏气。组织患者观看健康宣教视频和健康教育手册。

3. 耐受能力：检查时间较长，评估患者的耐受能力。

4. 饮食：在进行磁共振前告知每一位被检查者必须即禁食禁水 6 h 以上。

（五）护理措施

1. 检查前护理常规

（1）详见本章第一节一般护理常规。

（2）呼吸训练：指导患者在检查中保持平稳呼吸，并根据设备指令做出相应的呼吸、憋气动作，老年患者或认知功能障碍者，指导家属陪同捏患者鼻子及嘴部，协助患者屏气。

（3）预埋留置针：提前预埋 22G 留置针，一般选择右侧肘静脉。

（4）有腹部或腰椎手术史，且置入金属物的患者，应备注在检查单处，同时告知技师。

2. 检查中护理常规

（1）详见本章第一节一般护理常规。

（2）体位设计：患者仰卧于检查床上，脚先进，双臂置于身体两侧，人体长轴与床面长轴一致。

（3）病情观察：给昏迷及危重患者接上呼吸门控及外周门控，以便观察患者的呼吸、脉搏。需要医护人员陪同，检查过程中严密观察患者面色，有无胸闷、心慌的等症状，及时进行疏导和安抚。对于安装心脏起搏器的患者要密切观察患者是否出现起搏器综合征，记录诸如胸闷、气促、出汗、头晕、心悸等临床症状。一旦发现立即停止检查，将患者转出磁体间进行急救处置。

（4）呼吸配合：再次告知患者在检查中听语音提示用鼻子吸气然后缓缓均匀呼气，并根据指令做出相应的动作。

（5）心理安慰：准备注入对比剂时，通过麦克风告知患者可能会出现的身体反应，以缓解患者的紧张情绪，告知患者如有不适可按压报警球囊或者举手示意。

3.检查后护理常规

详见本章第一节一般护理常规。

（六）健康指导

详见本章第一节一般护理常规。

七、脊柱及四肢磁共振成像护理常规

脊柱磁共振检查主要包括：脊柱全长、颈椎、腰椎、胸椎、骶尾平扫或平扫增强。

四肢磁共振检查主要包括：腕关节、肘关节、肩关节、手、上臂、前臂、膝关节、踝关节、足、髋关节、骶髂关节、大腿、小腿平扫或平扫增强。

（一）扫描方法

1.扫描体位

（1）脊椎：患者仰卧位，头先进，双手置于身体两侧，身体与床体长轴保持一致，使扫描部位尽量靠近主磁场及线圈中心。

（2）四肢。

①腕关节。仰卧位：患者上肢置于体侧，掌心向上或向下，使患侧腕关节尽量位于主磁场中心；俯卧、手头上位：患者俯卧，患肢头上位伸直，掌心朝下固定，将患侧腕关节置于主磁场中心。

②肘关节。仰卧位：肘关节置于体侧，掌心向上。患者将身体尽量移向检查床的另一侧，以使肘关节靠近检查床中线；俯卧位：肘关节伸直置于头顶上方且置于磁体中心；侧卧位：患侧手臂伸向头上，置于磁体中心，使线圈中心正对肱骨内外髁连线中点，并用砂袋固定，减少运动伪影。

③肩关节。患者采用仰卧中立位，即患者上肢自然置于体侧，掌心向上，拇指朝外。摆位过程中，使患侧肩关节尽量靠近主磁场中心，线圈中心对准肱骨头，用砂袋固定肩部和手臂以避免运动。

④上臂。患者仰卧位，头先进，上肢伸直置于体侧，掌心向上，患者移动身体使患侧上肢靠近主磁场中心，调整线圈位置使线圈位于肱骨长轴中心，用砂袋固定手臂避免运动。

⑤前臂。患者仰卧位，头先进，上肢伸直置于体侧，掌心向上，患者移动身体使患侧上肢靠近主磁场中心，调整线圈位置使线圈位于尺桡骨长轴中心，并用砂袋固定手臂避免运动。

⑥膝关节。患者仰卧位，脚先进，双手放于身体两侧，膝关节自然放松舒适，膝关节外旋 15°~20°，屈曲 10°~15°。调整线圈或患者的位置，使线圈中心位于患侧膝关节髌骨下缘水平，并尽量使该侧膝关节居中。

⑦踝关节。患者仰卧位，脚先进，双手放于身体两侧，患者身体尽可能向对侧移位，使患侧踝关节尽量位于磁体中心，调整线圈或患者的位置，使线圈中心位于踝关节内外踝连线水平。

⑧足。患者仰卧位，脚先进，双手放于身体两侧，患者身体尽可能向对侧移位，使患侧足尽量位于磁体中心，调整线圈或患者的位置，使线圈中心位于足中心。

⑨髋关节。患者仰卧位，头先进或脚先进，双手放于胸部。做双髋时，患者身体位于主磁场中心，保持左右髋关节对称，使线圈中心位于两股骨头连线水平；做单髋关节时，患者身体尽可能向对侧移位，使患侧髋尽量位于磁体中心，调整线圈或患者的位置，使线圈中心位于股骨大粗隆位置。

⑩骶髂关节。患者仰卧位，头先进或脚先进，两前臂抱于胸前，使患者身体位于主磁场中心，线圈中心位于两侧髂前上棘连线中心。

⑪大腿。患者仰卧位，头先进或脚先进，双手放于胸前，两腿并拢，人体躺于主磁场中心，调整线圈位置使线圈位于骨长轴中心，用砂袋固定双腿避免运动。

⑫小腿。患者仰卧位，头先进或脚先进，双手放于胸前，两腿并拢，人体躺于主磁场中心，调整线圈位置使线圈位于胫腓骨长轴中心，用砂袋固定双腿避免运动。

⑬手。患者俯卧位，手举过头，手指平伸并尽量置于主磁场中心，调整线圈位置，将中心置于手部中心。

2.线圈选择

（1）脊柱。

①脊柱全长：CTL 线圈、Tim 线圈、床体线圈。

②颈椎：头颈联合线圈、CTL 线圈、Tim 线圈。

③胸椎：CTL 线圈、Tim 线圈、床体线圈。

④腰椎及骶尾：CTL 线圈、Tim 线圈、床体线圈。

（2）四肢。

①腕关节：腕关节专用线圈或小柔线圈。

②肘关节：多通道表面柔线圈，对于不能伸直的患者可用膝关节线圈或肩关节线圈。

③肩关节：表面线圈或专用肩关节线圈。

④上臂：腹部线圈与床体线圈。

⑤前臂：腹部线圈与床体线圈。

⑥膝关节：膝关节专用线圈或表面线圈。

⑦踝关节：足踝关节专用线圈或表面柔线圈。

⑧足：足踝关节专用线圈或表面柔线圈。

⑨髋关节：腹部线圈。

⑩骶髂关节：腹部线圈与床体线圈。

⑪大腿：腹部线圈与床体线圈。

⑫小腿：腹部线圈与床体线圈。

⑬手：手腕关节专用线圈或表面柔线圈。

（二）扫描范围

1. 脊柱

（1）脊椎全长。

①矢状位：自左向右包全椎体及两侧附件。

②轴位：包全整个病变。

（2）颈椎。

①矢状位：自左向右包全颈椎椎体及两侧横突，上至小脑上缘，下至胸 2 椎体下缘（病变包全）。

②轴位：自上向下包全整个病变。

③冠状面：自前向后包全椎体前缘至脊髓后缘。

（3）胸椎。

①矢状位：自左向右包全胸椎椎体及两侧附件，上至颈 6 椎体上缘，下至腰 2 椎体下缘（病变包全）。

②轴位：包全整个病变。

③冠状面：自前向后包全椎体前缘至脊髓后缘。

（4）腰椎及骶尾。

①矢状位：自左向右包全腰椎椎体及两侧附件，上至胸 11 椎体上缘，下至骶 2 椎体下缘（病变包全）。

②轴位：包全整个病变。

③冠状面：自前向后包全椎体前缘至脊髓后缘。

2.四肢

（1）腕关节。

①冠状位、矢状位：包全所有腕关节结构且病变包全。

②轴位：自掌骨近端至尺桡骨远端（包全病变）。

（2）肘关节。

①冠状位、矢状位：自前向后、自左向右包含所有肘关节（病变包全）。

②轴位：自肱骨干骺端至桡骨结节（病变包全）。

（3）肩关节。

①冠状位：自胸大肌至冈下肌。

②矢状位：自三角肌外缘至内侧冈上窝。

③轴位：自肩锁关节至肱骨外侧髁颈（关节盂下缘）。

（4）手。

①冠状位、矢状位：上包全指尖，下包全腕掌关节，前后、左右将手包全。

②轴位：包全整个病变范围。

（5）上臂：矢状位、冠状位、轴位均要包全整个上臂及病变范围。

（6）前臂：矢状位、冠状位、轴位均要包全整个前臂及病变范围。

（7）膝关节。

①矢状位：覆盖股骨内外侧侧副韧带或膝关节软组织外侧缘。

②冠状位：自髌骨前缘向后包括部分后方软组织（病变包全）。

③轴位：自髌骨上缘髌上囊至胫骨粗隆结节下缘（病变包全）。

（8）踝关节。

①冠状位、矢状位：自前向后、自左向右包全跟腱。

②轴位：根据临床医师要求，包全整个病变。

（9）足。

①矢状位：自左向右包全足部诸骨及关节。

②冠状位：包全足部诸骨及关节。

③轴位：包全整个病变。

（10）髋关节。

①冠状位：包全髋臼、股骨头及股骨颈（病变包全）。

②轴位：自髂前上棘至股骨小粗隆下方（病变包全）。

（11）骶髂关节：轴位、冠状位均要包全骶髂关节及病变范围。

（12）大腿：矢状位、冠状位、轴位均要包全整个大腿及病变范围。

（13）小腿：矢状位、冠状位、轴位均要包全整个小腿及病变范围。

（三）护理评估

1. 接诊：详见本章第一节一般护理常规。

2. 环境：保持磁体间机床床单位干净整洁，候诊厅空气流通，温湿度适宜。磁共振过道及门口设警示牌，严禁轮椅、担架、金属进入磁体间。

3. 病情评估：评估患者有无外伤、有无石膏、肢体或脊柱是否放入植入物、患者关节活动度、是否可以配合摆放体位、是否处于良肢位。

4. 磁共振检查安全筛查：详见本章第一节一般护理常规。

5. 急救设备评估：详见本章第一节一般护理常规。

6. 评估患者肢体配合情况、肌张力。告知患者检查过程中尽量保持肢体静止状态，以减轻运动伪影。

7. 在体位摆放过程中应尽量让被检者情绪放松、肢体放松，自然平躺。

8. 肢体检查期间的制动：取患者相对舒适的位置，用砂袋等固定肢体。

9. 外伤、石膏等特殊情况的体位摆放：患者为被动体位时，取患者相对舒适的位置，尽量将受检部位置于磁体中心。

（四）观察要点

1. 详见本章第一节一般护理常规。

2. 筛查：询问患者是否有植入物，并告知患者及家属骨科植入物（如钢板、钢针、螺钉以及各种人工关节等）大多呈非铁磁性或少量弱磁性，由于在术中已被牢固地固定在骨骼、韧带或肌腱上，通常不会移动。但植入物可能会引入图像伪影，影响周围组织的观察。另外，也有发生热灼伤的风险；年代比较久远的骨科植入物材料可能是不锈钢材质的，很容易发生热灼伤。外伤患者过床时避免二次伤害。

3. 心理：与患者进行有效沟通，评估患者的心理状态。

4. 耐受能力：检查时间较长的检查项目，需评估患者的耐受能力。

5. 患者身体应与床体保持一致（可使用激光线对准），利于提高扫描定位的精准性，避免人为因素导致脊柱生理弯曲的改变。

6. 肘关节仰卧位扫描时，使患侧肘关节尽量位于磁场中心，但不要与肢体直接接触。

7. 膝关节检查如患膝不能伸直时，可进行屈曲位扫描，屈曲角度视情况而定，在患膝下方适当垫高并固定，以提高舒适度。

（五）护理措施

1. 检查前护理常规

（1）详见本章第一节一般护理常规。

（2）肢体检查期间的制动：取患者相对舒适的位置，用砂袋等固定肢体。

（3）外伤、石膏等特殊情况的体位摆放：患者为被动体位时，取患者相对舒适的位置，尽量将检查部位置于磁体中心。

（4）再次确认患者体内有无植入物，并确认植入物材质是否兼容磁共振检查。

（5）提前预埋 24G 留置针，穿刺时须避开检查肢体，选择健侧进行穿刺。

（6）健康宣教：讲解检查时长及相关注意事项、配合要点。检查过程中出现胸闷、气促、心慌等情况立即示意。

2. 检查中护理常规

（1）详见本章第一节一般护理常规。

（2）严密观察有植入物患者的局部皮肤有无改变，并告知患者检查期间如果植入物区域出现局部温度上升或者刺痛感，应立即示意停止扫描。

（3）告知患者保持正确的体位，不能随意移动，以免产生伪影。

（4）嘱咐颈椎患者扫描期间不可做吞咽动作，避免吞咽运动伪影。

3. 检查后护理常规

详见本章第一节一般护理常规。

（六）健康指导

详见本章第一节一般护理常规。

八、磁共振泌尿系水成像护理常规

MRU 是指磁共振泌尿系水成像，是一种无创性泌尿系统检查方法。因梗阻可导致尿路积水扩张，MRU 利用此特点，采用重 T2 效应，使积水尿路结构在不使用对比剂情况下呈现高信号，实质性和含水少的脏器表现为低信号暗背景，达到突出尿路造影的目的，形成尿路造影效果。MRU 可以使整个尿路显影，对泌尿系积水、狭窄、泌尿系畸形以及肿瘤等具有良好的诊断价值。对结石敏感度可能不及 CT 尿路造影检查，但是 MRU 没有伤害及辐射，检查前不需要静脉注射对比剂，安全性高。另外，肾功能不全以及对比剂过敏患者，也均可行 MRU 检查。

（一）扫描方法

1.扫描体位：患者仰卧位，足（或头）先进，双手举过头顶。尽量使人体长轴与检查床长轴平行并位于检查床中央。观察腹部呼吸起伏最明显的部位，加呼吸门控。

2.扫描线圈：腹部相控阵线圈。

（二）扫描范围

1.在冠状定位像上，调整平面内位置及角度，使图像位于定位框中央，并使图像处于便于诊断的角度。

2.在矢状定位像上，使定位线平行于输尿管走行长轴，并使扫描范围包含肾脏、输尿管、膀胱全程。

3.在轴位定位像上，定位线平行于人体冠状面。

（三）护理评估

1.详见本章第一节一般护理常规。

2.评估患者有无检查禁忌证、是否已完成检查前准备，患者在检查前 4 h 禁食、2 h 前大量饮水（500~1 000 mL），非尿路梗阻者可在检查前 1 h 服用利尿剂，以利于输尿管、膀胱充盈。

3.行 MRU 成像需憋尿充盈膀胱，但不宜扫描前饮水，否则小肠充满液体信号，干扰 MRU 成像。

（四）观察要点

1.详见本章第一节一般护理常规。

2.呼吸配合：嘱患者练习呼吸规律。指导患者按照"吸气—屏住气—可以呼吸"的指令进行呼吸训练。

3.观察腹部呼吸最明显位置，外加呼吸门控，显示屏上的呼吸显示上下波动幅整要超过全长的三分之一，呼吸门控软管上下缘放置软垫，防止线圈直接压迫呼吸门控软管。

4.仰卧位，脚（或头）先进，身体居中，双前臂上举，可以在两上臂下方放置垫子，减少患者的上臂不适感，手握报警球（注意，避免两手交叉在一起）。

（五）护理措施

详见本章第一节一般护理常规。

（六）健康指导

详见本章第一节一般护理常规。

第三节　特殊患者磁共振成像护理常规

一、老年磁共振成像护理常规

按照国际规定，60 周岁以上的人确定为老年人。我国《老年人权益保障法》第 2 条规定老年人的年龄起点标准是 60 周岁，即凡年满 60 周岁的中华人民共和国公民都属于老年人。一般来讲，人进入老年后在生理上和心理上会表现出新陈代谢放缓、抵抗力下降、生理机能下降、反应迟缓、情绪易变、易患多种疾病等特征。在人口老龄化社会与人口日益增加的健康需求的推动下，影像诊疗中老年患者的比例逐年攀升。因此，结合老年患者的特点进行针对性护理尤为重要。

（一）护理评估

1. 参考本章第一节一般护理常规。

2. 患者

（1）日常生活能力：是否能平稳步行及步行距离、是否使用助行器（轮椅、平车等），糖尿病患者需要评估患者是否进食。

（2）视力和听力：是否需要佩戴老花镜及助听器，是否能听懂普通话和进行正常的语言沟通。

（3）风险筛查，排除检查禁忌证。老年患者易患多种疾病，体内接受置入物的相对频率较高，常见的有冠状动脉支架、人造心脏瓣膜、血管夹、人工耳蜗等，对待此类患者除详细阅读 MRI 申请单外，还需向患者及家属进一步核实，发现有疑虑的及时与临床医师联系，确认体内置入物是非铁磁性材料方可进行检查。

（4）心理和配合度：评估患者的情绪状态、配合能力及家属的支持和关心程度。

3. 环境

（1）保持机房床单位干净、整洁，候诊厅空气流通，温湿度适宜。

（2）防止地面过于潮湿，地面有积水及时清理，拖地时放置"地面湿滑，防止跌倒"警示牌。

（二）观察要点

1. 参考本章第一节一般护理常规。

2. 是否存在跌倒风险。

3. 密切观察患者血压变化，避免情绪性高血压。

4. 心理：老年患者因各种躯体疾病、环境改变及对磁共振医疗设备的不了解，均会产生恐惧、焦虑、紧张等不良情绪而导致原发病的病情加重，给检查带来困难，需与患者进行有效沟通，评估患者的心理状态。

5. 配合：评估患者的配合能力及依从性，便于制定个性化指导。了解患者的语言沟通能力（是否能清楚表达真实意愿），文化程度、经济水平和社会背景，与家属沟通，了解患者发病前后性格、心理的改变，同时了解患者既往有无基础疾病，如高血压、糖尿病，药物治疗情况，是否能平稳步行、是否使用助行器（轮椅、平车）等。

（三）护理措施

1. 检查前护理常规

（1）参考本章第一节一般护理常规。

（2）对于无法自主配合完成检查的老年患者应由家属或医护人员全程陪同，提供帮助。提醒老年患者等候检查时排空大、小便（需要做膀胱、肠道准备的除外）。根据老年患者的特点，对于需要进行深呼吸、憋气配合的患者，可由家属协助；对于有心血管疾病的患者应注意携带急救药物。

（3）尊重、关爱、理解老年患者，用适当的语速和音量向患者讲解检查中的配合内容与注意事项，确认患者已了解；当交流存在困难时由家属协助。

（4）对于严重焦虑、紧张的老年人可提前熟悉检查室环境，可由家属陪同，以减轻其焦虑不安和抵触情绪；对于无法缓解者应与医生一起评估是否需要镇静以及进行检查的可行性。

2. 检查中护理常规

（1）参考本章第一节一般护理常规。

（2）与家属一起协助老年患者进入检查室、上检查床，避免坠床或跌倒事件。

（3）体位设计：根据具体检查部位和要求设计摆放体位，并再次告知相关注意事项，嘱咐患者勿移动身体。进行体位转换时遵循"三部曲"：即平躺 30 s，坐起 30 s，站立 30 s，避免突然改变体位引发不适导致跌倒、坠床等。

（4）注意保暖：老年人自我感觉功能、代谢及体温调节功能下降，易着凉，因此检查过程中注意患者的保暖。

（5）严密观察：检查过程中通过观察窗严密观察患者的病情变化，危重患者留家属陪同检查，一旦病情发生变化或出现突发状况时应立即暂停扫描，进入检查室查看和评估患者，视情况及时报告医生并处理。

3.检查后护理常规

（1）参考本章第一节一般护理常规。

（2）患者检查结束后，协助患者起身下检查床，同样遵循"三部曲"原则，告知患者起身时动作要缓慢，避免起身过快导致体位性低血压，预防跌倒。

（3）需空腹检查的患者，检查结束后告知正常饮食。

（4）增强检查患者注意观察和询问是否有对比剂不良反应，及时发现并处理，嘱患者休息片刻后再离开。

（四）健康宣教

1.参考本章第一节一般护理常规。

2.向患者及其家属介绍检查过程及注意事项。对于心存疑虑者应仔细告知其不良影响及防范措施，充分尊重其知情权和自主权。

3.针对跌倒高危风险因素，向患者和陪同人员耐心讲解并发放宣传册，以提高其跌倒防范意识和能力。

4.对于需要空腹检查的老年患者，提前告知做好准备。

5.对于增强患者需告知患者及家属使用对比剂的必要性及发生不良反应的危险性，做好用药前的知识宣教。病情较重的老年患者必须由主管医护与家属陪同，以保证安全。检查完成后嘱其多饮水，加速对比剂的排泄，减轻肾脏损伤。

二、婴幼儿患者磁共振成像护理常规

婴幼儿是婴儿和幼儿的统称，一般是指0~6岁的幼小儿童。婴幼儿是受保护群体，生理、心理都未发育完善，表达能力、理解能力不足，身体和情绪都不易控制。由于存在恐惧、不安及焦虑情绪导致最终得到的图像质量较差甚至完全无法配合进行正常检查，进而影响了临床诊断与治疗，因此在磁共振检查过程中存在较大的困难和风险，需要医务人员更多的干预和帮助。

（一）护理评估

1.参考本章第一节一般护理常规。

2.患者

（1）生命体征：评估患儿的脉搏、呼吸、体温、面色等。

（2）评估是否存在跌倒高危风险，评估内容包括：①患儿年龄、性别、认知能力等；

②是否存在呼吸、神经、泌尿、消化以及循环系统疾病，慢性疾病可增加患儿跌倒危险；③由于 MRI 检查时间长，噪声大，一般婴幼儿患者都不能很好地配合，难以避免自主性及非自主性运动引起的伪影对检查结果的影响，这时需使用药物镇静，了解药物使用时间；④既往跌倒和受伤情况。

3. 环境

（1）评估检查室温度是否适宜，光线是否柔和。

（2）是否存在跌倒高危因素。

（二）观察要点

1. 参考本章第一节一般护理常规。

2. 病情：随时观察患儿病情变化，包括呼吸、面色、行为、肢体活动度等，发现异常，及时处理。

3. 心理：全面了解待检查患儿的情绪与心理状态，构建温馨和舒适的待检查区域，对患儿采取温柔和亲切的沟通方式，使其减轻恐惧及焦虑心理，提高检查配合的积极性。除此之外，与患儿家属建立良好的信任关系，共同帮助患儿更好地进行 MRI 检查。

4. 药物：大部分患儿都需要使用镇静药物，使用前后都需要医务人员的观察与护理。

（三）护理措施

1. 检查前护理常规

（1）参考本章第一节一般护理常规。

（2）患儿准备

①需要镇静的患儿在用药前 20~30 min 内勿进食，有胃肠动力减弱的患儿应适当延长时间，以免发生呕吐甚至引起窒息。

②嘱家长帮助患儿排空大、小便（需要做膀胱、肠道准备的除外）或者给患者使用纸尿裤。

（3）用药准备

①针对使用镇静药物者，需了解药物的给药时间，确认能保证检查顺利完成。

②目前婴幼儿影像检查中常用的镇静药物有水合氯醛、咪达唑仑、氯胺酮等，给药方式包括口服、直肠灌注、肌内注射等。对于年龄较小的婴幼儿，口服容易出现拒服、呕吐、误吸等情况，影响给药剂量的准确性，因此通常采用直肠灌注。

③检查前避免睡眠充足，在极困乏时首选口服镇静药水合氯醛，剂量按医嘱执行。

（4）环境准备

带患儿提前熟悉检查环境。婴幼儿在舒适和安静的环境中容易放松，合适的外部条件如光线、温度和气味等极易影响婴幼儿的生理与心理状态，而在不同感官的刺激下可以减轻婴幼儿的紧张与焦虑情绪。可在等候室播放舒缓的儿童音乐来调节气氛，使患儿心情愉悦，以配合完成检查。可让家属准备一些患儿平时喜爱的玩具，分散其注意力。

（5）其他准备

①磁共振检查耗时较长，可通过轻唤患儿名字，再次确认使用镇静药物的患儿是否已熟睡。达到检查要求后，优先安排检查。

②对于语言有障碍的患儿，可以给予一个手捏发声皮球，以便在检查中出现不适时第一时间提醒医务人员。

③留置静脉通道的患儿应确认静脉通道是否通畅。

④对于用药后惊醒并哭闹躁动的患儿，应请医生评估是否追加镇静药物或取消本次检查。

⑤转运抢救盒、复苏球囊、氧气袋等是否处于完好备用状态。

2. 检查中护理常规

（1）参考本章第一节一般护理常规。

（2）指导患者家属观察患儿呼吸、行为、肢体活动等，发现异常及时呼叫。帮助患儿采取舒适体位，通过营造安静的检查环境来缓解患儿的紧张情绪，密切观察其在检查过程中的反应，防止其意外清醒后影响 MRI 检查质量。当患儿出现躁动或哭闹时应立即停止检查，积极采取补救措施，待患儿情绪稳定后再进行检查．

（3）根据患者的检查部位设计体位，3 月龄前患儿枕部与背部呈直线，不宜垫高。

（4）婴幼儿保暖要求较高，注意加盖衣被，防止受凉。

（5）需要增强检查患儿应严格控制对比剂流速、压力，避免推药时患儿突然惊醒躁动。对于清醒的患儿，推药前、中、后给予安抚。

3. 检查后护理常规

（1）将患儿退出检查床，给予患儿肯定和表扬，以缓解其检查过程中的恐惧心理。

（2）使用镇静药物的患儿 MRI 检查结束后，将其转移至舒适的环境中密切观察，并监测生命体征，待其逐渐清醒后给予言语安抚与指导。行增强 MRI 检查的患儿应结合其实际病情增加饮水量，以加速对比剂的排出。

（四）健康宣教

1. 参考本章第一节一般护理常规。

2. 向患儿家长介绍检查过程及注意事项。对于心存疑虑者应仔细告知其不良影响及防范措施，充分尊重其知情权和自主权。对因孩子生病而焦虑不安的家长加以安慰。

3. 针对跌倒高危风险因素，向患儿和陪同人员耐心讲解并发放宣传册，以提高其跌倒防范意识和能力。

4. 对于没有使用镇静药物的患儿，应鼓励家长与医务人员协作做好患儿的思想工作，给予患儿喜爱的玩具等作为奖励，使患儿感受到被尊重、被关爱从而心情愉快，主动配合检查。

5. 需使用镇静药物的患儿，嘱家长或家属在检查当天小儿睡眠不必充足，以免影响镇静效果。口服水合氯醛对胃黏膜有强烈刺激性，可引起恶心、呕吐，指导家属给患儿进食少量食物或奶制品，水合氯醛稀释后服用，家长看护好患儿不要随意走动，安静平卧或抱起等待入睡，待患儿睡眠程度至不易叫醒时，安排入室检查。

6. 增强检查的患儿应结合其实际病情增加饮水量，以加速对比剂的排泄。

三、幽闭恐惧症患者磁共振成像护理常规

幽闭恐惧症属于恐惧症中较为常见的一种。幽闭恐惧症是对封闭空间的一种焦虑症。幽闭恐惧症患者在某些情况下，例如电梯、车厢或机舱内，可能发生恐慌症状，或者害怕会发生恐慌症状。幽闭恐惧症属于临床中发病率较高的心理疾病之一，患者处于密闭空间内可出现焦虑和恐惧症状。该疾病的发生同性格因素、心理压力因素以及成长经历因素有密切关联。因患者在相对密闭的环境内无法自主控制心理情绪，使得临床相关检查无法顺利开展。磁共振扫描室存在空气流动不畅、密闭等特征，加之高场磁共振磁体腔具有桶状狭窄、噪声大、检查时间长等特征，且患者需要以被动体位接受检查，因此极易导致患者出现幽闭恐惧症。幽闭恐惧症患者接受磁共振检查过程中极易出现呼吸心跳加速、脸色苍白、胸闷窒息、眩晕等表现，对检查工作顺利完成存在严重不良影响。

（一）护理评估

1. 参考本章第一节一般护理常规。

2. 患者

（1）基本资料：年龄、性别、身高与体重、受教育程度等。

（2）病史：是否有（包括家人）在密闭空间出现恐慌症状的经历；是否受过重大生活创伤。

（3）是否有紧张、焦虑、恐惧等情绪。

（4）检查部位：是否容易诱发幽闭综合征（研究显示头颈部检查时更容易出现幽闭恐惧症）。

3. 环境：扫描室内的光线是否明亮且柔和，整齐摆放线圈等检查物品，维持室内舒适的温湿度，反光镜、耳塞、眼罩等物品是否准备齐全。

（二）观察要点

1. 参考本章第一节一般护理常规。

2. 心理：幽闭恐惧症是对封闭空间的一种焦虑症。由于 MRI 是在一个密闭的室内完成，扫描时间长，噪声大，因此幽闭恐惧症患者在被送入扫描孔进行检查时容易出现恐惧，往往表现为面色苍白、胸闷气促、心跳加快、口干舌燥、手足出汗、头晕、头痛、烦躁不安、有便意等症状。针对这样的患者要加强心理护理，缓解其紧张、焦虑、恐惧等情绪。

3. 配合：观察患者的配合能力及依从性，无法配合的患者采取一定的护理措施缓解其紧张与焦虑，也可让家属陪同检查。

（三）护理措施

1. 检查前护理常规

（1）参考本章第一节一般护理常规。

（2）为患者实施检查工作之前需要对其身心健康状况进行评估，于递交磁共振检查预约申请单时开始患者的评估工作。针对发生幽闭恐惧症症状高风险患者，需要将磁共振检查计划简化，通过快速扫描方法，将检查的时间减少，缩短患者在幽闭空间内单独停留的时间，以保证检查工作顺利完成。

（3）与患者展开有效的沟通交流，建立相互信任的护患关系，针对磁共振检查的优势、开展的必要性以及若未积极配合可能导致的不良影响等以通俗易懂的言语向患者展开详细介绍，告知患者检查工作需要在较为密闭以及噪声较大的空间内完成，且检查时间较长，以加深患者的认知，并且做好心理准备，缓解幽闭恐惧症的症状。结合患者的心理情绪为其实施心理疏导工作，完善人文关怀护理工作，提高患者的配合度和安全感。

（4）环境熟悉：可提前带患者熟悉操作室的环境，讲解检查中噪声来源，演示呼叫设备的使用，同时告知操作间有监控，检查时医务人员会随时观察，并与其保持通话。

（5）同伴支持：对于熟悉环境后仍紧张的患者，可请其跟随医务人员观察一位患者完整的磁共振检查过程，并请受检者描述检查感受，同时安排人员陪同患者检查。

（6）药物干预：若经过上述护理措施后仍感到不能完成检查者，可引导患者及家属去医生处询问，病情允许使用镇静药物的开出处方、使用镇静药。使用镇静药物后的患者要嘱其家属陪同患者安静平卧等待入睡，避免步态不稳或行动不便导致跌倒或坠床。

（7）若有患者在药物干预后仍感到十分恐惧，则立即终止检查，不可硬性坚持。

（8）环境

①亮度：将磁体间照明调到最大，以增加空间感。

②音乐：可播放轻音乐，减轻噪声对患者的刺激，分散患者的注意力，同时准备好耳塞。

③物品：为患者准备好反光镜扩大患者视野，以减轻狭小感觉；及时为患者佩戴眼罩，以减轻其恐惧感。

2. 检查中护理常规

（1）参考本章第一节一般护理常规。

（2）扫描室内的光线需要明亮且柔和，维持室内舒适的温湿度。保证检查床的清洁，冬天需要在检查床上垫置好棉垫，为患者提供毛毯，提升患者检查过程中环境的舒适度，减轻其恐惧感。

（3）检查过程中叮嘱患者闭眼，同时可以通过安装在磁体外壳上的反光镜，帮助患者看磁体外的环境，将幽闭感减轻。为患者提供专用耳机，将噪声所致影响减小。

（4）在扫描室内播放舒缓的音乐，以增强副交感神经系统的兴奋性，减轻机体的应激反应。

（5）患者可在家属和护理人员的陪同下，反复进入扫描室内，以逐渐减轻其对检查室的恐惧感，进而降低检查过程中患者恐惧环境的敏感程度，促进其心理应激能力和自控能力的提升。

（6）护理人员可以先引导患者观摩检查的过程，帮助患者适应检查室内的环境，同时可鼓励患者躺在检查床上佩戴好眼罩，开展放松训练，通过反复训练帮助患者熟悉磁共振检查过程中的特殊环境，降低其敏感度的同时，缓解恐惧情绪。

（7）注意观察患者情况，若在进入磁体腔前紧张情绪增加，则可以给患者佩戴眼罩，让患者不知道自己处于密闭环境中；若情绪仍无法缓解，可让家属陪伴，握住其双手，以增加其安全感。

（8）在检查期间，借助对讲系统保持和患者的联系，及时询问、鼓励患者阐述检查过程中身心的不适症状，以增加其安全感。

（9）在不影响诊断的前提下，根据患者的情况优化扫描序列，尽可能缩短检查时间；若患者需要扫描的部位较多，可间隔扫描，即让患者休息片刻再扫描。

3. 检查后护理常规

检查结束后，立即将患者退出检查床，询问患者的感受，对患者能克服恐惧积极配合检查给予表扬；解释有关检查结果，消除患者顾虑，让患者以良好心态面对检查结果及自身疾病。

（四）健康宣教

1.参考本章第一节一般护理常规。

2.做好知识宣教，为了更好地保障患者提升磁共振检查的适应性，医务人员应积极主动地与其进行沟通，向其详细地介绍磁共振的特点与检查方式，有效的提升其对磁共振的认识，在检查前具有良好的心理准备，能够有效地调整心态，避免幽闭恐惧症的发生。

3.给予患者充分的鼓励，鼓励患者配合完成检查，注意语言要温和无生硬，对于患者的每一次进步都要给予肯定，并把相似病例的成功经验告诉他，并且创造条件，使患者之间相互交流，从而使其树立战胜困难的信心，从而顺利完成检查。

4.告知家属多与患者沟通，增加其自信心，若病情允许，可带患者进行幽闭恐惧症的治疗，以确保患者独处时的安全。

四、气管切开患者磁共振成像护理常规

气管切开术系切开颈段气管，放入金属气管套管和硅胶套管，是解除喉源性呼吸困难、呼吸功能失常或下呼吸道分泌物潴留所致呼吸困难的常见手术。患者通常因为气流途径的改变而不能发声，且由于生理性的气流过滤、温湿化作用遭到破坏从而易出现呛咳、排痰不畅等，因此此类患者检查的风险较高，且检查间一般不具备及时吸痰的设备设施、大部分医院的检查间没有配备无磁氧气钢瓶等，会给气管切开或者检查带来一定的影响，因此，此类患者进行磁共振检查时需要按照护理评估和措施谨慎进行。

（一）护理评估

1.参考本章第一节一般护理常规。

2.患者

（1）评估患者的心率、呼吸、血压、血氧饱和度等生命体征是否稳定。气管内套管如果是铁磁性物质，需要更换为硅胶内套管。

（2）评估患者的神智状态。

（3）评估患者检查的可行性和安全性。

3.环境：评估检查室温度、湿度是否适宜。

4.人员：评估护理人员是否具备气管切开患者的常规护理及急救救护能力。

（二）观察要点

1.参考本章第一节一般护理常规。

2.病情：严密观察病情变化。包括生命体征、气道情况、管道情况。

3.心理：气管切开患者一般不能进行语言交流，应采取不同的方法，以了解其病情及心理需求，并及时予以满足。

4.配合：观察患者配合程度，如患者不能配合检查，应根据医嘱使用镇静药。

（三）护理措施

1.检查前护理常规

（1）参考本章第一节一般护理常规。

（2）清理呼吸道：清醒患者应鼓励其自主咳嗽、咳痰，排痰困难者可由送检护士协助排痰。

（3）心理护理：向清醒患者及家属详细解释检查过程、检查时间、检查中注意事项等，以缓解其紧张情绪，取得配合。

（4）沟通用物：清醒患者，应准备纸、笔或写字板方便与患者的沟通交流。

（5）抢救用品：如氧气包、便携式吸痰装置、复苏球囊是否处于完好备用状态。

（6）特殊准备：金属套管必须更换为塑料套管。

2.检查中护理常规

（1）参考本章第一节一般护理常规。

（2）体位及保暖：将患者安全转移至检查床，在符合检查要求的前提下尽量使患者处于舒适体位。注意机房环境温度，及时给患者增加衣被，避免患者不适影响检查效果。

（3）观察患者生命体征，注意患者是否有呼吸困难，及时发现并处理。可启用心电门控或者磁共振检查专用指夹式脉搏血氧仪。

（4）气管切开护理：妥善固定气管套管；患者有咳嗽挣扎时，可用手临时帮助固定，防止脱出。保证人工气道通畅，呼吸道分泌物多时，应将头偏向一侧，及时准备清理呼吸道。

（5）心理护理：清醒患者易产生恐惧、紧张和烦躁心理，需及时予以干预。

3.检查后护理常规

（1）评估患者的生命体征及气道情况，必要时清理呼吸道。在医务人员陪同下送患者回病房。

（2）给予清醒患者肯定与表扬，以缓解患者的焦虑心理。

（四）健康宣教

1.参考本章第一节一般护理常规。

2.向患者或家属详细介绍检查过程及注意事项，取得家属的理解与配合。

3. 患者经气管切开后不能发音，由此可导致护患沟通障碍，患者常有焦急、烦躁等心理反应，为消除患者心理不适，可采用书面交谈或动作表示，提高个性化护理水平和患者的舒适度。

4. 谨防气管导管引起阻塞：阻塞原因一是气囊滑脱堵塞，二是分泌物粘结成痂阻塞，如发生呼吸困难、发绀、患者烦躁不安，应立即停止扫描，退出检查床，医务人员将套管、气囊一起取出，解除阻塞后再根据情况继续检查还是停止检查。

5. 转运患者时注意不要造成脱管、阻塞等，医务人员交代患者家属注意事项，相互协作。

五、机械通气患者磁共振成像护理常规

机械通气是在呼吸机的帮助下，以维持气道通畅、改善通气和氧合、防止机体缺氧和二氧化碳蓄积，使机体有可能度过基础疾病所致的呼吸功能衰竭，从而为治疗基础疾病创造条件。此类患者病情往往较为复杂、变化快。而检查转运过程中会增加并发症发生的风险，且转运及检查过程中环境因素的限制也可能使病情恶化，危及患者生命。

（一）护理评估

1. 参考本章第一节一般护理常规。

2. 患者

（1）评估患者的心率、呼吸、血压、血氧饱和度等生命体征是否稳定。

（2）评估患者的神智状态，对于清醒患者应充分沟通取得配合。

（3）评估患者检查的可行性和安全性。

3. 设备

（1）转运呼吸机：是否为磁共振兼容呼吸机，运行是否正常，氧气量、电池电量是否充足。

（2）临时监护设备：磁共振检查专用指夹式脉搏血氧仪、心电监护是否处于完好备用状态。

（3）抢救用物：转运抢救盒、复苏球囊、氧气袋是否处于完好备用状态，

4. 人员：评估工作人员是否具备机械通气患者的常规护理及急救救护能力。

（二）观察要点

1. 参考本章第一节一般护理常规。

2. 病情：评估患者病情，查看相关检查结果，留意阳性体征，以确定患者是否需要镇

静、吸氧等。按等级护理要求定时巡视患者，严密观察病情变化。

3. 心理：因各种躯体疾病、环境改变及对磁共振医疗设备的不了解，均会产生恐惧、焦虑、紧张等不良情绪而导致原发病的病情加重，给检查带来困难，需与患者进行有效沟通，评估患者的心理状态。

4. 配合：评估患者的配合能力及依从性，便于制定个性化指导。

5. 磁兼容呼吸机：检查过程中呼吸机参数设定、报警处置等。

（三）护理措施

1. 检查前护理常规

（1）参考本章第一节一般护理常规。

（2）与患者家属充分交流，保证家属对转运检查工作的理解与配合。

（3）将患者抬至磁兼容手术转移床，使用磁兼容呼吸机，接通氧气源，替换患者使用的普通呼吸机。使用磁兼容便携式双屏显示器监护仪，随时监测患者的生命体征，观察血氧、血压、心率、呼吸频率的变化。

（4）呼吸机治疗护理：确认呼吸机模式和参数，清理呼吸道，吸净口鼻及气道内分泌物。

（5）心理护理：向清醒患者及家属详细解释检查过程、检查时间、检查中注意事项等，以缓解其紧张情绪，取得配合。

（6）妥善安置转运呼吸机，防止管道及线路拉扯，保证转运及检查过程中的通畅，保持静脉补液通道，暂时夹闭其他引流管。

2. 检查中护理常规

（1）参考本章第一节一般护理常规。

（2）体位及保暖：将患者安全转移至检查床，在符合检查要求的前提下尽量使患者处于舒适体位。注意机房环境温度，及时给患者增加衣被，避免患者不适影响检查效果。

（3）密切观察患者病情变化，此类患者须有医务人员陪同检查，密切观察患者生命体征及机械通气情况，以便及时发现问题，及时处理。由临床主管医生、护士、磁共振医务人员协同将患者、磁兼容呼吸机转运入磁体间。如发现患者出现异常病情，及时提示医师停止扫描，将检查床迅速退出，先行处理患者病情。

（4）机械通气护理：转运途中及检查中随时注意患者通气情况。

①妥善固定导管：转运途中及检查过程中导管固定不良容易引起意外脱管，应随时检查人工气道固定情况，必要时进行加固。

②保证人工气道通畅：转运途中及检查中随时注意患者呼吸道状态。尽量保持体位平稳，避免剧烈震动和不必要的翻转导致大量痰液涌入呼吸道，甚至人工气道脱出。

③保持呼吸机正常运行：妥善固定呼吸机及管路，密切观察人机配合情况。

（5）心理护理：对于恐惧、紧张者，及时干预。主动与家属沟通，了解患者及家属的心理需求，提供必要的心理支持及帮助。

3. 检查后护理常规

（1）参考本章第一节一般护理常规。

（2）扫描结束后由工作人员协同将患者及设备等安全转运出磁体间。

（3）评估患者的生命体征及气道情况，必要时清理呼吸道。在医务人员陪同下送患者回病房。

（4）给予清醒患者肯定与表扬，以缓解患者的焦虑心理。

（四）健康宣教

1. 参考本章第一节一般护理常规。

2. 向患者或家属详细介绍检查过程及注意事项，取得家属的理解与配合。

3. 鼓励患者表达自己的意愿，医务人员及时根据患者情况调节呼吸机参数，告知患者可以借助手势、眼神、文字等非语言形式进行沟通交流。

4. 检查过程中高度重视患者的安全，防止脱管、机器故障、痰液堵塞等原因造成的患者缺氧及窒息。

六、癫痫患者磁共振成像护理常规

癫痫是慢性反复发作性短暂脑功能失调综合征。以脑神经元异常放电引起反复痫性发作为特征。癫痫是神经系统常见疾病之一，患病率仅次于脑卒中。这类患者通常不能很好地配合，难以避免自主性运动引起的伪影对检查结果的影响。

（一）护理评估

1. 参考本章第一节一般护理常规。

2. 病史：评估患者既往史、现病史、手术史、癫痫发作频率等，筛查患者有无检查禁忌证。确认无磁共振禁忌证并签署知情同意书。

3. 评估患者的神智状态及配合程度：部分患者在家属或医务人员的语言安抚下能够配合完成检查；对于无法配合的患者，需适当约束，必要时与主管医生沟通，合理使用镇静药物，确保安全。

（二）观察要点

1. 病情：评估患者病情，查看相关检查结果，留意阳性体征，以确定患者是否需要镇

静、吸氧等。按等级护理要求定时巡视患者，严密观察病情变化。

2. 心理：观察患者是否有紧张、焦虑、恐惧等情绪，与患者进行有效沟通，评估患者的心理状态。

3. 配合：评估患者的配合能力及依从性，便于制定个性化指导。

（三）护理措施

1. 检查前护理常规

（1）参考本章第一节一般护理常规。

（2）理解患者的癫痫病史，跟患者解释检查过程。

（3）镇静：给患者及家属解释镇静剂的必要性，对于发作次数少的患者可以不用药。

（4）心理护理：向清醒患者及家属详细解释检查过程、检查时间、检查中注意事项等，以缓解其紧张情绪，取得配合。

2. 检查中护理常规

（1）检查期间都需要患者家属或医务人员陪同，如检查过程中患者有任何不适或者醒来可及时告知医生，以便采取相关措施。

（2）体位及保暖：将患者安全转移至检查床，在符合检查要求的前提下尽量使患者处于舒适体位。注意机房环境温度，及时给患者增加衣被，避免患者不适影响检查效果。

（3）观察患者生命体征，注意患者是否有呼吸困难，及时发现并处理。

（4）心理护理：清醒患者易产生恐惧、紧张和烦躁心理，需及时予以干预。

3. 检查后护理常规：检查结束后，立即将患者退出检查床，对于清醒患者询问患者的感受，对患者能克服恐惧积极配合检查表示认同；对于不需要继续镇静患者予以唤醒。门诊患者可由家属陪伴返家，护士交代注意事项。住院患者检查完毕则由病区医生和家属送返病房。

（四）健康宣教

1. 向患者或家属详细介绍检查过程及注意事项，取得家属的理解与配合。

2. 主动接触患者，了解患者的心理，开导患者，减轻患者的心理负担。检查时保持乐观的心态，正确对待疾病。悲观失望、精神紧张均有可能加重癫痫发作。

3. 家属对患者要理解、关心、疏导、鼓励，使患者感到亲情的温暖，获得精神上的安慰。

4. 患者在诊疗过程中若出现烦躁不安，应加强安全防护措施，叮嘱家属守护，并立即通知医务人员，防止意外伤害。

七、躁动患者磁共振成像护理常规

躁动是颅脑功能区损伤或病变后出现的精神与运动兴奋的一种暂时状态，以肢体不规则运动为主，患者通常存在一定程度的意识障碍，不停扭动肢体，大喊大叫等。躁动最常见原因为颅内因素，如颅脑外伤、颅内压增高等；其次是呼吸道异物堵塞或气管插管；此外休克前期、剧烈疼痛、大小便异常等也可导致患者躁动。CT、磁共振检查是颅脑损伤术前诊断、术后评估的重要手段。

（一）护理评估

1.参考本章第一节一般护理常规。

2.病史：如颅脑外伤、术后疼痛、颅内压增高、缺氧、肝性脑病、尿潴留、管道刺激等。

3.心理状况：患者是否有紧张、焦虑、恐惧等情绪。

4.评估患者的神智状态及配合程度：部分患者在家属或医务人员的语言安抚下能够配合完成检查；对于无法配合的患者，甚至有伤人、自伤等暴力倾向者，需适当约束，必要时与主管医生沟通，合理使用镇静药物，确保安全。

5.环境评估

（1）温度与光线：声、光、冷、热等刺激均可诱发或加剧患者的躁动，应评估检查室内温度是否适宜，光线是否柔和偏暗，以直视灯泡不晃眼为宜。

（2）环境安全：对于有暴力倾向者，应将诊疗场所中的剪刀、持物钳等危险物品尽量放在患者不可取到的位置，避免患者突然失控拿到这些物品伤人或者自伤等。

（二）观察要点

1.病情：评估患者病情，查看相关检查的结果，留意阳性体征，以确定患者是否需要镇静、吸氧等。按等级护理要求定时巡视患者，严密观察病情变化。

2.心理：观察患者是否有紧张、焦虑、恐惧等情绪，与患者进行有效沟通，评估患者的心理状态。

3.配合：评估患者的配合能力及依从性，便于制定个性化指导。

（三）护理措施

1.检查前护理常规

（1）参考本章第一节一般护理常规。

（2）镇静镇痛：评估镇静效果是否达到检查要求，如果镇静不足，进行检查时出现的噪声、疼痛甚至体位变化可能会刺激患者躁动加剧。镇静起效时，轻叩眉间或听觉刺激迟钝，此时方可送患者入机房，将患者平移至机床，避免体外管道扭曲或脱落。

（3）心理护理：对清醒患者给予语言抚慰，尽量平静患者情绪，以取得配合。

（4）合理安排检查时间：确认患者诊疗方式和到达时间，尽量减少在候诊区等待的时间。

2.检查中护理常规

（1）参考本章第一节一般护理常规。

（2）体位：对于不能遵守指令者应由医生、技师、护士共同将患者安全转移到机床，注意动作轻柔，在符合需求的前提下尽量使患者处于舒适体位。

（3）生命体征：严密观察患者生命体征及神智状态，尤其是使用了镇静药物的患者，应密切关注呼吸情况，发现问题及时处理。

（4）安全护理：家属或者医务人员需全程陪护，防止患者发生坠床、意外拔管等事件，必要时采取合理的约束措施。

3.检查后护理常规：对于清醒患者给予肯定和表扬，对于不需要继续镇静患者予以唤醒。门诊患者可由家属陪伴返家，护士交代注意事项。住院患者检查完毕则由病区医生和家属送返病房。

（四）健康宣教

1.向患者或家属详细介绍检查过程及注意事项，取得家属的理解与配合。

2.在检查过程中患者由安静突然转为烦躁，或由躁动突然转为安静时，陪检家属应提高警惕，及时报告医务人员。

3.陪检家属及医务人员严密观察患者，交代家属注意患者胸廓起伏、甲床颜色等情况。

八、孕妇（胎儿）磁共振成像护理常规

随着快速成像技术的发展，孕妇（胎儿）磁共振检查已经成为重要的产前影像检查之一，是出生缺陷二级防控的重要手段之一。磁共振检查组织分辨率高，不受含气肠管、体壁厚度、羊水量、胎儿体位及胎儿骨骼骨化与否的影响，可以进行大范围、多参数成像，能够清晰显示胎儿各个器官信号特点，获得更多胎儿信息。孕妇（胎儿）磁共振检查可以用于评价胎儿正常解剖、先天性发育疾病及发育变异，还可以了解胎儿器官功能与代谢活动，已经受到产科、优生优育和产前遗传咨询的重视。

（一）扫描方法

1.扫描体位：孕妇选择舒适体位，一般平卧或左侧卧位；为了减少幽闭恐惧症的发生，可采用脚先进方式。选用大视野体部相控阵线圈，线圈置于腹部并固定床缘，人体长轴与床面长轴一致，双手置于身体两旁或者双手上举。

2. 由于胎儿运动的不确定性，定位时一定要三平面实时定位，随时调整定位扫描。定位中心对准线圈中心和胎儿兴趣区，必要时做二次定位。

3. 患者检查前应先排空膀胱，不能憋尿，同时还应去除身上所有金属物品及电子产品，带金属挂钩或钢圈的内衣也要去掉，以免影响检查结果。

4. 嘱患者在检查中避免咳嗽和身体运动，以免造成运动伪影。

5. 为患者佩戴静音耳塞，保护患者听力；并给患者手握紧急报警球。

（二）扫描范围

线圈中心对准腹部隆起处，扫描以胎儿兴趣区为中心，移动床面位置，开十字定位灯，使十字定位灯的纵横交点对准脐与剑突连线中点。即以线圈中心为采集中心，锁定位置，并送至磁场中心。

（三）护理评估

1. 参考本章第一节一般护理常规。

2. 检查时机的评估：孕妇（胎儿）磁共振检查时机建议在 20 孕周及以后，一般不建议在妊娠 18 周之前进行磁共振检查。特殊情况下，中孕期系统性超声发现胎儿严重畸形可能需要终止妊娠时，可以提前做磁共振检查帮助确认超声检查结果，可能获取超声之外的更多信息。

3. 患者的评估：评估患者的一般情况及配合程度，仔细询问有无磁共振检查禁忌证。

4. 饮食要求：检查前患者需禁固态食物 3 h 以上，禁流质 2 h 以上。因为食物消化后肠内可出现伪影，影响诊断。

5. 心理评估：评估患者的心理情绪变化及家庭社会支持情况。了解患者的心理状态，针对性地进行疏导，消除其紧张心理，从而更好地配合检查。排除幽闭恐惧症，患者如有幽闭恐惧症，可通过评估患者紧张焦虑情绪后采取相应措施，如熟悉环境、由陪同人员陪伴等。若患者十分焦虑紧张，建议告知其医生，不可勉强进行检查。

6. 风险筛查：确认患者和拟陪同进入检查室的家属，无磁共振检查的禁忌证，进入机房前须将身上一切金属物品摘除，包括手机、钥匙、发夹、金属纽扣、电子物品等。由于某些化妆品也含有微量金属，因此必要时检查前可卸妆。

（四）观察要点

1. 心理：与患者进行有效沟通，评估患者的心理状态。

2. 配合：评估患者的配合能力，组织患者观看健康宣教视频和健康教育手册。

（五）护理措施

1. 检查前护理常规

（1）参考本章第一节一般护理常规。

（2）孕妇（胎儿）磁共振检查的申请及孕妇知情同意：孕妇（胎儿）磁共振检查申请医师应该是产科医师、产前遗传咨询医师或其他合法注册的医疗工作人员。书面或电子申请书应该提供足够的信息，包括胎龄（末次月经时间）、孕产史、家族史等，以及相关的检查结果及目前已有的超声或磁共振检查结果等。检查前，应该与孕妇充分讨论胎儿磁共振检查可能带来的风险和收益，并签署知情同意书。

（3）信息核对：仔细阅读检查申请单，核对患者信息（姓名、性别、年龄、检查部位、检查设备等），评估患者的神志、精神状态，详细询问患者既往史（检查史、用药史、过敏史）。确认受检者体内是否有植入物，是否有磁共振检查禁忌证，并告知检查技师。

（4）风险管理：确认患者和拟陪同进入检查室的家属，除去其体表及随身的一切金属物品，如胰岛素泵、微量泵、助听器、手机、义齿、钥匙、硬币、磁卡、打火机等，并明确无体内金属植入物（如心脏起搏器、金属钢板、金属套管等）。通过安全检查探测门，用金属探测仪扫描等确保无金属物品后方可检查。

（5）心理护理和健康宣教：告知患者磁共振检查中的配合对疾病诊断的重要性，根据患者病情，评估检查配合程度，进一步确定患者是否适合做磁共振检查。检查前向患者说明检查所需的时间，检查过程中保持体位不动。检查时磁共振检查室会产生噪声，给予患者佩戴专用的耳罩或在外耳道内塞棉球。

（6）呼吸训练：患者的身体移动、呼吸运动等都会严重影响图像质量。指导患者平稳、浅慢呼吸，这样腹部脏器的活动程度变小，将更有利于胎儿的成像，结果也更为准确。若是检查期间出现了心慌、憋气、恐惧乃至无法忍受等不适，应立即要求停止扫描。

（7）急救准备：因磁共振扫描设备的特殊性，应在检查室隔壁设立抢救室，常备各种急救药品和仪器，固定放置，定期查对。护理人员应熟悉抢救药品的药理作用和使用方法，熟练使用抢救设备。

2. 检查中护理常规

（1）核对信息：由责任护士和技师共同核对患者预约单与电子申请单信息是否一致。

（2）安全指导：协助患者进检查室、上检查床，避免坠床或跌倒事件。协助搬运行动不便的患者，对于病情不稳定患者实施重点监护，严密观察患者情况，发现异常立即处理。

（3）告知患者检查时皮肤不能直接接触磁体内壁及各种导线，以免灼伤皮肤。告知患者检查所需时间、设备会产生噪声、检查时可能会出现身体发热现象等，保持体位不动。如有不适，可以按压报警球呼救。

（4）密切观察检查中患者的病情变化，随时沟通；检查中因平卧位可能会导致膈肌上移、肺受压，造成孕妇轻度呼吸困难，可给予孕妇低流量吸氧。

（5）检查过程中注意患者的保暖和隐私保护。

3. 检查后护理常规

（1）核对信息。护士及技师再次核对患者姓名、性别、检查部位。

（2）协助患者起身下检查床，对于有高血压、年老体弱等患者先缓慢起身休息片刻，再搀扶患者下检查床，避免起身过快导致体位性低血压，预防跌倒。

（3）告知患者和家属取检查报告的方法、时间及地点。

（六）健康指导

参考本章第一节一般护理常规。

九、认知功能下降患者磁共振成像护理常规

目前随着世界人口老龄化的进展，越来越多的人正经受着认知功能障碍性疾病的威胁，其中痴呆是危害性最大的疾病之一，而阿尔茨海默病（alzheimer disease，AD）又是最常见的痴呆类型。目前对认知功能下降的影像学检查首选磁共振检查，磁共振拥有优越的软组织对比和丰富的功能成像等多模态信息，包括结构磁共振成像、静息态磁共振功能成像、任务态磁共振功能成像、DTI、MRS等，为临床提供诊断及鉴别诊断信息。

（一）扫描方法

1. 扫描体位：患者仰卧于检查床上，头先进，头置于头部专用线圈内，人体长轴与床面长轴一致，双手置于身体两旁或者胸前。头颅正中矢状面尽可能与线圈纵轴保持一致，并垂直于床面。

2. 嘱患者在检查中保持头部不动，平静呼吸，避免咳嗽和身体运动，以免造成运动伪影。

3. 为患者佩戴静音耳塞，保护患者听力，并给患者手握紧急报警球。

（二）扫描范围

定位线对准线圈中心及眉间线，即以线圈中心为采集中心，锁定位置，并送至磁场中心。

（三）护理评估

1.参考本章第一节一般护理常规。

2.患者的评估：评估患者的一般情况及配合程度，仔细询问有无磁共振检查禁忌证。了解患者的语言沟通能力、文化程度、经济水平和社会背景，与家属沟通，了解患者发病前后性格、心理的改变，同时了解患者既往有无基础疾病，如高血压、糖尿病，以及药物治疗情况。增强患者重点评估患者的肾功能情况和药物、食物过敏史。

3.心理评估：评估患者的心理情绪变化及家庭社会支持情况。了解患者的心理状态，针对性地进行疏导，消除其紧张心理，从而更好地配合检查。排除幽闭恐惧症，患者如有幽闭恐惧症，可通过评估患者紧张焦虑情绪后采取相应措施，如熟悉环境、由陪同人员陪伴等。若患者十分焦虑紧张，建议告知其医生，不可勉强进行检查。

4.风险筛查：确认患者和拟陪同进入检查室的家属，无磁共振检查的禁忌证，进入机房前须将身上一切金属物品摘除，包括手机、钥匙、发夹、金属纽扣、电子物品等。由于某些化妆品也含有微量金属，因此必要时检查前可卸妆。

（四）观察要点

1.心理：与患者进行有效沟通，评估患者的心理状态。

2.配合：评估患者的配合能力，组织患者观看健康宣教视频和健康教育手册。

（五）护理措施

1.检查前护理常规

（1）参考本章第一节一般护理常规。

（2）信息核对：仔细阅读检查申请单，核对患者信息（姓名、性别、年龄、检查部位、检查设备等），评估患者的神志、精神状态，详细询问患者既往史（检查史、用药史、过敏史），明确检查目的和要求；确认受检者体内是否有植入物，是否有磁共振检查禁忌证，并告知检查技师。

（3）评估患者病情：根据患者病情和检查配合程度评估患者是否适合做磁共振检查。对使用钆对比剂增强检查的患者，护士要按照钆对比剂使用的适应证和禁忌证筛选高危人群，评估钆对比剂使用的风险，并查看患者是否签署磁共振增强检查知情同意书。

（4）风险管理：确认患者和拟陪同进入检查室的家属，除去其体表及随身的一切金属物品，如胰岛素泵、微量泵、助听器、手机、义齿、钥匙、硬币、磁卡、打火机等，并明确无体内金属植入物（如心脏起搏器、金属钢板、金属套管等）。通过安全检查探测门，用金属探测仪扫描等确保无金属物品后方可检查。

（5）心理护理和健康宣教：告知患者磁共振检查中的配合对疾病诊断的重要性，根据患者病情，评估检查配合程度，进一步确定患者是否适合做磁共振检查。检查前向患者说明检查所需的时间，检查过程中保持体位不动。检查时磁共振检查室会产生噪声，给予患者佩戴专用的耳罩或在外耳道内塞棉球。告知患者检查时如有不适可以按压报警球呼叫医务人员。对行增强检查的患者，告知其注射钆对比剂后可能出现的正常反应（如口干、口苦、口腔异味、全身发热等）和不良反应（如恶心、呕吐、皮疹等）。

（6）建立静脉通道：根据检查部位合理选择穿刺部位和留置针型号，评估血管时避开静脉瓣，选取粗、直、弹性好且活动度小、易于固定的血管，如头静脉、肘正中静脉、贵要静脉等。穿刺后妥善固定。穿刺手臂不可过度活动，防止堵管与脱出。

（7）小儿、昏迷、躁动、精神异常患者遵医嘱采取药物镇静。

（8）急救准备：因磁共振扫描设备的特殊性，应在检查室隔壁设立抢救室，常备各种急救药品和仪器，固定放置，定期查对。护理人员应熟悉抢救药品的药理作用和使用方法，熟练使用抢救设备。

2. 检查中护理常规

（1）核对信息：由责任护士和技师共同核对患者预约单与电子申请单信息是否一致。

（2）安全指导：协助患者进检查室、上检查床，避免坠床或跌倒事件。协助搬运行动不便的患者，对于病情不稳定患者实施重点监护，严密观察患者情况，发现异常立即处理。

（3）根据患者的检查部位协助患者摆好体位，选择正确线圈。患者仰卧在检查床上，头先进，人体长轴与床面长轴一致，双手置于身体两旁或胸前。

（4）告知患者检查时皮肤不能直接接触磁体内壁及各种导线，以免灼伤皮肤。告知患者检查所需时间、设备会产生噪声、检查时可能会出现身体发热现象，保持体位不动。如有不适，可以按压报警球呼救。

（5）静脉通路安全：正确安装高压注射器管道，排除管道内空气，确保患者静脉通道与高压注射器连接的紧密性，预防管道脱落。进行预注射试验，先试注射生理盐水 20~30 mL，确保高压注射管路与血管连接通畅。

（6）密切观察：注射对比剂过程中严密观察患者反应及高压注射器注射时压力曲线的变化，如发现患者出现不良反应、高压注射器显示压力报警等，应立即停止注药，及时进入检查室评估者情况，同时观察留置针穿刺部位有无外渗，视情况及时应对和处理。

（7）心理安慰：准备注入对比剂时，通过麦克风告知患者可能会出现的身体反应，以缓解患者紧张情绪，告知患者如有不适按压报警球呼叫医务人员。

（8）密切观察检查中患者的病情变化，随时沟通。对于已行镇静处理的患者，若镇静失效，应立即停止检查并快速进入检查室处理，避免患者坠床、跌倒、脱管等。

3.检查后护理常规

（1）核对信息：护士及技师再次核对患者姓名、性别、检查部位。

（2）检查结束分离管路，询问患者有无不适，同时观察穿刺部位有无外渗、肢体有无肿胀。

（3）协助患者起身下检查床，对于高血压、年老体弱的患者嘱其先缓慢起身休息片刻，再搀扶患者下检查床，避免起身过快导致体位性低血压，预防跌倒。

（4）使用镇静药物的患者，协助转移至观察室进一步观察，待患者清醒、无不适时方可离开。

（5）核磁增强后嘱患者在候诊区观察 30 min，如有不适及时告知医务人员，观察结束无不适方可拔掉留置针，嘱患者按压至少 5 min，防止出血。

（6）告知患者和家属取检查报告的方法、时间及地点。

（六）健康指导

参考本章第一节一般护理常规。

十、内耳水成像检查护理常规

磁共振水成像技术（magnetic resonance hydrography，MRH）能全面反映内耳解剖结构，可为耳部病变、前庭性疾病的临床诊断提供准确的影像学依据。其中 MRI 对软组织的分辨率良好，利用水成像原理和多种后处理技术可获取内耳的三维立体图像，能清晰直观地显示前庭蜗神经、膜迷路的精细结构和耳蜗骨化、纤维化程度，对内耳畸形和听神经发育有较好的诊断价值，已逐渐成为人工耳蜗植入术前的主要检查手段。

（一）扫描方法

1.扫描体位：患者仰卧于检查床上，头先进，头置于头部专用线圈内，人体长轴与床面长轴一致，双手置于身体两旁或者胸前。头颅正中矢状面尽可能与线圈纵轴保持一致，并垂直于床面。

2.嘱患者在检查中保持头部不动，平静呼吸，避免咳嗽和身体运动，以免造成运动伪影。

3.为患者佩戴静音耳塞，保护患者听力，并给患者手握紧急报警球。

（二）扫描范围

定位线对准线圈中心及眉间线，即以线圈中心为采集中心，锁定位置，并送至磁场中心。

（三）护理评估

1. 参考本章第一节一般护理常规。

2. 患者的评估：指导患者及家属认真阅读申请单，评估患者的一般情况及配合程度，仔细询问患者有无磁共振检查禁忌证。对听力受损的患者采用手势、画板、写字板等工具交流。

3. 心理评估：评估患者的心理情绪变化及家庭社会支持情况。了解患者的心理状态，针对性地进行疏导，消除其紧张心理，从而更好地配合检查。排除幽闭恐惧症，患者如有幽闭恐惧症，可通过评估患者紧张焦虑情绪后采取相应措施，如熟悉环境、由陪同人员陪伴等。若患者十分焦虑紧张，建议告知其医生，不可勉强进行检查。

4. 风险筛查：确认是否植入人工耳蜗。进入机房前须将身上一切金属物品摘除，包括手机、钥匙、发夹、金属纽扣、电子物品等。由于某些化妆品也含有微量金属，因此必要时检查前可卸妆。

（四）观察要点

1. 心理：与患者进行有效沟通，评估患者的心理状态。

2. 配合：评估患者的配合能力，组织患者观看健康宣教视频和健康教育手册。

（五）护理措施

1. 检查前护理常规

（1）参考本章第一节一般护理常规。

（2）信息核对：仔细阅读检查申请单，核对患者信息（姓名、性别、年龄、检查部位、检查设备等），评估患者的神志、精神状态，详细询问患者既往史（检查史、用药史、过敏史），明确检查目的和要求；确认受检者体内是否有植入物，是否有磁共振检查禁忌证，并告知检查技师。

（3）评估患者病情：根据患者病情和检查配合程度评估患者是否适合做磁共振检查。对使用钆对比剂增强检查的患者，护士要按照钆对比剂使用的适应证和禁忌证筛选高危人群，评估钆对比剂使用的风险，并查看患者是否签署磁共振增强检查知情同意书。

（4）风险管理：确认患者和拟陪同进入检查室的家属，除去其体表及随身的一切金属物品，如胰岛素泵、微量泵、助听器、手机、义齿、钥匙、硬币、磁卡、打火机等，并明确无体内金属植入物（如心脏起搏器、金属钢板、金属套管等）。通过安全检查探测门，用金属探测仪扫描等确保无金属物品后方可检查。

（5）心理护理和健康宣教：告知患者磁共振检查中的配合对疾病诊断的重要性，根据患者病情，评估检查配合程度，进一步确定患者是否适合做磁共振检查。检查前向患者说明检查所需的时间，检查过程中保持体位不动。检查时磁共振检查室会产生噪声，给予患者佩戴专用的耳罩或在外耳道内塞棉球。对行增强检查的患者，告知其注射钆对比剂后可能出现的正常反应（如口干、口苦、口腔异味、全身发热等）和不良反应（如恶心、呕吐、皮疹等），以及合理水化的重要性。

（6）建立静脉通道：根据检查部位合理选择穿刺部位和留置针型号，评估血管时避开静脉瓣，选取粗、直、弹性好且活动度小、易于固定的血管，如头静脉、肘正中静脉、贵要静脉等。穿刺后妥善固定。穿刺手臂不可过度活动，防止堵管与脱出。

（7）小儿、昏迷、躁动、精神异常患者遵医嘱采取药物镇静。

（8）急救准备：因磁共振扫描设备的特殊性，应在检查室隔壁设立抢救室，常备各种急救药品和仪器，固定放置，定期查对。护理人员应熟悉抢救药品的药理作用和使用方法，熟练使用抢救设备。

2. 检查中护理常规

（1）核对信息：由责任护士和技师共同核对患者预约单与电子申请单信息是否一致。

（2）安全指导：协助患者进检查室、上检查床，避免坠床或跌倒事件。协助搬运行动不便的患者，对于病情不稳定患者实施重点监护，严密观察患者情况，发现异常立即处理。

（3）根据患者的检查部位协助患者摆好体位，选择正确线圈。患者仰卧在检查床上，头先进，人体长轴与床面长轴一致，双手置于身体两旁或胸前。

（4）告知患者检查时皮肤不能直接接触磁体内壁及各种导线，以免灼伤皮肤。告知患者检查所需时间、设备会产生噪声、检查时可能会出现身体发热现象，保持体位不动。如有不适，可以按压报警球呼救。

（5）静脉通路安全：正确安装高压注射器管道，排除管道内空气，确保患者静脉通道与高压注射器连接的紧密性，预防管道脱落。进行预注射试验，先试注射生理盐水 20~30 mL，确保高压注射管路与血管连接通畅。

（6）密切观察：注射对比剂过程中严密观察患者反应及高压注射器注射时压力曲线的变化，如发现患者出现不良反应、高压注射器显示压力报警等，应立即停止注药，及时进入检查室评估患者情况，同时观察留置针穿刺部位有无外渗，视情况及时应对和处理。

（7）心理安慰：准备注入对比剂时，通过麦克风告知患者可能会出现的身体反应，以缓解患者紧张情绪，如有不适可按压报警球呼叫医务人员。

（8）密切观察检查中患者的病情变化，随时沟通。对于已行镇静处理的患者，若检查中镇静失效，应立即停止检查并快速进入检查室处理，避免患者坠床、跌倒、脱管等。

3. 检查后护理常规

（1）核对信息。护士及技师再次核对患者姓名、性别、检查部位。

（2）检查结束分离管路，询问患者有无不适，同时观察穿刺部位有无外渗、肢体有无肿胀。

（3）协助患者起身下检查床，对于高血压、年老等患者嘱其先缓慢起身休息片刻，再搀扶患者下检查床，避免起身过快导致体位性低血压，预防跌倒。

（4）使用镇静药物的患者，协助转移至观察室进一步观察，待患者清醒，无不适方可离开。

（5）核磁增强后嘱患者在候诊区观察 30 min，如有不适及时告知医务人员，观察结束无不适方可拔掉留置针，嘱患者按压至少 5 min，防止出血。

（6）告知患者和家属取检查报告的方法、时间及地点。

（六）健康指导

参考本章第一节一般护理常规。

十一、兼容性心脏起搏器磁共振成像护理常规

核磁共振成像具有高分辨率、无射线辐射和广泛应用等优点，在软组织、骨关节和心脏成像方面具有其他影像技术不可比拟的优势，但不能用于植入有心脏电子植入装置的患者（cardiac implantable electrical device，CIED）。自 2008 年 Medtronic 公司推出 SureScan 起搏系统以来，许多起搏器制造商也相继进行了技术改进，生产出新一代的磁共振兼容性起搏器。新一代磁共振兼容性 CIED 的问世，使该患者群从"磁共振不安全"向"磁共振条件性安全"迈出重要的一步，为依赖磁共振检查进行诊断的患者带来了福音。

（一）扫描方法

1. 扫描体位：患者仰卧于检查床上，头先进，头置于头部专用线圈内，人体长轴与床面长轴一致，双手置于身体两旁或者胸前。头颅正中矢状面尽可能与线圈纵轴保持一致，并垂直于床面。

2. 嘱患者在检查中保持头部不动，平静呼吸，避免咳嗽和身体运动，以免造成运动伪影。

3. 为患者佩戴静音耳塞，保护患者听力，并给患者手握紧急报警球。

（二）扫描范围

定位线对准线圈中心及眉间线，即以线圈中心为采集中心，锁定位置，并送至磁场

中心。

（三）护理评估

1. 参考本章第一节一般护理常规。

2. 评估患者的神志、精神状态、配合程度，跟申请医生确认是否无其他检查替代磁共振检查并要求提供诊断依据（必须行磁共振检查）；备注必须行 1.5T 磁共振检查。

3. 开具该磁共振检查申请的本院主管医师填写磁共振检查申请单并与患者签署知情同意书。

4. 要求为患者安装心脏起搏器的责任医师对患者所携带的心脏起搏器进行评估并填写"磁共振兼容起搏系统心脏科核准表格"。

5. 检查前 1 d，患者本次就诊的本院主管医师与为患者安装心脏起搏器的心内科主治医师联系，嘱其通知心脏起搏器程控师于检查当日预约时间前往磁共振检查室协助患者完成磁共振检查。

（四）观察要点

1. 心理：与患者进行有效沟通，评估患者的心理状态。

2. 配合：评估患者的配合能力，组织患者观看健康宣教视频和健康教育手册。

（五）护理措施

1. 检查前护理常规

（1）参考本章第一节一般护理常规。

（2）信息核对：仔细阅读检查申请单，核对患者信息（姓名、性别、年龄、检查部位、检查设备等），评估患者的神志、精神状态，详细询问患者既往史（检查史、用药史、过敏史），明确检查目的和要求；确认受检者体内是否有植入物，是否有磁共振检查禁忌证，并告知检查技师。

（3）评估患者病情：根据患者病情和检查配合程度评估患者是否适合做磁共振检查。确认本院主管医生与心脏起搏器程控师均陪同至磁共振检查室。对使用钆对比剂增强检查的患者，护士要按照钆对比剂使用的适应证和禁忌证筛选高危人群，评估钆对比剂使用的风险，并查看患者是否签署磁共振增强检查知情同意书。

（4）风险管理：确认患者和拟陪同进入检查室的家属，除去其体表及随身的一切金属物品，如胰岛素泵、微量泵、助听器、手机、义齿、钥匙、硬币、磁卡、打火机等，并明确无体内金属植入物（金属钢板、金属套管等）。通过安全检查探测门，用金属探测仪扫描等确保无金属物品后方可检查。

（5）心理护理和健康宣教：告知患者磁共振检查中的配合对疾病诊断的重要性，根据患者病情，评估检查配合程度，进一步确定患者是否适合做磁共振检查。检查前向患者说明检查所需的时间，检查过程中保持体位不动。检查时磁共振检查室会产生噪声，给予患者佩戴专用的耳罩或在外耳道内塞棉球。告知患者检查时如有不适可以按压报警球呼叫医务人员。对行增强检查的患者，告知其注射钆对比剂后可能出现的正常反应（如口干、口苦、口腔异味、全身发热等）和不良反应（如恶心、呕吐、皮疹等）。

（6）建立静脉通道：根据检查部位合理选择穿刺部位和留置针型号，评估血管时避开静脉瓣，选取粗、直、弹性好且活动度小、易于固定的血管，如头静脉、肘正中静脉、贵要静脉等。穿刺后妥善固定。穿刺侧手臂不可过度活动，防止堵管与脱出。

（7）对于昏迷、躁动、精神异常的受检者适当给予镇静处理后再进行检查。

（8）急救准备：因磁共振扫描设备的特殊性，应在检查室隔壁设立抢救室，常备各种急救药品和仪器，固定放置，定期查对。护理人员应熟悉抢救药品的药理作用和使用方法，熟练使用抢救设备。

2. 检查中护理常规

（1）核对信息：由责任护士和技师共同核对患者预约单与电子申请单信息是否一致。

（2）安全指导：再次确认是否携带金属物品；心脏起搏器程控师将患者的兼容性心脏起搏器调试至可行磁共振检查的状态；协助患者进检查室、上检查床，避免坠床或跌倒事件。推轮椅、平车、检查床的患者，指导和协助搬运患者，对于病情不稳定患者实施重点监护，严密观察患者情况，发现异常立即处理。同时要求患者本次就诊的本院主管医师在磁共振检查室等待，做好突发情况的现场抢救准备。

（3）根据患者的检查部位协助患者摆好体位，选择正确线圈。患者仰卧在检查床上，头先进，人体长轴与床面长轴一致，双手置于身体两旁或胸前。

（4）告知患者检查时皮肤不能直接接触磁体内壁及各种导线，以免灼伤皮肤。告知患者检查所需时间、设备会产生噪声、检查时可能会出现身体发热现象，保持体位不动。如有不适，可以按压报警球呼救。

（5）静脉通路安全：正确安装高压注射器管道，排除管道内空气，确保患者静脉通道与高压注射器连接的紧密性，预防管道脱落。进行预注射试验，先试注射生理盐水 20~30 mL，确保高压注射管路与血管连接通畅。

（6）密切观察：注射对比剂过程中严密观察患者反应及高压注射器注射时压力曲线的变化，如发现患者出现不良反应、高压注射器显示压力报警等，应立即停止注药，及时进入检查室评估患者情况，同时观察留置针穿刺部位有无外渗，视情况及时应对和处理。

（7）心理安慰：准备注入对比剂时，通过麦克风告知患者可能会出现的身体反应，以缓解患者紧张情绪，告知患者如有不适可按压报警球呼叫医务人员。

（8）密切观察检查中患者的病情变化，随时沟通。需要临床医师、影像医师和专业技术人员的共同配合，在相关特定条件和严密监护下进行检查，通常可以在磁场环境中使用脉搏血氧监护仪进行血氧饱和度和心率的监测，以保障患者安全。对于已行镇静处理的患者，若镇静失效，应立即停止检查并快速进入检查室处理，避免患者坠床、跌倒、脱管等。

3. 检查后护理常规

（1）核对信息：护士及技师再次核对患者姓名、性别、检查部位。

（2）检查结束分离管路，询问患者有无不适，同时观察穿刺部位有无外渗、肢体有无肿胀。

（3）检查完成后，心脏起搏器程控师将患者兼容性心脏起搏器调回正常状态。询问患者有无不适，如无不适则协助患者下检查床。对于高血压、年老等患者嘱其先缓慢起身休息片刻，再搀扶患者下检查床，避免起身过快导致体位性低血压，预防跌倒。

（4）使用镇静药物的患者，协助转移至观察室进一步观察，待患者清醒，无不适方可离开。

（5）核磁增强后嘱患者在候诊区观察 30 min，如有不适及时告知医务人员，观察结束无不适方可拔掉留置针，嘱患者按压至少 5 min，防止出血。

（6）告知患者和家属取检查报告的方法、时间及地点。

（六）健康指导

参考本章第一节一般护理常规。

十二、小肠造影磁共振成像护理常规

磁共振小肠造影（magnetic resonance enterography，MRE）其检查方法相对简单且图像具有较高的分辨率，能够显示肠腔内外的病变，尤其 MRE 避免了 CTE 的电离辐射损伤，适合孕妇、儿童及需要多次复查的患者。

（一）扫描方法

1. 扫描体位：患者仰卧于检查床上，头或足先进，体线圈置于腹部并固定床缘，人体长轴与床面长轴一致，双手置于身体两旁或者双手上举。

2. 嘱患者在检查中避免咳嗽和身体运动，以免造成运动伪影。

3. 为患者佩戴静音耳塞，保护患者听力。并给患者手握紧急报警球。

（二）扫描范围

线圈中心对准脐和耻骨联合连线中点，移动床面位置，开十字定位灯，使十字定位灯的纵横交点对准脐与剑突连线中点。即以线圈中心为采集中心，锁定位置，并送至磁场中心。

（三）护理评估

1. 参考本章第一节一般护理常规。

2. 患者的评估：指导患者及家属认真阅读申请单，评估患者的一般情况及配合程度，仔细询问有无磁共振检查禁忌证。磁共振增强检查前需禁食禁饮6~8 h，因为食物消化后肠内可出现伪影，影响诊断。

3. 心理评估：评估患者的心理情绪变化及家庭社会支持情况。了解患者的心理状态，针对性地进行疏导，消除其紧张心理，从而更好地配合检查。排除幽闭恐惧症，患者如有幽闭恐惧症，可通过评估患者紧张焦虑情绪后采取相应措施，如熟悉环境、由陪同人员陪伴等。若患者十分焦虑紧张，建议告知其医生，不可勉强进行检查。

4. 风险筛查：确认患者和拟陪同进入检查室的家属无磁共振检查的禁忌证。进入机房前需将身上一切金属物品摘除，包括手机、钥匙、发夹、金属纽扣、电子物品等。由于某些化妆品也含有微量金属，因此必要时检查前可卸妆。

（四）观察要点

1. 心理：与患者进行有效沟通，评估患者的心理状态。

2. 配合：评估患者的配合能力，组织患者观看健康宣教视频和健康教育手册。

（五）护理措施

1. 检查前护理常规

（1）参考本章第一节一般护理常规。

（2）信息核对：仔细阅读检查申请单，核对患者信息（姓名、性别、年龄、检查部位、检查设备等），评估患者的神志、精神状态，详细询问患者既往史（检查史、用药史、过敏史）。确认受检者体内是否有植入物，是否有磁共振检查禁忌证，并告知检查技师。

（3）评估患者病情：根据患者病情和检查配合程度评估患者是否适合做磁共振检查。对使用钆对比剂增强检查的患者，护士要按照钆对比剂使用的适应证和禁忌证筛选高危人群，评估钆对比剂使用的风险，并查看患者是否签署磁共振增强检查知情同意书。

（4）风险管理：确认患者和拟陪同进入检查室的家属，除去其体表及随身的一切金属物品，如胰岛素泵、微量泵、助听器、手机、义齿、钥匙、硬币、磁卡、打火机等，并明确无体内金属植入物（如心脏起搏器、金属钢板、金属套管等）。通过安全检查探测门，用金属探测仪扫描等确保无金属物品后方可检查。

（5）心理护理和健康宣教：告知患者磁共振检查中的配合对疾病诊断的重要性，根据患者病情，评估检查配合程度，进一步确定患者是否适合做磁共振检查。检查前向患者说明检查所需的时间，检查过程中保持体位不动。检查时磁共振检查室会产生噪声，给予患者佩戴专用的耳罩或在外耳道内塞棉球。告知患者检查时如有不适可以按压报警球呼叫医务人员。对行增强检查的患者，告知其注射钆对比剂后可能出现的正常反应（如口干、口苦、口腔异味、全身发热等）和不良反应（如恶心、呕吐、皮疹等）。

（6）建立静脉通道：根据检查部位合理选择穿刺部位和留置针型号，评估血管时避开静脉瓣，选取粗、直、弹性好且活动度小、易于固定的血管，如头静脉、肘正中静脉、贵要静脉等。穿刺后妥善固定。穿刺侧手臂不可过度活动，防止堵管与脱出。

（7）呼吸训练：正确指导呼吸训练，向患者耐心解释说明屏气的重要性，训练方式为吸气—呼气—屏气—可以呼吸。告知患者在扫描时需数次屏气，每次吸气幅度保持一致。另外，训练患者屏气最长时间 22 s，使患者在实际检查工作中适应憋气扫描。对一些屏气较差的患者，可采取加腹带及捏鼻的方法使其被动屏气，也可获得很好的效果。

（8）消化道准备

①检查前需禁食禁饮 6~8 h，根据医嘱清洁灌肠或药物导泻。肠道准备后进食流质（牛奶、无渣汤汁、饮料）或者含糖饮品，预防低血糖的发生。

②检查前 60 min 分四次口服 2.5% 甘露醇 2 000 mL。配置方法：20% 甘露醇溶液 250 mL+1 750 mL 水。口服方式：检查前 45 min、30 min、15 min 分别口服 2.5% 甘露醇溶液 500 mL。余 500 mL 带至检查室听从工作人员安排。老年体弱患者适当减量，以不呕吐为宜。口服甘露醇时密切观察患者生命体征变化，患者如有心慌、头晕、腹痛、腹胀、恶心、呕吐等不适，应及时报告医生。同时指导患者适当踱步，以减轻腹胀不适感，加快肠道充盈。

③检查前 20 min 遵医嘱肌注山莨菪碱 10~20 mg（小儿酌减），注射前询问患者有无青光眼、前列腺肥大等禁忌证，避免出现不良反应。注射药物后告知患者出现面色潮红、口干等是正常的药物反应，切莫紧张。

④被告知即将检查时，指导患者将剩下的 500 mL 2.5% 甘露醇口服完。

（9）昏迷、躁动、精神异常患者遵医嘱采取药物镇静。

（10）急救准备：因磁共振扫描设备的特殊性，应在检查室隔壁设立抢救室，常备各种急救药品和仪器，固定放置，定期查对。护理人员应熟悉抢救药品的药理作用和使用方法，熟练使用抢救设备。

2. 检查中护理常规

（1）核对信息：由责任护士和技师共同核对患者预约单与电子申请单信息是否一致。

（2）安全指导：协助患者进检查室、上检查床，避免坠床或跌倒事件。协助搬运行动不便的患者，对于病情不稳定患者实施重点监护，严密观察患者情况，发现异常立即处理。

（3）根据患者的检查部位协助患者摆好体位，选择腹部专用线圈。患者仰卧在检查床上，体表线圈置于腹部并固定于床沿，人体长轴与床面长轴一致，双手上举。

（4）告知患者检查时皮肤不能直接接触磁体内壁及各种导线，以免灼伤皮肤。告知患者检查所需时间、设备会产生噪声、检查时可能会出现身体发热现象，保持体位不动。如有不适，可以按压报警球呼救。

（5）静脉通路安全：正确安装高压注射器管道，排除管道内空气，确保患者静脉通道与高压注射器连接的紧密性，预防管道脱落。进行预注射试验，先试注射生理盐水 20~30 mL，确保高压注射管路与血管连接通畅。

（6）密切观察：注射对比剂过程中严密观察患者反应及高压注射器注射时压力曲线的变化，如发现患者出现不良反应、高压注射器显示压力报警等，应立即停止注药，及时进入检查室评估患者情况，同时观察留置针穿刺部位有无外渗，视情况及时应对和处理。

（7）心理安慰：准备注入对比剂时，通过麦克风告知患者可能会出现的身体反应，以缓解患者紧张情绪，告知患者如有不适可按压报警球呼叫医务人员。

（8）检查过程中注意患者的保暖和隐私保护。

（9）密切观察检查中患者的病情变化，随时沟通。

3. 检查后护理常规

（1）核对信息：护士及技师再次核对患者姓名、性别、检查部位。

（2）检查结束分离管路，询问患者有无不适，同时观察穿刺部位有无外渗、肢体有无肿胀。

（3）协助患者起身下检查床，对于高血压、年老体弱的患者嘱其先缓慢起身休息片刻，再搀扶患者下检查床，避免起身过快导致体位性低血压，预防跌倒。

（4）使用镇静药物的患者，协助转移至观察室进一步观察，待患者清醒，无不适方可离开。

（5）核磁增强检查后嘱患者在候诊区观察 30 min，如有不适及时告知医务人员。

（6）观察结束无不适方可拔掉留置针，嘱患者按压至少 5 min，防止出血。

（7）告知患者和家属取检查报告的方法、时间及地点。

（六）健康指导

参考本章第一节一般护理常规。

十三、直肠磁共振成像护理常规

（一）扫描方法

1.扫描体位：患者仰卧于检查床上，头或足先进，体线圈置于腹部并固定床缘，人体长轴与床面长轴一致，双手置于身体两旁或者双手上举。

2.嘱患者在检查中避免咳嗽和身体运动，以免造成运动伪影。

3.为患者佩戴静音耳塞，保护患者听力，并给患者手握紧急报警球。

（二）扫描范围

线圈中心对准脐和耻骨联合连线中点，移动床面位置，开十字定位灯，使十字定位灯的纵横交点对准脐和耻骨联合连线中点。即以线圈中心为采集中心，锁定位置，并送至磁场中心。

（三）护理评估

1.参考本章第一节一般护理常规。

2.患者的评估：指导患者及家属认真阅读申请单，评估患者的一般情况及配合程度，仔细询问有无磁共振检查禁忌证。磁共振增强检查前需禁食禁饮6~8 h，因为食物消化后肠内可出现伪影，影响诊断。

3.心理评估：评估患者的心理情绪变化及家庭社会支持情况。了解患者的心理状态，针对性地进行疏导，消除其紧张心理，更好地配合检查。排除幽闭恐惧症，患者如有幽闭恐惧症，可通过评估患者紧张焦虑情绪后采取相应措施，如熟悉环境、由陪同人员陪伴等。若患者十分焦虑紧张，建议告知其医生，不可勉强进行检查。

4.风险筛查：确认患者和拟陪同进入检查室的家属无磁共振检查的禁忌证。进入机房前需将身上一切金属物品摘除，包括手机、钥匙、发夹、金属纽扣、电子物品等。由于某些化妆品也含有微量金属，因此必要时检查前可卸妆。

（四）观察要点

1.心理：与患者进行有效沟通，评估患者的心理状态。

2.配合：评估患者的配合能力，组织患者观看健康宣教视频和健康教育手册。

（五）护理措施

1.检查前护理常规

（1）参考本章第一节一般护理常规。

（2）信息核对：仔细阅读检查申请单，核对患者信息（姓名、性别、年龄、检查部位、检查设备等），评估患者的神志、精神状态，详细询问患者既往史（检查史、用药史、过敏史）。确认受检者体内是否有植入物，是否有磁共振检查禁忌证，并告知检查技师。

（3）评估患者病情：根据患者病情和检查配合程度评估患者是否适合做磁共振检查。对使用钆对比剂增强检查的患者，护士要按照钆对比剂使用的适应证和禁忌证筛选高危人群，评估钆对比剂使用的风险，并查看患者是否签署磁共振增强检查知情同意书。

（4）风险管理：确认患者和拟陪同进入检查室的家属，除去其体表及随身的一切金属物品，如胰岛素泵、微量泵、助听器、手机、义齿、钥匙、硬币、磁卡、打火机等，并明确无体内金属植入物（如心脏起搏器、金属钢板、金属套管等）。通过安全检查探测门，用金属探测仪扫描等确保无金属物品后方可检查。

（5）心理护理和健康宣教：告知患者磁共振检查中的配合对疾病诊断的重要性，根据患者病情，评估检查配合程度，进一步确定患者是否适合做磁共振检查。检查前向患者说明检查所需的时间，检查过程中保持体位不动。检查时磁共振检查室会产生噪声，给予患者佩戴专用的耳罩或在外耳道内塞棉球。告知患者检查时如有不适可以按压报警球呼叫医务人员。对行增强检查的患者，告知其注射钆对比剂后可能出现的正常反应（如口干、口苦、口腔异味、全身发热等）和不良反应（如恶心、呕吐、皮疹等）。

（6）建立静脉通道：对于一般患者，选择22G耐高压静脉留置针，评估血管时避开静脉瓣，选取粗、直、弹性好且活动度小、易于固定的血管，如头静脉、肘正中静脉、贵要静脉等。穿刺后妥善固定。穿刺手臂不可过度活动，防止堵管与脱出。

（7）呼吸训练：正确指导呼吸训练。对有憋气要求的扫描项目，向患者耐心解释说明屏气的重要性，训练方式为吸气—呼气—屏气—可以呼吸。告知患者在扫描时需数次屏气，每次吸气幅度保持一致。另外，训练患者屏气最长时间22 s，使患者在实际检查工作中适应憋气扫描。对一些屏气较差的患者，可采取加腹带及捏鼻的方法使其被动屏气，也可获得很好的效果。

（8）消化道准备：检查前应常规清洁灌肠，以避免肠腔内粪便的杂乱信号干扰直肠疾病的诊断，并于20 min前遵医嘱肌注山莨菪碱10~20 mg（小儿酌减），注射药物后告知患者出现面色潮红、口干等是正常的药物反应，切莫紧张。

（9）昏迷、躁动、精神异常患者遵医嘱采取药物镇静。

（10）急救准备：因磁共振扫描设备的特殊性，应在检查室隔壁设立抢救室，常备各种急救药品和仪器，固定放置，定期查对。护理人员应熟悉抢救药品的药理作用和使用方法，熟练使用抢救设备。

2. 检查中护理常规

（1）核对信息：由责任护士和技师共同核对患者预约单与电子申请单信息是否一致。

（2）安全指导：协助患者进检查室、上检查床，避免坠床或跌倒事件。协助搬运行动不便的患者，对于病情不稳定患者实施重点监护，严密观察患者情况，发现异常立即处理。

（3）根据患者的检查部位协助患者摆好体位，选择腹部专用线圈。患者仰卧在检查床上，体表线圈置于腹部并固定于床沿，人体长轴与床面长轴一致，双手上举。

（4）告知患者检查时皮肤不能直接接触磁体内壁及各种导线，以免灼伤皮肤。告知患者检查所需时间、设备会产生噪声、检查时可能会出现身体发热现象，保持体位不动。如有不适，可以按压报警球呼救。

（5）静脉通路安全：正确安装高压注射器管道，排除管道内空气，确保患者静脉通道与高压注射器连接的紧密性，预防管道脱落。进行预注射试验，先试注射生理盐水 20~30 mL，确保高压注射管路与血管连接通畅。

（6）密切观察：注射对比剂过程中严密观察患者反应及高压注射器注射时压力曲线的变化，如发现患者出现不良反应、高压注射器显示压力报警等，应立即停止注药，及时进入检查室评估患者情况，同时观察留置针穿刺部位有无外渗，视情况及时应对和处理。

（7）心理安慰：准备注入对比剂时，通过麦克风告知患者可能会出现的身体反应，以缓解患者紧张情绪，告知患者如有不适可按压报警球呼叫医务人员。

（8）检查过程中注意患者的保暖和隐私保护。

（9）密切观察检查中患者的病情变化，随时沟通。对于已行镇静处理的患者，若镇静失效，应立即停止检查并快速进入检查室处理，避免患者坠床、跌倒、脱管等。

3. 检查后护理常规

（1）核对信息：护士及技师再次核对患者姓名、性别、检查部位。

（2）检查结束分离管路，询问患者有无不适，同时观察穿刺部位有无外渗、肢体有无肿胀。

（3）协助患者起身下检查床，对于高血压、年老体弱的患者嘱其先缓慢起身休息片刻，再搀扶患者下检查床，避免起身过快导致体位性低血压，预防跌倒。

（4）使用镇静药物的患者，协助转移至观察室进一步观察，待患者清醒，无不适方可离开。

（5）嘱患者检查后在候诊区观察 30 min，如有不适及时告知医务人员。

（6）观察结束无不适方可拔掉留置针，嘱患者按压至少 5 min，防止出血。

（7）告知患者和家属取检查报告的方法、时间及地点。

（六）健康指导

参考本章第一节一般护理常规。

第四节 特殊血管磁共振成像护理常规

一、颅脑血管壁斑块增强成像护理常规

颅脑血管壁斑块成像检查主要包括：颅内动脉斑块平扫 + 增强 +MRA。

适应证：动脉血管壁病变的诊断和鉴别诊断（动脉粥样硬化、夹层、中枢神经系统血管炎、烟雾病、RCVS）、静脉血栓的诊断和鉴别诊断、颅内动脉斑块 MR 影像特征与临床症状和预后的相关性、颅内静脉 MRI 影像特征与临床症状和预后的相关性。

（一）扫描方法

1.扫描体位：仰卧位，平躺，头先进，双手置于身体两侧，体表定位中心位于鼻根或眉心。头颅置于线圈内，平抬放正。下颌内收，头颅正中矢状位与线圈纵轴线重叠、左右对称，并用三角垫固定。扫描前安抚患者情绪，嘱患者扫描期间头颅保持不动，平静均匀呼吸。

2.线圈选择：头颅线圈。

（二）扫描范围

颅底至颅顶。三维扫描。

（三）护理评估

参照本章第一节一般护理常规。

（四）观察要点

1.病情：评估患者病情，查看相关检查结果，留意阳性体征，以确定患者是否需要镇静、吸氧等。此类患者多因脑缺血、缺氧症状加重就医，容易发生跌倒、晕厥等突发情况，因此应测量基础生命体征并记录，如有异常，及时对症处理后再行检查。在候诊及检查期间，按等级护理要求定时巡视患者，严密观察病情变化。

2.其余参照本章第一节一般护理常规。

（五）护理措施

1.检查前护理常规

（1）保持生命体征平稳，由于高血压可影响脑血流动力学，增加血流对血管壁剪切力，可使管壁的斑块或血栓发生脱落，致使梗死事件发生，对于此类患者应严格控制血

压，避免过高或过低及情绪激动。

（2）其余参照本章第一节一般护理常规。

2.检查中护理常规

参照本章第一节一般护理常规。

3.检查后护理常规

（1）此类患者应先缓慢起身休息片刻，再协助患者下检查床，避免起身过快导致体位性低血压，预防跌倒。有肢体功能障碍的患者，须与临床交接清楚。

（2）对比剂不良反应处理。参照本章第一节处理。

（六）健康指导

参照本章第一节一般护理常规。

二、颈部血管壁斑块增强成像护理常规

颈部血管壁斑块成像检查主要包括：颈动脉斑块平扫 + 增强 +MRA。

适应证：血管狭窄程度、斑块脂质坏死核、斑块内出血、斑块内钙化、纤维帽、斑块负荷及斑块内各种成分的体积测量等。

（一）扫描方法

1.扫描体位：仰卧，头先进，双手置于身体两侧，体表定位中心位于 C3~C4 之间。柔线圈置于患者双侧颈部，双肩放松，颈部伸直，线圈紧密包裹颈部。扫描前安抚患者情绪，嘱患者扫描期间头颅保持不动，如果头部有空隙尽量用固定海绵塞满，避免患者不自主活动引起移位，嘱患者平静均匀呼吸，避免有吞咽动作。

2.线圈选择：颈部斑块专用线圈。

（二）扫描范围

上至颅底，下至主动脉弓。三维扫描。

（三）护理评估

参照本章第一节一般护理常规。

（四）观察要点

参照本章第一节一般护理常规。

（五）护理措施

1.检查前护理常规

（1）叮嘱患者检查期间不要移动头部，不要做吞咽动作，以确保图像质量。

（2）眩晕护理：体位改变及检查前进食过饱容易出现头晕等症状，必要时可按摩合谷及内关穴 1~2 min，缓解症状。

（3）疼痛护理：患者由于疾病的疼痛，难以长时间强迫体位的，可给予镇痛药等处理，如实在无法完成检查的，可待症状缓解后再行检查。

（4）其余参照本章第一节一般护理常规。

2. 检查中护理常规

参照本章第一节一般护理常规。

3. 检查后护理常规

（1）此类患者在体位变化时，容易出现头晕、心率改变的症状，应先缓慢起立后休息片刻，再搀扶起来，离开机床，避免跌倒、坠床。如症状缓解不佳，可搀扶到观察床上休息至平稳方可离开。

（2）其余参照本章第一节一般护理常规。

（六）健康指导

参照本章第一节一般护理常规。

三、头颈动脉血管 HR 成像护理常规

头颈动脉血管 HR 成像检查主要包括：头颈血管平扫 + 增强 +MRA。

适应证：动脉粥样硬化、夹层、中枢神经系统血管炎、烟雾病、可逆性脑血管收缩综合征（RCVS）、急性缺血性脑卒中（AIS）病因分型、症状性头颈部动脉血管斑块评估、预测卒中复发、评估药物及血管内治疗效果等。

（一）扫描方法

1. 扫描体位：仰卧位、头先进，定位中心位于下颌下缘。下颌内收，全程闭眼，颈椎不过度弯曲，肩部紧贴线圈，左右居中，用防噪耳机或楔形软垫固定头部，双手置于身体两侧，扫描前安抚患者情绪，嘱患者扫描期间头颅保持不动，平静均匀呼吸，尽量不要有吞咽动作。

2. 线圈选择：头颈联合线圈。

（二）扫描范围

上至颅顶，下至主动脉弓。三维扫描。

（三）护理评估

参照本章第一节一般护理常规。

（四）观察要点

参照本章第一节一般护理常规。

（五）护理措施

1. 检查前护理常规

参照本章第一节一般护理常规。

2. 检查中护理常规

（1）嘱患者自然闭紧双目，尽量保持眼球固定不动，避免运动伪影出现。

（2）其余参照本章第一节一般护理常规。

3. 检查后护理常规

（1）体位护理：缓起，适当坐立休息片刻，再离开机床，全程不能脱离控制范围。

（2）对于长期服用抗凝剂的患者，拔针后延长穿刺点按压时间，观察穿刺点无出血方可停止。

（3）参照本章第一节一般护理常规。

（六）健康指导

参照本章第一节一般护理常规。

四、上肢血管成像护理常规

上肢磁共振血管成像检查主要包括：上肢血管平扫＋增强。

适应证：突发上肢疼痛、麻木、发冷、皮肤苍白，怀疑急性动脉栓塞者，怀疑上肢动脉瘤、动静脉瘘者，怀疑上肢动脉闭塞者，闭合性上肢损伤，怀疑血管受损者，上肢动脉溶栓术后评价者。

（一）扫描方法

1. 扫描体位：单侧上肢血管扫描为仰卧位、头先进，患侧尽量靠床中线。小儿或体型较为瘦小可同时完成双侧血管扫描，成人则分多次完成扫描，以患者舒适卧位为首选。

2. 线圈选择：头颈线圈＋体部线圈。

（二）扫描范围

从锁骨下动脉至手背。三维扫描。

（三）护理评估

1. 脏器功能。末梢循环情况：指端是否出现疼痛，脉搏搏动是否正常，皮肤颜色以及触感是否有异常等。

2.其余参照本章第一节一般护理常规。

（四）观察要点

1.与患者、陪同者进行有效的沟通，介绍此类检查的特殊情况，不能一次完成扫描，需要患者高度配合。

2.其余参照本章第一节一般护理常规。

（五）护理措施

1.检查前护理常规

（1）体位护理：由于要将扫描部位尽量置于机舱正中，因此患者身体不可避免地位于床台边缘，所以应根据患者体型选择合适的护具，妥善安置好患者，尽量给予患者相对舒适的卧位，以避免坠床及夹伤。受检肢体远端垫高，使其与近端水平高度一致，尽可能使分段检查视野角度一致以利于后期图像拼接。并可用水袋固定检查肢端，避免不自主移动，影响图像质量。

（2）穿刺护理：如有双上肢血管有注射禁忌证，可考虑颈外浅静脉穿刺。

颈外浅静脉留置针穿刺时注意事项：①评估血管条件，告知患者选择颈外静脉的风险及注意事项；②穿刺体位：协助患者取去枕平卧位，肩部垫软枕，头偏向一侧，暴露颈外静脉，同时给予患者心理疏导，避免情绪紧张；③助手按压颈外静脉近心端以充盈颈外静脉，提高穿刺成功率。

（3）其余参照本章第一节一般护理常规。

2.检查中护理常规

（1）由于患者身体基本处于机床边缘，移动床台时，多检查四周情况，嘱患者检查侧不能动，并调整好对侧肢体，使其妥善放置，避免肢体直接接触磁体内壁，发生灼伤，同时告知患者检查时可能会出现身体发热、震动现象，属正常工作状态，不要恐慌，尽量保持检查肢体不动。

（2）检查特殊摆位，如患者感觉呼吸不畅，可给鼻导管 2~3 L/min 吸氧。

（3）其余参照本章第一节一般护理常规。

3.检查后护理常规

参照本章第一节一般护理常规。

（六）健康指导

参照本章第一节一般护理常规。

五、下肢血管成像护理常规

下肢磁共振血管成像检查主要包括：下肢血管平扫＋增强。

适应证：糖尿病下肢血管病变（LEAD）、下肢动脉硬化闭塞证（ASO）、急性下肢动脉血栓、血管畸形、下肢动脉溶栓或血管支架术后评价。

（一）扫描方法

1. 扫描体位：脚先进，仰卧位平躺于检查床。为使大腿、小腿的正中冠状面处于同一水平面，最佳的方式是使用专用模具架固定双下肢。也可利用软垫抬高腿部 5~10 cm。双足略分开，双手举于头顶。

2. 线圈选择：下肢相控阵矩阵线圈，体线圈或者体线圈和腹部相控阵线圈组合使用。

（二）扫描范围

分为三段：盆腔部位从膈下到髋关节平面；大腿部位从患者髋关节平面到膝关节平面；小腿部位从患者膝关节平面至踝关节平面，每段长度大约 400 mm，确保各段之间大约重叠 50 mm，设置扫描总长度大约 1 100 mm。分多次完成扫描，三维扫描。

（三）护理评估

1. 脏器功能。末梢循环情况：指端是否出现疼痛，脉搏搏动是否正常，皮肤颜色以及触感是否有异常等。

2. 评估患者血管条件，留置针穿刺部位，避免长时间检查过程中患者穿刺部位弯曲导致留置针弯折、留置针脱落、对比剂外渗等。

3. 其余参照本章第一节一般护理常规。

（四）观察要点

1. 与患者、陪同者进行有效的沟通，介绍此类检查的特殊情况，不能一次完成扫描，需要患者高度配合。

2. 下肢血管 MRA 成像技术对比剂的注射方式对成像质量有很大影响。总量 0.2 mmol/kg 以高压注射器从肘静脉分两个时相注入：第一时相用量 0.1 mmol/kg，注射速率 2.0 mL/s；第二时相则改变速率为 0.5 mL/s 注入余量对比剂。对比剂注射完后再以 0.5 mL/s 的速率注入等量的生理盐水。

3. 其余参照本章第一节一般护理常规。

（五）护理措施

1. 检查前护理常规

（1）体位护理：将受检小腿端用专用固定软垫垫高，与大腿水平高度一致，尽可能使分段检查视野角度一致以利于后期图像拼接。平卧时双手平置身体两侧，避免双手交叉或直接接触磁体内壁，发生灼伤。虽然扫描部位在下段，但仍要嘱患者避免移动身体，以免影响图像质量。

（2）其余参照本章第一节一般护理常规。

2.检查中护理常规

（1）全下肢血管成像一般采用一次对比剂，分三段采集，采集所获得数据拼接形成全下肢血管图像。由于频繁移动有坠床风险，因此应做好防范措施。

（2）使用相位对比（phase contrast，PC）法扫描常用于肢体动脉血管检查，一般需要配合使用心电同步采集技术，才能获得最佳的流动对比，注意放置心电门控。

（3）对比剂常以 3 mL/s 速率推注，推完后，以同量的生理盐水等速注射，观察有无不良反应。

（4）其余参照本章第一节一般护理常规。

3.检查后护理常规

参照本章第一节一般护理常规。

（六）健康指导

参照本章第一节一般护理常规。

六、臂丛神经成像护理常规

臂丛神经是较为复杂的外周神经丛，其主要功能是支配上肢及肩部，走行表浅、行程长，是人体中最易受伤的结构，也是神经肿瘤及炎症易累及的部分。臂丛神经成像检查主要包括：臂丛神经平扫 + 增强 +MRA。

适应证：臂丛神经病变，神经松解术术前计划，评估及区分神经损伤级别，占位性病变的定性及范围的评估，如血肿、肿瘤对神经的压迫，术后评估，MRI 引导神经周围注射等。

（一）扫描方法

1.扫描体位：仰卧位、头先进，定位中心对准线圈中心及下颌角水平下 3 cm 处；下颌内收，全程闭眼，使颈椎不过度弯曲，有利于后续定位，手放于身体两侧，必要时腋窝填充软垫或胳膊下方垫砂袋，使双臂尽可能保持水平。

2.线圈选择：头颈联合线圈或者脊柱颈椎线圈。

（二）扫描范围

从 C4 锥体上缘至 T2 锥体下缘水平，前后包括锥体前缘和椎管后缘，两侧包括双肩关节在内。三维扫描。

（三）护理评估

参照本章第一节一般护理常规。

（四）观察要点

参照本章第一节一般护理常规。

（五）护理措施

1. 检查前护理常规

（1）体位护理：头面部尽量在线圈正中，如有颈椎畸形，应尽量使用辅助垫固定，同时避免时间长而移位。摆位时肩部紧贴线圈，左右居中，用防噪耳机或楔形软垫固定头部，必要时加放海绵，两侧肩部加放水袋，减少空气与组织之间的磁化率影响，提高局部磁场的均匀性。

（2）其余参照本章第一节一般护理常规。

2. 检查中护理常规

参照本章第一节一般护理常规。

3. 检查后护理常规

参照本章第一节一般护理常规。

（六）健康指导

参照本章第一节一般护理常规。

七、坐骨神经成像护理常规

坐骨神经成像检查主要包括：坐骨神经平扫＋增强。

适应证：坐骨神经疼痛、腰腿痛、腰椎间盘突出证等。

（一）扫描方法

1. 扫描体位：仰卧位，足先进，定位中心位于双侧髂前上棘联线处。双下肢伸直固定，必要时踝关节填充软垫或腘窝下方垫砂袋，使双腿尽可能保持水平。

2. 线圈选择：体部线圈。

（二）扫描范围

上至 L3，下缘至股骨中上段。三维扫描。

（三）护理评估

参照本章第一节一般护理常规。

（四）观察要点

参照本章第一节一般护理常规。

（五）护理措施

1.检查前护理常规

（1）体位护理：髋部尽量在线圈正中，保持左右对称，如患者有腰骶畸形，可使用辅助枕抬高臀部，并在双侧腘窝处放置砂袋，提高患者舒适度，以确保检查顺利完成。

（2）其余参照本章第一节一般护理常规。

2.检查中护理常规

（1）疼痛护理：由于疾病疼痛难以长时间强迫体位的，可在专科指导下检查前给予镇痛药等处理，并适当加厚垫子，在不影响扫描质量的前提下提高局部舒适度，以便顺利完成检查。

（2）其余参照本章第一节一般护理常规。

3.检查后护理常规

（1）体位护理：可多人协助患者缓慢坐起，避免动作剧烈引起疼痛加剧，适当坐立休息片刻，以患者自己为主导扶助患者离开机床，全程不能脱离控制范围。

（2）其余参照本章第一节一般护理常规。

（六）健康指导

参照本章第一节一般护理常规。

八、腰、骶丛神经成像护理常规

腰骶丛神经检查包括：腰骶丛神经平扫＋弥散＋增强。

适应证：外伤引起的腰骶丛神经损伤，退行性改变：骨质增生、椎间盘突出、椎间盘变性等造成的腰骶丛神经损伤；占位性病变：各种良恶性肿瘤占位性病变与腰骶丛神经的关系。

（一）扫描方法

1.扫描体位：仰卧位，头先进，定位中心位于第3、4椎体。双手置于身体两侧，正中矢状位与扫描床纵线重叠，左右对称，双腿平放或放在坡垫上，腰骶椎呈常规体位，不需垫高腰部，以患者舒适为首选。叮嘱患者放松，平静均匀呼吸，可在患者腹部放置小砂袋，以减少腹壁运动伪影。

2.线圈选择：多通道脊柱相控阵线圈或 TIM 线圈等。

（二）扫描范围

上缘 T12，下缘至股骨中上段。三维扫描。

（三）护理评估

参照本章第一节一般护理常规。

（四）观察要点

参照本章第一节一般护理常规。

（五）护理措施

1. 检查前护理常规

（1）体位护理：髋部尽量在线圈正中，保持左右对称，如患者有腰骶脊椎畸形不能平卧，可适当加高枕头，用辅助枕稍微抬高臀部，并在双侧腘窝处放置软枕，提高患者舒适度，以顺利完成检查。双手自然放于身体两侧，不要交叉相握或过分外展接触磁体而发生灼伤。

（2）其余参照本章第一节一般护理常规。

2. 检查中护理常规

参照本章第一节一般护理常规。

3. 检查后护理常规

参照本章第一节一般护理常规。

（六）健康指导

参照本章第一节一般护理常规。

参考文献

［1］张英魁，黎丽，李金锋 . 实用磁共振成像原理与技术解读 [M]. 北京：北京大学医学出版社，2021.

［2］雷 .H. 哈西米（美）原著，何波，冯仕庭主译 .MRI 基础 [M]. 北京：人民卫生出版社，2019.

［3］余建明，曾勇明 . 医学影像检查技术学 [M]. 北京：人民卫生出版社，2016.

［4］王庭槐 . 生理学 [M].9 版 . 北京：人民卫生出版社，2018.

［5］郑淑梅，李雪 . 影像科护理 [M]. 北京：人民卫生出版社，2019.

［6］刘平，汪茜，王琳，等.实用影像护理手册[M].北京：科学技术文献出版社，2019.

［7］吴欣娟，李庆印.临床护理常规[M].2版.北京：中国医药科技出版社，2020.

［8］梁俊丽，黄红芳，陈秀珍，等.影像护理实用手册[M].南宁：广西科学技术出版社，2023.

［9］陈戟，郑剑锋，王庆岩，等.磁共振射频信号对医疗器械影响的数值和实验研究[J].安全与电磁兼容，2020（2）：9-20.

［10］郑亦君，孙峥，赵丽，等.植入磁共振兼容心脏起搏器患者心CMR检查中的实践应用[J].中国医疗设备，2022，37（8）：18.

［11］贾紫珺，胡信心，原斌，等.关于降低CT对比剂与MRI对比剂相互干扰的探讨[J].影像研究与医学应用，2022，6（10）：96-98.

［12］Evans D，Hodgkinson B，Lambert L，et al. Falls in acute hospitals：a systematic review[J]. Joanna Briggs Institute，1998，1：1-59（Level I）

［13］Gillespie LD，Gillespie WJ，Robertson Mc，et al. Interventions for preventing falls in the elderly Cochrane Database Syst Rev 2008; 4：1-112（Level I）

［14］Yamashita T，Haesang Jeon A，Bailer J，et al. Fall risk factors in community-dwelling elderly who receive Medicaid-supported home-and community-based care services[J]. J Aging Health，2011，23（4）：682-703.（Level Ⅲ）

［15］Kojima T，Akishita M，Nakamura T，et al. Association of polypharmacy with fall risk among geriatric outpatients[J]. Ger Gerontol Int，2011，11（4）：438-444.（Level Ⅲ）

［16］马欣，赵海，陶百东，等.钆喷酸葡胺在颅脑核磁共振增强扫描中剂量的选择[J].黑龙江医学，2014，38（03）：267-268.

［17］Caretta A，Leo LA，Paiocchi VL，et al." Where is the Heart" When Cardiac Magnetic Resonance Imaging Helps if Echocardiography is Inconclusive [J].Null，2019，29（2）：82-85.

［18］FM，Schoenfeld MH，Barrett C，et al.2018ACC/AHA/HRS guideline on the evaluation and management of patients with bradycardia and cardiac conduction delay：a report of the american college of cardiology/american heart association task force on clinical practice guidelines and the heart rhythm society[J].Heat Rhythm，2019，16（9）：e128-e226

［19］王蔚.心理干预联合健康教育在乳腺磁共振动态增强扫描中的作用[J].安徽医专学报，2022，21（02）：134-136.

［20］赵银霞 .1.5T 乳腺磁共振（MRI）检查患者的心理护理 [J]. 临床医药文献电子杂志，2018，5（87）：117.

［21］向爱华，李梅 . 优质护理对乳腺 3.0T 磁共振检查患者的作用 [J]. 江苏医药，2015，41（01）：118-119.

［22］孙哲，李艳翠 . 常用影像学检查方法在乳腺癌诊断中的应用及进展 [J]. 中国现代医生，2022，60（05）：192-196.

［23］杨正汉，冯逢，王霄英 . 磁共振成像技术指南——检查规范、临床策略及新技术应用 [M].2 版 . 北京：人民军医出版社，2013：453-454.

［24］张龙江，卢光明，祁吉 . 关注含钆 MR 对比剂与肾源性系统性纤维化的关系 [J]. 中华放射学杂志，2007，41（10）：1142-1143.

［25］Aran S，Shaqdan KW，Abujudeh HH. Adverse allergic reactions to linear ionic gadolinium-based contrast agents：experience with 194，400 injections[J].Clin Radiol，2015，70（5）：466-475.

［26］黄仲奎，龙莉玲，李文美 . 医学影像检查操作技术 [M]. 北京：人民军医出版社，2009.

［27］余建明 . 医学影像技术学 [M].3 版 . 北京：科学出版社，2014.

［28］余建明 . 实用医学影像技术 [M]. 北京：人民卫生出版社，2015.

［29］黄仲奎，龙莉玲 . 慢性肝病与肝癌 MSCT 及 MRI 诊断 [M]. 北京：人民卫生出版社，2012.

［30］钱帮玲，蒋学美，何建，等 . 磁共振肝脏三期动态扫描中高压注射器的应用及护理体会 [J]. 中国中西医结合影像学杂志，2012，10（3）：285-286.

［31］周伟清，吕访贤 . 磁共振检查心理障碍 84 例心理护理 [J]. 齐鲁护理杂志，2012，18（19）：95-96.

［32］Klein MA，Miro PA，Spreitzer AM，et al. MR Imaging of the normal sternoclavicular joint：spectrum of findings[J].Am J Roentgenol，1995，165：391-339.

［33］周举，阳运康，张利萍，等 . 胸锁关节解剖锁定钢板联合韧带重建治疗胸锁关节前脱位 [J]. 国际骨科学杂志，2019，40（3）：165-170.

［34］Byeong Seong，Kang，Hyun Seok，et al. MRI findings for unilateral sternoclavicular arthritis：differentiation between infectious arthritis and spondyloarthritis[J].Skeletal radiology，2019，48（2）：259-266.

［35］王博 . 胸锁关节的基础研究 [D]. 河北医科大学，2011：1-41.

［36］高翔，陈玉宏，李建鹏，等.胸锁关节脱位诊治现状 [J].中国矫形外科杂志，2019，27（13）：1190–1193.

［37］Ernberg, L. A., & Potter, H. G. Radiographic evaluation Of the acromioclavicular and sternoclavicular joints[J]. Clinics in Sports Medicine，2003，22（2），255–275.

［38］闫一敏，陈子涵，刘永刚，等.MRI 内耳水成像对内耳畸形的诊断及人工耳蜗植入的术前指导价值分析 [J].中国 CT 和 MRI 杂志，2022，（7）：31–33.

［39］张国权，彭明洋，马跃虎，等.多序列联合磁共振小肠造影对炎症性肠病的诊断价值 [J].医学影像学杂志，2020，30（12）：2348–2350.

［40］马素文，孙峥，吴杰，等.老人儿童及孕产妇磁共振检查护理配合流程的改进 [J].护理学报，2020，27（2）：24–27.

［41］赵青修.幽闭恐惧症患者磁共振检查护理干预对检查完成度的影响评价 [J].中外医疗，2021，40（20）：131–133，137.

［42］洪张翔，曾海珍，黄笑笑.综合护理对婴幼儿磁共振成像检查依从性及图像质量的影响 [J].中西医结合护理（中英文），2021，7（11）：94–96.

［43］刘艳，特殊患者核磁共振检查的护理 [J].实用临床护理学杂志，2017，2（8）：157–159.

［44］陈海燕，张强，昏迷患者携带呼吸机行 3.0T 高场强磁共振检查的护理安全模式 [J].2015，24（9）：736–737

［45］赵雷，赵卫，李宗芳.影像护理掌中宝 [M].昆明：云南科学技术出版社，2020.

［46］余建民，李真林，等.医学影像检查技术学 [M].人民卫生出版社，2019.

［47］杨正汉，冯逢，王霄英，等.磁共振成像技术指南 [M].北京：人民军医出版社，2010.

［48］秦月兰，郑淑梅，刘雪莲.影像护理学 [M].人民卫生出版社，2020.

［49］肖慧.颅内血管壁高分辨磁共振成像技术和临床应用 [J].功能与分子医学影像学 [J]（电子版），2019，8（02）：1627–1630.

［50］李俊彤，苗丰，王效春.高分辨 MR 颅内血管壁成像技术研究及临床应用新进展 [J].磁共振成像，2018，9（5）：376–380.

［51］姚瑞鑫，郭会利，王波，等.磁共振成像对臂丛神经损伤诊断价值的 meta 分析 [J].中华消化病与影像杂志（电子版），2021，11（06）：286–290.

［52］谭艳梅，庄丽娜，宋清伟，等."米袋法"在磁共振 3D Nerve VIEW 臂丛神经根成像中的应用 [J].大连医科大学学报，2021，43（01）：59–63.

［53］马晓涵，陈清芬.磁共振臂丛神经成像的临床应用[J].影像研究与医学应用，2018，2（06）：83-84.

［54］李梦参，常天静，吕喆，等.PROSET 序列及 3D-T2-FFE 序列结合神经曲面重组在坐骨神经穿梨状肌变异中的应用[J].临床放射学杂志，2022，41（11）：2125-2129.

［55］李爽，孙峥，孙思远，等.3D MEDIC WE 和 3D SPACE STIR 磁共振序列在腰丛神经根成像的对比研究[J].医学影像学杂志，2019，29（09）：1548-1552.

［56］赵剑婷，吕发金，谢鹏.正常腰丛磁共振神经成像研究[J].重庆医科大学学报，2008（S1）：67-69，81.

［57］马国骏，张建军，赵秋枫，等.磁共振 3D 神经成像对腰骶丛显示的对比研究[J].医学影像学杂志，2016，26（7）：1157-1159.

第四章　核医学检查护理常规

第一节　PET/CT 显像护理常规

一、全身 PET/CT 肿瘤显像护理常规

全身 PET/CT 显像是将 PET 的功能显像和螺旋 CT 的结构影像同机融合在一起，形成优势互补，利用正电子核素标记或合成相应的显像剂（目前最常用的是 ^{18}F-FDG）进行显像，主要用于肿瘤诊断、判断是否存在转移或复发、肿瘤分级及肿瘤分期等方面。

（一）全身 PET/CT 肿瘤显像适应证

1. 肿瘤良、恶性的鉴别诊断。

2. 肿瘤的临床分期及治疗后再分期。

3. 肿瘤治疗过程中的疗效监测和治疗后的疗效评价。

4. 监测肿瘤的复发及转移。

5. 寻找肿瘤的原发灶。

6. 临床治疗后肿瘤残余与治疗后纤维化或坏死的鉴别。

7. 不明原因发热、副癌综合征、肿瘤标志物异常升高患者的肿瘤检测。

8. 临床疗效的监测、肿瘤耐药的评价和预后随访。

9. 指导制订肿瘤放疗计划，提供有关肿瘤生物靶容积信息。

10. 指导精准穿刺活检。

11. 恶性肿瘤的预后评估及生物学特征评价。

12. 肿瘤治疗新药与新技术的客观评价。

（二）全身 PET/CT 肿瘤显像检查相对禁忌证

1. 休克、大出血等病情不稳定的急危重症患者。

2. 严重心肺功能障碍、凝血功能障碍者。

3. 妊娠（胎儿）。

4. 血糖控制不佳的糖尿病患者。

5. 全身情况极差，不能配合和耐受该检查者。

（三）护理评估

1. 接诊：热情接待患者，耐心询问，细心听患者的咨询。

2. 环境：保持机房床单位干净、整洁，候诊厅空气流通，温湿度适宜，防止地面过于潮湿，地面有积水及时清理，拖地时放置"地面湿滑，防止跌倒"警示牌。

3. 核对：责任护士仔细阅读检查预约单与电子申请单信息是否一致，核对患者信息（姓名、性别、年龄、住院号 / 诊疗卡号、检查项目、检查设备等）。详细询问病史，进一步核实检查部位、检查方式，对检查目的要求不明确的申请单，应与临床申请医生核对。

4. 病史：评估患者既往史、现病史、手术史等，筛查患者有无检查禁忌证。

（四）观察要点

1. 病情：评估患者病情，查看相关检查结果，留意阳性体征，以确定患者是否需要镇静、吸氧等。按等级护理要求定时巡视患者，严密观察病情变化。

2. 心理：与患者进行有效沟通，评估患者的心理状态。

3. 配合：评估患者的配合能力及依从性，便于制定个性化指导，组织患者观看健康宣教视频和健康教育手册。

4. 低血糖护理：评估患者有无糖尿病病史，询问禁食时间，监测血糖并留意患者有无低血糖症状，携带含糖食物必要时进食或按医嘱静脉使用葡萄糖。

（五）护理措施

1. 检查前护理常规

（1）核对信息：责任护士再次核对患者的姓名、年龄、性别、检查部位及检查设备等。

（2）指导患者在检查前禁食，禁止使用影响血糖的药物如葡萄糖注射液或胰岛素等 4~6 h，24 h 内避免剧烈运动，3 d 内避免消化道钡剂检查。

（3）评估患者病情、耐受能力和沟通能力，能否坚持平卧 30 min 等情况。

（4）向患者及家属解释显像的目的、方法和流程，指导患者配合并示范检查体位，消除患者的紧张情绪；告知患者检查具有放射性的特点，指导其配合放射性防护并签署知情同意书。

（5）对于特殊患者采取个性化健康教育，需要家属陪同检查者如小儿、幽闭恐惧症、危重患者，做好家属的辐射防护及宣教工作。对于无法配合的昏迷、躁动、精神异常的患者检查前给予适当镇静，采取安全措施防止坠床。

（6）测量身高、体重，测指尖血糖并询问患者有无糖尿病史并记录，血糖异常时及时通知医生。

（7）去除金属异物：根据图像质量的要求，指导及协助患者去除金属物件（发夹、耳环、项链、文胸、拉链、皮带等）及活动义齿或假发等，去除高密度材质的衣服，防止产生伪影。

（8）呼吸训练：对于需要屏气检查的患者，责任护士应耐心训练并指导患者练习，防止产生运动伪影。其中胸部检查需先轻吸一口气，再屏住呼吸，坚持 15~20 s，保持胸廓无起伏；腹部检查患者可以直接屏气。对于老年或语言沟通障碍的特殊患者，应由宣教护士示范屏气，并指导其吸气后用手捂住口鼻以辅助屏气。

（9）通知医生问诊并收集患者病史资料。

（10）建立静脉通道，按 0.08~0.15 mCi/kg 体重计算 ^{18}F–FDG 用量（特殊情况除外）予静脉注射，测量注射后注射器残余活度并做好放射药使用及出入台账记录。

（11）监测操作台有无放射性污染。

（12）指导患者在候检室静坐或静卧，使全身肌肉放松、避免交谈。

（13）检查前 20~30 min，指导患者饮水 800~1 000 mL，充盈胃肠道（特殊情况除外）。

（14）显像前排空膀胱小便或尿袋尿液，再饮水约 200~300 mL 充盈胃部。

2. 检查中护理常规

（1）核对信息：责任护士和技师共同核对患者预约单与申请单信息是否一致，指引患者进检查室、上检查床，避免坠床或跌倒事件。

（2）安全指导：指引患者进入 PET/CT 检查室，特别对使用轮椅、平车的患者协助上检查床，对于有气管插管、引流管的患者，注意妥善安置管路，避免管道滑脱和弯折，置入引流管的患者，上检查床前将管道夹闭，带有监护仪与氧气瓶的患者，将仪器妥善放置在检查床适宜位置，并把监护仪显示屏放置于正面对观察窗处，便于随时观察患者病情变化。

（3）体位设计：根据医生要求及患者自身情况摆放体位，并再次告知相关注意事项，嘱咐患者勿移动身体。并做好患者心理护理，安抚患者紧张情绪，积极配合医技人员检查。

（4）注意保暖和隐私：检查过程中注意患者的保暖和隐私，避免不必要的部位暴露。

（5）辐射防护：指导陪同的家属穿戴铅衣并予以铅屏风遮挡，以防医源性射线伤害。

（6）严密观察：检查过程中通过观察窗和监控录像严密观察患者病情变化，危重患者可通过监护仪查看心率、血氧饱和度等指标，一旦病情发生变化或出现突发状况时应立即暂停扫描，进入检查室查看和评估患者，视情况及时报告医生并处理。

3. 检查后护理常规

（1）患者检查结束后，指导及协助患者起身下检查床，告知有高血压的患者起身时动作要缓慢，避免起身过快导致体位性低血压，预防跌倒。

（2）检查结束后告知患者正常饮食并在候检区等候医生查看图片质量。

（3）告知患者和家属取检查报告的方法、地点及时间。

（4）指导患者适当饮水，排尿，促进放射性核素的排出。

（5）待医生查看检查图片质量合格方可通知患者检查结束，并指引患者离开候检区。

二、PET 脑葡萄糖代谢显像护理常规

脑葡萄糖代谢显像采用的放射性药物是氟 ^{18}F-2- 脱氧葡萄糖（^{18}F-FDG）。^{18}F-FDG 为葡萄糖的类似物，静脉注入人体后进入脑组织，在己糖激酶的作用下磷酸化生成 6- 磷酸 -FDG，后者不能参与葡萄糖的进一步代谢而滞留于脑细胞内。通过 FDG PET 显像，可以反映大脑生理和病理情况下葡萄糖代谢情况，了解脑局部葡萄糖的代谢状态。

（一）PET 脑葡萄糖代谢显像适应证

1. 阿尔海默茨病。

2. 鉴别诊断帕金森病与非典型帕金森综合征。

3. 癫痫病灶定位诊断。

4. 神经肿瘤。

5. 其他运动障碍。

6. 脑血管疾病的应用。

（二）PET 脑葡萄糖代谢显像相对禁忌证

1. 休克、大出血等病情不稳定的急危重症患者。

2. 严重心肺功能障碍、凝血功能障碍者。

3. 妊娠（胎儿）。

4. 血糖控制不佳的糖尿病患者。

5. 全身情况极差，不能配合和耐受该检查者。

（三）护理评估

1. 接诊：热情接待患者，耐心询问，细心听患者的咨询。

2. 环境：保持机房床单位干净、整洁，候诊厅空气流通，温湿度适宜，防止地面过于潮湿，地面有积水及时清理，拖地时放置"地面湿滑，防止跌倒"警示牌。

3. 核对：责任护士仔细阅读检查预约单与电子申请单信息是否一致，核对患者信息（姓名、性别、年龄、住院号／诊疗卡号、检查项目、检查设备等）。详细询问病史，进一步核实检查部位、检查方式，对检查目的要求不明确的申请单，应与临床申请医生核对。

4. 病史：评估患者既往史、现病史、手术史等，筛查患者有无检查禁忌证，如癫痫患者应评估患者癫痫发作的频率及症状等。

5. 自理能力：评估患者的自理能力，如自理能力缺陷的患者需要家属陪同协助患者完成检查。

（四）观察要点

1. 病情：评估患者病情，查看相关检查结果及用药情况，留意阳性体征，评估患者是否需要镇静、吸氧等，严密观察病情变化。

2. 意识状态：密切观察患者意识变化。

3. 心理：与患者进行有效沟通，评估患者的心理状态。

4. 配合：评估患者的配合能力及依从性，便于制定个性化指导，详细向患者介绍检查流程并指导患者配合检查的体位。

5. 低血糖护理：评估患者有无糖尿病病史，询问禁食时间，监测血糖并留意患者有无低血糖症状，携带含糖食物必要时进食或按医嘱静脉使用葡萄糖。

（五）护理措施

1. 检查前护理常规

（1）核对信息：责任护士再次核对患者的姓名、年龄、性别、检查部位及检查设备等。

（2）指导患者在检查前禁食，禁止使用影响血糖的药物如葡萄糖注射液或胰岛素等4~6 h，24 h 内避免剧烈运动。

（3）评估患者病情、耐受能力、配合度和沟通能力，能否坚持平卧 30 min 等情况。

（4）向患者及家属解释显像的目的、方法和流程，指导患者配合并示范检查体位，消除患者的紧张情绪；告知患者检查具有放射性的特点，指导其配合放射性防护并签署知情同意书。

（5）对于特殊患者采取个性化健康教育，需要家属陪同检查者如小儿、幽闭恐惧症、危重患者，做好家属的辐射防护及宣教工作。对于无法配合的昏迷、躁动、精神异常的患者检查前给予适当镇静，采取安全措施防止坠床。

（6）测量身高、体重，测指尖血糖并询问患者有无糖尿病史并记录，血糖异常时及时通知医生。

（7）去除金属异物：根据图像质量的要求，指导及协助患者去除金属物件（发夹、耳环、项链、假发等）及活动义齿等，防止产生伪影。

（8）通知医生问诊并收集患者病史资料。

（9）建立静脉通道，按 0.05~0.18 mCi/kg 体重计算 ^{18}F-FDG 用量（特殊情况除外）予静脉注射，测量注射后注射器残余活度并做好放射药使用记录及出入台账记录。

（10）监测操作台有无放射性药物污染。

（11）指导患者在候检室静坐或静卧，保持安静，戴黑眼罩和耳塞，避免声光刺激，全身肌肉放松、避免交谈。

（12）注射显像剂 40~60 min 显像（推荐 45 min），显像前排空膀胱小便或尿袋尿液。

2. 检查中护理常规

（1）核对信息：责任护士和技师共同核对患者预约单与申请单信息是否一致，指引患者进检查室、上检查床，避免坠床或跌倒事件。

（2）安全指导：指引患者进入 PET/CT 检查室，对使用轮椅、平车的患者协助上检查床，对于有气管插管、引流管的患者，注意妥善安置管路，避免管道滑脱和弯折，置入引流管的患者，上检查床前将管道夹闭，带有监护仪与氧气瓶的患者，将仪器妥善放置在检查床适宜位置，并把监护仪显示屏放置于正面对观察窗处，便于随时观察患者病情变化。

（3）体位设计：采取仰卧位，头先进体位。并再次嘱咐患者勿移动头部，做好防坠床宣教，并对患者心理护理，安抚患者紧张情绪，积极配合医技人员检查。

（4）注意保暖和隐私：检查过程中注意患者的保暖和隐私，避免不必要的部位暴露。

（5）辐射防护：指导陪同的家属穿戴铅衣并予以铅屏风遮挡，以防医源性射线伤害。

（6）严密观察：检查过程中通过观察窗和监控录像严密观察患者病情变化，危重患者可通过监护仪查看心率、血氧饱和度等指标，一旦病情发生变化或出现突发状况时应立即暂停扫描，进入检查室查看和评估患者，视情况及时报告医生并处理。

3. 检查后护理常规

（1）患者检查结束后，指导及协助患者起身下检查床，告知患者起身时动作要缓慢，避免起身过快导致体位性低血压，预防跌倒。

（2）检查结束后告知患者正常饮食并在候检区等候医生查看图片质量。

（3）告知患者和家属取检查报告的方法、地点及时间。

（4）指导患者适当饮水，排尿，促进放射性核素的排出。

（5）待医生查看检查图片质量合格方可通知患者检查结束，并指引患者离开候检区。

第二节 SPECT 显像护理常规

一、SPECT 全身骨显像护理常规

SPECT/CT 全身骨扫描是静脉注射放射性核素 ^{99m}Tc–MDP 随血流到达全身骨骼，通过 SPECT/CT 仪器检测全身骨骼的代谢异常，所在 X 线和 CT 扫描出现异常之前显示某些骨组织病变；可辅助其他影像学检查明确临床诊断。

（一）SPECT 全身骨显像适应证

1. 有恶性肿瘤病史。

2. 评价不明原因的骨痛和血清碱性磷酸酶升高。

3. 临床怀疑骨折。

4. 早期诊断骨髓炎。

5. 临床可疑代谢性骨病。

6. 诊断缺血性骨坏死。

7. 骨活检的定位。

8. 观察移植骨的血供和存活情况。

9. 探查、诊断骨关节炎性病变和退行性变。

10. 评价骨病变治疗后的疗效。

（二）SPECT 全身骨显像相对禁忌证

1. 原则上孕妇避免使用放射性核素进行 SPECT 显像。

2. 严重心、肺、肾功能障碍、凝血功能障碍者。

3. 全身情况极差，不能配合和耐受该检查者。

（三）护理评估

1. 接诊：热情接待患者，耐心询问，细心听患者的咨询。

2. 环境：保持机房床单位干净、整洁，候诊厅空气流通，温湿度适宜，防止地面过于潮湿，地面有积水及时清理，移除障碍物，保持过道通畅，拖地时放置"地面湿滑，防止跌倒"警示牌。

3. 核对：责任护士仔细阅读检查预约单与电子申请单信息是否一致，核对患者信息

（姓名、性别、年龄、住院号/诊疗卡号、检查项目、需使用的放射性药物等）。详细询问病史，进一步核实检查部位、检查方式，对检查目的要求不明确的申请单，应与临床申请医生核对。

4. 病史：评估患者既往史、现病史，有无骨折外伤史、手术史等，筛查患者有无检查禁忌证。

（四）观察要点

1. 病情：评估患者病情，查看相关检查结果，留意阳性体征，以确定患者是否需要镇静、吸氧等，严密观察病情变化。

2. 心理：与患者进行有效沟通，评估患者的心理状态。

3. 配合：评估患者的配合能力及依从性，便于制定个性化指导，组织患者观看健康宣教视频和健康教育手册。

4. 防跌倒护理：评估患者有无跌倒史、骨折外伤史，评估患者的自理能力及步态，必要时要求患者家属陪同协助患者完成检查；做好环境管理，指导患者熟悉检查流程及检查区环境，并询问患者进食时间，嘱患者正常进食避免低血糖发生，可携带含糖食物必要时进食或按医嘱静脉使用葡萄糖。

（五）护理措施

1. 检查前护理常规

（1）核对信息：责任护士再次核对患者的姓名、年龄、性别、检查部位及所需要使用的放射性药品等。

（2）评估患者的病情及其耐受能力、沟通能力、配合能力等，能否坚持平卧 30 min，对疼痛、幽闭恐惧症、焦虑症或小儿必要时遵医嘱使用镇静药、止痛药、精神药等。

（3）告知患者及其亲属检查的目的、方法和检查流程，指导患者配合并示范检查体位，做好防跌倒评估、宣教及措施。

（4）向患者说明显像前使用的放射性药品的特点，进行辐射安全知识宣教，并签署知情同意书。

（5）指导患者除去身上一切金属和密度较大的物品，避免图片伪影影响结果的判断。

（6）建立静脉通道前询问患者该肢体有无外伤骨折或手术史，予静脉注射 ^{99m}Tc-MDP，成人剂量为 15~25 mCi，儿童为 250~300 MBq/kg，注射完毕后指导患者按压穿刺点避免出现血肿等情况。

（7）记录放射药品的使用剂量及时间，并做好放射药品出入台账登记。

（8）监测操作台有无放射性药品污染，及时发现并处理。

（9）指导患者在注射核素后 2 h 内饮水 500~1 000 mL，在候检室等候 2~5h 。

（10）指导患者在显像前排尿，注意避免尿液污染身体或衣物。

2. 检查中护理常规

（1）核对信息：责任护士和技师共同核对患者预约单与申请单信息是否一致，指引患者进检查室、上检查床，避免坠床或跌倒事件。

（2）安全指导：指引患者进入 SPECT 检查室，特别对使用轮椅、平车的患者协助上检查床，对于有气管插管、引流管的患者，注意妥善安置管路，避免管道滑脱和弯折，置入引流管的患者，上检查床前将管道夹闭，带有监护仪与氧气瓶的患者，将仪器妥善放置在检查床适宜位置，并把监护仪显示屏放置于正面对观察窗处，便于随时观察患者病情变化。

（3）体位设计：取仰卧位，嘱咐患者勿移动身体，并做好患者心理护理，安抚患者紧张情绪，积极配合医技人员检查。

（4）防跌倒防坠床护理：移开机房障碍物，协助患者上下检查床，取卧位后给患者系好安全带，必要时家属陪同完成检查。

（5）注意保暖和隐私：检查过程中注意患者的保暖和隐私，避免不必要的部位暴露。

（6）辐射防护：指导陪同的家属穿戴铅衣并予以铅屏风遮挡，以防医源性射线伤害。

（7）严密观察：检查过程中通过观察窗和监控录像严密观察患者病情变化，危重患者可通过监护仪查看心率、血氧饱和度等指标，一旦病情发生变化或出现突发状况时应立即暂停扫描，进入检查室查看和评估患者，视情况及时报告医生并处理。

3. 检查后护理常规

（1）患者检查结束后，指导及协助患者起身下检查床，告知患者起身时动作要缓慢，避免起身过快导致体位性低血压，预防跌倒。

（2）检查结束后指引患者在候检室等候，待医生查看图片质量。

（3）告知患者和家属取检查报告的方法、地点及时间。

（4）指导患者适当饮水，排尿，促进放射性核素的排出。

（5）待医生查看检查图片质量合格方可通知患者检查结束，并指引患者离开候检区。

二、SPECT 肾脏动态显像护理常规

SPECT 肾动态显像是静脉注射由肾小球滤过或由肾小管上皮细胞分泌而不被再吸收的显像剂 ^{99m}Tc–DTPA，通过 SPECT/CT 仪器立刻进行肾动态显像，可见显像剂通过腹主动

脉、肾动脉后聚集在肾实质，然后逐渐由肾实质流向肾盏、肾盂、输尿管并进入膀胱的过程。它为临床对肾功能的诊断提供了客观数据，同时可作为肾脏病损害的定位性诊断依据。它可早期发现、确诊肾脏病，精确计算肾小球滤过率，对治疗前后提供精准的数据参考，对肾病患者治疗起着绝对的作用。

（一）SPECT 肾动态显像适应证

1. 双肾大小、形态、位置、功能异常及上尿路通畅受阻。

2. 肾血管性高血压。

3. 肾内占位性病变。

4. 诊断肾动脉栓塞及观察溶栓疗效。

5. 监测移植肾血流灌注和功能情况。

6. 肾外伤后，了解其血运及观察是否有尿漏存在。

7. 腹部肿物的鉴别诊断，确定其为肾内或肾外肿物。

8. 肾实质病变主要累及部位（肾小球或肾小管）的探讨。

9. 急性肾功能衰竭病变部位的鉴别。

10. 非显像肾图疑有对位影响或不能区分功能受损与上尿路引流不畅而临床需要鉴别诊断。

（二）SPECT 肾动态显像相对禁忌证

1. 原则上孕妇避免使用放射性药物进行 SPECT 检查。

2. 严重心、肺功能障碍、凝血功能障碍者。

3. 全身情况极差，不能配合或耐受该检查者。

（三）护理评估

1. 接诊：热情接待患者，耐心询问，细心听患者的咨询了解患者的需求。

2. 环境：保持机房床单位干净、整洁，候诊厅空气流通，温湿度适宜，防止地面过于潮湿，地面有积水及时清理，移除障碍物，保持过道通畅，拖地时放置"地面湿滑，防止跌倒"警示牌。

3. 核对：责任护士仔细阅读检查预约单与电子申请单信息是否一致，核对患者信息（姓名、性别、年龄、住院号/诊疗卡号、检查项目、需使用的放射性药物等）。详细询问病史，进一步核实检查部位、检查方式，对检查目的要求不明确的申请单，应与临床申请医生核对。

4. 病史：评估患者既往史、现病史及利尿剂的使用情况等，筛查患者有无检查禁忌证，查看患者近期检查史。

（四）观察要点

1. 病情：评估患者病情，查看肾功能等相关检查结果，留意阳性体征，以确定患者是否需要镇静、吸氧等，严密观察病情变化。

2. 心理：评估患者的心理状态，向患者进行检查流程的宣教，与患者进行有效沟通，缓解患者的紧张情绪。

3. 配合：评估患者的配合能力及依从性，便于制定个性化指导。

4. 防坠床防跌倒护理：评估患者的全身情况、自理能力及步态，必要时要求患者家属陪同协助患者完成检查；做好环境管理，指导患者熟悉检查流程及检查区环境。

（五）护理措施

1. 检查前护理常规

（1）核对信息：责任护士再次核对患者的姓名、年龄、性别、检查部位及所需要使用的放射性药品等。

（2）评估患者显像前 3 d 是否已停服任何利尿药，显像 2 d 前不进行静脉肾盂造影。

（3）评估患者的耐受能力、沟通能力、配合能力等，对疼痛、幽闭恐惧症、焦虑症或小儿必要时遵医嘱使用镇静药、止痛药、精神药等。

（4）向患者或及亲属解释检查的目的、方法和流程，指导患者配合并示范检查体位；告知患者检查具有放射性的特点，指导其配合放射性防护，并签署知情同意书。

（5）协助患者完成身高、体重的测量，指导患者显像前 30~60 min 饮水 300~500 mL。显像前嘱排尿，并取下腹部、腰部金属物品。

2. 检查中护理常规

（1）核对信息：责任护士和技师共同核对患者预约单与申请单信息是否一致，指引患者进检查室、上检查床，避免坠床或跌倒事件。

（2）安全指导：指引患者进入 SPECT 检查室，特别对使用轮椅、平车的患者协助上检查床，对于有各种引流管的患者，注意妥善安置管路，避免管道滑脱和弯折，置入引流管的患者，上检查床前将管道夹闭，带有监护仪与氧气瓶的患者，将仪器妥善放置在检查床适宜位置，并把监护仪显示屏放置于正面对观察窗处，便于随时观察患者病情变化。

（3）体位设计：取仰卧位或坐位，嘱咐患者勿移动身体，并做好患者心理护理，安抚患者紧张情绪，积极配合医技人员检查。

（4）防跌倒防坠床护理：移开机房障碍物，协助患者上下检查床，取卧位后给患者系好安全带，必要时家属陪同完成检查。

（5）测量放射药品剂量；指导患者摆好体位后，首选右肘贵要静脉，在机床边予静脉

"弹丸式"注射显像剂，成人剂量为 $^{99m}Tc\text{-}DTPA$（肾小球过滤型显像剂）5~20 mCi；儿童 2~10 mCi，观察穿刺点有无肿胀等药液外渗情况，通知技师立即显像。

（6）记录放射性药品使用剂量及时间，并做好放射性药品出入台账登记。

（7）注意保暖和隐私：检查过程中注意患者的保暖和隐私，避免不必要的部位暴露。

（8）辐射防护：指导陪同的家属穿戴铅衣并予以铅屏风遮挡，以防医源性射线伤害。

（9）严密观察：检查过程中通过观察窗和监控录像严密观察患者病情变化，危重患者可通过监护仪查看心率、血氧饱和度等指标，一旦病情发生变化或出现突发状况时应立即暂停扫描，进入检查室查看和评估患者，视情况及时报告医生并处理。

（10）记录药物名称、注射剂量、时间、注射部位、特殊情况、签名。

3. 检查后护理

（1）患者检查结束后，指导及协助患者起身下检查床，告知患者起身时动作要缓慢，避免起身过快导致体位性低血压，预防跌倒。

（2）测量注射器残留活度，并监测操作台有无放射性污染。

（3）指导患者适当饮水，排尿，促进放射性核素的排出。

（4）告知患者和家属取检查报告的方法、地点及时间，指引患者离开候检区。

三、SPECT甲状腺显像护理常规

SPECT甲状腺静态显像是通过静脉注射 $^{99m}TcO_4^-$ 后被有功能的甲状腺摄取，通过SPECT/CT显像仪探测其 γ 射线的分布情况，可观察甲状腺的形态、大小、位置及功能状态。

（一）SPECT甲状腺显像适应证

1. 需了解甲状腺的位置、形态、大小及功能状态。

2. 甲状腺结节功能状态的判定。

3. 需要进行异位甲状腺的诊断。

4. ^{131}I 治疗前推算甲状腺功能组织的重量。

5. 颈部肿块与甲状腺的关系及鉴别。

6. 甲状腺炎的辅助诊断。

7. 寻找甲状腺癌转移病灶，帮助医生选择治疗方案，评价 ^{131}I 治疗效果。

8. 甲状腺术后残余组织及其功能的估计。

（二）SPECT 甲状腺显像相对禁忌证

1. 无明确禁忌证。

2. 原则上孕妇避免使用放射性药物进行 SPECT 检查。

3. 全身情况极差，不能配合或耐受该检查者。

（三）护理评估

1. 接诊：热情接待患者，耐心询问，细心听患者的咨询了解患者的需求。

2. 环境：候诊厅空气流通，温湿度适宜，防止地面过于潮湿，地面有积水及时清理，移除障碍物，保持过道通畅，拖地时放置"地面湿滑，防止跌倒"警示牌，机房内整洁、干净。

3. 核对：责任护士仔细阅读检查预约单与电子申请单信息是否一致，核对患者信息（姓名、性别、年龄、住院号 / 诊疗卡号、检查项目、需使用的放射性药物等）。详细询问病史，进一步核实检查部位、检查方式，对检查目的要求不明确的申请单，应与临床申请医生核对。

4. 病史：评估患者既往史、现病史及药物的使用情况等，筛查患者有无检查禁忌证，查看患者近期检查史。

（四）观察要点

1. 病情：评估患者病情，查看甲状腺功能或甲状腺 B 超等相关检查结果，留意阳性体征，严密观察病情变化。

2. 心理：评估患者的心理状态，与患者进行有效沟通，向患者进行检查流程的宣教，缓解患者的紧张情绪。

3. 配合：评估患者的配合能力及依从性，制定个性化指导。

4. 防跌倒护理：评估患者的全身情况、自理能力及步态，必要时要求患者家属陪同协助患者完成检查；做好环境管理，指导患者熟悉检查流程及检查区环境。

（五）护理措施

1. 检查前护理常规

（1）如 ^{131}I 或 ^{123}I 显像的患者，显像前需停用含碘丰富的食物和药物以及其他影响甲状腺吸碘功能的药物，并嘱患者空腹；使用 $^{99m}TcO_4^-$ 显像的患者无须特殊准备。

（2）评估患者的耐受能力、沟通能力、配合能力，对疼痛、焦虑症或小儿必要时遵医嘱使用镇静药、止痛药等。

（3）向患者及其亲属解释检查的目的、方法和流程，指导患者配合并示范检查体位；告知患者检查具有放射性的特点，指导其配合放射性防护，并签署知情同意书。

（4）核对信息：责任护士再次核对患者的姓名、年龄、性别、检查部位及所需要使用的放射性药品等。

（5）测量放射性药品：空腹口服 ^{131}I 1.85~3.7 MBq（0.05~0.1 mCi）或 ^{123}I 7.4~14.8 MBq（0.2~0.4 mCi）；或静脉注射 ^{99m}TcO$_4^-$ 74~370 MBq（2~10 mCi）；如动态显像需机房摆好仰卧位后在肘静脉"弹丸式"注入 ^{99m}TcO$_4^-$ 370~740 MBq（10~20 mCi）（如为甲状腺结节，应选择结节部位对侧肘静脉注入）。

（6）静脉注射后观察患者穿刺点有无肿胀及外渗情况。

（7）监测操作台环境有无放射性污染并记录。

（8）记录放射性药品使用剂量及时间，并做好放射性药品出入台账登记。

（9）显像前嘱患者排尿，并取下颈部、胸部等部位的金属物品或首饰。

2. 检查中护理常规

（1）显像时间：口服 ^{131}I 的显像时间是口服后 24 h；口服 ^{123}I 的显像时间是口服后 4 h；静脉注射 ^{99m}TcO$_4^-$ 后 20~30 min 显像；甲状腺动态显像在"弹丸式"注射后立即显像。

（2）安全指导：指引患者进入 SPECT 检查室，对使用轮椅、平车的患者协助上检查床，对于有气管插管、引流管的患者，注意妥善安置管路，避免管道滑脱和弯折，置入引流管的患者，上检查床前将管道夹闭，带有监护仪与氧气瓶的患者，将仪器妥善放置在检查床适宜位置，并把监护仪显示屏放置于正面对观察窗处，便于随时观察患者病情变化。

（3）体位：取仰卧位，颈部呈过度伸展状。嘱咐患者勿移动身体，并做好患者心理护理，安抚患者紧张情绪，积极配合医技人员检查。

（4）防跌倒防坠床护理：移开机房障碍物，协助患者上下检查床，取卧位后给患者系好安全带，必要时家属陪同完成检查。

（5）注意保暖和隐私：检查过程中注意患者的保暖和隐私。

（6）辐射防护：指导陪同的家属穿戴铅衣并予以铅屏风遮挡，以防医源性射线伤害。

（7）严密观察：检查过程中通过观察窗和监控录像严密观察患者病情变化，危重患者可通过监护仪查看心率、血氧饱和度等指标，一旦病情发生变化或出现突发状况时应立即暂停扫描，进入检查室查看和评估患者，视情况及时报告医生并处理。

3. 检查后护理常规

（1）指导及协助患者起身下检查床，告知患者起身时动作要缓慢，避免起身过快导致体位性低血压，预防跌倒。

（2）指导患者适当饮水，排尿，促进放射性核素的排出。

（3）告知患者和家属取检查报告的方法、地点及时间，指引患者离开候检区。

四、SPECT 唾液腺显像护理常规

SPECT 唾液腺动静态显像是静脉注射 $^{99m}TcO_4^-$ 被唾液腺小叶内导管上皮细胞从血液中摄取和分泌，并逐渐在唾液腺中积聚，在一定的唾液腺分泌因素刺激下，逐渐分泌到口腔中，通过 SPECT/CT 对唾液腺进行显像，了解唾液腺的位置、大小、形态，唾液腺的摄取、分泌、排泄功能和唾液腺有无占位性病变。

（一）SPECT 唾液腺显像适应证

1. 唾液腺功能的判断。

2. 占位性病变的诊断。

3. 异位唾液腺的诊断等。

（二）SPECT 唾液腺显像相对禁忌证

1. 无明确禁忌证。

2. 原则上孕妇避免使用放射性药物进行 SPECT 检查。

3. 全身情况极差，不能配合或耐受该检查者。

（三）护理评估

1. 接诊：热情接待患者，耐心询问，细心听患者的咨询了解患者的需求。

2. 环境：候诊厅空气流通，温湿度适宜，防止地面过于潮湿，地面有积水及时清理，移除障碍物，保持过道通畅，拖地时放置"地面湿滑，防止跌倒"警示牌，机房内整洁、干净。

3. 核对：责任护士仔细阅读检查预约单与电子申请单信息是否一致，核对患者信息（姓名、性别、年龄、住院号 / 诊疗卡号、检查项目、需使用的放射性药物等）。详细询问病史，进一步核实检查部位、检查方式，对检查目的要求不明确的申请单，应与临床申请医生核对。

4. 病史：评估患者既往史、现病史及药物（如阿托品等）的使用情况等，筛查患者有无检查禁忌证，查看患者近期检查史。

（四）观察要点

1. 病情：评估患者病情，查看 B 超等相关检查结果，严密观察病情变化；Graves 病会因甲状腺摄取过多显像剂，使唾液腺摄取不良，如患者有 Graves 病需及时告知医生。

2. 心理：评估患者的心理状态，与患者进行有效沟通，向患者进行检查流程的宣教，缓解患者的紧张情绪。

3. 配合：评估患者的配合能力及依从性，制定个性化指导。

4. 防跌倒护理：评估患者的全身情况、自理能力及步态，必要时要求患者家属陪同协助患者完成检查；做好环境管理，指导患者熟悉检查流程及检查区环境。

（五）护理措施

1. 检查前护理常规

（1）评估患者一周内有无腮腺造影，如有需在造影一周后再进行唾液腺显像。

（2）嘱患者检查前禁止咀嚼口腔糖或其他刺激唾液腺分泌的物质。

（3）评估患者的耐受能力、沟通能力、配合能力，对疼痛、焦虑症或小儿必要时遵医嘱使用镇静药、止痛药等。

（4）告知患者及其亲属检查的目的、方法和程序，指导患者配合并示范检查体位；告知药物具有放射性的特点。

（5）核对信息：责任护士再次核对患者的姓名、年龄、性别、检查部位及所要使用的放射性药品等。

（6）显像前嘱患者排尿，并取下颈部、胸部等部位的金属物品或首饰。

（7）备维生素 C 300~500 mg。

2. 检查中护理常规

（1）核对信息：责任护士和技师共同核对患者预约单与申请单信息是否一致，指引患者进检查室、上检查床，避免坠床或跌倒事件。

（2）安全指导：指引患者进入 SPECT 检查室，对使用轮椅、平车的患者协助上检查床，对于有各种引流管的患者，注意妥善安置管路，避免管道滑脱和弯折，置入引流管的患者，上检查床前将管道夹闭，带有监护仪与氧气瓶的患者，将仪器妥善放置在检查床适宜位置，并把监护仪显示屏放置于正面对观察窗处，便于随时观察患者病情变化。

（3）体位：取仰卧位，嘱咐患者勿移动身体，并做好患者心理护理，安抚患者紧张情绪，积极配合医技人员检查。

（4）防跌倒防坠床护理：移开机房障碍物，协助患者上下检查床，取卧位后给患者系好安全带，必要时家属陪同完成检查。

（5）静脉注射 $^{99m}TcO_4^-$ 185~370 MBq（5~10 mCi），如动态显像需使用"弹丸式"静脉注射并即时采集图像。

（6）观察患者穿刺点有无肿胀等外渗情况，指导患者避免移动身体。

（7）连续采集图像 20~25 min 时，指导患者舌下含化维生素 C 300~500 mg，以促使唾液分泌。

（8）注意保暖和隐私：检查过程中注意患者的保暖和隐私。

（9）严密观察：检查过程中通过观察窗和监控录像严密观察患者病情变化，危重患者可通过监护仪查看心率、血氧饱和度等指标，一旦病情发生变化或出现突发状况时应立即暂停扫描，进入检查室查看和评估患者，视情况及时报告医生并处理。

3. 检查后护理常规

（1）询问患者有无不适，观察穿刺点有无出血或血肿。

（2）指导及协助患者起身下检查床，告知患者起身时动作要缓慢，避免起身过快导致体位性低血压，预防跌倒。

（3）指导患者适当饮水，排尿，促进放射性核素的排出。

（4）告知患者和家属取检查报告的方法、地点及时间，指引患者离开候检区。

五、SPECT 胃肠道出血显像护理常规

正常情况下，放射性显像剂进入机体后，腹部可见大血管及血管床丰富的器官显像，而胃肠壁含血量较低，一般不显影。当肠壁出现破损出血时，则显像剂可随血液循环在出血部位不断渗进肠道，导致异常的放射性浓集影像，通过 SPECT/CT 显像可以判断出血的部位和范围。

（一）SPECT 胃肠道出血显像适应证

1. 寻找消化道出血（尤其是下消化道出血）的出血灶。

2. 肠黏膜炎症或溃疡性出血。

3. 胃肠道血管破裂性出血，异物刺伤，血管畸形，手术等。

4. 胃肠肿瘤出血。

5. 应激性黏膜溃疡出血。

6. 外伤性脏器破裂出血。

7. 胆道出血。

（二）SPECT 唾液腺显像相对禁忌证

1. 无明确禁忌证。

2. 原则上孕妇避免使用放射性药物进行 SPECT 检查。

3. 全身情况极差，不能配合或耐受该检查者。

（三）护理评估

1. 接诊：热情接待患者，耐心询问，细心听患者的咨询了解患者的需求。

2. 环境：候诊厅空气流通，温湿度适宜，防止地面过于潮湿，地面有积水及时清理，

移除障碍物，保持过道通畅，拖地时放置"地面湿滑，防止跌倒"警示牌，机房内整洁、干净。

3. 核对：责任护士仔细阅读检查预约单与电子申请单信息是否一致，核对患者信息（姓名、性别、年龄、住院号/诊疗卡号、检查项目、需使用的放射性药物等）。详细询问病史，进一步核实检查部位、检查方式，对检查目的要求不明确的申请单，应与临床申请医生核对。

4. 病史：评估患者既往史、现病史及药物（如止血药等）的使用情况等，评估患者胃肠道出血情况。

（四）观察要点

1. 病情：评估患者病情，查看胃肠镜等相关检查结果，严密观察病情变化，对活动性出血患者密切观察患者意识及生命体征，注意出血性休克等。

2. 心理：评估患者的心理状态，与患者进行有效沟通，向患者进行检查流程的宣教，缓解患者的紧张情绪。

3. 配合：评估患者的配合能力及依从性，制定个性化指导。

4. 防跌倒护理：评估患者的全身情况、自理能力及步态，必要时使用车床或轮椅等用具并要求患者家属陪同协助患者完成检查；做好环境管理，指导患者熟悉检查流程及检查区环境。

（五）护理措施

1. 检查前护理常规

（1）密切观察患者有无腹痛、头晕等症状，必要时监测生命体征。

（2）评估患者的耐受能力、沟通能力、配合能力，对疼痛、幽闭恐惧症、焦虑症或小儿必要时遵医嘱使用镇静药、止痛药等。

（3）评估患者检查前止血药的使用情况，检查前应暂停使用止血药。

（4）告知患者及其亲属检查的目的、方法和流程，告知患者检查具有放射性的特点，指导其配合放射性防护，并签署知情同意书。

（5）核对信息：责任护士再次核对患者的姓名、年龄、性别、检查部位及所要使用的放射性药品等。

（6）放射性药品选择：^{99m}Tc–RBC 555~1 110 MBq（15~30 mCi）或 ^{99m}Tc– 植酸钠 185~370 MBq（5~10 mCi）。

（7）建立静脉通道遵医嘱使用显像剂。

（8）密切观察穿刺点有无渗血渗液或血肿等情况并指导患者在候检区等候。

2.检查中护理常规

（1）核对信息：责任护士和技师共同核对患者预约单与申请单信息是否一致，指引患者进检查室、上检查床，避免坠床或跌倒事件。

（2）安全指导：指引患者进入SPECT检查室，特别对使用轮椅、平车的患者协助上检查床，对于有各种引流管的患者，注意妥善安置管路，避免管道滑脱和弯折，置入引流管的患者，上检查床前将管道夹闭，带有监护仪与氧气瓶的患者，将仪器妥善放置在检查床适宜位置，并把监护仪显示屏放置于正面对观察窗处，便于随时观察患者病情变化。

（3）指导患者取平卧位，避免移动身体。

（4）注意保暖和隐私：检查过程中注意患者的保暖和隐私。

（5）严密观察：检查过程中通过观察窗和监控录像严密观察患者病情变化，危重患者可通过监护仪查看心率、血氧饱和度等指标，一旦病情发生变化或出现突发状况时应立即暂停扫描，进入检查室查看和评估患者，视情况及时报告医生并处理。

3.检查后护理常规

（1）询问患者有无不适，密切观察患者意识状态，如有明显头晕、面色苍白、四肢冰冷等及时报告医生并协助处理。

（2）指导及协助患者起身下检查床，告知患者起身时动作要缓慢，避免起身过快导致体位性低血压，预防跌倒。

（3）告知患者和家属取检查报告的方法、地点及时间，指引患者离开候检区。

六、SPECT心肌灌注显像护理常规

SPECT心肌灌注显像是利用正常或有功能的心肌细胞能够选择性摄取某些放射性核素或者放射性标记的化合物，主要以^{99m}Tc-MIBI显像为主，应用成像设备在体表采集主要源自于心脏的相关信息进行平面或者断层显像。心肌局部放射性药物的蓄积量与局部心肌血流量成正比，心肌细胞摄取放射性药物依赖于心肌细胞本身的功能状态或者活性，因此，心肌对放射性药物的摄取程度反映了心肌细胞的存活情况。

（一）SPECT心肌灌注显像适应证

1.心肌缺血。

2.为选择冠状动脉造影术作准备。

3.冠心病患者。

4.心力衰竭或心肌梗死。

5. 室壁瘤的诊断。

6. 血运重建术前后的评价、疗效判断及术后再狭窄的监测等。

7. 血运重建术后再发心绞痛意义的判断。

8. 心肌存活的测定。

9. 心肌疾病的辅助诊断。

10. 心血管病是否有合并冠状动脉病变，如瓣膜病、主动脉瘤、高血压等。

（二）SPECT 心肌灌注显像禁忌证

1. 静息 SPECT 心肌灌注显像相对禁忌证。

（1）无明确禁忌证。

（2）全身情况极差，不能配合或耐受该检查者。

2. 负荷 SPECT 心肌灌注显像禁忌证。

（1）严重心衰Ⅱ~Ⅴ级，收缩压低于 90 mmHg。

（2）严重高血压（收缩压高于 200 mmHg 或舒张压高于 110 mmHg）。

（3）严重心律失常。

（4）持续哮喘并伴有支气管痉挛。

（5）二到三度房室传导阻滞而无起搏器者。

（6）窦房结病变而无起搏器者。

（7）近期（小于 48 h）使用了双嘧达莫或含有双嘧达莫的药物。

（8）已知腺苷过敏禁止行腺苷药物负荷试验。

（9）不稳定型心绞痛、急性冠脉综合征或急性心肌梗死后小于 2~4 d。

（10）肢体运动不便禁止行运动负荷试验。

（三）护理评估

1. 接诊：热情接待患者，耐心询问，细心听患者的咨询了解患者的需求。

2. 环境：候诊厅空气流通，温湿度适宜，防止地面过于潮湿，地面有积水及时清理，移除障碍物，保持过道通畅，拖地时放置"地面湿滑，防止跌倒"警示牌，机房内整洁、干净。

3. 核对：责任护士仔细阅读检查预约单与电子申请单信息是否一致，核对患者信息（姓名、性别、年龄、住院号 / 诊疗卡号、检查项目、需使用的放射性药物等）。详细询问病史，进一步核实检查部位、检查方式，对检查目的要求不明确的申请单，应与临床申请医生核对。

4. 病史：评估患者既往史、现病史及药物（如 β 受体阻滞剂、扩血管药物、钙拮抗剂等）的使用情况等，评估患者心功能情况。

（四）观察要点

1. 病情：评估患者病情，查看心脏彩超、心功能指标等相关检查结果，严密观察病情变化，对心功能不全患者密切观察患者意识及生命体征。

2. 心理：评估患者的心理状态，与患者进行有效沟通，向患者进行检查流程的宣教，缓解患者的紧张情绪。

3. 配合：评估患者的配合能力及依从性，制定个性化指导。

4. 防跌倒护理：评估患者的全身情况、自理能力及步态，必要时使用车床或轮椅等用具并要求患者家属陪同协助患者完成检查；做好环境管理，指导患者熟悉检查流程及检查区环境。

（五）护理措施

1. 检查前护理常规

（1）指导患者禁食 4~6 h，检查前 24 h 停用含咖啡因的饮料、食物及药物。

（2）评估患者的耐受能力、沟通能力、配合能力，对疼痛、焦虑症等必要时遵医嘱使用镇静药、止痛药等。

（3）评估患者检查前药物的使用情况，停用 β 受体阻滞剂，停用扩血管药物、钙拮抗剂 24 h。

（4）告知患者及其亲属检查的目的、方法和流程，告知患者检查具有放射性的特点，指导其配合放射性防护，并签署知情同意书。

（5）核对信息：责任护士再次核对患者的姓名、年龄、性别、检查部位及所要使用的放射性药品等。

（6）静脉注射放射性药品 ^{99m}Tc–MIBI，用量根据一日法或两日法决定。

（7）密切观察穿刺点有无渗血渗液或血肿等情况并指导患者在候检区等候。

（8）密切观察患者心率、呼吸、心律、血压变化，询问患者有无胸痛及胸闷等。

（9）如使用腺苷负荷试验，需提前建立两条静脉通道，一条用于腺苷注射液静脉注入，另一条用于静脉注射放射性药品 ^{99m}Tc–MIBI。

（10）急救准备：常规准备抢救环境，配备相应抢救药品及设备（如除颤仪），保持所有急救物品均在备用状态下，熟练掌握急救技能。

（11）指引患者在候检区等候，注射放射性药品 60~90 min 后进行显像。

2. 检查中护理常规

（1）核对信息：责任护士和技师共同核对患者预约单与申请单信息是否一致，指引患者进检查室、上检查床，避免坠床或跌倒事件。

（2）安全指导：指引患者进入 SPECT 检查室，对使用轮椅、平车的患者协助上检查床，对于有各种引流管的患者，注意妥善安置管路，避免管道滑脱和弯折，置入引流管的患者，上检查床前将管道夹闭，带有监护仪与氧气瓶的患者，将仪器妥善放置在检查床适宜位置，并把监护仪显示屏放置于正面对观察窗处，便于随时观察患者病情变化。

（3）指导患者取平卧位，避免移动身体。

（4）注意保暖和隐私：检查过程中注意患者的保暖和隐私。

（5）严密观察：检查过程中通过观察窗和监控录像严密观察患者病情变化，危重患者可通过监护仪查看心率、血氧饱和度等指标，一旦病情发生变化或出现突发状况时应立即暂停扫描，进入检查室查看和评估患者，视情况及时报告医生并处理。

3. 检查后护理常规

（1）询问患者有无不适。

（2）指导及协助患者起身下检查床，告知患者起身时动作要缓慢，避免起身过快导致体位性低血压，预防跌倒。

（3）告知患者和家属取检查报告的方法、地点及时间，指引患者离开候检区。

七、SPECT 异位胃黏膜显像护理常规

异位胃黏膜是指发生在胃以外消化道的胃黏膜组织。它与正常胃黏膜一样都具有摄取 $^{99m}TcO_4^-$ 然后分泌入胃肠道的特性。在静脉注射 $^{99m}TcO_4^-$ 后异位胃黏膜可显示异常显像剂聚集灶，通过 SPECT/CT 显像技术达到定位、定性的诊断目的。

（一）SPECT 异位胃黏膜显像适应证

1. 下消化道出血疑有 Meckel 憩室和肠重复畸形。

2. 小儿下消化道出血病因过筛检查。

3. 小儿慢性腹痛。

4. 不明原因的腹部包块。

5. 成人食管疾患的鉴别诊断。

（二）SPECT 异位胃黏膜显像相对禁忌证

1. 无明确禁忌证。

2. 原则上孕妇避免使用放射性药物进行 SPECT 检查。

3. 全身情况极差，不能配合或耐受该检查者。

（三）护理评估

1. 接诊：热情接待患者，耐心询问，细心听患者的咨询了解患者的需求。

2. 环境：候诊厅空气流通，温湿度适宜，防止地面过于潮湿，地面有积水及时清理，移除障碍物，保持过道通畅，拖地时放置"地面湿滑，防止跌倒"警示牌，机房内整洁、干净。

3. 核对：责任护士仔细阅读检查预约单与电子申请单信息是否一致，核对患者信息（姓名、性别、年龄、住院号 / 诊疗卡号、检查项目、需使用的放射性药物等）。详细询问病史，进一步核实检查部位、检查方式，对检查目的要求不明确的申请单，应与临床申请医生核对。

4. 病史：评估患者既往史、现病史及药物（如水合氯醛等）的使用情况等，评估患者的心功能情况。

（四）观察要点

1. 病情：评估患者病情，查看心脏彩超、心功能指标等相关检查结果，严密观察病情变化，对心功能不全患者密切观察患者意识及生命体征。

2. 心理：评估患者的心理状态，与患者进行有效沟通，向患者进行检查流程的宣教，缓解患者的紧张情绪。

3. 配合：评估患者的配合能力及依从性，制定个性化指导。

4. 防跌倒护理：评估患者的全身情况、自理能力及步态，必要时使用车床或轮椅等用具并要求患者家属陪同协助患者完成检查；做好环境管理，指导患者熟悉检查流程及检查区环境。

（五）护理措施

1. 检查前护理常规

（1）评估 3 d 内的检查及用药情况：显像前 3 d 内避免做 X 线钡剂造影，停用影响胃黏膜摄取、分泌的药物，如过氯酸钾、水合氯醛、阿托品等。

（2）指导患者检查前禁食、禁水 4 h 以上，排空大小便。

（3）观察患者有无腹痛、头晕的等全身情况。

（4）评估患者的耐受能力、沟通能力、配合能力，对疼痛、焦虑症或小儿必要时遵医嘱使用镇静药、止痛药等。

（5）告知患者及其亲属检查的目的、方法和程序，告知患者检查具有放射性的特点，指导其配合放射性防护，并签署知情同意书。

（6）核对信息：责任护士再次核对患者的姓名、年龄、性别、检查部位及所要使用的放射性药品等。

（7）放射性药品选择：$^{99m}TcO_4^-$ 按 3.7 MBq/kg（0.1 mCi/kg）计算，最小剂量不小于 0.2 mCi，最大剂量不超过 10 mCi。

2. 检查中护理常规

（1）核对信息：责任护士和技师共同核对患者预约单与申请单信息是否一致，指引患者进检查室、上检查床，避免坠床或跌倒事件。

（2）安全指导：指引患者进入 SPECT 检查室，对使用轮椅、平车的患者协助上检查床，密切观察患者病情变化，做好管道护理。

（3）体位：取仰卧位，嘱咐患者勿移动身体，并做好患者心理护理，安抚患者紧张情绪，积极配合医技人员检查。

（4）防跌倒防坠床护理：移开机房障碍物，协助患者上下检查床，取卧位后给患者系好安全带，必要时家属陪同完成检查。

（5）静脉注射 $^{99m}TcO_4^-$ 后观察穿刺点有无肿胀或外渗等情况，并通知技师即时采集图像。

（6）注意保暖和隐私：检查过程中注意患者的保暖和隐私。

（7）严密观察：检查过程中通过观察窗严密观察患者病情变化，危重患者予心电监护查看心率、血氧饱和度等指标，一旦病情发生变化或出现突发状况时应立即暂停扫描，进入检查室查看和评估患者，视情况及时报告医生并及时处理。

3. 检查后护理常规

（1）询问患者有无不适。

（2）指导及协助患者起身下检查床，告知患者起身时动作要缓慢，避免起身过快导致体位性低血压，预防跌倒。

（3）检查结束后告知患者可正常饮食。

（4）告知患者和家属取检查报告的方法、地点及时间，指引患者离开候检区。

八、SPECT 肺灌注显像护理常规

肺灌注显像是指静脉注射大于肺毛细血管直径的放射性蛋白颗粒（如 $^{99m}Tc\text{-}MAA$）后，颗粒将随血液循环经右心房进入右心室，并与肺动脉血流混合均匀后最终到达肺毛细血管前动脉和肺泡毛细血管，可以随机地一过性嵌顿在该处，嵌顿的放射性蛋白颗粒数量与局部肺血流灌注量成正比，通过 SPECT/CT 显像技术体外采集肺内放射性分布图像获得多体位肺平面显像或断层显像，可观察肺动脉血流的分布。

（一）SPECT 肺灌注显像适应证

1. 肺动脉血栓栓塞证的诊断与疗效判断。

2. 慢性阻塞性肺部疾病（COPD）等肺疾患肺减容手术适应证的选择、手术部位和范围的确定及残留肺功能的预测。

3. 原因不明的肺动脉高压或右心负荷增加。

4. 先天性心脏病合并肺动脉高压以及先天性肺血管病变患者。

5. 全身性疾病（胶原病、大动脉炎等）可疑累及肺血管者。

6. 判断成人呼吸窘迫综合征（ARDS）和 COPD 患者，肺血管受损程度与疗效判断。

7. 肺部肿瘤、肺结核、支气管扩张等患者。

（二）SPECT 肺灌注显像相对禁忌证

1. 原则上孕妇避免使用放射性药物进行 SPECT 检查。

2. 严重心、肺、肾功能障碍、凝血功能障碍者。

3. 右向左心内分流患者慎用。

4. 严重肺动脉高压及肺血管床严重受损者慎用或禁用。

5. 严重蛋白过敏者慎用。

（三）护理评估

1. 接诊：热情接待患者，耐心询问，细心听患者的咨询了解患者的需求。

2. 环境：候诊厅空气流通，温湿度适宜，防止地面过于潮湿，地面有积水及时清理，移除障碍物，保持过道通畅，拖地时放置"地面湿滑，防止跌倒"警示牌，机房内整洁、干净。

3. 核对：责任护士仔细阅读检查预约单与电子申请单信息是否一致，核对患者信息（姓名、性别、年龄、住院号／诊疗卡号、检查项目、需使用的放射性药物等）。详细询问病史，进一步核实检查部位、检查方式，对检查目的要求不明确的申请单，应与临床申请医生核对。

4. 病史：评估患者既往史、现病史、过敏史及药物的使用情况等，评估患者心肺功能情况。

（四）观察要点

1. 病情：评估患者病情，查看心脏彩超、心功能指标等相关检查结果，严密观察患者的病情变化，对心功能不全患者密切观察其意识及生命体征。

2. 心理：评估患者的心理状态，与患者进行有效沟通，向患者进行检查流程的宣教，关心患者，缓解患者的紧张情绪。

3. 配合：评估患者的配合能力及依从性，便于制定个性化指导。

4. 防跌倒护理：评估患者的全身情况、自理能力及步态，必要时使用车床或轮椅等用具，并要求患者家属陪同协助患者完成检查；指导患者及家属熟悉检查流程及检查区环境。

（五）护理措施

1. 检查前护理常规

（1）评估患者的病情及其耐受能力、沟通能力、配合能力。

（2）询问患者有无过敏史。

（3）健康教育：告知患者及其亲属检查的目的、方法和程序，告知患者检查具有放射性的特点，指导其配合放射性防护，并签署知情同意书。

（4）心理护理：评估患者的心理状态，与患者进行有效沟通，针对性进行个性化指导，安抚患者缓解其紧张状态。

（5）显像前予低流量吸氧 10~15 min，避免因肺血管痉挛造成局部肺放射性分布不均匀性减低。

（6）放射药品的选择：^{99m}Tc-MAA 185~370 MBq（5~10 mCi）。

2. 检查中护理常规

（1）核对信息：责任护士和技师共同核对患者预约单与申请单信息是否一致，指引患者进检查室、上检查床，避免坠床或跌倒事件。

（2）安全指导：指引患者进入 SPECT 检查室，对使用轮椅、平车的患者协助上检查床，密切观察患者病情变化，妥善固定各引流管道。

（3）体位：取仰卧位，嘱咐患者双手抱头，勿移动身体，指导患者进行深呼吸，安抚患者紧张情绪，积极配合医技人员检查。

（4）防跌倒防坠床护理：移开机房障碍物，协助患者上下检查床，取卧位后给患者系好安全带，必要时家属陪同完成检查。

（5）静脉注射 ^{99m}Tc-MAA 前必须将显像剂混悬液摇匀，以免蛋白颗粒沉淀或凝集。

（6）静脉穿刺时避免回抽血液到注射器内，静脉注射 ^{99m}Tc-MAA 185~370 MBq（5~10 mCi），如动态显像需"弹丸式"静脉注射，观察穿刺点有无肿胀或外渗等情况，并通知技师即时采集图像。

（7）严密观察：检查过程中通过观察窗严密观察患者病情变化，危重患者予心电监护查看呼吸、心率、血氧饱和度等指标，一旦病情发生变化或出现突发状况立即暂停扫描，进入检查室查看和评估患者，视情况及时报告医生并及时处理。

（8）注意保暖和隐私：检查过程中注意患者的保暖和隐私。

3. 检查后护理常规

（1）密切观察患者意识状态，询问患者有无不适。

（2）指导及协助患者起身下检查床，告知患者起身时动作要缓慢，避免起身过快导致体位性低血压，预防跌倒。

（3）告知患者和家属取检查报告的方法、地点及时间，指引患者离开候检区。

第三节　放射性核素治疗护理常规

一、^{131}I 治疗甲状腺功能亢进护理常规

甲状腺功能亢进症（甲亢）是指甲状腺腺体本身合成和分泌甲状腺激素过多而引起的甲状腺毒症。而 ^{131}I 治疗是目前临床上治疗甲亢常用的一线方法。

碘是合成甲状腺激素的原料之一，甲状腺滤泡细胞通过钠 / 碘共转运子（NIS）特异性摄取碘。甲亢患者的甲状腺滤泡细胞膜 NIS 高表达，摄取 ^{131}I 量增高且明显高于正常甲状腺组织。^{131}I 在甲状腺内滞留的有效半衰期为 3.5~4.5 d；^{131}I 衰变时发出 β 射线，其在甲状腺内的平均射程约 1 mm，β 射线的能量几乎全部释放到甲状腺组织内，对周围组织和器官的损伤较小。β 射线产生的辐射生物效应破坏功能亢进的甲状腺组织，使得甲状腺缩小、甲状腺激素的合成和分泌减少，从而使甲亢患者达到非甲状腺功能亢进状态。

（一）^{131}I 治疗甲状腺功能亢进适应证

1. Graves 甲亢患者。

2. 抗甲状腺药物（ATD）过敏或疗效差，或药物治疗后多次复发、手术后复发的患者。

3. 合并心脏病、合并肝功能损伤、合并白细胞或血小板减少的患者。

4. 老年患者（特别是有心血管疾病高危因素者）。

5. 摄碘率增高的弥漫性毒性甲状腺肿（graves disease，GD）合并慢性淋巴细胞性甲状腺炎的患者。

（二）^{131}I 治疗甲状腺功能亢进禁忌证

1. 妊娠和哺乳期患者。

2. 计划在 6 月内妊娠的患者。

3.确诊或怀疑甲状腺癌的患者。

4.不能遵循放射性药物治疗安全指导者。

（三）护理评估

1.患者准备

（1）与接受^{131}I治疗的患者沟通，详细介绍^{131}I治疗的原理和方法、优缺点、疗效、可能出现的近期反应及远期并发症，交代相关注意事项及放射安全指导，消除患者对核素治疗的恐惧心理，签署知情同意书。

（2）禁用影响甲状腺功能测定和显像的含碘食物、碘造影剂和抗甲状腺药物2周~1个月。

（3）进行常规体检：血清游离甲状腺激素（FT3，FT4）、TSH、TGAb、TPOAb、TRAb、血、尿常规，肝、肾功能，甲状腺B超，心电图，测定甲状腺摄^{131}I率，甲状腺显像，必要时进行胸部CT，心脏彩超等相关检查。育龄妇女^{131}I治疗前48 h行妊娠试验排除患者已妊娠。

（4）通过触诊结合甲状腺显像和甲状腺B超检查结果，估计甲状腺重量。

（5）病情严重的甲亢患者，应先用抗甲状腺药物进行准备，最好选用甲巯咪唑，将甲状腺激素控制在正常值高限2~3倍以下，症状改善后停药3~5 d进行^{131}I治疗。如为服用丙硫氧嘧啶（PTU）的患者，需停药1~2周后进行^{131}I治疗。口服^{131}I后3~7 d尚可根据病情继续用抗甲状腺药物治疗，直到^{131}I产生明显疗效为止；^{131}I治疗前后，可用β受体阻滞剂控制心率过快、肌肉震颤等症状和体征。合并心脏、肝脏受损或感染等并发症者，积极处理相关疾病，待病情相对稳定后再考虑^{131}I治疗。

2.环境：核素治疗操作^{131}I必须在通风换气量足够的通风橱或手套箱中完成，通风橱或手套箱应安装过滤系统或高效过滤器，通风橱的风量应该满足要求（半开情况下，风速大于1 m/s），手套箱应保持合适的负压。

3.防护要求：工作人员操作放射性药物时必须穿戴防护用具，戴上口罩、帽子及一次性手套。

4.核对：核对患者身份信息及放射性药物名称、化学形式和活度是否与要求的相符。

5.病史：评估患者既往史、现病史、吞咽功能是否正常及患者用药情况，询问患者禁食情况。

（四）观察要点

1.心理：评估患者的心理状态，与患者进行有效沟通，向患者进行服药过程的宣教，教会患者服药时如何全部吞下，关心患者，缓解患者的紧张情绪。

2. 配合：评估患者的配合能力及依从性。

3. 病情观察：密切观察患者有无恶心、呕吐等不适。

（五）护理措施

1. 服药前应至少禁食 2 h，服药后适量饮水，2 h 后方可进食。

2. 注意休息，避免感染、劳累和精神刺激。

3. 指导患者不要揉压甲状腺。戒烟，避免吸烟环境。

4. 服 ^{131}I 后一周内避免与婴幼儿及孕妇密切接触，避免与他人同睡一张床，育龄患者治疗后半年内应采取避孕措施。

5. 应告诉患者 ^{131}I 治疗产生疗效的时间及治疗作用可能持续的时间。

6. 一般情况下 ^{131}I 治疗后 2~3 个月复查，如病情需要可每月随访一次。

（六）并发症及处理

1. 早期反应：部分患者服 ^{131}I 后几天内出现乏力、食欲差、恶心、皮肤瘙痒、甲状腺肿胀等反应，建议观察并对症处理。

2. 个别病情严重的患者或服 ^{131}I 后并发感染的患者，应注意防止甲亢危象的发生，一旦出现，按内科治疗甲亢危象的方法处理。

3. 部分患者 ^{131}I 治疗后可以发生甲减，甲减一旦发生，应及时给予甲状腺激素制剂治疗。

4. 部分患者的甲状腺功能可能恢复，部分患者需长期维持治疗。

二、^{131}I 治疗分化型甲状腺癌护理常规

分化型甲状腺癌的原发灶和转移灶癌细胞具有正常甲状腺滤泡细胞的部分功能，其细胞膜表面具有钠 / 碘共转运子（NIS）并具有摄碘能力，通过 NIS 将 ^{131}I 从血液中选择性地摄入到甲状腺癌细胞及残留的正常甲状腺滤泡细胞中，利用 ^{131}I β 射线的辐射生物学效应清除甲状腺癌转移灶、隐匿的甲状腺癌细胞及残留甲状腺组织，达到降低肿瘤复发及转移的目的。

^{131}I 治疗分化型甲状腺癌包含三个内容：一是采用 ^{131}I 清除手术后残留的甲状腺组织，简称"清甲"治疗；二是采用 ^{131}I 清除隐匿于术后残留甲状腺组织中的微小癌病灶、已侵袭到甲状腺以外的隐匿转移灶或因病情不允许或手术无法切除的潜在分化型甲状腺癌（differentiated thyroid carcinoma，DTC）病灶等；三是采用 ^{131}I 清除手术不能切除的分化型甲状腺癌转移灶，简称"清灶"治疗。

（一）^{131}I 治疗分化型甲状腺癌的适应证

1."清甲"适应证：根据 TNM 分期情况，选择性实施 ^{131}I 清甲治疗。除所有癌灶直径均小于 1 cm，且无腺体浸润、无淋巴结和远处转移的 DTC 患者外，其余患者均需清甲治疗。

2. DTC 复发或转移灶的适应证：适用于无法手术切除、但具备摄碘功能的 DTC 复发灶或转移灶。

（二）^{131}I 治疗分化型甲状腺癌的禁忌证

1. 妊娠期、哺乳期、计划 6 个月内妊娠的患者。

2. 术后创口未愈合者。

3. WBC 在 3.0×10^9/L 以下的患者、肝肾功能严重损害的患者、无法依从辐射防护指导的患者。

（三）护理评估

1. 患者准备

（1）^{131}I 治疗前，低碘饮食 2 周以上（碘摄入量小于 50 μg/d）

（2）升高血清 TSH 水平（血清 TSH 升高到 30 mu/L 以上）。

①停止服用甲状腺素 3~4 周。

②使用人基因重组 TSH（recombinant human thyroid stimulating hormone，rhTSH），肌注 0.9 mg/d，连续 2 d，尤其适用于老年 DTC 患者、不能耐受甲减者或停用甲状腺激素后 TSH 升高无法达标者。

（3）最近手术的患者，可于术后 4~6 周，手术创伤痊愈后行 ^{131}I 清甲治疗。

（4）测定甲状腺激素、TSH、Tg、TgAb，甲状腺摄 ^{131}I 率，心电图、肝肾功能、血常规，必要时加做胸部 CT。可行 $^{99m}TcO_4^-$ 甲状腺显像，了解残留甲状腺组织的多少。

2. 核对：严格执行"三查八对一注意"，核对患者身份及放射性药物，治疗剂量必须经两人计算及核对。

3. 环境：核素治疗操作 ^{131}I 必须在通风换气量足够的通风橱或手套箱中完成，通风橱或手套箱应安装过滤系统或高效过滤器，通风橱的风量应该满足要求（半开情况下，风速大于 1 m/s），手套箱应保持合适的负压。

4. 病史：评估患者既往史、现病史、手术史、吞咽功能是否正常及患者用药情况，询问患者禁食情况。

（四）观察要点

1. 心理：评估患者的心理状态，与患者进行有效沟通，向患者进行服药过程的宣教，教会患者服药时如何全部吞下，关心患者，缓解患者的紧张情绪。

2.配合：评估患者的配合能力及依从性。

3.病情观察：密切观察患者有无恶心、呕吐等不适，注意患者有无并发症的发生。

（五）护理措施

1.治疗前的护理

（1）心理护理：通过与患者交谈，了解患者的疑问及顾虑，详细地向患者及其家属解释治疗方法的原理，以解除患者的疑虑；帮助患者树立战胜疾病的信心，鼓励患者勇敢地与疾病对抗，积极配合医护人员的治疗工作；告诉患者该治疗方法的主要作用及优点（安全、可靠、操作简单、无创伤），交代相关注意事项及放射安全指导，使患者正确认识 ^{131}I 治疗及其辐射，消除患者对放射性药物的恐惧心理，指导患者做好治疗前的准备工作。

（2）饮食护理：为了减少体内稳定碘对 ^{131}I 的竞争抑制作用、提高 ^{131}I 的治疗效果，在 ^{131}I 治疗前应保持低碘状态（碘日摄入量小于 50 μg）2~4 周。具体方法：服用无碘盐、禁食高碘食物（海产品等）、避免服用胺碘酮等影响碘摄取或代谢的药物、避免碘伏消毒皮肤、治疗前 4~8 周避免行含碘增强造影剂的应用。可依据患者尿碘、尿碘／肌酐比值，合理选择 ^{131}I 治疗时机。

①给予患者高热量、高蛋白、高纤维素的饮食，提高患者的免疫力。如淡水鱼肉、牛肉、豆类、新鲜蔬菜和水果等，建议患者所食用的食物无骨、无核，从而减少放射性废物的产生。

②服药前后应至少禁食 2 h，服药后 2 h 鼓励患者多饮水（每日 1 500~2 000 mL），少量多餐，服 ^{131}I 药 48 h 内建议半流质饮食。

2.治疗期间的护理

（1）防辐射护理

①向患者及其家属解释患者服用 ^{131}I 后的防辐射知识，患者服药后需在核素病房内隔离 3~4 d，隔离期间家属尽量减少探视，尤其是孕妇和儿童须禁止与患者接触。待患者体内放射性活度小于等于 400 MBq，无不适时方可办理出院。

②患者在隔离期间的尿液、汗液和唾液中含有一定量的 ^{131}I，所以患者需在病房使用专用卫生间，所有排出的放射性废物需经过专用的设备处理。多排尿和每日大便，可有助于减轻对腹腔和盆腔的辐射。

③换穿医院病服，尽量减少唾液及分泌物对衣物及被褥的污染，把换洗衣物放在指定位置回收。一旦被污染，要经过放射性衰变或者经表面污染仪器测量后，放射性物质在安全范围内，才能外送进行清洗。

④住院期间患者每日进行辐射水平检测记录。护理人员及探视人员在接触患者时要穿

防辐射服，同时尽可能缩短与患者的接触时间，减少辐射的危害概率。

⑤建议患者行 ^{131}I 治疗后 2 周内与周围人群保持 1 米以上的距离，孕妇和儿童至少 4 周。女性患者在 ^{131}I 治疗后 6~12 个月内避免妊娠，男性 6 个月内避孕。

（2）一般护理

①服药后要严密观察患者的病情变化，注意患者的情绪起伏。

②每日测量患者的血压、脉搏、心率、体温，并观察患者是否出现并发症，如发现异常，及时报告医生进行处理。

③服药后要求患者注意多休息，避免感染、劳累和精神刺激。

（3）药物护理

① ^{131}I 治疗前，停用 L–T4 至少 2~4 周或使用重组人促甲状腺素（rhTSH），使血清 TSH 升高至大于 30 mU/L。

②服药后建议患者含服酸性食物，加快唾液分泌，减少辐射对唾液腺的损伤；指导患者正确服用胃黏膜保护药物。

③ ^{131}I 治疗后第 3 d 开始遵医嘱剂量口服甲状腺激素片，开始 TSH 抑制治疗，并尽快缓解甲减症状。

3. 出院及门诊随访

（1）接受 ^{131}I 治疗的甲状腺癌患者出院时体内放射性活度要求为小于等于 400 MBq。

（2） ^{131}I 治疗后遵医嘱定期随诊血清学 TSH、Tg、TgAb 水平及颈部超声等影像学检查，及时调节甲状腺素剂量，并监测病情，及时应对病情变化。

（六）并发症及处理

1. 急性胃肠反应：患者在口服 ^{131}I 后可能出现恶心、呕吐、腹泻、身体乏力、食欲不振等胃肠道反应。为缓解患者的痛苦，可以建议患者适当多饮水，减少刺激物质对胃肠道的刺激，必要时报告医生对症处理（增加一些胃肠蠕动的药物，减少刺激物在胃内停留时间）。

2. 颈前肿胀：甲状腺癌术后切除不彻底，由于残留甲状腺吸收 ^{131}I 后出现放射性炎症反应，可导致病灶膨胀造成颈前肿胀、喉咙水肿压迫气管，造成患者呼吸困难。一般颈前部轻微肿胀不用治疗，会逐渐自行缓解，但是如果气管压迫严重，可能会导致患者呼吸困难甚至窒息，要及时给予吸氧，并报告值班医生，遵医嘱给予地塞米松静脉滴注等治疗。密切观察患者的病情变化，及时做好气管插管等急救准备。

3. 唾液腺功能的损伤：在使用 ^{131}I 治疗分化型甲状腺癌时，由于部分放射性碘被唾液腺吸收，使得唾液腺受到辐射损伤，导致唾液腺分泌功能降低。所以护理人员应该督促患者加强口腔的清理，建议咀嚼酸性物质来刺激唾液腺，增强唾液腺的分泌功能，加快摄取的放射性药物排泄，从而减少对唾液腺的辐射损伤。

三、氯化锶［^{89}Sr］治疗骨转移瘤护理常规

氯化锶［^{89}Sr］的物理半衰期 50.5 d，β 射线最高能量 1.46 MeV，平均能量 0.58 MeV，骨组织中的射程约 3 mm。锶在元素周期表中与钙同族，其体内代谢与钙相似，肿瘤细胞破坏骨组织，导致成骨修复活跃，骨组织代谢增高，通过静脉注射 ^{89}Sr 后，^{89}Sr 发射的 β 射线集中照射病变组织，抑制和杀灭肿瘤细胞，发挥缓解骨痛、抑制骨转移灶生长的作用。

（一）氯化锶［^{89}Sr］治疗骨转移瘤适应证

1. 诊断明确的多发性骨转移肿瘤。

2. 原发性骨转移未能手术切除或术后残留病灶或伴骨内多发转移者。

3. 治疗前一周内血红蛋白大于 90 g/L，白细胞大于等于 3.5×10^9/L，血小板大于等于 80×10^9/L。

（二）氯化锶［^{89}Sr］治疗骨转移瘤禁忌证

1. 绝对禁忌证：妊娠或哺乳期患者。

2. 相对禁忌证：血肌酐大于 180 μmol/L 和（或）肾小球滤过率小于 30 mL/min 的患者应避免使用。

（三）护理评估

1. 接诊：热情接待患者，耐心询问，细心听患者的咨询，了解患者的需求。

2. 环境：候诊厅空气流通，温湿度适宜，防止地面过于潮湿，地面有积水及时清理，移除障碍物，保持过道通畅，拖地时放置"地面湿滑，防止跌倒"警示牌，机房内整洁、干净。

3. 核对：责任护士仔细阅读治疗申请单信息是否一致，核对患者信息（姓名、性别、年龄、住院号/诊疗卡号、治疗方案、需使用的放射性药物等），查看医生是否已签署治疗前知情同意书。

4. 病史：详细询问病史、药物过敏史，查看患者病历及会诊单，评估患者既往史、现病史及相关血常规、肾功能等检查结果等，评估患者全身状况。

（四）观察要点

1. 病情：评估患者病情，严密观察病情变化，评估患者的疼痛级别。

2. 心理：评估患者的心理状态，与患者进行有效沟通，向患者进行检查流程的宣教，

关心患者，缓解患者的紧张情绪。

3. 配合：评估患者的配合能力及依从性，制定个性化指导。

4. 防跌倒护理：评估患者的全身情况、自理能力及步态，必要时使用车床或轮椅等用具并要求患者家属陪同。

（五）护理措施

1. 核对患者身份，确定氯化锶［^{89}Sr］治疗方案，并查看患者治疗前8周内全身骨显像及一周内的血常规、生化检查结果，核查已签署的知情同意书填写是否完整。

2. 评估患者的全身情况及耐受能力、沟通能力、配合能力等，告知患者及其亲属治疗的目的，告知药物的特性及作用等。

3. 心理护理：评估患者的心理状态，与患者进行有效沟通，向患者介绍成功案例，安抚患者缓解其紧张状态。

4. 防跌倒宣教：指引患者进入治疗室，向患者介绍环境，移开障碍物保持环境整洁，对行动不便的患者使用轮椅或车床进行转运。

5. 核对所需的氯化锶［^{89}Sr］注射液，予生理盐水建立静脉通道再予^{89}Sr 148 MBq（4 mCi）缓慢静推，注意观察穿刺点周围有无肿胀等外渗情况，注射后予生理盐水冲管再拔出针头，嘱患者按压穿刺点并观察有无血肿或出血等。

6. 健康教育：告知患者治疗后6~12周内应遵医嘱停用具有长效骨髓抑制作用的化学药物，定期监测血常规指标；遵医嘱规定的时间返院复查。

四、^{32}P 敷贴治疗皮肤病护理常规

^{32}P 半衰期为14.3 d，纯β射线发射体，最大能1.71 MeV，在组织内最大射程可达8 mm，在组织内3~4 mm深处大部分能量已被吸收，只有小部分具有最大能量的β射线才能达到8 mm，适合于浅表病灶的治疗。治疗前采用厚薄及密度均匀的高级滤纸，剪成与病灶大小一致的形状，取所需放射性强度溶液稀释后均匀涂在滤纸上，烤干或晾干，封装于塑料薄膜袋中备用。将病灶部位清洁处理，制备好的敷贴器紧贴病灶并固定。

（一）^{32}P 敷贴治疗皮肤病适应证

1. 皮肤血管瘤、瘢痕疙瘩。

2. 较局限的慢性湿疹、银屑病、神经性皮炎。

3. 尖锐湿疣、口腔黏膜白斑和妇女外阴白斑。

4. 角膜和结膜非特异性炎证、溃疡、胬肉、角膜移植后新生血管等眼部疾病。

5. 寻常痤疮。

（二）^{32}P 敷贴治疗皮肤病禁忌证

1. 日光性皮炎、复合性湿疹等过敏性皮肤病。

2. 泛发性神经性皮炎、泛发性湿疹和泛发性牛皮癣。

（三）护理评估

1. 接诊：热情接待患者，耐心询问，细心听患者的咨询，了解患者的需求。

2. 环境：保持治疗室内空气流通，温湿度适宜，防止地面过于潮湿，地面有积水及时清理，移除障碍物，保持过道通畅，拖地时放置"地面湿滑，防止跌倒"警示牌，机房内整洁、干净。

3. 核对：责任护士仔细核对治疗单信息是否一致，核对患者信息（姓名、性别、年龄、住院号/诊疗卡号、治疗方案、需使用的放射性药物等），查看医生是否已签署治疗前知情同意书。

4. 病史：详细询问病史，药物过敏史，查看患者病历，评估患者全身状况及局部皮肤情况。

（四）观察要点

1. 局部皮肤：评估患者皮肤病范围，药物治疗史。

2. 心理：评估患者的心理状态，与患者进行有效沟通，向患者进行治疗过程的宣教，关心患者，缓解患者的紧张情绪。

3. 配合：评估患者的配合能力及依从性，制定个性化指导。

（五）护理措施

1. 核对患者身份，确定 ^{32}P 敷贴治疗方案，核查已签署的知情同意书填写是否完整。

2. 评估患者的沟通能力、配合能力，告知患者及其亲属治疗的目的，以及 ^{32}P 敷贴放射性药的特性及作用等。

3. 评估患者患处皮肤情况，如有皮肤破损或感染暂不能做敷贴治疗。

4. 妥善固定敷贴并教会患者或家属固定的方法，禁止撕掉敷贴贴膜。

5. 健康教育：告知患者敷贴连续治疗的时间，密切观察治疗部位皮肤情况，如有破损、水泡样改变、皮炎或溃烂停止敷贴治疗并返院就诊；治疗期间禁用热水烫洗、搔抓患处皮肤；告知患者常规复诊时间并做好记录。

参考文献

［1］孟德刚，孙晓光，黄钢，等 . 口服不同对比剂对 PET／CT 胃肠道充盈及 FDG 摄取影响 [J]. 中华核医学杂志，2010，30（4）272-275.

［2］刘刚 . 实用临床核医学手册 [M]. 武汉：华中科技大学出版社，2015.

［3］陈跃，王辉，杨吉刚，等 . 儿童骨显像操作指南 [J]. 中国医学影像技术，2017，33（01）：153-156.

［4］张峰，谢良骏，焦举，等 . 分析 ^{99m}Tc-DTPA 肾动态显像 Gates 法与双血浆法评估分肾功能的价值 [J]. 中华腔镜泌尿外科杂志（电子版），2017，11（04）：229-232.

［5］杨吉刚，王巍 . 核医学肾脏显像对儿童肾积水患者分肾功能的评估价值 [J]. 临床小儿外科杂志，2021，20（04）：307-311.

［6］陈薏帆，周伟，朱玉春 . 基于 SPECT/CT 甲状腺 ^{99m}Tc 显像和摄锝率技术的影响因素及临床应用 [J]. 中国医疗设备，2021，36（07）：166-169.

［7］栗全营，钟英，汤元翔，等 .20 min 唾液腺显像在干燥综合征诊断中的可行性分析 [J]. 南京医科大学学报（自然科学版），2019，39（10）：1537-1540.

［8］中华医学会核医学分会 .SPECT 心肌灌注显像技术与图像操作要点专家共识（2019版）[J]. 中华核医学与分子影像杂志，2020，40(1):32-36.

［9］中华医学会核医学分会，中华医学会心血管病学分会 . 核素心肌显像临床应用指南（2018）[J]. 中华心血管病杂志，2019，47（7）：519-527.

［10］中华医学会核医学分会 .^{131}I 治疗格雷夫斯甲亢指南（2021 版）[J]. 中华核医学与分子影像杂志，2021，41（4）：242-253.

［11］中华医学会核医学分会 .^{131}I 治疗分化型甲状腺癌指南（2021 版）[J]. 中华核医学与分子影像杂志，2021，41（4）：218-241.

［12］中华医学会核医学分会转移性骨肿瘤治疗工作委员会 . 氯化锶 [^{89}Sr] 治疗转移性骨肿瘤专家共识（2017 年版）[J]. 中华核医学与分子影像杂志，2018，38（6）：412-415.

［13］中华医学会核医学分会《临床核医学辐射安全专家共识》编写委员会 . 临床核医学辐射安全专家共识 [J]. 中华核医学与分子影像杂志，2017，37（4）：225-229.

第五章　超声科检查护理常规

第一节　一般超声检查护理常规

　　超声检查（Ultrasound）是一种使用高频声波来产生图像的无创检查方法。超声波能够穿过人体的软组织和骨骼，反射回来并被接收器捕获。接收器会将反射回来的声波转化为电信号，并通过计算机处理生成图像。超声检查通常用于诊断肝脏、胆囊、胰腺、脾脏、肾脏、子宫、卵巢等脏器的结构和功能。它也可以用于观察胎儿在母体内的发育，并发现胎儿的异常情况。一般超声检查对身体没有任何损害，没有电离辐射，因此被广泛应用于临床检查中。

　　（一）检查适应证

　　超声可以检查软组织及其脏器的疾病，包括肝、胆囊、脾、胃、肠、肾、肾上腺、膀胱、前列腺、子宫、卵巢、产科方面，腹腔及腹膜后脏器、盆腔、心脏、血管、颅脑、眼、上颌窦、颌面部包块，甲状腺、乳腺、胸腔及肺部、纵隔、肌肉、脂肪、软骨等脏器的部分疾病。

　　（二）检查相对禁忌证

　　1. 经阴道超声检查：未婚女性（未有性生活史）、阴道出血、先天性阴道闭锁。

　　2. 经直肠超声检查

　　（1）急腹症与严重的腹腔感染，如肠穿孔、肠梗阻与急性腹膜炎等，肛管直肠周围急性感染或损伤致剧烈疼痛，如肛周脓肿和肛裂及严重痔疮伴出血等。

　　（2）肛管、直肠狭窄。

　　（3）直肠、乙状结肠内异物未取出。

　　（4）精神病患者和不合作者。

（5）孕妇与月经期女性。

（6）严重心肺疾病与功能不全，如严重的高血压、心律失常、冠心病、脑供血不足，包括心肌梗死的急性期以及高血压的不稳定期。如必须检查，应做好充分的操作准备，除操作谨慎轻柔外，应在内科医生监护下进行。

（三）护理评估

1. 接诊：参考上编第一章预约与接诊护理常规内容。

2. 环境：保持诊室床单位干净、整洁，候诊厅空气流通，温湿度适宜，防止地面过于潮湿，地面有积水及时清理，拖地时放置"地面湿滑，防止跌倒"警示牌。

3. 核对：责任护士仔细阅读检查申请单，核对患者信息（姓名、性别、年龄、检查部位、检查设备等），对检查目的不明确的申请单，应与临床医生核对确认。

4. 病情：评估患者病情，查看其他检查的结果，留意阳性体征，筛选高危人群，并评估患者是否需要镇静、吸氧、心电监护等。

5. 病史：评估患者既往史、检查史、用药史、现病史、过敏史等。

（四）观察要点

1. 病情：评估患者病情，查看相关检查的结果，留意阳性体征，以确定患者是否需要镇静、吸氧等。按等级护理要求定时巡视患者，严密观察病情变化。

2. 心理：与患者进行有效沟通，评估患者的心理状态。

3. 配合：评估患者的配合能力及依从性，便于制定个性化指导。组织患者观看健康宣教视频和健康教育手册。

4. 腹部检查的患者：胆道、胃肠道超声检查宜安排在上午进行，检查前空腹。

（五）护理措施

1. 检查前护理常规

（1）腹部超声检查：腹部超声检查部位包括肝脏、脾、胰、胆以及胃肠道等，在进行腹部超声检查前患者必须保持空腹，检查前应禁食6~8 h，检查当天保持空腹。如果患者需要在一天内进行胃肠、胆道、X线造影等多项检查，应该先进行超声检查，待超声检查结束再进行上述检查项目，或者在造影检查结束3 d后再进行超声检查。

（2）心脏超声检查：检查时患者应根据医生的指示采取适当体位侧卧在床上，检查当天应该穿着宽松衣物，检查时患者应解开衣服并充分暴露胸部；如果患者胸前贴有电极片，检查时需要撕除。心脏超声检查前不能剧烈运动并且要避免情绪激动，有些孩子因抵触情绪而一直哭闹导致检查无法进行，这种情况应该等待其安静后再进行检查，必要时可以给予适量镇静剂。

（3）泌尿系统超声：肾脏部位超声检查一般不需要进行特殊准备工作，但输尿管、前列腺、膀胱等部位的超声检查需要患者适度憋尿，使膀胱充盈。

（4）妇产科超声检查：经腹部行盆腔、子宫、附件等妇科超声检查需要提前憋尿，膀胱充盈状态有利于超声图像显示，患者可以在检查前 2 h 饮水 1 L 左右，膀胱充盈程度以显示子宫底部为标准；经阴道超声检查需排空膀胱。无性生活史的女性不能采用经阴道超声检查。中晚期妊娠超声检查不需要憋尿也不需要空腹。

（5）甲状腺及颈部血管超声检查，患者穿低领衣服，不戴项链首饰，以充分暴露颈部为宜。

（6）上肢或下肢血管超声检查，患者宜穿宽松衣裤，避免穿紧身衣裤，以防影响血流显示。

（7）对急、危、重症患者安排优先检查，对不配合的婴幼儿及昏迷、躁动、行动不便、精神异常的患者，全程采取有效安全措施以防坠床等安全事件发生，必要时在医师指导下使用镇静药。

2. 检查中护理常规

（1）核对信息：由责任护士和医生共同核对患者预约单与电子申请单信息是否一致，协助患者进入诊室、上检查床，避免坠床或跌倒事件。

（2）安全指导：推轮椅、平车、检查床的患者，指导和协助搬运患者；对于有气管插管、引流管的患者，注意妥善安置管道，避免管道滑脱和弯折；置入引流管的患者，上检查床前将管道夹闭；带有监护仪与氧气瓶的患者，将仪器妥善放置在检查床适宜位置，并把监护仪显示屏放置于正面对医生和责任护士处，便于随时观察患者病情变化。

（3）体位设计：根据患者的检查部位设计体位，告知患者根据医生的提示进行呼气和屏气，嘱咐患者勿擅自移动身体变换体位，并做好患者心理护理，安抚患者紧张情绪，积极配合医生检查。

（4）注意保暖和隐私：检查过程中注意患者的保暖和隐私，避免不必要部位的暴露。

（5）呼吸训练：对于需要屏气检查的患者，责任护士应耐心训练患者练习屏气。屏气训练：需先轻吸一口气，再屏住呼吸，坚持 15~20 s，保持胸廓无起伏；腹部检查患者可以直接屏气。对于老年或语言沟通障碍的特殊患者，应由责任护士示范屏气，指导其吸气后用手捂住口鼻以辅助屏气。

3. 检查后护理常规

（1）协助患者起身下检查床，告知有高血压的患者及孕妇起身时动作要缓慢，避免起身过快导致体位性低血压，预防跌倒。

（2）协助患者取超声报告，交代注意事项。

第二节　超声造影检查护理常规

超声造影又称声学造影（acoustic contrast），是利用造影剂使后散射回声增强，明显提高超声诊断的分辨力、敏感性和特异性的技术。随着仪器性能的改进和超声造影剂［也称超声对比剂（UCA）］的出现，超声造影能有效地增强心肌、肝、肾、乳腺、甲状腺、输卵管、血管等二维超声影像和血流多普勒信号，反映和观察正常组织与病变组织的血流灌注情况，已成为超声诊断十分重要的发展方向。国内批准临床使用的超声对比剂最常见有：注射用六氟化硫微泡［商品名：声诺维（SonoVue）］和注射用全氟丁烷微球［商品名：示卓安（Sonazoid）］、全氟丙烷人血白蛋白微球（商品名：雪瑞欣；力达星）。超声对比剂为微气泡，微气泡由磷脂或人血白蛋白为外壁，内充六氟化硫或全氟丙烷等惰性气体，粒径通常为 2~5 μm，经外周静脉或皮下、腔道注入后，能自由通过肺循环，到达靶器官或组织，但不能穿过血管内皮进入组织间隙。超声对比剂最终随呼吸排出体外，不通过肾脏排泄，肾功能不全患者可安全给药。

（一）适应证

超声对比剂获批的适应证各有不同，随着临床需求的扩展和文献证据的积累，在说明书规定范围之外的超适应证应用也日益增加。

慎用人群如下。

1. 近期出现急性冠脉综合征或临床不稳定性缺血性心脏病；过去 7 d 内，静息状态下出现典型性心绞痛或原有心脏症状明显加重；近期接受冠状动脉介入手术或提示存在临床不稳定状况；急性心力衰竭、心功能Ⅲ~Ⅳ级的心力衰竭；严重心律紊乱。

2. 慢性阻塞性肺气肿或使用呼吸机的患者。

3. 患不稳定神经系统疾病的患者。

4. 过敏体质；有蛋类或蛋类制品过敏史的患者（该项只限于示卓安）。

5. 妊娠及哺乳期妇女。

（二）禁忌证

1. 对超声对比剂及其成分过敏者。

2. 伴有右向左分流的心脏病患者。

3. 重度肺动脉高压患者（肺动脉压大于 90 mmHg）。

4. 未得到控制的原发性高血压患者。

5. 成人呼吸窘迫综合征患者。

6. 对多巴酚丁胺使用有禁忌的心血管功能不稳定的患者，不应与多巴酚丁胺合并使用。

（三）超声造影护理流程图

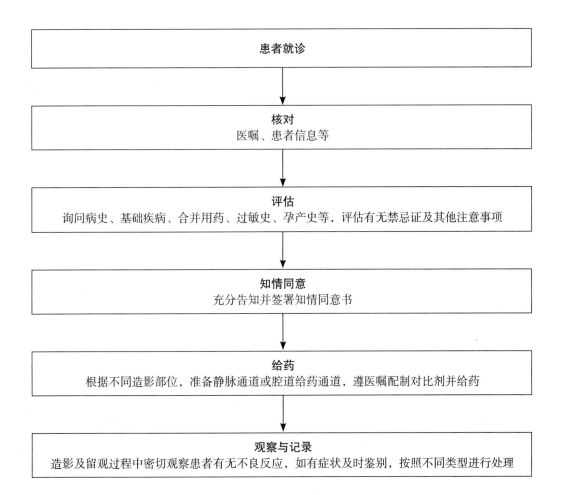

（四）对比剂规范配置

1. 声诺维规范配置

（1）检查药品包装容器和瓶盖完整无破损，冻干粉末无变色，并在有效期内。

（2）打开对比剂瓶盖，消毒。

（3）打开配液穿刺器，套在对比剂瓶上。

（4）抽取 5 mL 0.9% 无菌氯化钠注射液，顺时针连接穿刺器处。

（5）将配液穿刺器插入对比剂瓶内，在使用前向药瓶内注入 0.9% 无菌氯化钠注射液

5 mL。用力振摇瓶子 20 s，直至冻干粉末完全溶解并得到均一的白色乳状液体。

在注射超声对比剂声诺维前，必须检查混悬液，以确认得到均匀白色乳状液体。抽取前，应用力振摇药瓶 5 s 左右使微泡重新均匀分散后再抽取至注射器中立即注射，禁止已抽吸在注射器内的混悬液回推至药瓶内（药瓶内压力增加会破坏微泡，大大降低造影效果）。每次注射声诺维混悬液后，应随之应用 0.9% 无菌氯化钠注射液 5~10 mL 冲注。静脉注射声诺维混悬液推荐剂量 1.0~4.8 mL。

2. 示卓安规范配置

（1）使用随附的无菌液体转移器将随附的注射用水推注到药瓶内制复溶溶液并将复溶后溶液抽到注射器内。复溶后溶液抽到注射器和推注回药瓶时，应缓慢操作，避免过度减压和加压。除所附的注射用水外，本品不得与其他药品混合，使用随附的注射用水以外的溶剂可能导致聚合物形成。

（2）检查药品包装容器和瓶盖完整无破损，冻干粉末无变色，并在有效期内。

（3）打开随附注射用水的包装；打开对比剂瓶盖，消毒。

（4）用一个空注射器抽取 2 mL 注射用水。

（5）将随附的无菌液体转移器插入药瓶（冻干制剂）。

（6）将含注射用水的注射器与无菌液体转移器相连，把 2 mL 注射用水推注至药瓶。随后，在不取下注射器的情况下，立即轻柔摇晃药瓶 1 min。

（7）因部分注射用水仍残留在无菌液体转移器内，因此抽取全部复溶后溶液至注射器，然后再全部推注回药瓶。

（8）将抽取复溶后溶液的注射器与无菌液体转移器相连，抽取所需剂量的复溶后溶液。

在注射超声对比剂示卓安前，必须检查混悬液，以确认得到均匀的白色乳状液体。抽取前，应振摇药瓶 5 s 左右使微泡重新均匀分散后再抽取至注射器中立即注射，每次注射示卓安混悬液后，应随之应用 0.9% 无菌氯化钠注射液 5~10 mL 冲注。静脉注射示卓安混悬液推荐剂量 0.6 mL 或使用公式计算剂量：体重 ×0.015，如 40 kg ×0.015=0.6 mL。

（五）用药原则

1. 每瓶对比剂仅供单人检查用，未用完的药品或废弃材料必须按照当地规定丢弃。

2. 一旦抽取超声对比剂至注射器，应立即使用配置好的混悬液。

3. 放置时间不应超过 2 h。

4. 抽取前，应轻摇使微泡重新均匀分散，抽取至注射器后应立即注射。

5. 严格执行无菌操作，三查七对制度。除注射用生理盐水及注射用水外，超声对比剂不能与其他药品混合。

一、肝脏超声造影检查护理常规

肝脏超声造影可以动态地观察到肝占位在动脉期、门静脉期、延迟期各个时相的血流动态变化，根据各种占位的特征表现来对肝占位进行诊断和鉴别。如转移性肝癌、肝内胆管癌、肝血管瘤、肝局灶性结节性增生、局灶性脂肪肝／肝硬化结节、不典型增生结节、肝脓肿、炎性假瘤等。

（一）适应证

1. 肝外伤。

2. 肝脏局灶性病变的定性诊断。

3. 肝脏肿瘤消融治疗中超声造影的应用。

4. 常规超声疑似存在病变，或者其他影像检查发现病变但常规超声未能显示或显示不清，超声造影可提高检测的灵敏度并进一步做出定性诊断，或在超声造影引导下进行组织活检、介入治疗。

5. 运用于移植肝：超声造影可用于全面评估受体和供肝血管的解剖和通畅程度，以及随访中肝内出现的异常病变。

（二）禁忌证

对超声对比剂及其成分过敏者。

（三）护理评估

1. 接诊：参考上编第一章预约与接诊护理常规内容。

2. 环境：参考本章第一节一般超声检查护理常规内容。

3. 核对：参考本章第一节一般超声检查护理常规内容。

4. 病情：评估患者病情和血管条件，排除禁忌证，对慎用人群密切观察，对患者及其家属进行风险告知，并做好风险预案和应急药品用品的准备。

5. 病史：参考本章第一节一般超声检查护理常规内容。

（四）护理措施

1. 检查前护理常规

（1）评估受检人群，询问过敏史：询问一般过敏史，如乙醇（酒精）、海鲜、药物过敏史等，同时根据不同种类的超声对比剂，针对性询问变应原。

（2）询问病史：包括心肺情况、疾病史、是否处于怀孕或哺乳期以及合并用药史，还需要评估患者的神志状态和心理状态。

（3）护患沟通：护士应当在检查前详细地解释超声造影的目的、用法、注意事项，嘱咐患者在检查过程中如有任何不适应及时告知，并在谈话过程中对患者给予初步心理评估。患者进行超声造影检查前都应当签署一份包含上述谈话内容的知情同意书。

（4）指导患者呼吸训练：需先轻吸一口气，再屏住呼吸，坚持 15~20 s，保持胸廓无起伏；腹部检查患者可以直接屏气。对于老年或语言沟通障碍的特殊患者，应由责任护士示范屏气，指导其吸气后用手捂住口鼻以辅助屏气。检查过程中配合医生指令屏气或缓慢呼吸。

2. 检查中护理常规

（1）建立静脉通道，规范穿刺给药方案。

①输注用具：选择 20G 以上留置针或留置有耐高压中心静脉管、PICC 管，同时做好管道的护理。

②血管选择：a. 选择上肢粗、直、弹性好的血管，首选左上肢肘正中静脉、贵要静脉等，避开有硬结、瘢痕、炎症等处的静脉，避免在同一部位多次穿刺，注药前要抽回血，确定留置针位置，杜绝渗出。b. 接受乳房根治术和腋下淋巴结清扫术或有动静脉瘘、人工血管的患者应选健侧上肢进行穿刺。

（2）再次核对信息：由责任护士和医生共同核对患者预约单与电子申请单信息是否一致，协助患者进入诊室、上检查床，避免坠床或跌倒事件。

（3）安全指导：推轮椅、平车、检查床的患者，指导和协助搬运患者；对于有气管插管、引流管的患者，注意妥善安置管道，避免管道滑脱和弯折，置入引流管的患者，上检查床前将管道夹闭；带有监护仪与氧气瓶的患者，将仪器妥善放置在检查床适宜位置，并把监护仪显示屏放置于正面对医生和责任护士处，便于随时观察患者病情变化。

（4）体位设计：根据患者的检查部位设计体位，告知患者根据医生的提示进行呼气和屏气，嘱咐患者勿擅自移动身体变换体位，并做好患者的心理护理，安抚患者紧张情绪，积极配合医生检查。造影检查过程中嘱患者勿擅自变换体位及高声说话，超声造影过程中有任何不适随时告知医生护士。

（5）注意保暖和隐私：检查过程中注意患者的保暖和隐私，避免不必要部位的暴露。

（6）再次确认静脉通道是否通畅。在检查医生确定好病变部位，调节好造影谐波双幅监控模式，设定好机械指数后，遵医嘱准确抽取检查所需造影剂混悬液剂量（肝脏超声造影一般需声诺维混悬液 1.2~2.4 mL）。

（7）检查中与医生密切配合，护士听到医生可以推注声诺维对比剂指令后，将配制好的声诺维混悬液快速团注进入静脉，随后用 5 mL 生理盐水冲管，保证药量准确且快速注入静脉。建立医护默契配合的注药模式：如护士开始推注药液喊口号"1001"，开始推注生理盐水冲管喊口号"1002"。医生根据药液推注结束时间计算到达靶向器官的时间，声诺维对比剂经人体血运作用 3~5 min，最后经肺循环代谢，大概 15 min 代谢完毕。

（8）造影过程中病情观察。

①对所有患者进行密切医学观察，及早发现可能的不良反应症状，若出现症状，应立即停止检查并及时处理。

②高危患者（如心肺状况不稳定者、药物负荷联合增强超声心动图检查等）在检查过程中应进行心电图和血压监测。

③对于需要留观和后续检查的患者，应给予清晰的标识，只需观察 30 min 的患者，建议将结束留观时间以标签形式标注在留置针上；需要二次注射的患者，建议暂不写拔除留置针时间，予以区分并做好交接班。

3. 检查后护理常规

（1）检查完毕，指导患者到观察区休息 30 min。应用对比剂后，应注意观察患者是否出现不良反应，如恶心、呕吐、荨麻疹、低血压等。观察时间：参考药物说明书，观察时间不低于 30 min。如发现患者有任何不适，立即反馈医生，并积极协同处理。

（2）观察时间结束患者若无不适予拔除留置针，并协助患者按压静脉穿刺点 3~5 min。

（3）协助患者取超声报告，交代注意事项。

（五）并发症的观察与护理

1. 过敏样反应：表现为局部荨麻疹、瘙痒、皮肤水肿处弥漫性红斑、过敏性休克（低血压＋心动过速，脉搏大于 100/min）。一般过敏反应遵医嘱使用肾上腺素 1∶1 000 稀释液 0.3~0.5 mL 肌注，可重复注射，最大总量 1 mg。过敏性休克遵医嘱使用肾上腺素 1∶1 000 稀释液 1~3 mL 静脉注射。根据病情进行吸氧、心电监测、生命支持等实施急救。

2. 血管迷走反应 / 类生理反应（低血压伴心动过缓，脉搏小于 60/min）。表现为短暂的恶心、呕吐、潮红、发热、寒战等。一般无须其他治疗，如症状进行性变化，根据病情情况遵医嘱使用阿托品 0.5~1.0 mg 缓慢静注。

3. 低血糖反应。表现为激动不安、饥饿、出汗、心动过速等。轻度低血糖嘱患者进食，重度低血糖遵医嘱静脉输注葡萄糖溶液。

二、甲状腺或浅表组织超声造影检查护理常规

超声造影利用造影剂微泡的声散射性能，形成造影剂灌注部位与周围组织声阻抗差对比，提高图像的对比分辨率，低速血流及微小血管能清晰敏感显示，从而提供比彩色多普

勒超声更丰富、明确的诊断信息。进而诊断和鉴别甲状腺实质性结节造影、结节性甲状腺肿、甲状腺腺瘤、甲状腺恶性结节等。

（一）适应证

1. 用于甲状腺结节的超声诊断与鉴别诊断。

2. 甲状腺结节或病变穿刺活检部位的判断。

3. 有可疑甲状腺癌转移的颈部肿大淋巴结时，判断甲状腺结节的性质。

（二）禁忌证

对超声对比剂及其成分过敏者。

（三）护理评估

1. 接诊：参考上编第一章预约与接诊护理常规内容。

2. 环境：参考本章第一节一般超声检查护理常规内容。

3. 核对：参考本章第一节一般超声检查护理常规内容。

4. 病情：评估患者病情和血管条件、颈部皮肤暴露情况，排除禁忌证，对慎用人群密切观察，对患者及其家属进行风险告知，并做好风险预案和应急药品用品的准备。

5. 病史：参考本章第一节一般超声检查护理常规内容。

（四）护理措施

1. 检查前护理常规

（1）评估受检人群，询问过敏史：询问一般过敏史，如乙醇（酒精）、海鲜、药物过敏史等，同时根据不同种类的超声对比剂，针对性询问变应原。

（2）询问病史：包括心肺情况、疾病史、是否处于怀孕或哺乳期以及合并用药史，还需要评估患者的神志状态和心理状态。

（3）护患沟通：护士应当在检查前详细地解释超声造影的目的、用法、注意事项，嘱咐患者在检查过程中如有任何不适应及时告知，并在谈话过程中对患者给予初步心理评估。患者进行超声造影检查前都应当签署一份包含上述谈话内容的知情同意书。叮嘱患者穿低领衣服，不戴项链或其他首饰，造影检查过程中勿擅自变换体位及说话。

（4）指导患者呼吸训练：需先轻吸一口气，再屏住呼吸，坚持 15~20 s，保持胸廓无起伏；腹部检查患者可以直接屏气。对于老年或语言沟通障碍的特殊患者，应由责任护士示范屏气，指导其吸气后用手捂住口鼻以辅助屏气，检查过程中配合医生指令屏气或缓慢呼吸。

2. 检查中护理常规

（1）建立静脉通道，规范穿刺给药方案。

①输注用具：选择 20G 以上留置针或留置有耐高压中心静脉管、PICC 管，同时做好管道的护理。

②血管选择：a. 选择上肢粗、直、弹性好的血管，首选左上肢肘正中静脉、贵要静脉等，避开有硬结、瘢痕、炎症等处的静脉，避免在同一部位多次穿刺，注药前要抽回血，确定留置针位置，杜绝渗出。b. 接受乳房根治术和腋下淋巴结清扫术或有动静脉瘘、人工血管的患者应选健侧上肢进行穿刺。

（2）再次核对信息：由责任护士和医生共同核对患者预约单与电子申请单信息是否一致，协助患者进入诊室、上检查床，避免坠床或跌倒事件。

（3）安全指导：推轮椅、平车、检查床的患者，指导和协助搬运患者；对于有气管插管、引流管的患者，注意妥善安置管道，避免管道滑脱和弯折，置入引流管的患者，上检查床前将管道夹闭。

（4）体位设计：根据患者的检查部位设计体位，告知患者根据医生的提示进行呼气和屏气，嘱咐患者勿擅自移动身体变换体位，并做好患者的心理护理，安抚患者紧张情绪，积极配合医生检查。造影检查过程中嘱患者勿擅自变换体位及高声说话，超声造影过程中有任何不适随时告知医生护士。

（5）注意保暖和隐私：检查过程中注意患者的保暖和隐私，避免不必要部位的暴露。

（6）再次确认静脉通道是否通畅。在检查医生确定好病变部位，调节好造影谐波双幅监控模式，设定好机械指数后，遵医嘱准确抽取检查所需造影剂混悬液剂量（甲状腺及淋巴结等超声造影一般需声诺维混悬液 1.2~2.4 mL，乳腺超声造影一般需声诺维混悬液 4.8 mL）。

（7）检查中与医生密切配合，护士听到医生可以推注声诺维对比剂指令后，将配制好的声诺维混悬液快速团注进入静脉，随后用 5 mL 生理盐水冲管，保证药量准确且快速注入静脉。建立医护默契配合的注药模式：如护士开始推注药液喊口号"1001"，开始推注生理盐水冲管喊口号"1002"。医生根据药液推注结束时间计算到达靶向器官的时间，声诺维对比剂经人体血运作用 3~5 min，最后经肺循环代谢，大概 15 min 代谢完毕。

（8）造影过程中病情观察。

①对所有患者进行密切医学观察，及早发现可能的不良反应症状，若出现症状，应立即停止检查并及时处理。

②高危患者（如心肺状况不稳定者、药物负荷联合增强超声心动图检查等）在检查过程中应进行心电图和血压监测。

③对于需要留观和后续检查的患者，应给予清晰的标识，只需观察 30 min 的患者，

建议将结束留观时间以标签形式标注在留置针上；需要二次注射的患者，建议暂不写拔除留置针时间，予以区分并做好交接班。

3. 检查后护理常规

（1）检查完毕，指导患者到观察区休息 30 min。应用对比剂后，应注意观察患者是否出现不良反应，如恶心、呕吐、荨麻疹、低血压等。观察时间：参考药物说明书，观察时间不低于 30 min。如发现患者有任何不适，立即反馈医生，并积极协同处理。

（2）观察时间结束患者若无不适予拔除留置针，并协助患者按压静脉穿刺点 3~5 min。

（3）协助患者取超声报告，交代注意事项。

（五）并发症的观察与护理

1. 过敏样反应。参考本章第二节肝脏超声造影检查护理常规内容。

2. 血管迷走反应 / 类生理反应。参考本章第二节的肝脏超声造影检查护理常规内容。

3. 低血糖反应。参考本章第二节的肝脏超声造影检查护理常规内容。

4. 声音改变：与甲状腺结节体积及超声探头压迫有关，给予医学观察、心理安慰、发音指导。

三、胆道及腔道超声造影护理常规

胆道及腔道超声造影利用造影剂微泡的声散射性能，形成造影剂灌注部位与周围组织声阻抗差对比，明确梗阻原因（肿瘤、结石、外部压迫）；观察梗阻部位，左右肝内胆管是否相通，有无必要再进行另一侧肝内胆管的穿刺引流；明确引流管位置，以便医生做出适当调整，达到更好的引流效果（胆道扩张较小的情况下引流管在胆管中显示不清）。

（一）适应证

1. 明确胆道梗阻原因（肿瘤、结石、外部压迫）。

2. 明确胆管穿刺后的引流管位置。

（二）禁忌证

对超声对比剂及其成分过敏者。

（三）护理评估

1. 接诊：参考上编第一章预约与接诊护理常规内容。

2. 环境：参考本章第一节一般超声检查护理常规内容。

3. 核对：参考本章第一节一般超声检查护理常规内容。

4. 病情：评估患者病情及引流管、伤口情况，排除禁忌证，对慎用人群密切观察，对患者及其家属进行风险告知，并做好风险预案和应急药品用品的准备。

5. 病史：参考本章第一节一般超声检查护理常规内容。

（四）护理措施

1. 检查前护理常规

（1）评估受检人群，询问过敏史：询问一般过敏史，如乙醇（酒精）、海鲜、药物过敏史等，同时根据不同种类的超声对比剂，针对性询问变应原。

（2）询问病史：包括心肺情况、疾病史、是否处于怀孕或哺乳期以及合并用药史，还需要评估患者的神志状态和心理状态。

（3）护患沟通：护士应当在检查前详细地解释超声造影的目的、用法、注意事项，嘱咐患者在检查过程中如有任何不适应及时告知，并在谈话过程中对患者给予初步心理评估。患者进行超声造影检查前都应当签署一份包含上述谈话内容的知情同意书。

（4）指导患者呼吸训练：需先轻吸一口气，再屏住呼吸，坚持 15~20 s，保持胸廓无起伏；腹部检查患者可以直接屏气。对于老年或语言沟通障碍的特殊患者，应由责任护士示范屏气，指导其吸气后用手捂住口鼻以辅助屏气。检查过程中配合医生指令屏气或缓慢呼吸。

2. 检查中护理常规

（1）超声对比剂规范配置好备用（配置方法参考本章第二节超声造影检查护理常规相应内容）。

（2）再次核对信息：由责任护士和医生共同核对患者预约单与电子申请单信息是否一致，协助患者进入诊室、上检查床，避免坠床或跌倒事件。

（3）安全指导：推轮椅、平车、检查床的患者，指导和协助搬运患者；对于有气管插管、引流管的患者，注意妥善安置管道，避免管道滑脱和弯折，置入引流管的患者，上检查床前将管道夹闭。

（4）体位设计：根据患者的检查部位设计体位，告知患者根据医生的提示进行呼气和屏气，嘱咐患者勿擅自移动身体变换体位，并做好患者的心理护理，安抚患者紧张情绪，积极配合医生检查。造影检查过程中嘱患者勿擅自变换体位及高声说话，超声造影过程中有任何不适随时告知医生护士。

（5）护士应首先检查患者引流管（PTCD 管、T 管等）是否通畅在位。用注射器连接引流管，抽吸有胆汁引出即提示引流管通畅。

（6）胆道超声对比剂浓度以 1/500~1/100 较合适，即 1~2 滴配制好的对比剂混悬液加入 10~50 mL 生理盐水中。胆道超声对比剂注射常取配制好的超声对比剂（ultrasound contrast agent，UCA）溶液 20.0~40.0 mL，稀释的造影剂溶液摇晃均匀，经 T 管或经皮经肝胆管置管引流管缓慢推注；行腹腔镜胆总管探查术时，胆总管插管后注入对比剂，同时夹闭胆总管远端后，医生即可扫查肝脏及肝外胆管。胆管超声对比剂经胆道进入机体后可清晰显示胆管引流管的末端位置，也可停留于患者的胆管，随胆汁的分泌进入肠道而排出，可明显减少意外事件的发生风险。超声造影术可清晰显示患者肝脏内胆管的分布情况，可清晰显示胆管梗阻程度，也可从任意扫描平面对患者病灶部位进行观察，这是常规超声所无法实现的，术中不会受到遮挡分支的影响，利于医生更好地观察患者的具体病情，提高显示准确率。

3. 检查后护理常规

（1）妥善固定引流管道。

（2）检查完毕，指导患者到留观区休息 30 min。应用对比剂后，应注意观察患者是否出现不良反应，如恶心、呕吐、荨麻疹、低血压等。观察时间：参考药物说明书，观察时间不低于 30 min。如发现患者有任何不适，立即反馈医生，并积极协同处理。

（3）交代注意事项，做好健康宣教。

（五）并发症的观察与护理

1. 过敏样反应。参考本章第二节一、肝脏超声造影检查护理常规内容。

2. 血管迷走反应/类生理反应。参考本章第二节一、肝脏超声造影检查护理常规内容。

3. 低血糖反应。参考本章第二节一、肝脏超声造影检查护理常规内容。

4. 腹痛：超声造影剂刺激胆管可能引起痉挛导致腹痛。注意经胆道推注超声造影剂的速度，避免过快引起胆管痉挛。

四、子宫输卵管超声造影（HyCoSy）护理常规

子宫输卵管超声造影是女性不孕患者的重要检查项目之一，是一种经阴道的实时超声检查，经子宫内注入超声对比剂，通过超声造影能够评估输卵管是阻塞还是通畅，从而协助医生制定针对性的治疗方案。

（一）适应证

1. 疑为子宫畸形。

2. 不孕不育症疑为输卵管梗阻、宫腔内病变，需了解输卵管通畅性。

3. 月经干净后 3~10 d、阴道分泌物检查清洁度 Ⅰ~Ⅱ 度，造影前没有同房，无全身性或心肺血管等重要器官疾病。

（二）禁忌证

对超声对比剂及其成分过敏者、患有急性感染性疾病者。

（三）护理评估

1. 接诊：参考上编第一章预约与接诊护理常规内容。

2. 环境：参考本章第一节一般超声检查护理常规内容。

3. 核对：参考本章第一节一般超声检查护理常规内容。

4. 病情：评估患者病情、月经周期、是否规律、月经干净天数、白带常规，排除禁忌证，对慎用人群密切观察，对患者及其家属进行风险告知，并做好风险预案和应急药品用品的准备。

5. 病史：参考本章第一节一般超声检查护理常规内容。

（四）并发症的观察与护理

1. 过敏样反应。参考本章第二节一、肝脏超声造影检查护理常规内容。

2. 血管迷走反应/类生理反应。参考第六章第二节一、肝脏超声造影检查护理常规内容。

3. 低血糖反应。参考本章第二节一、肝脏超声造影检查护理常规内容。

4. 腹胀、腹痛、阴道出血：给予密切医学观察，如症状加剧需确认是否存在输卵管破裂情况。

（五）护理措施

1. 检查前护理常规

（1）评估受检人群，询问过敏史：询问一般过敏史，如乙醇（酒精）、海鲜、药物过敏史月经史等，同时根据不同种类的超声对比剂，针对性询问变应原，最佳子宫输卵管造影时间为正常月经周期干净后 3~10 d。

（2）询问病史：包括心肺情况、疾病史、既往相关检查结果以及合并用药史，还需要评估患者的神志状态和心理状态。

（3）符合子宫输卵管造影适应证的患者需进行抗体三项（肝炎、梅毒、艾滋）、血常规以及 HCG 等检查项目。因该检查属于有创操作，故仍需评估患者心肺功能，避免发生心脑血管意外。还需检查阴道洁净度及白带常规检查，判断患者是否有妇科炎症，避免增大宫腔逆行感染的概率，检测结果为阳性患者必须经治疗后复查，结果正常方可进行子宫输卵管造影。

（4）护患沟通：护士应当在检查前确认患者是否在检查周期内有性生活，详细地解释子宫输卵管造影的目的、用法、注意事项，指导深呼吸及放松技术，缓解负性情绪可降低插管疼痛。嘱咐患者在检查过程中如有任何不适应及时告知，并在谈话过程中对患者给予初步心理评估。患者进行超声造影检查前都应当签署一份包含上述谈话内容的知情同意书。

2. 检查中护理常规

（1）超声对比剂规范配置好备用（配置方法参考本章第二节超声造影检查护理常规相应内容）。抽取 2 mL 已配制的声诺维对比剂混悬液，加入预加热至 37℃ 18 mL 的 0.9% 氯化钠注射液配制成 20 mL 对比剂稀释液，对比剂温度过低可能引起输卵管痉挛及患者不适。

（2）再次核对信息：由责任护士和医生共同核对患者预约单与电子申请单信息是否一致，协助患者进入诊室、上检查床，避免坠床或跌倒事件。

（3）安全指导：推轮椅、平车、检查床的患者，指导和协助搬运患者。

（4）宫腔插管前患者排空膀胱，取膀胱截石位。予常规消毒及铺巾，宫腔内置入 7~12 号宫腔管，动作轻柔，避免导管插入过深；常规无须钳夹宫颈，仅在困难插管时钳夹；建议常规配备探针及扩宫棒。检查过程中严格遵守无菌操作原则。

（5）根据插管的型号选择对应的球囊容量，球囊内注入 1.5~3 mL 0.9% 氯化钠注射液，撤去窥器，经阴道超声探头置入阴道内，通过超声影像判定球囊体积是否合适，调整球囊大小约占宫腔容积的 1/2，使之能够堵塞宫颈内口上方。若球囊过大，则患者疼痛感明显，且影响宫腔显影；若球囊过小，推注压力较大时，则易造成对比剂向阴道方向反流，或者导管经宫颈管脱出。

（6）推注方案。

①手工推注：医生启动实时四维造影模式后向宫腔内注入对比剂 20 mL，根据患者宫腔内压力不同调整推注速度，持续向宫腔内注入对比剂，若阻力大则适当减慢推注速度，若阻力小则适当加大推注速度。根据输卵管通畅情况再推注 10 mL 0.9% 氯化钠注射液，根据实际情况选择是否二次注射对比剂混悬液。

②对比剂推注装置：对比剂注射装置可准确控制注射时的压力和速度，研究表明，推注压力峰值可作为一种判断输卵管通畅程度的量化指标，使用对比剂推注装置，可减少逆流、降低疼痛，即可避免压力过低造成的假阳性，又可防止压力过高对输卵管造成损伤。

（7）推注药液过程中应观察患者变化，并询问患者感受，根据患者实际情况及时调节推注速度；造影过程中，护士应严密监测患者生命体征，观察患者面部变化。

3. 检查后护理常规

（1）子宫输卵管造影结束后患者留观 30 min，无任何不适可离院。

（2）交代注意事项及健康教育：包括休息（不可过度劳累、剧烈运动）、药物（遵医嘱服药，具体服药剂量、频次、周期）、饮食（近期应多饮温水）、保暖（不可受凉、腹部热敷）、性生活（本月不可行性生活，于下个月经周期后方可）、出血量观察（观察阴道出血量，少量为正常，出血量超过月经量应及时报告就诊）以及复查时间。

五、儿童 VUR 超声造影护理常规

膀胱输尿管反流（vescioureteral reflux，VUR）指尿液自膀胱异常反流进入输尿管和肾脏，是儿童最常见的泌尿系统疾病之一，且与儿童尿路感染关系密切，其发病率在一般人群中为 1%~2%，而在首发尿路感染的患儿中高达 30%~50%。既往 VUR 被认为与反流性肾病、肾脏瘢痕形成有关。膀胱输尿管反流（VUR）一般与反流性肾病密切相关，目前临床诊断 VUR 的影像学检查方法有 3 种：①逆行性膀胱输尿管 X 线造影（VCUG）；②放射性核素膀胱造影（RCN）；③排泄性尿路超声造影（CeVUS）。其中排泄性尿路超声造影（CeVUS）因无放射性，可作为 VUR 患儿随访观察的首选检查方法。声诺维用于儿童患者膀胱内给药的推荐剂量为 1 mL。

（一）适应证

膀胱输尿管反流患儿。

（二）禁忌证

对超声对比剂及其成分过敏者。

（三）护理评估

1. 接诊：参考上编第一章预约与接诊护理常规内容。

2. 环境：参考本章第一节一般超声检查护理常规内容。

3. 核对：参考本章第一节一般超声检查护理常规内容。

4. 病情：评估患儿的配合程度及家属支持情况，排除禁忌证，对慎用人群密切观察，对患者及其家属进行风险告知，并做好风险预案和应急药品用品的准备。

5. 病史：参考本章第一节一般超声检查护理常规内容。

（四）护理措施

1. 检查前护理常规

（1）评估受检人群，询问过敏史：询问一般过敏史，如乙醇（酒精）、海鲜、药物过敏史等。

（2）询问病史：评估患儿的配合程度、神志状态和心理状态。测量患儿脉搏、呼吸、血压、体温。

（3）护患沟通：护士应当在检查前详细地解释超声造影的目的、用法、注意事项，嘱咐患儿及家属在检查过程中如有任何不适应及时告知，患儿家属进行超声造影检查前都应当签署一份包含上述谈话内容的知情同意书。

（4）使用公式 [（年龄 +2）× 30 mL] 计算患儿的预计膀胱容量。

（5）超声对比剂规范配置好备用（配置方法参考本章第二节超声造影检查护理常规相应内容）。抽取 1 mL 已配制的声诺维对比剂混悬液。

2. 检查中护理常规

（1）患儿检查前在无菌条件下，将 6F~8F 无菌导尿管插入膀胱，留置导尿管，排空膀胱内尿液后夹闭导尿管。

（2）再次核对信息：由责任护士和医生共同核对患者预约单与电子申请单信息是否一致，协助患者进入诊室、上检查床，避免坠床或跌倒事件。

（3）安全指导：指导和协助家属安抚患者，使其配合操作。

（4）患儿取仰卧位，无须镇静，采用二维彩超模式记录双肾形态大小、实质回声、集合系统及双侧输尿管情况并存储图像。

（5）团注法：连接三通至导尿管，0.9% 氯化钠注射液与一次性输液器连接，连接在三通一端，另一端连接超声对比剂，而后经导尿管注入 1/3 预计膀胱容量的温盐水及 1 mL 已配制的声诺维对比剂混悬液，于患儿膀胱水平面之上 60 cm 高度使用输液器经导尿管持续滴注温盐水直至点滴自行停止，而后关闭输液器，开放导尿管并嘱患儿排尿。

（6）除了"团注法"，也可以使用"预稀释法"：将 1 mL 已配制的声诺维对比剂混悬液注入 500 mL 装的生理盐水袋（预稀释，浓度 0.2%），使用塑料袋装的生理盐水（不使用玻璃瓶装）。轻柔摇晃盐水袋，得到均匀一致的微泡混悬液。将以上制备的声诺维对比剂溶液悬于检查台以上 60 cm 高度，患儿保持仰卧位，在重力作用下开始充盈膀胱直到充满（患儿开始排尿或者表现不适），根据公式［（年龄 +2）× 30 mL］计算儿童膀胱充满达到排尿点的容量。

（7）对比剂注入后即采用对比超声造影模式，持续扫查单侧肾盂、输尿管及膀胱，记录超声对比剂显影情况并存储图像；重复上述步骤行对侧肾盂、输尿管超声造影并存储图像。

3. 检查后护理常规

（1）测量患儿脉搏、呼吸、血压、体温，与检查前生命体征对比，观察有无 CeVUS 引起的相关不适，如腹痛、发热等。

（2）检查完毕，指导患儿到留观区休息 30 min。应用对比剂后，应注意观察患者是否出现不良反应，如恶心、呕吐、荨麻疹、低血压等。观察时间：参考药物说明书，观察时间不低于 30 min。如发现患者有任何不适，立即反馈医生，并积极协同处理。无不适可返回病房，拔除尿管。

（3）造影检查当日及前后 1 d（共 3 d）预防性使用抗生素，并观察 CeVUS 相关不良反应（腹痛、发热、继发感染等）。

（4）指导多饮水，检查后 4 h 饮水量应达到 800~1 000 mL，记录拔除尿管后的尿量，增加排尿次数。指导做好尿道口的清洁，减少因留置导尿管而引起的尿道口感染。

（5）心理护理：膀胱输尿管反流患儿大多年龄较小，语言表达能力差，对于不适主要通过哭吵来表现，留置尿管、拔管及检查过程中可通过转移患儿的注意力来减少患儿的不适感，具体方式有播放卡通音乐、阅读卡通漫画及书籍或奖励小礼物等。

（五）并发症的观察与护理

1. 过敏样反应。参考本章第二节一、肝脏超声造影检查护理常规内容。

2. 血管迷走反应 / 类生理反应。参考本章第二节一、肝脏超声造影检查护理常规内容。

3. 低血糖反应。参考本章第二节一、肝脏超声造影检查护理常规内容。

4. 腹胀、腹痛、发热：给予密切医学观察，如症状加剧需确认是否存在输尿管异常情况。

六、前哨淋巴结超声造影护理常规

前哨淋巴结（sentinel lymphatic node，SLN）是原发肿瘤引流区域的第一站淋巴结，其生物学状态最能反映整个区域淋巴结的转移情况，早期检出 SLN 并判断其是否发生转移对肿瘤患者分期、手术方式的选择及放化疗等治疗方案的影响至关重要。乳腺癌 SLN 转移注射示踪剂的部位主要有乳晕周围、乳晕下、原发肿块周围皮内或皮下以及肿块周围腺体内或肿块内。

（一）适应证

乳腺癌患者判断是否腋窝淋巴结转移者。

（二）禁忌证

对超声对比剂及其成分过敏者。

（三）护理评估

1. 接诊：参考上编第一章预约与接诊护理常规内容。

2. 环境：参考本章第一节一般超声检查护理常规内容。

3. 核对：参考本章第一节一般超声检查护理常规内容。

4. 病情：评估患者乳腺皮肤完整情况、心理状态，排除禁忌证，对慎用人群密切观察，对患者及其家属进行风险告知，并做好风险预案和应急药品用品的准备。

5. 病史：参考本章第一节一般超声检查护理常规内容。

（四）护理措施

1. 检查前护理常规

（1）评估受检人群，询问过敏史：询问一般过敏史，如乙醇（酒精）、海鲜、药物过敏史等，同时根据不同种类的超声对比剂，针对性询问变应原。

（2）询问病史：包括心肺情况、疾病史、既往相关检查结果以及合并用药史，还需要评估患者的神志状态和心理状态。

（3）护患沟通：护士应当在检查前详细地解释超声造影的目的、用法、注意事项，嘱咐患者在检查过程中如有任何不适应及时告知，并在谈话过程中对患者给予初步心理评估。经乳晕周围皮下注射药物，痛感较经静脉注射明显，因此应做好患者心理护理，减轻其负性情绪。患者进行超声造影检查前都应当签署一份包含上述谈话内容的知情同意书。

（4）超声对比剂规范配置好备用（配置方法参考本章第二节超声造影检查护理常规相应内容）。抽取 2 mL 已配制的声诺维对比剂混悬液。

2. 检查中护理常规

（1）再次核对信息：由责任护士和医生共同核对患者预约单与电子申请单信息是否一致，协助患者进入诊室、上检查床，避免坠床或跌倒事件。

（2）安全指导：推轮椅、平车、检查床的患者，指导和协助搬运患者。

（3）体位设计：前哨淋巴结造影患者取仰卧位，上肢 90° 外展。

（4）先行常规超声扫查，初步确定 SLN 可能存在的部位。

（5）在接近乳晕位置或者肿块周边的 12、3、6、9 四个点位置，皮下分别注射 0.5 mL 的超声对比剂，并覆盖纱布轻轻按摩注射部位 10~30 s，加速对比剂进入淋巴管。

（6）然后开启反相脉冲谐波，动态观察对比剂在淋巴管及淋巴结的显像线路并实时记录首先增强的淋巴结（即为 SLN）。

（7）检查医生记录淋巴结的形态、大小、数目、部位，并予体表标记。如淋巴结始终没有显示，可爆破对比剂，重复注射对比剂，进行再次检查。重点观察原标记的 SLN 附近有无增强的淋巴结，防止 SLN 漏检。

（8）观察超声造影增强特点：超声造影增强模式和时间—强度曲线参数（到达时间、达峰时间、峰值强度、高灌注区与低灌注区的差值。根据超声造影灌注特点，判断腋窝淋巴结有无转移。

3. 检查后护理常规

（1）检查完毕，协助患者穿好衣服，指导患者到留观区休息 30 min。应用对比剂后，应注意观察患者是否出现不良反应，如恶心、呕吐、荨麻疹、低血压等。观察时间：参考药物说明书，观察时间不低于 30 min。如发现患者有任何不适，立即反馈医生，并积极协同处理。

（2）交代注意事项，做好健康宣教及心理护理。

（五）并发症的观察与护理

1. 过敏样反应。参考本章第二节一、肝脏超声造影检查护理常规内容。

2. 血管迷走反应 / 类生理反应。参考本章第二节一、肝脏超声造影检查护理常规内容。

3. 低血糖反应。参考本章第二节一、肝脏超声造影检查护理常规内容。

4. 皮下血肿：造影剂皮下注射可能引起皮下血肿，如血肿较大可按压或冰敷注射位置。

七、胃超声检查口服造影剂护理常规

胃超声检查是口服超声造影剂与超声成像技术的有机结合，在胃腔充盈之后，常规经腹超声可显示正常胃壁结构，病灶位置、大小和形态特点以及与胃壁层次结构的对应关系。适用于胃的功能检测，如胃的容受性、排空动力性和胃食管反流性疾病等，以及不能耐受或无法实施胃镜、内镜超声检查者。

常用造影剂的种类如下。

1. 无回声型造影剂主要为温开水、矿泉水或中药制剂（如胃超声增效液）等，具有使用简便易行、经济有效等优点。

2. 有回声型造影剂

（1）胃超声造影剂：国内获得药监局批准的有"胃窗声学造影剂"和"胃肠超声助显剂"等，其主要成分为谷物类粉末熟化物，因此也称为"食品型造影剂"。

（2）微泡超声造影剂：常用声诺维。

（一）适应证

1. 患者有上消化道疾病症状与体征，如临床怀疑胃肿瘤性病变、胃溃疡、胃内异物和食管胃底静脉曲张等，需要进行胃部病变检查者。

2. 鉴别肿块是否来源于胃，了解肿块与胃壁的关系和（或）对肝脏、胰腺等周围组织器官的侵犯。

3. 胃部病变需动态复查随诊者，如消化性溃疡和胃癌新辅助化疗疗效观察与评估。

4. 胃的功能检测，如胃的容受性、排空动力性和胃食管反流性疾病等。

5. 不能耐受或无法实施胃镜、内镜超声检查者。

（二）禁忌证

1. 对超声对比剂及其成分过敏者。

2. 临床需禁食者，如严重胃潴留、胃或十二指肠溃疡穿孔、消化道外伤急症者等。

3. 因严重精神疾患、认知障碍、吞咽困难、顽固呃逆或体力不支等难以配合检查者。

4. 重度肥胖腹壁肥厚、胃位置深在或过高、肠道气体严重干扰胃超声扫查等，致胃超声成像质量低下，不能做出有效评估者。

（三）护理评估

1. 接诊：参考上编第一章预约与接诊护理常规内容。

2. 环境：参考本章第一节一般超声检查护理常规内容。

3. 核对：参考本章第一节一般超声检查护理常规内容。

4. 病情：评估患者胃肠道情况及进食情况，是否存在吞咽困难，排除禁忌证，对慎用人群密切观察，对患者及其家属进行风险告知，并做好风险预案和应急药品用品的准备。

5. 病史：参考本章第一节一般超声检查护理常规内容。

（四）护理措施

1. 检查前护理常规

（1）计算造影剂用量：①成人用量：一般为 500~1 000 mL，推荐使用剂量为 700 mL 左右。②小儿用量：新生儿为 10 mL 左右；1~3 岁为 100~200 mL，3~10 岁为 200~400 mL；10~15 岁以上为 400~600 mL。③显像不满意时，可追加口服剂量至胃腔充盈适度。

（2）检查前一日患者避免食用麻辣烫、辣椒等刺激性强，或油炸、烧烤、火锅等不易消化，或豆类、番薯等易产气的食物，禁止饮酒。

（3）检查当日禁食早餐，成人禁食 6~8 h，婴儿禁食 3 h。检查前禁烟、少讲话，以减少气体吞入胃腔。

（4）X 线钡餐可因钡剂滞留、胃镜检查可因气体积聚于胃腔而干扰超声检查。已行此类检查者，至少 2 d 后再行超声检查为宜。

（5）幽门梗阻患者可视病情决定是否需要禁食；一般应禁食 2~3 d，必要时洗胃后再予检查。

（6）评估受检人群，询问过敏史：询问一般过敏史，如乙醇（酒精）、海鲜、药物过敏史等，同时根据不同种类的超声对比剂，针对性询问变应原。

（7）询问病史：包括心肺情况、疾病史、既往相关检查结果以及合并用药史，还需要评估患者的神志状态和心理状态。

（8）护患沟通：护士应当在检查前详细地解释超声造影的目的、用法、注意事项，嘱咐患者在检查过程如有任何不适应及时告知，并在谈话过程中对患者给予初步心理评估。患者进行超声造影检查前都应当签署一份包含上述谈话内容的知情同意书。

（9）超声对比剂规范配置好备用（配置方法参考本章第二节超声造影检查护理常规相应内容）。抽取 0.5 mL 已配制的声诺维对比剂混悬液，加入 500~700 mL 温开水、纯净水或矿泉水中，摇匀备用。

2. 检查中护理常规

（1）检查前患者应尽可能一次性、连续大口、快速饮用对比剂，但需注意应避免由此引起呛咳。避免分次、小口、缓慢饮用对比剂，导致较多气体随对比剂进入胃腔，干扰超声造影。

（2）在诊断贲门失弛缓症、贲门占位病变、食管胃底静脉曲张等功能性或器质性疾病，以及饮服足量造影剂后胃腔未能正常充盈显像时，应边饮服造影剂，边行超声检查，实时观察贲门部造影剂通过和胃腔充盈显像特点。

（3）必要时，口服和静脉超声造影可联合使用，即行胃双重造影检查，以获取胃部病变与周围组织血供特点等诊断信息。

（4）医生按照序贯检查，规范记录和报告检查。

（5）观察患者检查过程中是否出现不适。

3. 检查后护理常规

（1）检查完毕，指导患者到留观区休息 30 min。应用对比剂后，应注意观察患者是否出现不良反应，如恶心、呕吐、荨麻疹、低血压等。观察时间：参考药物说明书，观察时间不低于 30 min。如发现患者有任何不适，立即反馈医生，并积极协同处理。

（2）如检查过程中发现胃部有病灶，需遵医嘱进行下一步治疗。

（五）并发症的观察与护理

1. 过敏样反应。参考本章第二节一、肝脏超声造影检查护理常规内容。

2. 血管迷走反应 / 类生理反应。参考本章第二节一、肝脏超声造影检查护理常规内容。

3. 低血糖反应。参考本章第二节一、肝脏超声造影检查护理常规内容。

4. 口干：病情允许下可多饮水。

八、左心声学造影护理常规

左心声学造影主要包括左心室心腔造影（left ventricular opacification，LVO）和心肌声学造影（myocardial contrast echocardiography，MCE）。左心声学造影能显著提高心内膜边界的显示率，清晰勾画出左心室轮廓，在左室容量和射血分数、局部室壁运动的准确评估、左心腔细微解剖结构（特别是心尖部）和心肌微循环灌注的清晰显示中具有重要的临床价值。

（一）适应证

1. 心尖部解剖结构和功能异常的诊断。

2. 负荷超声心动图的造影增强。

3. 左心室心尖肥厚。

4. 心肌梗死并发症：左心室假性室壁瘤、心肌梗死后室间隔缺损，使用造影剂可以区分假性室壁瘤和真性室壁瘤。

5. 心尖血栓、心尖室壁瘤。

（二）禁忌证

对超声对比剂及其成分过敏者。

（三）护理评估

1. 接诊：参考上编第一章预约与接诊护理常规内容。

2. 环境：参考本章第一节一般超声检查护理常规内容。

3. 核对：参考本章第一节一般超声检查护理常规内容。

4. 病情：评估患者心脏功能及生命体征、活动耐受等情况，排除禁忌证，对慎用人群密切观察，对患者及其家属进行风险告知，并做好风险预案和应急药品用品的准备。

5. 病史：参考本章第一节一般超声检查护理常规内容。

（四）护理措施

1. 检查前护理常规

（1）患者的准备。

①检查前静息 5 min。

②体位设计：患者取左侧卧位或平卧位，充分暴露心前区，连接心电图。常规输液通道根据医生的操作方向选择，医生左手操作时，选择患者右前臂，医生右手操作时，选择患者左前臂。

③造影期间的配合：提示患者配合医生保持平静呼吸，勿随便移动体位。

（2）护士的准备。

①诊室应配备心肺复苏设备及抢救药品。

②评估受检人群。

③询问病史：包括心肺情况、疾病史及合并用药史，还需要评估患者的神志状态和心理状态。

④护患沟通：护士应在检查前详细地解释超声造影的目的、用法、注意事项，嘱咐患者在检查过程如有任何不适应及时告知，并在谈话过程中对患者给予初步心理评估。

⑤配合医生调整患者体位，充分暴露心前区，连接心电图，测量生命体征并做好记录。

2. 检查中护理常规

（1）再次核对信息：由责任护士和医生共同核对患者预约单与电子申请单信息是否一致，协助患者进入诊室、上检查床，避免坠床或跌倒事件。

（2）安全指导：推轮椅、平车、检查床的患者，指导和协助搬运患者。

（3）在医生对患者病灶部位进行检查定位的同时，护士应首先为患者建立静脉输液通道，选择肘正中静脉或者贵要静脉进行套管针穿刺。通道建立后应注意首先排除输液用三通的空气，做好注射准备。

（4）造影剂配制及注射方法：目前在国内批准使用的左心声学造影剂主要有声诺维、全氟丙烷人血白蛋白微球注射液。具体配制方法和剂量如下。

①声诺维：配置方法参考本章第二节超声造影检查护理常规相应内容，一次注射用量 UCA 常规为 1.0~2.4 mL。可根据患者年龄、体重、病变部位、超声设备等做剂量调整。

②雪瑞欣：雪瑞欣的主要成分为 1% 人血白蛋白包裹全氟丙烷的白蛋白微球，需冰箱冷藏。

使用前从冰箱中取出，达到室温。首先观察药品性状：下层为澄明液体，无异物、混浊和沉淀；上层为白色微球层。外观或内部性状有改变时禁止使用。经检查外观合格后，将药品混匀，不可用力振摇以免微球破裂及产生泡沫。为保持压力恒定以免微球破裂，在抽取药液时须在药瓶胶塞上另插入一个注射针头通气以保持压力恒定，然后将混悬液吸入注射器。用 10 mL 注射器抽取 0.9% 氯化钠注射液 10 mL 接三通的一端，用 1 mL 或 2 mL 注射器抽取混匀的全氟丙烷人血白蛋白微球注射液接三通的另一端，以约 1 mL/s 的注射速度推注，随即用 0.9% 氯化钠注射液 5~10 mL 推注使管内的造影剂全部进入血循环，在注射过程中完成超声检查。注意不得将空气注入瓶内。注射本品前不得用注射器回抽血液，以免在注射器形成凝块。推荐剂量为每次 0.01 mL/kg。如效果不理想，可将注射剂量加大至 0.02 mL/kg 予以注射，但注射次数总计不宜超过 2 次。

（5）造影剂配制后，在检查医生确定好检查部位，调节好造影谐波双幅监控模式，设定机械指数后应立即经已建立好的输液通道采用团注法快速推入，随后用生理盐水冲管。

3. 检查后护理常规

（1）检查过程中及检查结束后应密切观察患者病情，留意生命体征变化。如发现患者有任何不适，立即反馈医生，并积极协同处理。

（2）观察时间结束患者若无不适予拔除留置针，并协助患者按压静脉穿刺点 3~5 min。

（3）协助患者取超声报告，交代注意事项。

（五）并发症的观察与护理

1. 过敏样反应。参考本章第二节一、肝脏超声造影检查护理常规内容。

2. 血管迷走反应 / 类生理反应。参考本章第二节一、肝脏超声造影检查护理常规内容。

3. 低血糖反应。参考本章第二节一、肝脏超声造影检查护理常规内容。

4. 一过性心率、血压异常：规范操作流程，做好预防措施。

九、右心声学造影护理常规

右心声学造影具有安全、无创、可重复性强等优点，且不受流速高低的限制，能实时、动态地显示出心脏内部右向左分流的信息和右心系统的灌注顺序，为临床提供丰富的解剖及血流动力学资料。

（一）适应证

1. 隐源性脑卒中患者。

2. 经皮卵圆孔未闭封堵术后的检测。

3. 怀疑肺内动静脉瘘患者。

4. 准确评价右心大小、结构和功能。

（二）禁忌证

对超声对比剂及其成分过敏者。

（三）护理评估

1. 接诊：参考上编第一章预约与接诊护理常规内容。

2. 环境：参考本章第一节一般超声检查护理常规内容。

3. 核对：参考本章第一节一般超声检查护理常规内容。

4. 病情：评估患者心脏功能及生命体征、活动耐受等情况，排除禁忌证，对慎用人群密切观察，对患者及其家属进行风险告知，并做好风险预案和应急药品用品的准备。

5. 病史：参考本章第一节一般超声检查护理常规内容。

（四）护理措施

1. 检查前护理常规

（1）患者的准备。

①检查前静息 5 min。

②体位准备：患者取左侧卧位或平卧位，充分暴露心前区，连接心电图。常规输液通道根据医生的操作方向选择，医生左手操作时，选择患者右前臂，医生右手操作时，选择患者左前臂。

③对患者进行激发动作训练：右心声学造影检查的目的是诊断或排除肺内或心内是否存在右向左分流相关疾病，检查过程中需要配合激发动作增加右心压力，提高疾病的检出率。因此造影前训练患者激发动作（如 Valsalva 动作、剧烈咳嗽等），有助于右心声学造影的顺利进行。

④造影期间的配合：提示患者配合医生保持平静呼吸或做激发动作，勿随便移动体位。

（2）护士的准备。

①诊室应配备心肺复苏设备及抢救药品。

②评估受检人群。

③询问病史：包括心肺情况、疾病史及合并用药史，还需要评估患者的神志状态和心理状态。

④护患沟通：护士应当在检查前详细地解释超声造影的目的、用法、注意事项，嘱咐患者在检查过程如有任何不适应及时告知，并在谈话过程中对患者给予初步心理评估。

⑤配合医生调整患者体位，充分暴露心前区，连接心电图，测量生命体征并做好记录。

2. 检查中护理常规

（1）再次核对信息：由责任护士和医生共同核对患者预约单与电子申请单信息是否一致，协助患者进入诊室、上检查床，避免坠床或跌倒事件。

（2）安全指导：推轮椅、平车、检查床的患者，指导和协助搬运患者。

（3）在医生对患者病灶部位进行检查定位的同时，护士应首先为患者建立静脉输液通道，选择肘正中静脉或者贵要静脉进行套管针穿刺。通道建立后应注意首先排除输液用三通的空气，做好注射准备。

（4）造影剂配制及注射方法：右心声学造影剂种类较多，目前在国内外较常使用的右心声学造影剂主要是震荡无菌生理盐水造影剂，其产生的气泡直径较大，不能进入肺微循环。具体配制方法为如下。

①震荡无菌生理盐水注射液：取 2 支 10 mL 注射器，分别接在三通管上，其中 1 支抽取 9 mL 0.9% 氯化钠溶液和 1 mL 空气，连通上述 2 个注射器，在 2 个注射器之间快速来回推注液体 20 次或以上，直至完全浑浊（不透明），使 0.9% 氯化钠溶液和空气充分混合成含细小微泡的乳白色混悬液，为"空气—盐水混合物"。

②加血的震荡无菌生理盐水注射液：取 2 支 10 mL 注射器，分别接在三通管上，其中

1 支抽取 8 mL 生理盐水、1 mL 空气和回抽 1 mL 患者的血液，连通上述 2 个注射器，在 2 个注射器之间快速来回推注液体 20 次或以上，直至完全浑浊（不透明），使 0.9% 氯化钠溶液和空气、血液充分混合成含细小微泡的混悬液，配制成"血液—空气—盐水混合物"。

（5）造影剂配制后，在检查医生确定好检查部位，调节好造影谐波双幅监控模式，设定好机械指数后应立即经已建立好的输液通道采用团注法快速推入，随后用生理盐水冲管。

3. 检查后护理常规

（1）检查过程中及检查结束后应密切观察患者病情，留意生命体征变化。如发现患者有任何不适，立即反馈医生，并积极协同处理。

（2）观察时间结束患者若无不适予拔除留置针，并协助患者按压静脉穿刺点 3~5 min。

（3）协助患者取超声报告，交代注意事项。

（五）并发症的观察与护理

1. 过敏样反应。参考本章第二节一、肝脏超声造影检查护理常规内容。

2. 血管迷走反应 / 类生理反应。参考本章第二节一、肝脏超声造影检查护理常规内容。

3. 低血糖反应。参考本章第二节一、肝脏超声造影检查护理常规内容。

4. 一过性心率、血压异常：规范操作流程，做好预防措施。

第三节　介入性超声检查护理常规

一、胸水穿刺置管护理常规

胸水穿刺置管术，是在超声引导下放置胸腔引流管，达到诊断及治疗目的。超声引导下实施胸腔穿刺术，能够对穿刺点进行精准定位，可以有效提升穿刺操作的效率和成功率，减少对患者的损伤，更好地保障患者的治疗安全。

（一）适应证

胸腔积液症状，需进行诊断性或治疗性穿刺的患者。

（二）禁忌证

合并严重心肺疾病不能耐受手术者；包裹性积液位置深，不能避开大血管和支气管者；胸水极少者。

（三）护理措施

1. 术前护理常规

（1）环境清洁、安静、光线柔和，室温适宜，操作者严格执行无菌技术操作，防止交叉感染，戴口罩、帽子、手套、无菌衣，"七步洗手法"清洁双手后进入手术室间。

（2）用物准备：无菌手套、无菌探头套、穿刺支架、灭菌方纱、无菌孔巾、10 mL注射器、利多卡因、胸腔穿刺包。

（3）全面了解病情，跟医生双人核对患者姓名、科室、ID号（住院患者使用住院号，门诊患者使用诊疗卡号），确定穿刺部位。确认患者凝血常规、血常规等检验结果是否可以进行操作；有无特殊疾病等；是否正在服用抗凝药；检查并确认患者是否已签署知情同意书。

（4）指导患者穿刺过程中避免说话、咳嗽、随意活动等，避免发生胸膜、肺组织损伤的情况，必要时遵医嘱使用止咳药物；告知患者操作过程中穿刺及消毒部位不能触碰，有任何不适告知医护人员。

（5）落实家属或输送员备好轮椅/车床用于穿刺后转运患者。

（6）心理护理：告知患者该穿刺术的方法、目的，取得患者对治疗和护理的配合。

2. 术中护理常规

（1）再次跟医生双人核对患者姓名、科室、ID号（住院患者使用住院号，门诊患者使用诊疗卡号），确定穿刺部位。

（2）根据穿刺方式采取合适体位（一般取面向椅背骑坐位，背向操作者），配合医生消毒患者皮肤、铺巾，在穿刺探头上涂有耦合剂，套上无菌探头套。

（3）根据操作医生和引导医生的位置调整超声机器屏幕方向、高度。

（4）配合医生递交物品，开启穿刺支架、开启穿刺针。

（5）配合引导医生进行存储图像。

（6）密切观察患者面色及病情变化，必要时心电监测、吸氧，注意询问患者有无异常感觉，以判定患者对穿刺的耐受性。如患者有任何不适，应减慢或立即停止抽吸。

3. 术后护理常规

（1）记录穿刺的时间、抽液抽气的量、胸腔积液的颜色以及患者在术中的状态。

（2）观察患者的脉搏和呼吸状况，注意有无血胸、气胸、肺水肿等并发症的发生。

（3）执行术后医嘱，严密观察患者生命体征。

（4）妥善固定引流管，保持引流管通畅，避免扭曲、折叠、脱落。

（5）引流速度有效控制：首次引流量小于1 000 mL，之后每小时进行1次引流，每次引流量应当小于500 mL，每天的引流量控制在1 000~2 000 mL。通过控制引流速度，能够避免引流过快而引发复张性肺水肿、胸膜反应等不良情况。

（6）整理手术用物，处理手术器械，做好各项登记。

（7）协助家属或输送员转运住院患者返回病房。

（8）做好患者健康宣教及心理护理，指导并协助患者保持半卧位卧床休息，以利于胸腔积液引流。

（四）并发症的观察与护理

1.气胸：积液少、患者呼吸急促或剧烈咳嗽时容易发生，一般无明显症状，可待自然吸收。

2.胸膜反应：少数患者在穿刺过程中出现头晕、心悸、冷汗、面色苍白、胸部有压迫感或剧痛、晕厥，为迷走神经反射引起，出现后应立即停止抽吸，取平卧位，密切观察血压，防休克等，协助医生对患者实施抢救。注意胸壁麻醉药注入充分，抽吸速度不宜过快，可减少胸膜反应发生。

二、腹水穿刺置管护理常规

腹水穿刺置管术，是在超声引导下放置腹腔引流管，达到诊断及治疗目的。超声引导下实施腹腔穿刺术，能够对穿刺点进行精准定位，可以有效提升穿刺操作的效率和成功率，减少对患者的损伤，是复杂性腹腔积液穿刺的首选手段。

（一）适应证

1.抽取腹腔积液进行各种实验室检查，以寻找病因。

2.对大量腹水患者，可适当抽放腹水，以缓解胸闷、气短等症状。

3.腹腔内注射药物，以协助治疗疾病。

（二）禁忌证

1.肝性脑病先兆，大量快速放腹水有诱发肝性脑病可能。

2.结核性腹膜炎有粘连性包块者。

3.非腹水患者，如巨大卵巢囊肿、肝棘球蚴病等。

4.凝血功能障碍严重者。

（三）护理措施

1.术前护理常规

（1）环境清洁、安静、光线柔和，室温适宜，遮挡隐私保护；操作者严格执行无菌技术操作，防止交叉感染，戴口罩、帽子、手套、无菌衣，"七步洗手法"清洁双手后进入手术室间。

（2）用物准备：无菌手套、无菌探头套、穿刺支架、灭菌方纱、无菌孔巾、10 mL 注射器、利多卡因、腹腔置管包。

（3）全面了解病情，跟医生双人核对患者姓名、科室、ID 号（住院患者使用住院号，门诊患者使用诊疗卡号），确定穿刺部位。确认患者凝血常规、血常规等检验结果是否可以进行操作；有无特殊疾病等；是否正在服用抗凝药；检查并确认患者是否已签署知情同意书。

（4）向患者解释穿刺的目的、方法及操作中可能会产生的不适，一旦出现立即告知术者。

（5）检查前嘱患者排尿，以免穿刺时损伤膀胱。

（6）体位准备：协助患者坐在靠椅上，或平卧、半卧、稍左侧卧位。

（7）穿刺部位：一般常选择左下腹部脐与髂前上棘连线中外 1/3 交点处，也有取脐与耻骨联合中点上 1 cm，偏左或右 1.5 cm 处，或侧卧位脐水平线与腋前线或腋中线的交点。指导患者穿刺过程中避免说话、咳嗽、随意活动等，告知患者操作过程中穿刺及消毒部位不能触碰，有任何不适告知医护人员。

（8）落实家属或输送员备好轮椅 / 车床用于穿刺后转运患者。

2. 术中护理常规

（1）再次跟医生双人核对患者姓名、科室、ID 号（住院患者使用住院号，门诊患者使用诊疗卡号），确定穿刺部位。

（2）根据穿刺方式采取合适体位，配合医生消毒患者皮肤、铺巾，在穿刺探头上涂有耦合剂，套上无菌探头套。

（3）根据操作医生和引导医生的位置调整超声机器屏幕方向、高度。

（4）配合医生递交物品，开启穿刺支架、开启穿刺针。

（5）配合引导医生进行存储图像。

（6）密切观察患者面色及病情变化，必要时心电监测、吸氧，如有面色苍白、头晕、恶心、心悸、气短等异常表现，应及时停止穿刺操作，协助医生对患者实施抢救。

（7）注意腹腔放液速度不宜过快，以防腹压骤然降低，内脏血管扩张而发生血压下降甚至休克等现象。肝硬化患者第一个 24 h 内放液量不宜超过 600 mL，以后每次放腹水一般不超过 1 200 mL，过多放液可诱发肝性脑病和电解质紊乱，但在补充输注大量白蛋白的基础上，也可以大量放液。

3. 术后护理常规

（1）执行术后医嘱，严密观察患者生命体征，注意穿刺部位有无渗血、渗液，患者面色、血压、脉搏等变化，如有异常及时处理。

（2）妥善固定引流管，保持引流管通畅，避免扭曲、折叠、脱落。

（3）整理手术用物，处理手术器械，做好各项登记。

（4）做好患者健康宣教及心理护理，指导患者在起床、翻身、穿脱衣服时注意保护导管，以免因牵拉导管导致滑脱。

（5）协助家属或输送员转运住院患者返回病房。

（四）并发症的观察与护理

超声引导下放置腹腔引流管并发症发生率极低，穿刺时注意避开肠管、膀胱、血管。

三、经皮肝穿刺胆道引流术（PTCD）

经皮肝穿刺胆道引流术是在超声引导下放置胆道外引流管，达到缓解胆道阻塞，减轻胆囊压力的目的。

（一）适应证

1. 不能手术切除的胆总管下端恶性肿瘤（胰头癌、壶腹癌、十二指肠癌等）引起的梗阻性黄疸。

2. 原发于肝内、肝门、胆总管的胆管癌，周围结构广泛受累。

3. 无手术指征的中晚期胆囊癌侵犯胆管。

4. 有外科手术适应证患者，术前需行短暂引流降低黄疸，以改善机体状况，降低围手术期病死率。

（二）禁忌证

1. 凝血功能严重障碍。

2. 脓毒血症或脓毒败血症。

3. 大量腹水、终末期患者。

4. 肝门以上多支肝段胆管阻塞，无法建立有效引流。

（三）护理措施

1. 术前护理常规

（1）环境清洁、安静、光线柔和，室温适宜，操作者严格执行无菌技术操作，防止交叉感染，戴口罩、帽子、手套、无菌衣，"七步洗手法"清洁双手后进入手术室。

（2）用物准备：无菌手套、无菌探头套、穿刺支架、灭菌方纱、无菌孔巾、10 mL注射器、猪尾巴引流管套装、利多卡因等。

（3）跟医生同步确认患者凝血常规、血常规等检验结果是否可以进行操作；有无特殊疾病等；是否正在服用抗凝药；检查并确认患者是否已签署知情同意书。

（4）询问患者是否月经期，指导患者穿刺过程中避免吞咽、避免说话、咳嗽、打喷嚏，告知患者操作过程中穿刺及消毒部位不能触碰。

（5）落实家属或输送员备好轮椅/车床用于穿刺后转运患者。

（6）给予心理护理：告知患者该穿刺术的方法、目的，取得患者对治疗和护理的配合。

2. 术中护理常规

（1）跟医生双人核对患者姓名、科室、ID号（住院患者使用住院号，门诊患者使用诊疗卡号），确定穿刺部位。

（2）根据穿刺方式采取合适体位，配合医生消毒患者皮肤、铺巾，在穿刺探头上涂有耦合剂，套上无菌探头套。

（3）根据操作医生和引导医生的位置调整超声机器屏幕方向、高度。

（4）配合医生递交物品，开启穿刺支架，开启猪尾巴引流管套装。

（5）配合引导医生进行存储图像。

（6）密切观察患者面色及病情变化，必要时心电监测、吸氧。

（7）配合医生做好术中置管。

（8）疼痛护理：指导患者进行节律性呼吸，必要时遵医嘱使用止痛药。

3. 术后护理常规

（1）执行术后医嘱及观察术后患者，行心电监测观察患者生命体征。

（2）整理手术用物，处理手术器械，做好各项登记。

（3）协助家属或输送员转运住院患者。

（4）做好患者健康宣教及心理护理：术后平卧6~8 h，如有不适通知临床医生或护士。

（5）妥善固定引流管，保持引流管通畅，避免扭曲、折叠、脱落。

（四）并发症的观察与护理

1. 胆道出血和胆管血管瘘：密切观察患者生命体征和腹部体征是否有腹胀腹痛，以及引流液颜色、性质。如胆汁内混有少量血可不做特殊处理，如涌出大量血时应立即将引流管封闭，同时对症止血处理。

2. 胆汁性腹膜炎：与胆道梗阻后胆道腔压力较高、穿刺直接损伤胆管、放置引流管不顺利有关。观察患者的体温和神志，是否有感染、寒战、发热，做好抗感染和降温护理。

3. 胆心反射：置管操作时牵拉刺激胆道系统迷走神经以及经过穿刺窦道及肝包膜创面胆汁漏入腹腔，反射性引起冠状血管痉挛，特异性传导系统的传导速度减慢，心肌收缩力减弱，心输出量减少、血压下降、心率减慢甚至是心搏骤停。一旦出现胆心反射迹象应立即停止操作，遵医嘱予阿托品 0.5 mg 静脉注射并启动急救预案施行急救。

四、肝穿刺活检护理常规

肝穿刺术是指由穿刺采取肝组织标本进行组织学检查或制成涂片做细胞学检查，以明确肝脏疾病诊断，或了解肝病演变过程、观察治疗效果以及判断预后。

（一）适应证

1. 诊断性超声介入。

2. 穿刺切割组织病理检查。

（二）禁忌证

1. 严重肝硬化及大量腹水。

2. 严重出血倾向者。

3. 穿刺路径无法避开大血管及重要脏器者。

（三）护理措施

1. 术前护理常规

（1）环境清洁、安静、光线柔和，室温适宜，操作者严格执行无菌技术操作，防止交叉感染，戴口罩、帽子、手套、无菌衣，"七步洗手法"清洁双手后进入手术室。

（2）用物准备：无菌手套、无菌探头套、穿刺支架、灭菌方纱、无菌孔巾、10 mL 注射器、穿刺活检针、福尔马林标本瓶、利多卡因、同轴针（按需）等。

（3）跟医生同步确认患者凝血常规、血常规等检验结果是否可以进行操作；有无特殊疾病等；是否正在服用抗凝药；检查并确认患者是否已签署知情同意书；病理单是否正确。

（4）询问患者是否月经期，教患者进行呼吸锻炼：呼气、屏气，告知患者操作过程中穿刺及消毒部位不能触碰，有任何不适告知医护人员。

（5）落实家属或输送员备好轮椅 / 车床用于穿刺后转运患者。

（6）给予心理护理：告知患者该穿刺术的方法、目的，取得患者对治疗和护理的配合。

2. 术中护理常规

（1）跟医生双人核对患者姓名、科室、ID 号（住院患者使用住院号，门诊患者使用诊疗卡号），确定穿刺部位。

（2）根据穿刺方式采取合适体位，配合医生消毒患者皮肤、铺巾，在穿刺探头上涂有耦合剂，套上无菌探头套。

（3）根据操作医生和引导医生的位置调整超声机器屏幕方向、高度。

（4）配合医生递交物品，开启穿刺支架，开启穿刺针。

（5）配合引导医生进行存储图像。

（6）密切观察患者神志及病情变化，必要时心电监测、吸氧。

（7）配合医生做好穿刺肝组织的标本处理，把标本妥善放入标本瓶内，并打印标本瓶的名字、住院号、组织名称、部位等。

3.术后护理常规

（1）做好患者健康宣教：术后按压穿刺口 30min，当天尽量卧床休息，避免过度活动防止出血。

（2）执行术后医嘱及观察术后患者。

（3）清理手术用物，处理手术器械，做好各项登记。

（4）协助家属或输送员转运患者。

（5）与医生或护士双人核对标本及病理单名字、住院号、组织名称、部位等，做好登记并输送标本。

（6）如有腹痛、出冷汗、脉搏细数、面色苍白等出血症状立即通知医生紧急处理。

（7）注意观察穿刺部位有无渗血、渗液、红肿、疼痛等。

（四）并发症的观察与护理

1.出血：是最常见的并发症，其发生率与所涉及的病灶性质、使用针具的类型和外径以及操作人员的熟练程度等有关。减少粗针穿刺次数，使用同轴针等措施可有效降低出血概率。

2.疼痛：以局部轻微疼痛为主，可不予特殊处理，如果穿刺区疼痛严重，应警惕出血或腹膜炎可能。

五、肾穿刺活检护理常规

肾穿刺术是指在超声引导下，用穿刺针刺入患者活体的肾组织，取出少量肾组织进行病理学分析，肾活检有利于明确诊断、指导治疗、判断预后。

（一）适应证

1.诊断性超声介入。

2.穿刺切割组织病理检查。

（二）禁忌证

1. 大量腹水、肾周积液、妊娠。

2. 严重出血倾向者。

3. 穿刺路径无法避开大血管及重要脏器者。

（三）护理措施

1. 术前护理常规

（1）环境清洁、安静、光线柔和，室温适宜，操作者严格执行无菌技术操作，防止交叉感染，戴口罩、帽子、手套、无菌衣，"七步洗手法"清洁双手后进入手术室。

（2）用物准备：无菌手套、无菌探头套、穿刺支架、灭菌方纱、无菌孔巾、10 mL注射器、穿刺活检针、标本瓶、利多卡因、氟比洛芬酯注射液（按需）。

（3）跟医生同步确认患者核酸、凝血常规、血常规等检验结果是否可以进行操作；有无特殊疾病等；是否正在服用抗凝药；检查并确认患者是否已签署知情同意书；病理单是否正确。

（4）询问患者是否月经期，教患者进行呼吸锻炼：呼气、屏气，告知患者操作过程中穿刺及消毒部位不能触碰，有任何不适告知医护人员。

（5）落实家属或输送员备好车床用于穿刺后转运患者。

（6）给予心理护理：告知患者该穿刺术的方法、目的，取得患者对治疗和护理的配合。

2. 术中护理常规

（1）跟医生双人核对患者姓名、科室、ID号（住院患者使用住院号，门诊患者使用诊疗卡号），确定穿刺部位。

（2）患者俯卧于硬板床上，腹部下垫软枕，抬高5~10 cm，充分暴露腰部，头偏向一侧。配合医生消毒患者皮肤、铺巾，在穿刺探头上涂耦合剂，套上无菌探头套。

（3）根据操作医生和引导医生的位置调整超声机器屏幕方向、高度。

（4）配合医生递交物品，开启穿刺支架，开启穿刺针。

（5）配合引导医生进行存储图像。

（6）密切观察患者面色及病情变化，必要时心电监测、吸氧。

（7）配合医生做好穿刺肝组织的标本处理，把标本妥善放入标本瓶内，并打印标本瓶的名字、住院号、组织名称、部位等。

3. 术后护理常规

（1）做好患者健康宣教：术后腹带固定砂袋压迫于腰部6~8 h，绝对卧床24 h。四肢可适当活动。术后一周禁止剧烈活动。

（2）执行术后医嘱及观察术后患者。

（3）清理手术用物，处理手术器械，做好各项登记。

（4）协助家属或输送员车床转运患者。

（5）与医生或护士双人核对标本及病理单名字、住院号、组织名称、部位等，做好登记并输送标本。

（6）次日复查超声，观察肾周有无血肿。

（7）注意观察穿刺部位有无渗血、渗液、红肿、疼痛等。

（四）并发症的观察与护理

1. 肾周血肿：血肿小，予保守治疗；当血肿大并出现明显临床症状：腰痛、腹痛、腹胀、恶心、呕吐、腹膜刺激征，先予保守治疗，必要时手术止血治疗。

2. 血尿：绝大多数为镜下血尿，肉眼血尿发生率为 3%~12%，一般在 1~6 d 内消失，如出现肉眼血尿，予延长卧床时间，直至肉眼血尿消失为止。

3. 静脉内瘘：临床症状不明显，一般无须特殊处理。

4. 腰痛、腹痛：常由于肾周血肿、肾损伤、卧床时间过长引起。

六、甲状腺细针穿刺活检护理常规

超声检查作为诊断甲状腺疾病首选的检查方法，可依据声像图特征对结节进行风险程度的评估，甲状腺、淋巴结活检术可对颈部各种结节、肿瘤性质进行确诊，对甲状腺疾病的治疗或外科手术方式的选择均有指导意义。

（一）适应证

1. 诊断性超声介入。

2. 穿刺切割组织病理检查。

（二）禁忌证

1. 穿刺部位局部皮肤感染者。

2. 严重出血倾向者。

3. 穿刺路径无法避开大血管及重要脏器者。

（三）护理措施

1. 术前护理常规

（1）环境清洁、安静、光线柔和，室温适宜，操作者严格执行无菌技术操作，防止交叉感染，戴口罩、帽子、手套，"七步洗手法"清洁双手后进入手术室。

（2）用物准备：无菌手套、无菌探头套、穿刺支架、灭菌方纱、无菌孔巾、10 mL 注射器、穿刺活检针、标本瓶、利多卡因。

（3）跟医生同步确认患者凝血常规、血常规等检验结果是否可以进行操作；有无特殊疾病等；是否正在服用抗凝药；检查并确认患者是否已签署知情同意书；病理单是否正确。

（4）询问患者是否月经期，指导患者穿刺过程中避免吞咽、避免说话、咳嗽、打喷嚏，告知患者操作过程中穿刺及消毒部位不能触碰，有任何不适告知医护人员。

（5）落实家属或输送员备好轮椅用于穿刺后转运患者。

（6）给予心理护理：告知患者该穿刺术的方法、目的，取得患者对治疗和护理的配合。

2. 术中护理常规

（1）跟医生双人核对患者姓名、科室、ID 号（住院患者使用住院号，门诊患者使用诊疗卡号），确定穿刺部位。

（2）根据穿刺方式采取合适体位，配合医生消毒患者皮肤、铺巾，在穿刺探头上涂耦合剂，套上无菌探头套。

（3）根据操作医生和引导医生的位置调整超声机器屏幕方向、高度。

（4）配合医生递交物品，开启穿刺支架，开启穿刺活检针。

（5）配合引导医生进行存储图像。

（6）密切观察患者面色及病情变化。

（7）配合医生做好穿刺甲状腺组织的标本处理，把标本妥善放入标本瓶内，并打印标本瓶的名字、住院号、组织名称、部位等。

3. 术后护理常规

（1）做好患者健康宣教：术后按压穿刺口并观察 15~30 min。注意个人及穿刺口卫生。

（2）执行术后医嘱及观察术后患者。

（3）清理手术用物，处理手术器械，做好各项登记。

（4）协助家属或输送员转运患者。

（5）与医生或护士双人核对标本及病理单名字、住院号、组织名称、部位等，做好登记并输送标本。

（6）如有穿刺口肿胀、呼吸困难等症状应立即通知医生处理。

（7）注意观察穿刺部位有无渗血、渗液、红肿、疼痛等。

（四）并发症的观察与护理

1. 神经损伤：穿刺过程中损伤到喉返神经，造成声音嘶哑。

2. 气管损伤：少见，出现咳嗽和咯血症状。

七、胰腺细针穿刺活检护理常规

超声引导胰腺穿刺活检在外科是一种有创的确诊疾病方式，在无菌操作下通过超声引导进行穿刺精准获取活体组织进行病理检查，明确胰腺肿块或结节的性质及类型，对胰腺肿瘤的诊断具有十分重要的意义。

（一）适应证

1. 胰腺局灶占位性病变良恶性辨别、病理分型等。

2. 不明原因的胰腺弥漫性肿大。

3. 胰腺移植后不明原因的胰腺功能损害和排斥反应。

（二）禁忌证

1. 一般情况差，不能耐受穿刺，呼吸无法配合者。

2. 有明显出血倾向及凝血功能障碍者。

3. 急性胰腺炎、慢性胰腺炎急性发作者。

4. 严重肝硬化及大量腹水者。

5. 胰管明显扩张且无法避开穿刺可导致胰瘘者。

（三）护理措施

1. 术前护理常规

（1）环境清洁、安静、光线柔和，室温适宜，操作者严格执行无菌技术操作，防止交叉感染，戴口罩、帽子、手套，"七步洗手法"清洁双手后进入手术室。

（2）用物准备：无菌手套、无菌探头套、穿刺支架、灭菌方纱、无菌孔巾、10 mL 注射器、穿刺活检针、标本瓶、利多卡因等。

（3）患者准备：术前至少禁食6~8 h；若穿刺经过胃，需禁饮食6 h以上且无胃肠道梗阻症状。

（4）心理护理：注意保持心情平静、肢体放松，告知患者该穿刺术的方法、目的，取得患者对治疗和护理的配合。

（5）跟医生同步确认患者姓名、科室、ID 号（住院患者使用住院号，门诊患者使用诊疗卡号）；凝血常规、血常规等检验结果是否可以进行操作；有无特殊疾病等；是否正在服用抗凝药；检查并确认患者是否已签署知情同意书；病理单是否正确。

（6）询问患者是否月经期，并指导患者穿刺过程中避免吞咽、说话、咳嗽、打喷嚏，操作过程中穿刺及消毒部位不能触碰，有任何不适告知医护人员。

（7）落实家属或输送员备好轮椅用于穿刺后转运患者。

2. 术中护理常规

（1）跟医生双人再次核对患者姓名、科室、ID 号（住院患者使用住院号，门诊患者使用诊疗卡号），确定穿刺部位。

（2）根据穿刺方式采取合适体位，一般取仰卧位，配合医生消毒患者皮肤、铺巾，在穿刺探头上涂耦合剂，套上无菌探头套。

（3）根据操作医生和引导医生的位置调整超声机器屏幕方向、高度。

（4）配合医生递交物品，开启穿刺支架，开启穿刺针。

（5）在透视下确定穿刺点及进针深度，标记后行常规消毒，局部浸润麻醉，此时患者会有疼痛感，指导患者可稍加忍耐，穿刺过程中不可随意移动体位，听医生指令进行呼吸，否则会造成穿刺失败，并有穿孔、出血的风险，若实在无法耐受，需要及时向医生示意，以便及时采取相应措施。

（6）医生用穿刺细针按照设定好的路线及深度实施穿刺取材，患者保持体位固定，按照医生要求呼吸，方可成功取出病变组织。

（7）配合引导医生进行存储图像，做好穿刺标本处理，把标本妥善放入标本瓶内，并打印标本瓶的名字、住院号、组织名称、部位等。

（8）密切观察患者面色及病情变化，必要时心电监测、吸氧。

（9）穿刺后适当压迫穿刺部位，观察 20 min 以上，超声确认穿刺部位无出血后方可离开。

3. 术后护理常规

（1）穿刺后需要术后即刻、术后 1 h、术后 24 h 行超声检查观察有无异常情况。

（2）做好患者健康宣教：保持穿刺点周围清洁卫生。

（3）执行术后医嘱及观察术后患者情况。

（4）清理手术用物，处理手术器械，做好各项登记。

（5）与医生或护士双人核对标本及病理单名字、住院号、组织名称、部位等，做好登记并输送标本。

（6）注意观察穿刺部位有无渗血、渗液、红肿、疼痛等，如有穿刺口出血、肿胀、疼痛、呕血等症状应立即通知医生处理。

（7）协助家属或输送员转运患者。

（四）并发症的观察与护理

除常见的并发症外还应注意腹膜炎（穿刺过程中损伤胰管、胃肠道，其分泌物漏到腹腔形成腹膜炎），一般以禁食、补液、抗感染为主，严重者需外科介入治疗。

八、超声引导下乳腺肿瘤旋切术护理常规

乳腺肿块微创旋切术是指在超声引导下，使用真空辅助乳腺肿物旋切活检设备对乳腺病灶进行准确可靠的取样或对乳腺肿块病灶进行局部切除的外科治疗手术。

（一）适应证

1. 直径小于 1 cm 临床无法触及的可疑病灶的切除活检。

2. 直径 1~3 cm 的良性病灶的切除，特别适用于单侧和双侧多发性肿块的切除。

3. 随访过程中，超声或查体发现肿物增大速度较快者。

4. 高度怀疑的恶性病灶（无论大小）的活检诊断。

5. 乳房内有多个肿块，要求微创美容者。

（二）禁忌证

1. 超声无法显示病灶。

2. 处于妊娠期、哺乳期者。

（三）护理措施

1. 术前护理常规

（1）环境清洁、安静、光线柔和，室温适宜，操作者严格执行无菌技术操作，防止交叉感染，戴口罩、帽子、手套、无菌衣，"七步洗手法"清洁双手后进入手术室。

（2）用物准备：无菌手套、灭菌方纱、无菌孔巾、注射器、乳腺微创旋切设备、标本瓶、利多卡因等。

（3）跟医生同步确认患者凝血常规、血常规等检验结果是否可以进行操作；有无特殊疾病等；是否正在服用抗凝药；检查并确认患者是否已签署知情同意书；病理单是否正确。

（4）询问患者是否月经期，告知患者操作过程中穿刺及消毒部位不能触碰，有任何不适告知医护人员。

（5）给予心理护理：讲解乳腺肿瘤微创旋切手术方法、目的及优势，提升患者信心，以取得患者对治疗和护理的配合。

2. 术中护理常规

（1）环境护理：术中做好手术室环境护理，将室温调节至 25℃ 左右。并做好对患者的保暖措施，如使用保温毯、保温垫遮盖暴露肌肤。注意保护患者隐私。

（2）跟医生双人核对患者姓名、科室、ID 号（住院患者使用住院号，门诊患者使用诊疗卡号），确定病灶部位。

（3）根据手术需要帮助患者调整体位，指导患者将术侧上肢举过头顶，在术侧胸部垫

软枕，利于暴露患侧乳房，配合医生消毒患者皮肤、铺巾。

（4）密切观察患者面色及病情变化，询问患者疼痛不适等状况，做好心理疏导。

3. 术后护理常规

（1）术毕需要穿戴弹力胸衣至少3 d（包括睡眠时），术中出血的患者则需穿戴5 d。

（2）术后医护人员检查患者穿戴弹力胸衣的松紧度，如不能适应可适当调整松紧度，术后24 h内建议由医护人员帮忙调整。术后3~5 d可拆下弹力胸衣，正常穿戴自己的文胸，避免迟发性出血；告知患者穿戴弹力胸衣的重要性和必要性，同时指导患者使用腹式呼吸法减轻由于呼吸带来的疼痛。

（3）注意生命体征的变化，观察术后切口出血情况及乳房有无胀痛等症状，指导患者如有出血、胸闷、胸痛、气促等不适，及时告知医务人员。

（4）饮食指导：正常饮食，宜高蛋白、高热量、高维生素、低脂、易消化的食物，避免刺激性食物。

（5）康复指导：指导患者术侧肢体勿过度活动，防止出血，术后1 d可进行握拳、屈伸手指、活动手腕等运动，术后2 d指导其进行屈伸上肢活动，并对患者患侧上肢进行轻柔按摩；术后3 d进行小幅度患侧肩关节动作；根据患者适应情况逐渐增加训练量。

（6）指导患者1周内禁止沐浴、开车等，1个月内避免患侧上肢做大幅度外展动作，避免提重物牵拉伤口，少穿紧身衣物，防止压迫乳房。

（四）并发症的观察与护理

乳腺活检微创旋切术相对安全，一般无严重并发症发生，但应注意皮下血肿、胸肌损伤的发生。

九、超声引导下肝脏肿瘤消融（射频／微波）护理常规

射频消融（radio frequency ablation，RFA）是指射频发射器产生高频率转换的射频电流，使组织内的离子随电流正负极的转换而频繁震荡，产生摩擦作用，将电能转化为热能，使组织的温度升高，从而使肿瘤细胞发生热凝固性坏死和变性。

微波消融（microwave ablation，MWA）是指通过微波消融线，在微波场造成极性分子和离子的高频振动摩擦，将微波能量转化为热能，短时间内组织迅速升温，使肿瘤组织及细胞中的蛋白质发生变性凝固导致肿瘤坏死。治疗参数参考（60 W，5~10 min），如残留肿瘤直径大于3 cm，则需采用多点、多刀同时或分次治疗。治疗结束后，退针时以（20~25 W，5 s）加热预防穿刺出血和肿瘤细胞种植。

（一）适应证

1. 根治性消融：通过消融术的治疗，使肿瘤病灶组织完全坏死，并有可能达到治愈和延长生存的目的。

2. 姑息性消融：通过消融术的治疗，最大限度地诱导肿瘤凝固性坏死，达到减轻肿瘤负荷、缓解症状的目的。

（二）禁忌证

1. 严重的心、肺、肝、肾器官功能衰竭、意识障碍和呼吸控制困难者。

2. 弥漫型肝癌，或肝外转移灶生长快无法控制。

3. 活动性胆系感染、败血症。

4. 近期有门脉高压食管静脉曲张破裂大出血者。

5. 对装有心脏起搏器者严禁实施单电极射频消融。

（三）护理措施

1. 术前护理常规

（1）环境清洁、安静、光线柔和，室温适宜，操作者严格执行无菌技术操作，防止交叉感染，戴口罩、帽子、手套、无菌衣，"七步洗手法"清洁双手后进入手术室。

（2）用物准备：无菌手套、无菌探头套、穿刺支架、灭菌方纱、无菌孔巾、10 mL注射器、利多卡因、凯纷、微波针 / 射频针。

（3）器械准备：微波 / 射频设备，必要时使用测温针、融合成像及磁导航系统等，氧气设备、心电监测、麻醉机等急救设备处于备用状态。

（4）跟医生同步确认患者凝血常规、血常规等检验结果是否可以进行操作；有无特殊疾病等；是否正在服用抗凝药；判断是否为消融治疗适应证，治疗前常规行心电图和胸部X线检查，并确认患者是否已签署知情同意书。

（5）询问患者是否月经期，体内有无起搏器、金属植入物及义齿等。指导患者穿刺过程中避免吞咽、说话、咳嗽、打喷嚏，告知患者操作过程中穿刺及消毒部位不能触碰，有任何不适告知医护人员。术前禁食禁饮6 h并排空二便。

（6）落实家属或输送员备好轮椅 / 车床用于穿刺后转运患者。

（7）给予心理护理：告知患者该穿刺术的方法、目的，取得患者对治疗和护理的配合。

2. 术中护理常规

（1）跟医生双人核对患者姓名、科室、ID号（住院患者使用住院号，门诊患者使用诊疗卡号），确定消融部位。

（2）给予患者左上肢留置20G留置针，一般采用静脉镇麻加局部麻醉，穿刺点局部予利多卡因麻醉。治疗前予超声造影确认进针角度及路径。

（3）根据消融部位采取合适体位，配合医生消毒患者皮肤、铺巾，在穿刺探头上涂耦合剂，套上无菌探头套。

（4）根据操作医生和引导医生的位置调整超声机器屏幕方向、高度。

（5）配合医生递交物品，检查仪器连接、检查水冷循环、消融参数设定。

（6）持续心电监测、吸氧，启动消融设备，配合引导医生进行存储图像。

（7）密切观察患者面色及病情变化。

3. 术后护理常规

（1）消融结束后进行超声造影检查，观察穿刺针道有无活动性出血，肝周及腹腔内有无积液、积血，以便及时发现并处理并发症。

（2）做好患者健康宣教：术后按压穿刺口并观察 2 h，卧床 24 h，避免过度活动。

（3）清理手术用物，处理手术器械，做好各项登记。

（4）留观结束后协助家属或输送员转运患者。

（5）如有腹痛、出冷汗、脉搏细数、面色苍白等内出血症状立即通知医生紧急处理。

（6）注意观察穿刺部位有无渗血、渗液、红肿、疼痛等。

（四）并发症的观察与护理

1. 发热：消融治疗坏死组织吸收热一般不超过 38.5 ℃，3 d 后可自行降至正常，可向患者解释引起发热的原因，如有异常发热及时报告临床医生处理。

2. 局部疼痛：观察疼痛的性质、部位及程度，分析疼痛的原因，并按医嘱使用止痛药物，观察止痛药的效果及不良反应如恶心、呕吐等。

3. 迷走神经亢进反应：微波治疗术中有可能刺激迷走神经，出现迷走神经亢进反应（低血压、心率减慢、骤停），术中、术后准备好抢救应急物品、药品，如有异常及时处理。

4. 肝功能异常：肝癌消融治疗后可出现转氨酶一过性轻度升高等功能损害的表现，要做好病情观察，按医嘱使用护肝药物。

5. 肝脓肿：肝脓肿为较少见并发症之一，表现为异常发热，肝区局部红、肿、热、痛等炎症反应，有异常及时报告医生处理，按医嘱使用足量、足疗程抗生素。

6. 胸膜反应：消融过程中刺激了支配壁层胸膜的迷走神经，兴奋的迷走神经可使心率减慢甚至心搏停止。当发生胸膜反应时，应暂停消融，局部充分麻醉并适当使用阿托品、镇静剂等药物。

十、超声引导下甲状腺结节消融（射频／微波）护理常规

甲状腺良性结节包括甲状腺结节性增生、腺瘤、囊肿等，传统的治疗方法以外科手术

为主和放射性核素治疗，但是对于不能耐受手术或因美容需要而不愿意接受外科手术治疗的患者，消融治疗为甲状腺良性结节提供了一种新方法。

（一）适应证

1. 因自身条件不能耐受外科手术者。

2. 因美观要求拒绝外科手术治疗者或因思想顾虑过重影响正常生活而拒绝临床随访者。

3. 有与结节明显相关的自觉症状者。

4. 有与自主功能性结节相关的甲亢症状。

（二）禁忌证

1. 有严重出血倾向者。

2. 穿刺部位局部皮肤感染者。

3. 巨大胸骨后甲状腺肿。

4. 对侧声带功能不正常。

（三）护理措施

1. 术前护理常规

（1）环境清洁、安静、光线柔和，室温适宜，操作者严格执行无菌技术操作，防止交叉感染，戴口罩、帽子、手套、无菌衣，"七步洗手法"清洁双手后进入手术室。

（2）用物准备：无菌手套、无菌探头套、穿刺支架、灭菌方纱、无菌孔巾、10 mL 注射器、利多卡因、凯纷、微波针 / 射频针。

（3）器械准备：微波 / 射频设备，必要时使用测温针、融合成像及磁导航系统等，氧气设备、心电监测、麻醉机等急救设备处于备用状态。

（4）跟医生同步确认患者凝血常规、血常规、甲状腺功能等检验结果是否可以进行操作；有无特殊疾病等；是否正在服用抗凝药；判断是否为消融治疗适应证，治疗前常规行心电图和胸部 X 线检查，并确认患者是否已签署知情同意书。

（5）询问患者是否月经期，体内有无起搏器、金属植入物及义齿等。指导患者训练头颈过伸位以及消融过程中避免吞咽、说话、咳嗽、打喷嚏，告知患者操作过程中穿刺及消毒部位不能触碰，消融针穿刺甲状腺时可能会引起刺激性咳嗽，告知患者此时不要过度惊慌。若有不适可通过手势让医生暂停操作，及时调整射频功率。术前禁食禁饮 6 h 并排空二便。

（6）落实家属或输送员备好轮椅 / 车床用于穿刺后转运患者。

（7）给予心理护理：告知患者该穿刺术的方法、目的，取得患者对治疗和护理的配合。

2. 术中护理常规

（1）跟医生双人核对患者姓名、科室、ID 号（住院患者使用住院号，门诊患者使用诊疗卡号），确定消融部位。

（2）给予患者左上肢留置 20G 留置针，穿刺点局部与利多卡因麻醉。治疗前予超声造影确认进针角度及路径。

（3）患者取仰卧头颈过伸位，充分暴露颈部甲状腺。配合医生消毒患者皮肤、铺巾，在穿刺探头上涂耦合剂，套上无菌探头套。

（4）根据操作医生和引导医生的位置调整超声机器屏幕方向、高度。

（5）配合医生递交物品，检查仪器连接，检查水冷循环，消融参数设定。

（6）持续心电监测、吸氧，启动消融设备，配合医生注射甲状腺隔离带，配合存储图像。

（7）密切观察患者面色及病情变化。

3. 术后护理常规

（1）消融结束后进行超声造影检查，观察穿刺针道有无活动性出血，观察消融后无增强区域是否达到预期治疗范围，确认无异常增强或廓清的残留活性区后结束治疗。

（2）做好患者健康宣教：术后按压穿刺口并观察 15~30 min，予冰敷 2 h，注意生命体征和颈部情况。

（3）清理手术用物，处理手术器械，做好各项登记。

（4）留观结束后协助家属或输送员转运患者。

（5）消融术后 1、3、6、12 个月随诊复查。

（四）并发症的观察与护理

1. 神经损伤：穿刺过程中损伤喉返神经，造成声音嘶哑。

2. 气管损伤：少见，出现咳嗽和咯血症状。

参考文献

［1］中国研究型医院学会超声专业委员会，中国医师协会超声医师分会，中国医学影像技术研究会超声分会，等．超声造影规范化护理专家共识 [J]. 2022，09（03）：3-12.

［2］中华人民共和国国家卫生健康委员会．原发性肝癌诊疗指南（2022年版）[J]. 中华外科杂志，2022，60（4）：367-388.

［3］Dietrich C F，Nolsoe C P，et al. Guidelines and Good Clinical Practice Recommendations for Contrast Enhanced Ultrasound（CEUS）in the Liver – Update 2020 – WFUMB in Cooperation with EFSUMB，AFSUMB，AIUM，and FLAUS [J]. Ultraschall Med，2020，41（5）：562-585.

［4］Chou Y H，Liang J D，Wang S Y，et al. Safety of Perfluorobutane（Sonazoid）in Characterizing Focal Liver Lesions [J]. J Med Ultrasound，2019，27（2）：81-85.

［5］于柠，马静．声诺维超声造影剂在肝脏肿瘤诊断中的应用及护理干预 [J]. 临床研究，2021，29（6）：3.

［6］章建全，闫磊，赵佳琦．超声引导下肾疾病经皮穿刺活检术实践指南 [J]. 中华医学超声杂志（电子版），2021，18(11)：1023-1043.

［7］郑淑梅，李雪．影像科护理 [M]. 北京：人民卫生出版社，2019.

［8］吴欣娟，李庆印．临床护理常规 [M].2版．北京：中国医药科技出版社，2020.

［9］葛丹，涂美琳，欧斐．四维输卵管超声造影形态对不孕症患者输卵管通畅度的诊断价值 [J]. 中华医学超声杂志（电子版），2021，18（1）：68-73.

［10］沈理，章建全，顾新刚．口服造影剂胃超声检查规范操作专家共识意见（草案）[J]. 中华医学超声杂志（电子版），2020，17（10）：933-953.

［11］夏林林，何鑫，姜珏．超声造影对小儿膀胱输尿管反流的诊断价值研究 [J]. 中国医疗器械信息，2020，26（18）：98-99.

第六章　肿瘤放射治疗护理常规

第一节　放射治疗一般护理常规

放射治疗是一种局部治疗手段，对放射敏感的肿瘤可被根治，常规的放射治疗具有剂量限制性毒性，它适应证广、效果确切，可广泛应用于综合治疗中，与手术和化疗联合应用，互补其局限性。

（一）放射治疗适应证

1. 头颈部肿瘤：大多数头颈部肿瘤均可接受放射治疗。鼻咽癌、鼻腔 NK/T 淋巴瘤以放射治疗为主；早期喉癌首选放疗，早期口腔癌手术和放疗疗效相似；上颌窦癌主要采用术前放疗＋手术模式，不能手术者可单纯放疗；对于中晚期头颈部肿瘤而言，多采用放疗与手术综合治疗。

2. 呼吸系统肿瘤：局部晚期不可手术切除的非小细胞肺癌和局限期小细胞肺癌的标准治疗模式即是放、化疗综合治疗。晚期肺癌常用放疗对上腔静脉压迫、呼吸困难、疼痛、咯血等进行减症治疗。

3. 消化系统肿瘤：早期颈段食管癌放射治疗可达根治效果，中晚期食管癌以放疗为主。胃癌、肝癌、小肠癌、结肠癌、胰腺癌等均以手术为主，晚期不可手术切除者可考虑姑息性放疗。局部晚期直肠癌应用术前放疗、术后放疗可显著降低局部复发率。

4. 泌尿生殖系统肿瘤：肾癌、输尿管癌、膀胱癌以手术为主，晚期患者可考虑姑息性放疗；前列腺癌多采用内分泌治疗、放射治疗及手术治疗的综合治疗，放疗是局限期前列腺癌的根治性治疗手段；睾丸肿瘤常应用手术＋放疗模式；早期子宫颈癌放疗与手术疗效相同，Ⅱb 期及其以上子宫颈癌行根治性放疗。子宫体癌常采用手术加放射治疗，不能手术者可单纯放疗。

5. 恶性淋巴瘤：霍奇金淋巴瘤与部分非霍奇金淋巴瘤多采用放化疗综合治疗，部分预后良好的恶性淋巴瘤可选择根治性放疗。

6. 乳腺癌：早期乳腺癌保乳手术后必须行术后辅助放疗；根治性手术后根据患者局部复发风险决定是否行术后辅助放疗。局部晚期不可手术切除的乳腺癌可考虑姑息性放疗。

7. 神经系统肿瘤：髓母细胞瘤和颅内生殖细胞瘤以放疗为主；大多数脑瘤、神经母细胞瘤均要行术后放疗；垂体瘤可行放疗或术后放疗；不可手术的脑瘤目前多采用立体定向外放射治疗，可获得较长生存期。

8. 皮肤、骨及软组织肿瘤：早期皮肤癌单纯手术或放疗均可，晚期可行放疗；软组织肉瘤以手术为主，术后放疗可显著降低局部复发风险，推迟复发时间；骨肉瘤以手术为主，可行术前放疗和术后放疗；尤文肉瘤等常行放、化疗综合治疗。

（二）放射治疗禁忌证

禁忌证主要包括晚期肿瘤进入终末期；相对禁忌证包括心、肝、肾、脑等重要脏器功能不全。

1. 晚期肿瘤进入终末期，严重消瘦、贫血、恶病质。

2. 空腔脏器穿孔、大出血、大量浆膜腔积液。

3. 急性炎症感染、脓毒血症等。

4. 曾做过放疗，其皮肤或其他组织所受损伤已不容许再做放疗者。

5. 大范围的活动性肺结核。

6. 有严重的心脏病、肾脏病、糖尿病或其他疾病可能随时死亡者，或可因照射而加重其他疾病者。

7. 外周血象过低：如 WBC $<2 \times 10^9/L$，Hb <60 g/L，PLT $<30 \times 10^9/L$。

（三）护理评估

1. 接诊：热情接待患者，仔细询问，认真解答患者的咨询。

2. 环境：保持机房床单位干净、整洁，候诊厅空气流通，温湿度适宜，防止地面过于潮湿，地面有积水及时清理，拖地时放置"地面湿滑，防止跌倒"警示牌。

3. 核对：①患者基本信息包括姓名、年龄、性别、病案号等；②治疗参数信息包括设备、治疗方式、治疗野数、射线的能量和种类、患者的体位、辅助装置、照射次数等。③剂量信息涉及每日剂量和累积剂量等，放疗信息核对贯穿整个放疗过程中，以减少差错发生。

4. 病史：详细询问患者病史，评估患者既往史、现病史、手术史等，筛查患者有无放疗禁忌证。

（四）观察要点

1. 病情：评估患者病情，查看相关检查结果，留意阳性体征，以确定患者是否需要约束、镇静、吸氧等。病情严重者通过监视屏严密观察患者。

2. 心理：与患者进行有效沟通，评估患者的心理状态，以保证治疗期间患者处于放松状态。

3. 配合：评估患者的配合能力及依从性，便于制定个性化指导。组织患者观看健康宣教视频和健康教育手册。

（五）护理措施

1. 放疗前护理常规

（1）核对信息：护士核对患者的姓名、年龄、性别、放疗号、放疗设备，了解该患者的治疗时间和疗程、射线种类、照射部位。

（2）心理护理：放疗前需与患者进行详尽的沟通，多数患者对"放疗"缺乏正确的认识，治疗前应简明扼要地向患者及其家属介绍有关放疗的知识、治疗中可能出现的不良反应及需要配合的事项，并在门诊和病房备有供患者阅读的通俗易懂、图文并茂的放疗宣教手册。

（3）着装要求：患者需去除身上所有饰品如耳环、项链及发夹等，门诊患者指导着宽松棉质、无领、材质柔软而皮肤触感良好、易于穿脱的服饰，住院患者一律着病号服，以减少对皮肤的摩擦，同时有利于治疗师对患者的体位固定。

（4）皮肤护理：照射野皮肤清洁干燥，避免暴晒、摩擦、挠抓，避免冷热刺激及化学性刺激等，出现照射野皮炎时，根据分度给予相应的处理措施。

（5）头颈部肿瘤患者：保持照射部位清洁，放射治疗前必须洁齿治疗口腔炎症、填补浅度龋齿、拔除深度龋齿和残根，待伤口愈合后方可开始放疗。

（6）胸部肿瘤患者：嘱患者放松身体，指导其平静自然呼吸状态下平躺在体位固定膜上，告知患者控制呼吸幅度的重要性。

（7）乳腺癌患者：指导患侧上肢抬举功能锻炼，以减少上肢水肿，减少肩关节活动受限的发生概率。

（8）腹部及盆腔肿瘤患者：胃部患者需禁食 4~6 h、治疗前喝 300~500 mL 清水，并告知每次饮水量准确的重要性；消化系肿瘤应医生要求提前按时、按量分 4 次喝少量经稀释（1∶50）配置的对比剂，以便定位时更好的显影消化道病灶。前列腺癌、宫颈癌、直肠癌及使用体位固定架加体膜、俯卧位治疗的患者需提前测量膀胱容量（B 超膀胱容量监测仪）约 150~250 mL，每次允许有 ±30 mL 的差别，告知患者膀胱尿量基本一致的重要性。

（9）如有切口，应在接受照射前，将切口妥善处理，尤其是接近软骨及骨组织的切口，必须在其愈合后方可进行放疗。如全身或局部有感染情况，须先控制感染后再行放疗。

（10）健康宣教：告知患者放疗时段、每次放疗的时间和放疗中的相关注意事项。对于特殊无法配合的昏迷、躁动、精神异常的患者，治疗前给予适当镇静和约束安全措施以防止坠床。

2. 放疗中护理常规

（1）核对信息：再次核对患者基本信息（姓名、性别、年龄、病案号、照片、放疗计划及放疗设备等），患者携带好自己的体位固定膜进入加速器治疗室，协助患者上治疗床，按要求摆放体位，避免坠床或跌倒事件。

（2）安全指导：推轮椅、平车、检查床的患者，指导和协助搬运患者；对于有气管导管、引流管的患者，注意妥善安置管路，避免管道滑脱和弯折，置入引流管的患者，上治疗床前将管道夹闭；带有氧气瓶的患者，将氧气瓶妥善放置在治疗床适宜位置，并通过监视屏随时观察患者病情变化。

（3）体位摆放：准备就绪，两位治疗师会按照体位固定、CT 定位及复位时相同的流程对患者进行体位固定。再次告知患者放疗时的相关注意事项，嘱患者放松，安抚好患者紧张的情绪，使其积极配合治疗。

（4）放射治疗过程中应保持固定参考线的清晰和放疗区域皮肤的保护等。

（5）注意保暖和隐私：治疗过程中注意患者的保暖和隐私，避免不必要的隐私暴露。

（6）严密观察：放疗过程中通过监视屏严密观察患者的病情变化，一旦发现患者异常情况（坠床、大出血、窒息、突发心脏病、昏迷及其他意外伤害）和治疗环境的紧急情况（停电、火灾、水灾、地震等）应及时终止治疗，将患者带出后做相应处理。

（7）健康教育：告知患者提前 30 min 按规范存取体位固定膜，需要补偿膜的患者记得携带好补偿膜，在放疗候诊室等候。

3. 放疗后护理常规

（1）患者治疗结束后，协助患者穿衣、起身下治疗床，有高血压病史的患者告知起身时动作要缓慢，避免起身过快导致体位性低血压，预防跌倒。

（2）放疗结束后，应做一次全面体格检查及血常规、肝肾功能检查。向患者讲解照射后，局部或全身仍可能出现后期的放射反应，以免患者届时惊慌。

（3）正确评估皮肤反应情况及黏膜情况并给予指导。

（4）嘱患者注意保护照射野皮肤，出院后半年内勿在日光下暴晒，勿用手抓，勿用肥皂擦洗。

（5）头颈肿瘤放疗后 3 年内不能拔牙，若必须拔牙，则须加用抗生素，预防诱发骨髓炎。

（6）指导患者注意休息和增加营养，增强体质。生育年龄的妇女三年内不应怀孕。

第二节　常见放射性损伤的护理

一、放射性皮炎

放射性皮炎（radiotherapy-induced skin reaction，RISR）是指肿瘤患者在放射治疗后出现的皮肤炎症反应，是放射治疗的常见并发症之一，多见于头颈部肿瘤、外阴癌、宫颈癌、乳腺癌、肛管癌等放射治疗患者。RISR 会给患者带来疼痛、引起不舒适等主观感受，影响生活质量，严重者出现皮肤破溃或合并感染，使治疗延误。

（一）临床表现及分级

RISR 分为急性和慢性反应。急性放射性皮炎表现为照射野皮肤出现红斑、色素沉着、脱屑、糜烂、溃疡，并伴有瘙痒感、疼痛感、烧灼感，通常发生在放射治疗开始 90 天内。慢性放射性皮炎表现为皮肤萎缩或纤维化，通常在放疗结束数月或数年后出现。

放射性皮炎的诊断标准有：常见不良事件评价标准（CTCAE）、美国肿瘤放射治疗协作组织（RTOG）和世界卫生组织（WHO）标准，这些标准都可以用于急性放射性皮炎的评估。其中 CTCAE 5.0 和 RTOG 分级标准目前在临床上最常用。

1. CTCAE 5.0 分级标准

CTCAE 5.0 是美国国家癌症研究所制定的常见不良事件评价标准，其将放射性皮炎分为 1~5 级，详见表 6-2-1。

表 6-2-1 放射性皮炎的分级（CTCAE 5.0）

等级	症状
1 级	轻度红斑或干性脱屑
2 级	中至重度红斑，出现片状湿性脱屑，局限在皮肤皱褶处，中度水肿
3 级	湿性脱屑不限于皮肤皱褶处，由轻微的损伤或摩擦可引起
4 级	有生命危险，皮肤坏死或真皮层溃疡，自发性出血，需要皮肤移植
5 级	死亡

2. RTOG 分级标准

RTOG 分级标准是美国肿瘤放射治疗协作组对急性放射损伤的分级标准，将放射性皮炎分为 0~4 级，详见表 6-2-2。

表 6-2-2 放射性皮炎的分级（RTOG）

等级	症状
0 级	皮肤基本无变化
1 级	点状或片状红斑，出现脱毛或干性脱皮，出汗量减少
2 级	明显红斑，片状湿性脱皮，中度水肿
3 级	融合性湿性脱皮，重度水肿
4 级	溃疡、出血、组织坏死

3. WHO 分级标准

WHO 分级标准是世界卫生组织的分级标准，将放射性皮炎分为 0~4 级，详见表 6-2-3。

表 6-2-3 放射性皮炎的分级（WHO）

等级	症状
0 级	无变化
1 级	红斑
2 级	干性脱皮，或出现水泡，或水肿
3 级	湿性脱皮或溃疡
4 级	剥脱性皮炎或坏死，需要手术干预

（二）护理评估

1. 局部评估：运用伤口评估表评估记录损伤皮肤位置、类型、面积，周围皮肤，伤口渗液颜色、气味、量，疼痛，运用的敷料种类和更换频率，辅助设施。

2. 全身评估：是否出现发热，全身营养状况，有无消瘦、乏力、水肿表现；注意有无基础疾病。

3. 辅助检查：通过了解患者的实验室检查结果，判断有无营养不良。

4. 心理及社会支持情况。

（三）护理措施

放射性皮炎的护理以减轻其发展为主，在放疗开始前应教会患者日常护理方式，避免因人为因素加重放射性皮炎的发展。从放疗开始定期评估患者照射野皮肤情况，重视患者对皮肤不适症状的主诉，根据不同程度反应和不适症状给予相应的护理措施。同时，应尊重患者的生活习惯，让患者参与放射性皮炎管理的决策中。

1. 日常护理

（1）放疗患者应保持照射区域皮肤清洁和干燥，降低皮损后感染发生的风险，可以使用清水或无刺激性的非碱性肥皂清洗皮肤，再用柔软的毛巾轻轻蘸干。

（2）注意皮肤褶皱部位的护理，穿宽松棉质T恤，避免由于粗糙衣物加重皮肤损伤，头颈部放疗的患者可以穿宽松领口较大的衣服。

（3）进食清淡易消化、高蛋白、高能量饮食，戒烟酒、忌辛辣食物、多饮水、多食水果蔬菜。

（4）照射区皮肤避免在日光下暴晒，外出时可戴帽子或使用遮阳伞，照射区皮肤禁止使用冰敷或热敷。

（5）照射区皮肤可预防性地涂抹皮肤保护剂，保护局部皮肤。

（6）禁止在照射部位使用沐浴露、酒精、碘伏等刺激性物品，禁止使用胶带和粘合剂。

（7）不应在放疗前使用润肤霜、凝胶、乳剂和敷料。

（8）勤剪指甲，皮肤瘙痒时禁用手抓，及时报告医生，以免造成皮肤破溃。

（9）放疗期间应注意饮食品种多样化，鼓励患者多进食高蛋白、易消化、高维生素、低脂肪饮食。良好的营养状态能增强机体免疫力，提高皮肤黏膜的修复能力。进食量少及体重明显下降者可进行口服营养、肠内营养或静脉营养补充。

2. 急性放射性皮炎的护理

（1）1级放射性皮炎：①保持皮肤干燥、清洁；②在放疗前后外涂医用射线防护剂，可提高皮肤黏膜对射线的耐受力；③外喷复方维生素 B_{12} 溶液，能减轻照射野皮肤的局部肿胀，具有局部抗菌作用；④可外喷重组人表皮生长因子，能促进受损皮肤组织的修复。

（2）2级放射性皮炎：①可用复方维生素 B_{12} 溶液、重组人表皮生长因子喷洒创面；②指导感者勿用手抓挠皮肤，以免引起皮肤感染；③若湿性脱屑处分泌物较多，用生理盐水清洗创面，再用复方维生素 B_{12} 溶液、重组人表皮生长因子喷洒；④有水泡者可在无菌操作下用注射器穿刺抽液，再用生理盐水清洗创面，后用上述药物喷洒。

（3）3级放射性皮炎：①可利用创口湿性愈合原理，先用生理盐水清洗创面后外贴伤口敷料，如泡沫敷料、水胶体敷料、银离子敷料等，此方法在促进伤口湿性愈合的同时，还可减轻患者皮肤紧绷感，提高舒适度；②可进行激光治疗；③严重者需暂停治疗，待皮肤好转后再放疗。

（4）4级放射性皮炎：少见，为过度照射所致。真皮层受损，难以愈合，严重者需要皮肤移植。

3.慢性放射性皮炎的护理

慢性放射性皮炎在放疗结束数月或数年后出现，表现为皮肤萎缩或纤维化，头颈部放疗患者甚至出现肌肉萎缩、僵硬、活动障碍。因此，头颈部肿瘤患者从放疗开始，即可开始进行功能锻炼，以预防肌肉僵硬。乳腺或胸壁放疗患者在康复后可适度按摩照射野皮肤和肌肉，减轻皮肤僵硬程度。此方法需获得医生同意并在其指导下进行。

二、放射性口腔黏膜炎

放射性口腔黏膜炎（radiotherapy-induced oral mucositis，RTOM）是通过放疗影响上皮细胞的正常更新和代谢，引起口腔黏膜上皮组织损伤而出现炎症或溃疡性病变，表现为口腔黏膜的红斑、水肿、糜烂和溃疡。放射性口腔黏膜炎是头颈部肿瘤放疗常见且严重并发症之一，可引起患者口腔疼痛、进食困难、口干、味觉障碍、营养不良等，影响生活质量，降低抗肿瘤治疗的依从性，增加住院费用，甚至导致放射治疗的中断。

（一）护理评估

1.评估方法：放疗前应该评估患者放射性口腔黏膜炎的风险等级和口腔情况。住院患者应每天评估口腔黏膜，门诊患者也应在两次就诊间隔时间内，在家使用自我评估工具进行评估。放疗结束后应指导患者居家期间进行自我评估。

2.评估内容

（1）风险程度

放疗开始前应根据患者的具体情况，评估患者口腔黏膜炎的风险等级（见表6-2-4），根据风险等级采取相应的预防措施。

表 6-2-4　口腔黏膜炎的风险等级

风险等级	风险因素		
轻度风险	□女性 □佩戴义齿 □有口腔疾患（龋齿、牙周病等） □有营养不良的风险、营养状况差	□≥ 60 岁 □口腔卫生不良	□吸烟　□饮酒 □口腔 pH ＜ 6.5 □口干/唾液分泌不足 □脱水
中度风险	□疾病终末期 □合并糖尿病或免疫缺陷病 □接受氧疗、留置鼻胃管等可能导致口腔干燥的治疗 □服用靶向药物 □服用镇静剂 □服用阿片类药物	□重度骨髓抑制 □服用双磷酸盐制剂 □服用利尿剂	
高度风险	□头颈部放疗 □大剂量化疗 □自体/异体造血干细胞移植		

注：有2个及以上中度风险因素为高风险人群。有3个及以上轻度风险因素为中度风险人群；合并多个口腔黏膜炎相关风险因素时，以高级别风险为准。

（2）分级

准确的口腔黏膜炎分级是正确选择护理措施的前提，临床上常用的分级标准主要有 CTCAE5.0 标准（详见表 6-2-5）、RTOG 急性放射性口腔黏膜炎分级标准（详见表 6-2-6）和 WHO 口腔毒性量表（详见表 6-2-7）等，其中 CTCAE 和 WHO 分级标准偏向于进食情况的评估，RTOG 偏重于口腔病理生理状况评估。

表 6-2-5　放射性口腔黏膜炎的分级（CTCAE 5.0）

分级	症状
1 级	无症状或者轻症，不需要治疗
2 级	红斑中度疼痛、溃疡不影响经口进食；需要调整饮食
3 级	重度疼痛，影响经口进食
4 级	危及生命，需要紧急治疗
5 级	死亡

表 6-2-6 放射性口腔黏膜炎的分级（RTOG）

分级	症状
0 级	无症状
1 级	黏膜红斑
2 级	斑片状，小于 1.5 cm，不连续
3 级	斑片融合，大于 1.5 cm
4 级	溃疡、出血、坏死

表 6-2-7 放射性口腔黏膜炎的分级（WHO）

分级	症状
0 级	无症状
1 级	口腔黏膜出现红斑，伴有疼痛，但不影响进食
2 级	口腔黏膜出现红斑、溃疡，但能进食固体食物
3 级	口腔黏膜出现严重的红斑和溃疡，不能进食固体食物
4 级	溃疡融合成片，有坏死，不能进食

（二）护理措施

1.放疗前的口腔准备

治疗口腔疾患，放疗前需洁牙；修补浅度龋齿、拔除深度龋齿和残根、治疗根尖炎、牙龈炎等，待创面伤口愈合后（约 7~10 d）方可开始放疗。去除口腔内金属物品，包括金属牙套。治疗上呼吸道和副鼻窦炎症。

2.口腔日常护理

多喝水、勤漱口，用不含酒精的漱口液含漱，如生理盐水或 3%~5% 碳酸氢钠溶液，至少 2/d；进食后和睡前使用软毛牙刷刷牙，宜用含氟牙膏，至少 2/d。牙刷每月至少更换 1 次，避免进食尖锐、粗糙、辛辣、过咸、过酸、过热等易损伤或刺激口腔黏膜的食物。

3.放射性口腔黏膜炎的分级护理

（1）1 级口腔黏膜炎：①养成良好的卫生习惯，做好口腔的日常护理；②应进软食，忌辛辣、油炸、刺激、粗糙、过冷、过热、过硬的食物，多食新鲜及富含维生素的水果，多饮水，每天 2 000 mL~2 500 mL；③可用漱口液漱口，如果患者对漱口液很敏感可改用淡盐水或绿茶水，并注意鼓腮；④可用金银花、菊花、花旗参、甘草、麦冬等泡水饮用，也可服用清热解毒药物。

（2）2级口腔黏膜炎：①予超声雾化吸入，如利多卡因 10 mL+ 庆大霉素 10 万 U+ 复方维生素 B_{12} 溶液（贯新克）5 mL+ 糜蛋白酶 4 000 万 U，或根据咽拭子培养结果选择敏感药物；②勤漱口，可在漱口后予西瓜霜、双料喉风散、重组人表皮生长因子外用溶液（金因肽）或康复新液等局部喷洒，以促进口腔溃疡的愈合；③加强营养，进食高蛋白高维生素、易消化饮食，必要时添加口服营养补充；④出现口腔疼痛时，可采用利多卡因漱口液漱口以缓解轻度疼痛，遵医嘱予强阿片类药物治疗中度疼痛。

（3）3级口腔黏膜炎：①加强漱口每 45 min 一次，可根据咽拭子培养结果或口腔 pH 选用合适的漱口液，pH 高时用 2%~4% 硼酸溶液漱口，pH 低时用 1%~4% 碳酸钠溶液漱口；溃疡、黏液多时用 1%~3% 过氧化氢溶液漱口，有感染时用 1% 醋酸溶液漱口；可用生理盐水进行口腔护理每日 2 次。②可在餐前 30 min 予四联液含漱或使用双氯芬酸钠喷雾剂（思孚欣）局部喷洒等止痛。③积极控制疼痛的情况，采用三阶梯止痛药物治疗中重度疼痛。④加强营养，给予饮食指导和口服营养补充，必要时添加静脉营养。⑤抗感染治疗前需要送口腔黏膜拭子进行细菌和真菌培养及做药物敏感试验，局部或系统性使用抗生素。

（4）4级口腔黏膜炎：①暂停放疗；②使用特制的漱口液止痛；③可用生理盐水进行口腔护理 2/d；④清除分泌物，督促患者漱口，观察溃疡变化，渗血时喷洒云南白药局部止血；⑤使用抗生素或抗真菌药治疗；⑥鼻饲饮食及静脉高营养、补充白蛋白等支持治疗；⑦监测生命体征、电解质及血常规的变化。

三、放射性肺炎

放射性肺炎（radiation induced pneumonitis，RP）是因接受放射治疗而引起的肺部炎症，为放射性肺损伤（radiation induced lung injury）的早期阶段。RP 是胸部肿瘤放疗，特别是肺癌放疗最常见的并发症之一。RP 常导致放疗中断，进而影响放疗疗效或延误治疗，导致患者生活质量下降，严重者可危及生命。

（一）临床表现及分级

1. 临床表现

放射性肺炎可在胸部放疗 1~3 个月后发生。早期症状是低热、干咳、胸闷、气促，严重者可出现高热、咳痰、气急、胸痛、呼吸窘迫，甚至死亡。查体在受照肺野区域可闻及湿啰音。胸部 CT 检查见照射野及周围有间质性改变。

2. 分级

根据 RTOG/EORTC 诊断标准分为 0~4 级，具体见表 6-2-8。

表 6-2-8　放射性肺炎的分级（RTOG）

分级	症状
0级	无症状
1级	轻度干咳或劳累性呼吸困难
2级	持续性咳嗽，需要麻醉性镇咳剂，轻微活动即出现呼吸困难，但休息时无呼吸困难
3级	严重咳嗽，麻醉性镇咳剂无缓解，休息时有呼吸困难，出现急性肺炎的临床表现或放射影像学改变，需间断吸氧或激素治疗
4级	严重呼吸困难，需要持续吸氧或辅助通气治疗

（二）护理评估

1. 评估患者有无接受过大剂量或照射范围广的放射治疗，或年老、体弱，既往有无肺部疾病。

2. 评估患者的呼吸情况，频率、深度，有无鼻翼扇动、呼吸困难、三凹征、端坐呼吸等。

3. 患者胸部有无疼痛、疼痛分级，有无咳嗽，痰液的性质、量等。

4. 患者日常行为能力评估，行动是否方便、有无受限等。

（三）护理措施

1. 病房定期开窗通风，维持室温、湿度在 18~22℃、50%~60%，按要求执行陪护探视制度，避免呼吸道感染者进入病房探视，患者外出时戴上口罩，指导勿进入空气污浊、人多的公共场所。

2. 严密观察病情变化，监测患者的生命体征，尤其是体温的变化。轻度发热可物理降温，如果患者出现 38.5℃ 以上的高热，有明显刺激性干性咳嗽，伴气急、心悸和胸痛等症状则应调整或停止放疗。

3. 注意观察患者咳嗽排痰状况，对有痰不易咳出者，予以雾化吸入稀释痰液，给予拍背，每 2~3 h 一次，由下往上帮助排痰。

4. 若出现口唇紫绀、胸闷、气促等呼吸困难时，着宽松衣裤，避免重体力活动，卧床休息，应取半卧位。给予氧气吸入，观察氧疗效果和血氧饱和度情况，同时注意用氧安全。

5. 放疗中应每周复查血常规，血象明显降低时，要暂停放疗，给予对症处理。

6. 饮食护理：督促患者补充足够的热量和优质蛋白质，应多吃新鲜蔬菜和水果，多吃含铁丰富的食物。提升机体抵抗力，促进组织修复。

7. 放疗开始前指导患者练习腹式缩唇呼吸以利于有效咳嗽排痰。

8. 活动指导

（1）坚持有氧运动和抗阻训练是预防放射性肺炎的关键。从进行放化疗准备开始，根据患者自身体能每日步行 6 000~10 000 步，每次最好有 10 min 快步走，运动时心率达到 100~120/min。

（2）推荐在有氧运动外增加抗阻训练以维持肌肉力量和质量。

四、放射性食管炎

放射性食管炎（radiation-induced esophagitis，RE）是肺癌、食管癌等胸部恶性肿瘤在放射治疗中常见并发症之一，是指照射野内的正常食管在射线照射后出现充血、水肿、黏膜上皮细胞变性、坏死而发生的无菌性炎症反应。RE 可导致患者进食困难、体质下降、营养不良，严重影响患者的治疗依从性及临床治疗效果。

（一）临床表现及分级

1. 临床表现

多数放射性食管炎发生于放疗开始后 2~3 周，持续至放疗结束后 4 周。临床表现为吞咽困难、进食困难、胸骨后疼痛和烧灼感，严重者可出现胸部剧痛、呛咳、呼吸困难和恶心呕吐等症状，此时应警惕食管穿孔、食管气管瘘及食管主动脉瘘的发生。

2. 分级标准

急性期食管炎分级常采用 CTCAE5.0 分级标准（详见表 6-2-9）；晚期食管炎分级常采用 RTOG/EORTC 分级标准（详见表 6-2-10）。

表 6-2-9　急性期食管炎的分级标准（CTCAE5.0）

分级	症状
1 级	无症状；仅为临床或诊断所见；无须治疗
2 级	有症状；进食/吞咽改变；需要经口补充营养
3 级	进食/吞咽重度改变；需要鼻饲，全胃肠外营养或住院治疗
4 级	危及生命；需要紧急手术治疗
5 级	死亡

表 6-2-10 晚期食管炎的分级标准（RTOG/EORTC）

分级	症状
0 级	无症状
1 级	轻度纤维化，在进食固体食物时出现轻微的吞咽困难，无吞咽痛
2 级	中度纤维化，但可显示扩张，能正常进食固体食物，能吞咽半固体食物
3 级	严重纤维化，只能进食流质，可有吞咽痛，需扩张食管
4 级	坏死、穿孔、瘘管形成

（二）护理评估

1. 评估食管炎的程度。

2. 评估患者的进食情况及进食后的主诉，患者有无进食梗阻感加重、吞咽疼痛、胸骨后疼痛及烧灼感等。

（三）护理措施

1. 胸部放疗 1~2 周后，会出现食管黏膜充血、水肿、局部疼痛，吞咽困难加重、黏液增多等现象，应向患者解释这是放疗后食管黏膜的正常水肿反应，以减轻患者的焦虑。

2. 宜进食高热量、高优质蛋白、高维生素及低脂肪清淡食物，避免进食辛辣、粗糙、过冷、过热或过硬的食物。进食后保持坐位 1~2 h，防止发生反流性食管炎，每次进食后需饮 100 mL 左右的温开水冲洗食管，防止食物残渣潴留，减轻对食管黏膜的刺激，防止发生感染。

3. 动态评估患者的营养摄入量、体重、BMI 等指标，对放化疗期间的患者进行全程营养管理。提高膳食中的蛋白质含量，摄入更多的优质蛋白，提高膳食中脂肪的比例，降低碳水化合物的比例，足量摄入蔬菜、水果及其他植物性食物。

4. 症状管理

（1）服用黏膜保护剂、麻醉药、抗生素、维生素和激素的混合剂，如予 20% 甘露醇 250 mL+ 利多卡因 20 mL+ 庆大霉素 24 万 U+ 地塞米松 10 mg，每次 20 mL，每日 4 次。三餐前 30 min 和睡前 20 min 口服，指导患者将混合液含在口中，5 min 后去枕平卧于床上，分次慢慢咽下，使药物与黏膜表面有较长时间接触，有利于药物发挥作用进行止痛。

（2）雾化吸入（生理盐水 20 mL+ 硫酸庆大霉素（庆大霉素）8 万 U+ 地塞米松 5 mg）。

（3）根据疼痛程度使用止痛药物，如盐酸羟考酮缓释片（奥施康定）、芬太尼贴剂（多瑞吉）。芬太尼贴剂是一种阿片类透皮贴剂，尤其适于口服用药困难的患者，能够有效控制放疗引起的放射性食管炎所致疼痛，使用过程中注意观察其不良反应。

（4）出现胸骨后疼痛的患者注意疼痛的性质，观察体温、脉搏、血压等变化以及有无进食后呛咳表现，以便及时发现食管穿孔、出血等并发症。

五、放射性肠炎

放射性肠炎（radiation enteritis，RE）是腹部、盆腔或腹膜后恶性肿瘤经放射治疗后引起的肠道放射性损伤，是放疗常见并发症之一。盆腹腔肿瘤接受放疗引起的盆腹腔脏器的损伤，其中以直肠损伤最为常见且顽固。超过75%患者接受盆腔放疗会出现放射性直肠炎，5%~20%的患者会发展为慢性放射性直肠炎。RE不仅增加患者的经济负担、影响生活质量，同时也限制了放疗剂量的选择。

（一）临床表现及分级

1.临床表现

（1）根据累及部位不同，将放射性肠炎分为放射性小肠炎、放射性结肠炎、放射性直肠炎。放射性小肠炎以腹痛、腹胀等梗阻症状为主，严重者可出现肠梗阻、肠穿孔、肠瘘。放射性结肠炎和直肠炎以排便习惯改变为主，如大便次数增加、便血、排便失禁、肛门疼痛、里急后重等。

（2）根据发生的时间、主要病理改变又可将放射性肠炎分急性放射性肠炎和慢性放射性肠炎。急性放射性肠炎一般发生于放疗开始后2周，其症状包括腹痛、恶心、呕吐、里急后重、肛门坠胀、黏液便、大便失禁及便血。慢性放射性肠炎发生于接受放疗3~6月后，持续时间3个月以上，伴有反复腹痛、腹泻、乏力、腹胀、消化不良、食欲缺乏、贫血等，严重者可见狭窄、穿孔、瘘管及梗阻等。

2.分级

采用RTOG/EORTC评分标准将放射性肠炎按其严重程度分为0~4级，详见表6-2-11。

表6-2-11　放射性肠炎的分级标准（RTOG/EORTC）

分级	症状
0级	无症状
1级	轻微腹泻/轻微痉挛/每天排便5次/轻微直肠渗液或出血
2级	中度腹泻/中度痉挛/每天排便大于5次/过多直肠渗液或间歇出血
3级	需外科处理的梗阻或出血
4级	坏死/穿孔/窦道

（二）护理评估

1. 评估患者大便的次数、颜色、量及形状，有黏液血便及里急后重等。

2. 观察腹痛的部位、性质、程度及持续时间。

3. 注意生命体征及腹部体征的变化，及时发现并发症。

（三）护理措施

1. 提高放疗技术：采用三维适形或调强放疗；定位前使膀胱充盈、小肠上移以减少射线照射，从而减少放射性肠炎的发生。

2. 心理护理：首先要解除患者的心理顾虑，告诉患者放疗期间避免不了放射性损伤，但绝大多数情况下不会很重，不会危及生命，经过适当治疗和正确护理，放疗结束后，休息一段时间会好转或消退。

3. 病情观察与处理：腹部和盆腔肿瘤患者放疗期间应密切观察患者大便次数、颜色、性状及量，并做好护理记录。腹泻次数多或大小便失禁者应注意保持肛周皮肤清洁，可用婴儿湿巾和温水清洗，必要时使用成人纸尿片。注意腹部保暖，以免胃肠道受凉，加重放射性肠炎。

4. 调节饮食，减少对肠道机械屏障的损伤：建议低纤维素、低脂、高热量以及高蛋白饮食，可限制乳糖摄入，避免吃易产气食物（豆类、玉米等）。低纤维饮食可改善放疗引起的腹泻症状，低脂饮食会减轻肠道不适。高蛋白高热量饮食可以逆转营养不良，为机体提供必要的能量。限制乳糖摄入，对于放射性肠炎患者，尤其乳糖不能耐受的患者，可以减轻腹泻症状。

5. 增加营养，提高肠道免疫屏障：出现放射性肠炎时，肠道功能减退，影响肠道对营养素的吸收，存在营养不良或有营养风险者，可行营养干预治疗，首选肠内营养。如果腹泻症状明显，有肠道功能障碍或衰竭者，可选择完全肠外营养支持。

6. 调节微生物屏障：可适当服用乳酸杆菌或双歧杆菌类制剂，维持肠道菌群平衡，改善肠道上皮功能和结构的完整性，可改善放疗后腹痛、腹泻的发生率。

7. 保护胃肠黏液层，避免肠道化学屏障破坏：可服用肠道黏膜保护剂硫糖铝，可用生长抑制类药物奥曲肽抑制消化酶分泌，避免胃肠功能进一步紊乱。

8. 用药护理：出现放射性肠炎时经常同时服用多种药物，如抗炎类药物（柳氮磺胺吡啶）、中成药（黄连素）、止泻药物（咯哌丁胺、蒙脱石散）、调节肠道菌群的益生菌类（双歧杆菌）等。益菌类制剂、黄连素、蒙脱石散这三类药不可同时服用，必须合用时，时间间隔1小时以上。

9. 健康指导：保持愉快、乐观、积极向上的心态，分散注意力，生活规律，保证良好的睡眠状态；根据个人体力恢复情况做适当的运动，如散步、运动操等。

六、放射性膀胱炎

放射性膀胱炎（radiation-induced cystitis，RC）是肿瘤患者在放射治疗中，膀胱因不可避免受到放射线的损伤而引起的尿路上皮及血管内皮细胞损伤、血管周围纤维化导致缺血和闭塞性末端动脉炎，出现膀胱黏膜溃疡、出血、膀胱刺激征及瘘。RC 为盆腔肿瘤放疗常见并发症之一，其发生给患者的身心及经济造成较大的压力，甚至危及患者的生命。

（一）临床表现及分级

1. 临床表现

肉眼血尿或伴尿频、尿急、尿痛等膀胱刺激症状，可突然或反复出现，可表现为排尿困难、急性尿潴留等。一些患者下腹坠胀疼痛明显，常见体征为下腹耻骨上区触痛。其他全身表现包括白细胞增多、发热等。

2. 分级

根据 RTOG/EORTC 的放射损伤分级标准将放射性膀胱炎分 0~4 级，详见表 6-2-12。

表 6-2-12　放射性膀胱炎的分级标准（RTOG/EORTC）

分级	症状描述
0 级	无变化
1 级	轻度上皮萎缩，轻度毛细血管扩张（镜下血尿）
2 级	中度尿频，广泛毛细血管扩张，间断性肉眼血尿
3 级	重度尿频和排尿困难，重度广泛毛细血管扩张（常伴瘀斑），频繁血尿，膀胱容量减少（小于 150 mL）
4 级	坏死 / 膀胱挛缩（容量小于 100 mL），重度出血性膀胱炎

（二）护理评估

1. 观察病情与放疗反应

2. 评估排尿次数、色、量及伴随症状，有无尿频、尿急、尿痛及排尿困难、血尿等，有无尿路造口。

3. 评估有无头晕、乏力贫血貌、有无低血容量性休克。

（三）护理措施

1. 在实施盆腔放疗前，嘱患者排空小便；女性腔内放疗时，在阴道内填塞纱布，以增加放射源与膀胱间的距离，减少膀胱受累。

2. 心理护理：患者因出现尿频、尿急、尿痛甚至血尿等症状，易产生紧张、恐惧等负面情绪，应关心、安慰患者，向患者讲解放射性膀胱炎的原因、治疗及自我应对措施，指导患者放疗前排空膀胱，减少膀胱的受照剂量，降低放射性膀胱炎的发生率。

3. 轻、中度急性放射性膀胱炎，主要采用保守疗法：嘱患者每天饮水 1 000~2 000 mL，及时应用抗感染、止血及对症治疗，女性每次排尿后注意外阴及尿道口清洁，防止逆行感染。重度出血者输新鲜血，纠正贫血，改善全身情况。

4. 重度放射性膀胱炎反复出现肉眼血尿者遵医嘱用：庆大霉素 24 万 U+ 地塞米松 5 mg+ 肾上腺素 1 mg+ 生理盐水 50 mL 膀胱灌注，嘱患者排尽尿液后灌注，勤翻身、改变体位，使药液充分接触膀胱内壁，消炎、止血，促进上皮组织修复和黏膜愈合。

5. 饮食护理：指导患者进食高蛋白、高热、高维生素、易消化食物。放射性膀胱炎合并出血者常伴有贫血，可进食猪肝、猪血、木耳等食物，嘱患者多饮水，每天 1 000~2 000 mL，以碱化尿液、促进坏死组织排出，减轻膀胱的不良反应。

6. 活动与休息：劳逸结合，根据个人的体力情况可以适当活动，如散步、练太极等，强度以活动后感觉舒服（不疲劳）为宜。

七、放射性骨髓抑制

肿瘤患者常因放化疗的原因，导致骨髓造血功能异常即骨髓中造血干细胞活性和功能下降，不能产生足够的血细胞，使血液中白细胞、红细胞和血小板的数量减少，从而引起感染等骨髓抑制症状。

（一）临床表现和分级

1. 临床表现

（1）出现发热，是由于白细胞数量减少导致的感染。

（2）贫血，常见症状为头晕、乏力、面色苍白、胸闷气短，尤其在活动之后，症状会更加明显。

（3）出血的症状，出血是由于血小板减少导致的。

2. 分级

骨髓抑制水平根据 WHO 可以分成 0~4 级时期。

（1）0 级：白细胞计数大于等于 4.0×10^9/L，血红蛋白浓度大于等于 110 g/L，血小板大于等于 100×10^9/L。

（2）1级：白细胞计数（3.0~3.9）×10^9/L，血红蛋白浓度 95~100 g/L，血小板（75~99）×10^9/L。

（3）2级：白细胞计数（2.0~2.9）×10^9/L，血红蛋白浓度 80~94 g/L，血小板（50~74）×10^9/L。

（4）3级：白细胞计数（1.0~1.9）×10^9/L，血红蛋白浓度 65~79 g/L，血小板（25~49）×10^9/L。

（5）4级：白细胞计数（0~1.0）×10^9/L，血红蛋白浓度小于 65 g/L，血小板小于 25×10^9/L。

（二）护理评估

1. 评估患者的心理、身体、意识状态、病情变化及对疾病的认识。

2. 观察患者有无发热、寒战等。

3. 观察患者皮肤黏膜有无出血点。

4. 检测患者的生命体征及血象变化。

（三）护理措施

1. 保持病房空气流通，减少探视，保持床单位清洁卫生，对患者行保护性隔离，有条件可入住层流病房，控制入室人员，预防交叉感染。

2. 各项治疗操作严格无菌操作，避免感染。

3. 严密监测患者生命体征，如患者生命体征显示有感染征象，协助医生做血液、咽部、尿液、大便和伤口分泌物培养。

4. 指导患者注意保暖，增加营养，注意休息，减少外出。

5. 遵医嘱使用刺激骨髓造血药物，常用针剂如下。

（1）升白细胞：立生素、里亚金、吉粒芬、瑞白、惠尔血、特而立等。

（2）升红细胞：益比奥、利血宝等。

（3）升血小板：巨和粒、吉巨芬。

6. WBC 小于 1.0×10^9/L 或以下，需常规紫外线消毒病房，暂停放疗。如合并感染出现发热症状，遵医嘱酌情使用抗生素对症治疗。

7. PLT 小于 10×10^9/L，警惕患者有无中枢神经系统、胃肠道、呼吸道出血。注射后延长按压针眼的时间（5~10 min）；避免用力挤压鼻腔；以软毛牙刷清洁口腔，PLT 小于 50×10^9/L 时避免刷牙，可用漱口水漱口，注意观察皮肤黏膜有无出血点，必要时查大便潜血实验，女性月经期应注意观察出血量的变化；特别注意有无颅内出血等严重并发症。

8. 如血细胞持续下降，遵嘱给予交叉配血，成分输血，补充血液成分。

9.贫血患者多补充动物肝脏，多吃肉类、菠菜，鼓励患者进食高蛋白、高维生素、高热量的食物。有眩晕者多休息，避免剧烈运动；必要时予吸氧。

第三节　不同部位肿瘤放射治疗的护理

一、头颈部肿瘤放射治疗护理

头颈部肿瘤主要包括鼻咽癌、喉癌、口腔癌等，主要特点是涉及较多重要的组织器官，这些重要的组织器官控制着重要的生理功能，而且与周围众多重要的组织器官在解剖关系上不可避免地存在重叠或交叉，因此给放疗计划设计带来严峻挑战。

（一）适应证

鼻咽癌放疗的适应证包括根治性放疗与姑息性放疗，根治性放疗的主要目的是尽可能地消灭肿瘤，其放疗剂量一般为高能射线 60~70 Gy。姑息性放疗的主要目的是减轻患者痛苦，延长患者的生命，放疗总剂量根据患者的实际情况而定，一般约为根治性剂量的 1/2~1/3 不等。

1.鼻咽癌根治性放疗的适应证

（1）全身情况中等以上。

（2）病理类型对放射线敏感。

（3）CT 检查提示颅底骨质破坏不明显或有轻度破坏。

（4）CT 或者 MRI 检查提示鼻咽旁无或仅有轻、中度浸润。

（5）颈淋巴结转移的最大直径小于 8 cm，活动尚未达到锁骨上窝水平。

（6）无肺、肝、骨等其他远处转移。

2.鼻咽癌姑息性放疗的适应证

（1）KS-Kaiser 评分（KS）分级 60 分以上，全身情况中等。

（2）病理类型对放射线较敏感。

（3）颅底有广泛的骨质破坏，多对颅神经受损害。

（4）CT 或者 MRI 检查提示鼻咽旁大片受侵犯。

（5）颈淋巴结转移的最大直径大于 8 cm，固定，或达到锁骨上窝水平。

（6）有远处转移，但病灶较为局限。

3. 喉癌放疗的适应证

（1）根治性放疗：早期病例，可按根治性放疗计划进行。

（2）姑息性放疗：局部病变广泛，或手术后复发者，为减轻症状可考虑行姑息性放疗。

（3）术前、术后放疗：中、晚期喉癌，无气道梗阻时行术前放疗；部分喉切除或全喉切除术，切缘不净者可行术后放疗。

（二）禁忌证

1. 鼻咽癌放疗的禁忌证

（1）KS 分级 60 分以下。

（2）广泛远处转移。

（3）合并急性感染。

（4）放射性脑脊髓损伤。

2. 喉癌放疗的禁忌证

（1）肿瘤或肿瘤周围组织明显水肿。

（2）肿瘤或肿瘤周围组织有广泛的坏死或严重感染。

（三）护理评估

1. 条详见本章第一节的护理评估内容。

2. 评估照射部位皮肤清洁情况、口腔健康情况、是否有龋齿等口腔问题。

（四）观察要点

1. 病情：评估患者病情，查看相关检查结果，留意阳性体征，以确定患者是否需要镇静、吸氧等。按等级护理要求从监视屏定时观察患者情况，特别对于同期放化疗患者，常伴有咳嗽、呕吐，容易发生呼吸困难，因此要严密观察其病情变化。

2. 心理：与患者进行有效沟通，评估患者的心理状态，针对性地做好心理干预。

3. 配合：评估患者的配合能力及依从性，便于制定个性化指导，组织患者观看健康宣教视频和健康教育手册。

（五）护理措施

1. 放疗前护理常规

（1）核对信息：护士核对患者的姓名、年龄、性别、放疗号、放疗设备，了解该患者的治疗时间和疗程、射线种类、照射部位。

（2）指导患者在放疗时注意体位固定接近自然状态，下颌稍微上仰，患者尽可能舒适和可重复性地躺在固定板上，指导患者头部枕骨、后颈部、后肩部应与支撑头枕之间贴合良好、无空隙，应感到头部和颈部有足够的支撑，记住头颈各部位在固定板的位置以使之后的治疗更加高效、精确，手持求救电铃告知患者如感不适及时按电铃求救。

（3）向患者及家属介绍放疗知识、副作用及需要配合的注意事项。并在门诊和病房备有供患者阅读的通俗易懂、图文并茂的放疗宣教手册。

（4）发型、着装要求：摘除患者身上所有饰品如耳环、项链、发夹等，指导患者修剪齐耳短发，着宽松棉质、无领且易于穿脱的服饰，以减少对皮肤的摩擦，同时有利于治疗师对患者的体位固定。

（5）放疗前的口腔处理：提前去口腔科清洁口腔、处理龋齿。治疗区域的所有义齿、假发、耳环、耳钉和舌钉必须全部清除。

2. 放疗中护理常规

（1）核对信息：双人核对再次确认患者身份，核对放疗计划及各参数，确保准确无误。

（2）安全指导：推轮椅、平车、检查床的患者，指导和协助搬运患者；对于有气管导管、引流管的患者，注意妥善安置管路，避免管道滑脱和弯折；带有氧气瓶的患者，将氧气瓶妥善放置在治疗床适宜位置；对气管切开术后的患者，将金属气管套管换成硅胶套管，并使患者适应平卧时不会引起咳嗽以确保呼吸顺畅。

（3）健康宣教：向患者讲解体位固定的重要性，介绍治疗时间、治疗过程，指导患者保持体位恒定、配合治疗师摆好体位，嘱患者放松身体，缓解其紧张情绪，积极配合治疗。

（4）体位摆放：指导患者躺在体位固定膜上，按激光十字线摆布体位，戴上头颈肩热塑膜时要注意与头面部外轮廓吻合，扣紧锁扣，调节体位使面罩上三个十字标识与激光十字线重合。指导患者取合适体位，保证体位正、直，告知患者全身放松，不要移动体位，有特殊不适举手示意，并通过监视屏随时观察患者病情变化。

（5）注意保暖和隐私：治疗过程中注意患者的保暖和隐私，避免不必要的隐私暴露。

（6）放射治疗过程中应保持固定参考线的清晰和放疗区域皮肤的保护等。

（7）病情观察：患者放疗时戴着面罩，治疗时间比较长，指导患者手握求救电铃，放疗过程中通过监视屏严密观察患者病情变化，一旦发现患者应急情况（坠床、大出血、窒息、突发心脏病、昏迷及其他意外伤害）和治疗环境的紧急情况（停电、火灾、水灾、地震等）应及时终止治疗，将患者带出后做相应处理。

3. 放疗后护理常规

（1）患者治疗结束后，协助患者穿衣、起身下治疗床，有高血压病史的患者告知起身时动作要缓慢，避免起身过快导致体位性低血压，预防跌倒。

（2）放疗结束后，应做一次全面体格检查及血常规、肝肾功能检查。向患者讲解照射后，局部或全身仍可能出现后期的放射反应，以免患者届时惊慌。

（3）交代患者要注意保管好固定面膜，它要伴随整个治疗过程，注意标记是否清晰、防止受热挤压变形、丢失等。

（4）头颈肿瘤放疗后3年内不能拔牙，如有必要拔牙时，必须加用抗生素，预防诱发骨髓炎。

（5）放疗后注意事项

①口腔、咽和喉部疼痛、痰多等黏膜反应：放疗结束后会持续1~2周左右，应加强漱口和使用带出院的药物喷涂口腔，必要时进行抗炎治疗，症状严重时请到医院就诊。口咽黏膜反应随时间的延长会逐渐修复好转。

②口干、味觉改变：味觉在放疗结束后可逐渐恢复，口干持续时间较长。

③皮肤照射野的皮肤大多出现色素沉着、干性脱皮，应穿着宽松低领衣服，敞开，保持清洁干燥，避免外伤、暴晒、过冷或过热。勿涂刺激性或含金属的药物如碘酒、红汞等。放疗结束后2~3周皮肤会逐渐修复好转。

④鼻腔如有干燥感，可用1%薄荷油或清鱼肝油滴鼻。注意如鼻腔有出血应暂停冲洗。出血较多时请及时到医院就诊。

⑤经常练习张口运动，每天最少200次。局部按摩颞颌部肌肉，预防颞颌部肌肉关节功能障碍，咀嚼肌萎缩导致张口困难。颈部运动：坐位进行仰头、低头、左右转头锻炼，动作要轻柔、幅度不宜过大。

⑥并发症：放疗后1~6月内会出现头面部、颌下水肿，无须特殊处理会逐渐消退。如耳朵出现流水、流脓等中耳炎症状可到五官专科就诊。

⑦饮食：少量多餐，多进食高蛋白、高营养的食物。

二、胸部肿瘤放射治疗护理

胸部肿瘤主要有肺癌、食管癌、纵隔肿瘤三种。在胸部肿瘤放射计划中，放射野的排布方式决定了最终的计量分布，放射野的排布原则主要是避开正常的肺组织、脊髓、心脏及食管。肺对射线较为敏感，相对较容易发生放射性肺炎，严重情况下不得不中断放疗。

（一）适应证

1.肺癌放疗适应证

（1）非小细胞肺癌（non-small cell lung cancer, NSCLC）根治放疗适应证：因高龄或内科原因不能手术或拒绝手术的Ⅰ、Ⅱ期患者。病变局限于一侧胸腔，照射面积小于等于100 cm²，白细胞计数大于等于3.5×10^9/L，血红蛋白大于等于100 g/L；无严重内科疾病；

无远处转移。

（2）术后放射治疗适应证：肉眼残留、术后病理诊断切缘阳性、纵隔淋巴结转移，特别是肿瘤已穿透淋巴结包膜、手术中未做淋巴结清扫，以及病理学和实验室检查明确有淋巴结和血道转移者。

（3）姑息性放疗适应证：早期不能手术或局部晚期手术不能切除而又无远处转移，且能耐受放疗者。

（4）小细胞肺癌（Small cell lung cancer，SCLC）放疗适应证：白细胞计数大于等于 3.5×10^9/L，血红蛋白大于等于 100 g/L；无远处转移手术禁忌或拒绝手术的孤立病变；无严重内科疾病。

（5）根治性放疗：指部分早期肺癌患者不能接受或者拒绝手术，或者患者的身体状况不能耐受手术的麻醉，这类患者可以进行立体定向放射治疗（SBRT），此类放射治疗可以达到与手术一样的效果。

（6）辅助性放疗：术后 N2 淋巴结转移的患者，即术后高危复发的患者，是术后放疗的相应适应证。部分患者在术前手术不能够切除，要进行术前的同步放化疗或者序贯放化疗，让肿块缩小，以使外科医生能将其切下，称为新辅助的同步放化疗。

（7）姑息性放疗：针对晚期的肺癌患者，虽然晚期的治疗主要以全身治疗为主，但是如果通过全身治疗，部分患者还有残留，可通过放疗将其彻底销毁。另外，部分患者出现脑转移、骨转移时，主要症状为头痛或者骨痛，放疗的主要目的是姑息治疗，所以剂量并不高，但是通过放疗以后，患者的整体症状缓解比较明显。

2. 食管癌放疗的适应证

（1）早期或病变期能手术但因内科疾病不能或不愿手术者，放射治疗的 5 年生存率为 20%~73%。

（2）对局部疾病偏晚者，可采取先行术前放疗，可提高切除率，降低淋巴结转移率，使部分不能手术者获得手术成功，特别是达到放疗后病理完全缓解，其生存率明显提高，5 年生存率可达到 50%~61%。

（3）单一放射治疗，中晚期已失去手术机会的患者，可根据患者情况行根治性和姑息性放射治疗。

（4）术后放射治疗，姑息手术后的患者，采取放射治疗能达到较好的效果。

（二）禁忌证

1. 肺癌放疗的禁忌证

（1）癌变范围广泛的放疗将引起广泛的肺纤维化和呼吸代偿功能不全。

（2）全身或胸膜、肺广泛转移累及肺癌，出现大量胸腔积液。

（3）癌性空洞和巨大癌肿，后者放疗以后会促进空洞的形成。

（4）高度肺气肿放疗以后会引起呼吸功能不全。

（5）健康情况不佳，严重消瘦或出现明显的恶病质。

（6）血常规白细胞显示，癌症患者的白细胞低于 3×10^9/L，或者血小板低于 7×10^9/L。

2. 食管癌放疗的禁忌证

（1）明显先兆穿孔或食管瘘者。

（2）恶病质，严重的心肺、肝肾疾病。

（3）已有明显症状且有多处远处转移者。

（三）护理评估

1. 详见本章第一节的护理评估内容。

2. 评估患者全身是否处于放松状态、能否保持平静均匀的呼吸。

3. 观察患者有无呼吸困难和咯血风险，必要时做好急救准备。

（四）观察要点

1. 病情：评估患者病情，查看相关检查结果，留意阳性体征，以确定患者是否需要镇静、吸氧等。特别对于同期放化疗患者，常伴有咳嗽、呕吐，容易发生呼吸困难，因此可以固定一位医务人员从监视屏严密观察其病情变化。

2. 心理：与患者进行有效沟通，评估患者的心理状态，针对性地做好心理干预。

3. 配合：评估患者的配合能力及依从性，便于制定个性化指导，组织患者观看健康宣教视频和健康教育手册。

（五）护理措施

1. 放疗前护理常规

（1）核对信息：①基本信息，包括姓名、年龄、性别、病案号等。②治疗参数信息，包括设备、治疗方式、治疗野数、射线的能量和种类、患者的体位、辅助装置、照射次数等。③剂量信息，涉及每日剂量和累积剂量等。放疗信息核对贯穿整个放疗过程中，以减少差错发生。

（2）向患者及其家属介绍放疗知识、副作用及需要配合的注意事项。并在门诊和病房备有供患者阅读的通俗易懂、图文并茂的放疗宣教手册。

（3）着装要求：取下患者身上佩戴的金属饰品和义齿，着宽松、柔软、棉质且易于穿脱的服饰，以减少对皮肤的摩擦及有利于治疗师对患者的体位固定。

（4）治疗前患者适当休息，训练患者平静呼吸，每次呼吸运动幅度、深浅、频率尽量保持一致。

（5）患者首次放疗时要有主管医生、物理师和放射治疗师共同参与，有助于发现治疗计划实施中可能出现的问题，包括治疗单的抄写错误等。

2. 放疗中护理常规

（1）核对信息：双人核对再次确认患者身份，核对放疗计划及各参数，确保准确无误。

（2）安全指导：推轮椅、平车、检查床的患者，指导和协助搬运患者；对于有气管导管、引流管的患者，注意妥善安置管路，避免管道滑脱和弯折，置入引流管的患者，上治疗床前将管道夹闭；带有氧气瓶的患者，将氧气瓶妥善放置在治疗床适宜位置，并通过监视屏随时观察患者病情变化。

（3）体位摆放：向患者介绍每次治疗时体位固定的重要性，嘱其平缓呼吸，因呼吸运动时身体标记线也会移动，因此应注意查看已获取的治疗床高参数，并以此作为重要的摆位参数。对于年轻女性患者最好有一位女治疗师或护士在场。

（4）健康宣教：向患者介绍治疗时间，指导患者保持体位恒定，配合治疗师摆好体位，嘱患者放松身体，安抚患者的紧张情绪，特别对于立体定向放疗（SBRT）患者（真空垫加塑料薄膜包裹抽真空固定），由于固定效果好，也能很好地限制患者的呼吸运动，因此加强宣教和心理疏导显得尤为重要。

（5）注意保暖和隐私：治疗过程中注意患者的保暖和隐私，避免不必要的隐私暴露。

（6）病情观察：患者有气喘、呼吸困难、不能耐受长时间照射、咳嗽严重、无法自控等情况，应进行相应的临床处理或终止本次治疗，甚至提请修改治疗方案。

3. 放疗后护理常规

（1）患者治疗结束后，协助患者穿衣、起身下治疗床，有高血压病史的患者告知起身时动作要缓慢，避免起身过快导致体位性低血压，预防跌倒。

（2）患者复核时出现偏差的原因：呼吸的影响；患者位置误差的影响；体型变化的影响；设备自身因素的影响。遇到此类情况时需要排除影响因素后，才可以修正体位标记、确定治疗中心。

（3）放疗不良反应主要有：放射性肺炎、放射性食管炎、放射性脊髓病以及放射性心脏损伤等。护士要善于观察，早发现早处理。

（4）健康教育：告知患者规范存取体位固定膜，照射野标记参考线每天查看是否清晰。

（5）保持愉快、乐观、积极向上的心态，多参与自己有兴趣的事情，分散注意力，多与人沟通交流。

（6）饮食：少量多餐，清淡饮食，宜进食富含营养的高蛋白、高热量、高维生素易消化的食物。痰多的患者可多食萝卜、白木耳等食物，以达到润肺化痰的目的。

（7）根据个人的体力恢复情况可以做适当的体育锻炼，如快走、八段锦、太极拳等。强度以活动后感觉舒服为宜。康复后可投入工作，但要多增加休息时间，避免过劳、重体力劳动、熬夜、高空作业等。

（8）功能锻炼：肺部在照射范围内，多做深呼吸动作及扩胸运动，有利于增强肺活量。

三、乳腺肿瘤放射治疗护理

乳腺癌是女性最常见的恶性肿瘤之一，发病率占全身各种恶性肿瘤的 7%~10%。近年来，其发病率有上升趋势，但死亡率却有所下降，这归因于乳腺癌早期诊断以及手术技术和放化疗水平的提高。尽管诊疗技术有了很大进步，但乳腺癌仍是女性肿瘤死亡的第二大原因。

（一）适应证

1.早期乳腺癌局部切除术后：Ⅰ、Ⅱ期乳腺癌的保乳手术加术后放疗是目前乳腺癌治疗的主要方法之一。

2.乳腺癌根治术或改良根治术后：术后辅助放疗可降低局部和区域淋巴结的复发率，提高治愈率。主要针对原发灶直径大于等于 5 cm（T3）或腋窝淋巴结转移数大于等于 4个者。

3.局部晚期（Ⅲ期）和炎性乳腺癌放疗：适应证是原发病灶直径大于等于 5 cm（T3），或有皮肤、胸壁粘连固定（T4），但尚无远处转移的乳腺癌。

4.根治术后的局部复发和区域淋巴结转移：放疗在复发的治疗中有很重要的地位，手术后放疗效果更佳。

5.乳腺癌远处脏器转移：较常见，其中以骨、肺、肝及中枢神经系统居多。放疗目的往往是姑息性的，旨在缓解症状、减经痛苦、改善生存质量。

（二）禁忌证

乳腺癌放疗无绝对禁忌证，具体参考本章第一节。

（三）护理评估

1.详见本章第一节的护理评估内容。

2.评估患者手术侧上肢抬举功能锻炼情况。

（四）观察要点

1.病情：评估患者病情，查看相关检查结果，留意阳性体征，以确定患者是否需要镇静、吸氧等，同时从监视屏定时观察患者情况。

2.心理：与患者进行有效沟通，评估患者的心理状态，针对性地做好心理干预。

3.配合：评估患者的配合能力及依从性，便于制定个性化指导，组织患者观看健康宣教视频和健康教育手册。

（五）护理措施

1.放疗前护理常规

（1）核对信息：①基本信息，包括姓名、年龄、性别、病案号等。②治疗参数信息，包括设备、治疗方式、治疗野数、射线的能量和种类、患者的体位、辅助装置、照射次数等。③剂量信息，涉及每日剂量和累积剂量等。放疗信息核对贯穿整个放疗过程中，以减少差错发生。

（2）向患者及其家属介绍放疗知识、副作用及需要配合的注意事项。并在门诊和病房备有供患者阅读的通俗易懂、图文并茂的放疗宣教手册。

（3）着装要求：摘除患者身上所有饰品，着宽松、棉质且易于穿脱的服饰，有利于治疗师对患者的体位固定。

（4）放疗前患者需养成患肢功能锻炼的习惯，除锻炼手指、关节、上举、爬墙、摸对侧耳朵，梳头等，还有锻炼肢体的内收、外展功能，患侧手臂外展上举不小于90°。

（5）体位固定时需要患者将上衣全部脱掉，将整个胸壁部位敞开，固定式嘱患者上臂上举，体位固定过程中，患者要确认自己的身体是否都处于很放松、很舒服的状态，身体各部位都有足够的支撑，并且形状、大小刚好合适，很容易就能找到合适的位置。乳腺根治术后的患者通常会使用补偿膜。

2.放疗中护理常规

（1）核对信息：治疗前将患者的放疗计划调出，详细检查核对。

（2）安全指导：推轮椅、平车、检查床的患者，指导和协助搬运患者；对于有气管导管、引流管的患者，注意妥善安置管路，避免管道滑脱和弯折，置入引流管的患者，上治疗床前将管道夹闭；带有氧气瓶的患者，将氧气瓶妥善放置在治疗床适宜位置，并通过监视屏随时观察患者病情变化。

（3）健康宣教：向患者介绍治疗时间、治疗过程，指导患者保持体位恒定，配合治疗师摆好体位，嘱患者放松身体，安抚患者紧张情绪，积极配合治疗。

（4）体位摆放：核对确认患者身份，评估患者一般状况，与患者交流沟通，相关知识宣教。床降至适当高度，协助患者上治疗床，指导患者取舒适体位，保证体位正、直。利用激光灯双人核对乳腺托架刻度，合理运用激光灯，双人规范摆位，摆位完成时内外切线野必须全部吻合。治疗摆位时再次告知患者注意事项，放疗时有特殊不适举手示意。

（5）实施放疗：操作前再次核对患者的放疗计划及各项参数，确保无误后开机治疗。治疗过程中密切观察患者状况及机器运转，如有意外，立即处理。患者治疗疗程中，其手臂上举程度会逐步增加，胸壁体表照射范围也会随之发生变化，应评估并解决是否重新校准治疗中心。

（6）保持照射野皮肤尤其是腋窝皮肤的清洁、干燥，避免抓挠，穿棉质、宽松、透气衣物，减少腋窝皮肤摩擦。

3.放疗后护理常规

（1）患者治疗结束后，协助患者穿衣、起身下治疗床，有高血压病史的患者告知起身时动作要缓慢，避免起身过快导致体位性低血压，预防跌倒。

（2）健康教育：告知患者规范存取体位固定膜，治疗期间每周查一次血常规，日常生活中适当练习爬墙等训练手臂的运动。

（3）保持愉快、乐观、积极向上的心态，多参与自己有兴趣的事情，分散注意力，多与人沟通交流。

（4）注意事项：①预防感染，保持患侧皮肤清洁；不宜在患肢手臂进行有创性操作，避免蚊虫叮咬。②继续功能锻炼，防止肌肉纤维化。如患肢仍有水肿，指导其佩戴弹性绷带，保护好水肿部位皮肤。③皮肤护理：照射野的皮肤大多数出现色素沉着、干性脱皮，应穿着宽松低领衣服，保持清洁干燥，避免外伤、暴晒、过冷或过热。放疗结束后2~3周皮肤会逐渐修复好转。④上肢淋巴水肿多由腋淋巴管回流障碍所致，应坚持上肢轻柔和对抗性锻炼。⑤饮食：少量多餐，多进食高蛋白、高营养的食物。

四、腹部肿瘤放射治疗的护理

腹部肿瘤放疗主要包括肝癌、胃癌、胰腺癌、腹腔淋巴结转移等，腹部肿瘤放疗一方面要考虑肿瘤靶区能得到足够照射剂量的同时尽可能降低危及器官包括正常肝组织、双肾、小肠及CT扫描范围内的脊髓照射剂量，另一方面要考虑所使用的呼吸运动管理技术的实施。

（一）适应证

1.肝癌放疗的适应证

（1）患者一般情况良好，没有严重的肝功能损害和肝硬化，没有黄疸腹水，肿瘤局限，并且发展缓慢，没有远处的转移，这样的患者可以采取根治性放疗。

（2）患者有肝内播散，或者是弥漫性的肝癌，但一般情况良好，没有黄疸和腹水，可以行全肝放疗。

（3）对于肿瘤位于肝门区，因压迫导致的黄疸和腹水者，可以对准肝门靶区适形放疗，以解除压迫，缓解症状。

（4）肝癌术后有局部的小规模复发或者是经过肝动脉化疗栓塞术后，有局部复发和残留。

2. 胃癌放疗的适应证

（1）中晚期胃癌，位于胃窦幽门部和胃体部的溃疡型或硬癌，最大直径小于 6cm 的，一般状态良好，可行手术探查者应行术前放疗。

（2）术中放疗：适用于 Ⅱ 期、Ⅲ 期及能手术切除的局限性 Ⅳ 期（胰或横结肠受累）患者。

（3）术后放疗：肿瘤已基本切除，有残余的亚临床病灶存在或有显微病灶者可做术后放疗。

（4）姑息性放疗：局部晚期，不能手术切除的患者，只要全身情况能够耐受放疗者可行姑息放疗，目前为缓解梗阻等症状。因肿瘤破溃引起的出血，姑息性放疗有良好的止血作用。近年来由于介入性放射学的普及用选择性动脉栓塞术止血效果更好。

3. 胰腺癌放疗适应证

（1）只要造血功能正常，患者的体能状况良好就可以做外放疗。

（2）一定要凝血功能正常、造血功能正常才能做内放疗。

（二）禁忌证

1. 肝癌放疗禁忌证

（1）伴有严重的肝硬化或肝功能异常。

（2）弥漫性肝癌或巨大肿块型肝癌。

（3）炎症性肝癌，病情危险。

（4）肝功能 Child 分级为 b 或 c。

2. 胃癌放疗的禁忌证

（1）严重消瘦或已出现明显恶病质者。

（2）伴急性感染或有严重脓毒出血症者。

（3）白细胞计数小于 3×10^9/L，血小板计数小于 70×10^9/L 者。

（4）已有全身性广泛转移者。

（5）严重心、肾疾病。

（6）出现大量腹水者。

3.胰腺癌放疗禁忌证

（1）体能状况较差，且体温持续大于38℃以上者。

（2）脏器功能（如肝、肾）异常、造血功能异常以及恶病质体质者。

（三）护理评估

1.详见本章第一节的护理评估内容。

2.评估患者有无活动性消化性溃疡。

（四）观察要点

1.病情：评估患者病情，查看相关检查结果，留意阳性体征，以确定患者是否需要镇静、吸氧等。按等级护理要求从监视屏定时观察患者情况，特别对于同期放化疗患者，常伴有咳嗽、呕吐容易发生呼吸困难，因此要严密观察其病情变化。

2.心理：与患者进行有效沟通，评估患者的心理状态，针对性地做好心理干预。

3.配合：评估患者的配合能力及依从性，便于制定个性化指导，组织患者观看健康宣教视频和健康教育手册。

（五）护理措施

1.放疗前护理常规

（1）核对信息：①基本信息，包括姓名、年龄、性别、病案号等。②治疗参数信息，包括设备、治疗方式、治疗野数、射线的能量和种类、患者的体位、辅助装置、照射次数等。③剂量信息，涉及每日剂量和累积剂量等。放疗信息核对贯穿整个放疗过程中，以减少差错发生。

（2）向患者及其家属介绍放疗知识、副作用及需要配合的注意事项。并在门诊和病房备有供患者阅读的通俗易懂、图文并茂的放疗宣教手册。

（3）着装要求：摘除患者身上所有饰品，着宽松、柔软、棉质且易于穿脱的服饰，以减少对皮肤的摩擦，有利于治疗师对患者的体位固定。

（4）呼吸训练：腹部肿瘤会受呼吸运动和胃肠蠕动的影响，为达到精确放疗，可能需要进行呼吸运动管理。

（5）胃的充盈度：放疗位置在胃或靠近胃部的，需要保持胃的排空或充盈都一致，一般需禁食4 h以上，CT定位和治疗前饮水400~500 mL（可加对比剂），具体以放疗医生嘱咐为准。

（6）保持体重：保持体重有利于保持身体与固定膜之间距离的一致性，可以减少摆位的误差。

2. 放疗中护理常规

（1）核对信息：双人核对再次确认患者身份，核对患者的放疗计划及各参数，确保准确无误。

（2）安全指导：推轮椅、平车、检查床的患者，指导和协助搬运患者；对于有气管导管、引流管的患者，注意妥善安置管路，避免管道滑脱和弯折，置入引流管的患者，上治疗床前将管道夹闭；带有氧气瓶的患者，将氧气瓶妥善放置在治疗床适宜位置，并通过监视屏随时观察患者病情变化。

（3）体位摆放：指导患者平躺在体位固定膜上，因呼吸运动时身体标记线也会移动，因此应注意查看已获取的治疗床高参数，并以此作为重要的摆位参数。

（4）健康宣教：向患者介绍治疗时间，指导患者保持体位恒定，配合治疗师摆好体位，嘱患者放松身体，安抚患者的紧张情绪，积极配合治疗。

（5）注意保暖和隐私：治疗过程中注意患者的保暖和隐私，避免不必要的隐私暴露。

（6）病情观察：胃部放疗后几小时内患者有时会出现恶心、胃痛或胃灼热症状，甚至呕吐。照射时注意保持空腹，恶心程度会降低，同时可降低呕吐、误吸的风险。嘱患者放疗时有特殊不适举手示意。

3. 放疗后护理常规

（1）患者治疗结束后，协助患者穿衣、起身下治疗床，有高血压病史的患者告知起身时动作要缓慢，避免起身过快导致体位性低血压，预防跌倒。

（2）健康教育：告知患者规范存取体位固定膜，治疗期间难免会出现一些相关不良反应，包括皮肤反应、疲劳等，告诉患者疲乏是放疗的副作用，纠正患者的错误理解，减轻其心理压力。

（3）活动时若出现不适，如气促、心慌、出冷汗等，应立即停止活动，卧床休息，并以此作为限制活动的指征，协助患者逐渐增加日常活动以减轻疲乏。

（4）指导患者在放疗前后静卧至少 30 min，建议患者照射前后 1~2 h 内最好不要吃东西。

五、盆腔肿瘤放射治疗护理

盆腔肿瘤放疗以宫颈癌、直肠癌、前列腺癌为主，其放疗精确度受很多因素影响，如膀胱的充盈度、小肠蠕动、仰卧和俯卧等。研究表明在靶区剂量相同的情况下，对于盆腔肿瘤建议最好采用俯卧体位，从体位固定到 CT 扫描和每天实施治疗都要保持膀胱在相同的充盈状态。

（一）适应证

1.宫颈癌放疗的适应证

（1）放疗包括外照射及腔内照射两部分，各期宫颈癌均可放射治疗，但Ⅰ期及ⅡA期以手术治疗为主，当然，也可以单独选择放疗根治。ⅡB期及以后各期则以放疗为主。

（2）早期病例以腔内放疗为主，体外放疗为辅；中期病例内、外各半；晚期病例则以体外放射为主，腔内放射为辅。

（3）腔内放射的目的是控制局部病灶；体外放射则用以治疗盆腔淋巴结及宫颈旁组织等处的病灶。

2.直肠癌放疗的适应证

（1）术前放疗：临床T3~4NxM0直肠癌。高危病例可以术前放疗。

（2）术后放疗：直肠癌根治术后，T1~2病变经肛门局部肿瘤切除。

（3）同步放射治疗：局部晚期直肠癌T3~4N0~2M0。

（4）直肠癌根治术后局部复发未接受放疗或低剂量放疗。

3.前列腺放疗的适应证

（1）早期局限性前列腺癌患者实行根治性放射治疗。

（2）前列腺癌术后有残留或T3期前列腺癌术后需辅助性放疗。

（3）因前列腺增生采用电切术后组织病理发现癌（称为偶发癌），需根治性放疗。

（4）晚期或转移性前列腺癌患者可行姑息性放疗，以缓解症状和改善生活质量。

（二）禁忌证

1.宫颈癌放疗的禁忌证

（1）骨髓抑制，周围血白细胞总数小于3×10^9/L，血小板小于70×10^9/L。

（2）肿瘤广泛、恶病质、尿毒症。

（3）急性或亚急性盆腔炎。

（4）急性肝炎，精神病发作期，严重心血管疾病未获控制者。

（5）宫颈癌合并卵巢肿瘤，应先切除卵巢。

2.直肠癌放疗的禁忌证

（1）恶病质、大量腹水、广泛转移的患者。

（2）经治疗不能缓解的严重心、肾功能不全者。

（3）严重感染或脓毒血症者。

（4）局部已不能忍受再次放疗者。

（5）白细胞数低于3×10^9/L，血小板低于80×10^9/L，血红蛋白低于80 g/L，一般暂停

放疗。

3. 前列腺癌放疗的禁忌证

（1）既往有行盆腔根治性放疗史的患者。

（2）直肠有活动性炎症疾病者。

（3）永久留置 Foley 导尿管的患者。

（三）护理评估

1. 详见本章第一节的护理评估内容。

2. 评估患者的膀胱容量情况，对不能耐受憋尿的患者可以适当降低测尿容量。

（四）观察要点

1. 病情：评估患者病情，查看相关检查结果，留意阳性体征，以确定患者是否需要镇静、吸氧等。按等级护理要求从监视屏定时观察患者情况，特别对于同期放化疗患者，常伴有咳嗽、呕吐容易发生呼吸困难，因此要严密观察其病情变化。

2. 心理：与患者进行有效沟通，评估患者的心理状态，针对性地做好心理干预。

3. 配合：评估患者的配合能力及依从性，便于制定个性化指导，组织患者观看健康宣教视频和健康教育手册。

（五）护理措施

1. 放疗前护理常规

（1）核对信息：①基本信息包括姓名、年龄、性别、病案号等。②治疗参数信息，包括设备、治疗方式、治疗野数、射线的能量和种类、患者的体位、辅助装置、照射次数等。③剂量信息，涉及每日剂量和累积剂量等。放疗信息核对贯穿整个放疗过程中，以减少差错发生。

（2）向患者及其家属介绍放疗知识、副作用及需要配合的注意事项。并在门诊和病房备有供患者阅读的通俗易懂、图文并茂的放疗宣教手册。

（3）着装要求：摘除患者身上所有饰品，着宽松、柔软、棉质且易于穿脱的服饰，以减少对皮肤的摩擦，有利于治疗师对患者的体位固定。

（4）膀胱准备：理想情况下，患者的体位固定、模拟定位和每次放疗时膀胱大小应该一致且排空直肠。膀胱体积改变会造成治疗时与计划的差异，因此膀胱准备非常重要。具体准备如下：嘱患者排空大小便后饮水 500 mL，主诉有尿意时用膀胱测量仪测尿，膀胱尿量控制在 300 mL 左右，具体因患者实际耐受情况上下波动 30 mL 为宜。

（5）直肠准备：宫颈癌等盆腔肿瘤放疗中，直肠和部分小肠紧邻需要放疗的部位，因此会受到一定剂量的照射，引起放射性直肠炎。同时直肠体积的变化对放疗部位的位置产生影响，降低放疗精准度。为了降低放射性直肠炎和放射性小肠炎的发生率，提高放疗精准度，患者每次放疗前要进行直肠准备。具体准备如下：一般直肠准备与膀胱准备同时进行，嘱患者排空大小便后饮水 500 mL，排便困难者可使用开塞露或微灌肠的方法帮助排空粪便和气体。

2. 放疗中护理常规

（1）核对信息：双人核对再次确认患者身份，核对患者的放疗计划及各参数，确保准确无误。

（2）安全指导：推轮椅、平车、检查床的患者，指导和协助搬运患者；对于有气管导管、引流管的患者，注意妥善安置管路，避免管道滑脱和弯折，置入引流管的患者，上治疗床前将管道夹闭；带有氧气瓶的患者，将氧气瓶妥善放置在治疗床适宜位置，并通过监视屏随时观察患者病情变化。

（3）体位摆放：患者膀胱和直肠准备就绪，指导其俯卧于体位固定膜上，因呼吸运动时身体标记线也会移动，因此应注意查看已获取的治疗床高参数，并以此作为重要的摆位参数。

（4）健康宣教：向患者介绍治疗时间，指导患者保持体位恒定，配合治疗师摆好体位，嘱患者放松身体，安抚患者的紧张情绪，积极配合治疗。

（5）注意保暖和隐私：治疗过程中注意患者的保暖和隐私，避免不必要的隐私暴露。

（6）病情观察：嘱患者放疗时有特殊不适举手示意。

3. 放疗后护理常规

（1）患者治疗结束后，协助患者穿衣、起身下治疗床，有高血压病史的患者告知起身时动作要缓慢，避免起身过快导致体位性低血压，预防跌倒。

（2）健康教育：详细告知患者为何要进行憋尿训练，盆腔汗腺分泌旺盛，注意保护好标记点以防模糊。患者应少食多餐，尽量保证大便柔软、通畅，营养均衡，不进食引起直肠充盈和肠道产气的食物和蔬菜。

（3）进食时避免吞咽空气，闭嘴咀嚼食物，喝水时要注意小口抿而不是大口吞咽。

（4）阴道冲洗：每日常规进行阴道冲洗 1 次，减轻阴道黏膜充血、水肿的情况，清除放疗后的坏死组织，以提高放疗的敏感度，预防盆腔腹膜炎。阴道冲洗器严格执行一人一套，防止交叉感染。

（5）做好解释工作，使患者消除对疾病的恐惧感，增强抗癌信心，密切配合治疗。

参考文献

［1］林承光，翟福山．放射治疗技术学 [M].北京：人民卫生出版社，2016.

［2］吕俭霞，殷利，江庆华．国外肿瘤放射治疗高级实践护士发展概况及启示 [J].中华护理教育，2022，19（02）：136-141.

［3］范铭，冯梅，袁双虎．放射性皮炎的预防与治疗临床实践指南 [J].中华肿瘤防治杂志，2023，30（06）：315-323.

［4］辜梦聃，曾元丽，石小兰．放射治疗所致放射性皮炎防治及护理进展 [J].现代临床护理，2017，16（05）：65-71.

［5］王晶晶．恶性肿瘤化疗导致重度骨髓抑制患者的护理体会 [J].中国医药指南，2023，21（04）：174-176.

［6］曹才能，陈晓钟，袁双虎．头颈部肿瘤放射治疗相关急性黏膜炎的预防与治疗指南（2023 年更新版）[J].中华肿瘤防治杂志，2023，30（07）：381-385.

［7］康敏．中国鼻咽癌放射治疗指南（2022 版）[J].中华肿瘤防治杂志，2022，29（09）：611-622.

［8］周静，张业玲，徐丽妃，等．鼻咽癌放疗患者专病护理质量评价指标体系的构建 [J].护理学杂志，2020，35（07）：31-33.

［9］黄玉清，李铭冬，黎科渝，等．鼻咽癌放疗患者鼻咽大出血的急救护理 [J].世界最新医学信息文摘，2019，19（27）：224-229.

［10］张爽，吴洪芬，董莹，等.2023年第1版 NCCN 小细胞肺癌临床实践指南解读 [J].实用肿瘤杂志，2022，37（06）：485-489.

［11］陈玲，余建芝．循证护理对放疗后肺癌患者的应用效果 [J].中国社区医师，2022，38（21）：111-113.

［12］范存琨．临床护理路径在肺肿瘤护理中的应用 [J].继续医学教育，2022，36（04）：133-136.

［13］杨从容，王军，袁双虎．放射性食管炎的预防与治疗临床实践指南 [J].中华肿瘤防治杂志，2023，30（06）：324-332.

［14］高莉，沈春华，姚美华，等．食管癌放疗患者放射性食管炎发生危险因素与防

控护理 [J]. 护理实践与研究，2020，17（15）：29-31.

［15］周晖，白守民，林仲秋.《2019 NCCN 宫颈癌临床实践指南（第 1 版）》解读 [J]. 中国实用妇科与产科杂志，2018，34（09）：1002-1009.

［16］刘思远，王茹.多学科协同护理干预模式对直肠癌放疗患者的影响 [J]. 护理实践与研究，2023，20（05）：743-747.

［17］黄廷芳，江艳.《肿瘤患者手术前后注意事项》出版：直肠癌 Miles 术后患者放疗期间的临床观察与护理研究 [J]. 介入放射学杂志，2021，30（11）：1199.

［18］中国抗癌协会乳腺癌专业委员会.中国抗癌协会乳腺癌诊治指南与规范（2021年版）[J]. 中国癌症杂志，2021，31（10）：954-1040.

［19］Bossi P，Chan AT，Even C，et al. ESMO-EURACAN Clinical Practice Guideline update for nasopharyngeal carcinoma：adjuvant therapy and first-line treatment of recurrent/ metastatic disease[J].Ann Oncol，2023，34（3）：247-250.

［20］Lee AW，Ng WT，Pan JJ，et al. International guideline for the delineation of the clinical target volumes（CTV）for nasopharyngeal carcinoma[J]. Radiother Oncol，2018，126（1）：25-36.

［21］Russi EG, Raber-Durlacher JE, Sonis ST. Local and systemic pathogenesis and consequences of regimen-induced inflammatory responses in patients with head and neck cancer receiving chemoradiation. Mediators Inflamm. 2014;2014:518261. doi: 10.1155/2014/518261. Epub 2014 Mar 16. PMID: 24757285; PMCID: PMC3976778.

［22］Sroussi HY，Epstein JB，Bensadoun RJ，et al. Common oral complications of head and neck cancer radiation therapy：mucositis，infections，saliva change，fibrosis，sensory dysfunctions，dental caries，periodontal disease，and osteoradionecrosis[J].Cancer Med，2017，6（12）：2918-2931.

［23］Ajani JA，D'Amico TA，Bentrem DJ，et al. Gastric Cancer，Version 2.2022，NCCN Clinical Practice Guidelines in Oncology[J].J Natl Compr Canc Netw，2022，20（2）：167-192.

［24］Apisarnthanarax S，Barry A，Cao M，et al. External Beam Radiation Therapy for Primary Liver Cancers：An ASTRO Clinical Practice Guideline[J].Pract Radiat Oncol，2022，12（1）：28-51.

［25］Anderson B，Arthur D，Hannoun-Levi JM，et al. Partial breast irradiation：An updated consensus statement from the American brachytherapy society[J].Brachytherapy，2022，21（6）：726-747.

［26］Benson AB，Venook AP，Al-Hawary MM，et al. Rectal Cancer，Version 2.2022，NCCN Clinical Practice Guidelines in Oncology[J].J Natl Compr Canc Netw，2022，20（10）：1139-1167.

第七章　特殊传染病患者行影像诊疗检查护理常规

第一节　急性细菌性痢疾患者行影像诊疗检查护理常规

细菌性痢疾（bacillary dysentery）是由痢疾志贺菌引起的一种急性肠道传染病，人群普遍易感，病后免疫力持续时间短暂，不同型别菌株间无交叉免疫，缺乏有效的疫苗免疫。其发病率居我国法定乙类报告传染病的前 5 位，具有流行范围广、传播速度快、对健康危害大等特点。

一、高危人群

学龄前儿童和青壮年。

二、传播途径

通过食物和水传播。

三、临床表现

1. 急性普通型（典型）：起病急，畏寒、发热，可伴乏力、头痛、纳差等毒血症症状，腹泻、腹痛、里急后重，脓血便或黏液便，左下腹部压痛。

2. 急性轻型（非典型）：症状轻，可仅有腹泻、稀便。

3. 急性中毒型

（1）休克型（周围循环衰竭型）：感染性休克表现，如面色苍白、皮肤花斑、四肢厥冷、发绀、脉细速、血压下降等，可伴有急性呼吸窘迫综合征（ARDS）；常伴有腹痛、腹泻。

（2）脑型（呼吸衰竭型）：脑水肿甚至脑疝的表现，如烦躁不安、惊厥、嗜睡或昏迷、瞳孔改变、呼吸衰竭，可伴有 ARDS，还可伴有不同程度的腹痛、腹泻。

（3）混合型：具有以上两型的临床表现。

4. 慢性：急性细菌性痢疾反复发作或迁延不愈，病程超过 2 个月。

四、观察要点

1. 观察患者的生命体征及体温变化。

2. 观察患者的神志及配合程度。

3. 密切观察患者腹痛、腹泻等胃肠道症状。

4. 密切观察患者的病情变化。

五、护理评估

1. 接诊：评估是否为急性细菌性痢疾患者，其余评估内容参考上编第一章预约与接诊护理常规内容。

2. 环境：保持机房床单位干净、整洁，候诊厅空气流通，温湿度适宜，防止地面过于潮湿，地面有积水及时清理，拖地时放置"地面湿滑，防止跌倒"警示牌。

3. 核对：责任护士仔细阅读检查申请单，核对患者信息（姓名、性别、年龄、检查部位、检查设备等），对检查目的不明确的申请单，应与临床医生核对。

4. 评估：评估患者病情及配合程度，查看及判断患者生命体征是否平稳，是否有高热，是否有里急后重、腹泻腹痛等胃肠道症状。若患者来自重症监护室或有长期卧床史，护士应向陪同医护人员询问患者是否有急性细菌性痢疾，查看患者的其他检查结果，留意阳性体征，筛选高危人群，并评估患者是否需要镇静、吸氧、心电监护及是否可以平卧。

5. 病史：评估患者既往史、检查史、用药史、现病史、过敏史及肾功能等。

6. 辅助检查：大便常规、大便菌培，血气分析。

六、护理措施

（一）检查前护理常规

1. 告知技术员及其他当班护士，做好相应的接触性隔离措施，佩戴好医用外科口罩、无菌帽及手套，避免接触患者的血液、体液、分泌物、排泄物等物质，手上有伤口时应戴双层手套。

2. 告知患者及其家属检查时的配合细节及注意事项。

3. 检查前在检查床上铺一次性床单；患者体液、分泌物较多时，加垫护理垫巾以减少病菌在检查床上定植。

（二）检查中护理常规

参考计算机体层成像检查护理常规。

（三）检查后护理常规

1. 环境物体表面消毒。常规用 500 mg/L 含氯消毒液擦拭地面；如遇患者的体液、血液或分泌物污染时用 1 000 mg/L 含氯消毒液擦拭后再用清水擦拭干净，毛巾、地拖要专区专用，使用后先消毒再清洗晾干。

2. 机器设备消毒。检查完毕后用 75% 酒精擦拭机器（包括机器约束带、检查床）；如遇患者的体液、血液或分泌物污染时先用 1 000 mg/L 含氯消毒液擦拭再用清水擦拭干净。

3. 医疗器具使用原则。尽量给患者使用一次性的医疗器具；增强患者止血带应专人专用；如使用重复的医疗器具（血压袖带、血氧夹），使用后应用 500 mg/L 含氯消毒液浸泡 30 min 后再清洗。

4. 医疗废物处理。将一次性床单及多重耐药杆菌感染患者所产生的垃圾均按感染性废物处理。

5. 严格执行手卫生。

第二节　多重耐药菌患者行影像诊疗
检查护理常规

　　多重耐药菌是指对通常敏感的三类或三类以上的抗菌药物不敏感的细菌。常见的多重耐药菌包括：耐甲氧西林金黄色葡萄球菌（MRSA）、耐万古霉素肠球菌（VRE）、产超光谱 β- 内酰胺酶（ERBLs）细菌、耐碳青霉烯类抗菌药物肠杆菌细菌（CRE）、耐碳青霉烯类抗菌药物鲍曼不动杆菌（CR-AB）、多重耐药 / 泛耐药铜绿假单胞菌（MDR/PDR-PA）和多重耐药结核分枝杆菌等。

一、高危人群

　　常见于重症监护室及长期卧床患者，具体包括以下几类人员。

　　1. 免疫功能低下者（包括患有糖尿病、慢性阻塞性肺疾病、肝硬化、尿毒症的患者，长期使用免疫抑制剂治疗、接受放射治疗和 / 或化学治疗的肿瘤患者）。

　　2. 接受中心静脉插管、机械通气、泌尿道插管等各种侵入性操作者。

　　3. 近期（90 d 内）接受 3 种及以上抗菌药物治疗者。

　　4. 既往多次或长期住院者。

　　5. 既往有多重耐药菌定植或感染者。

二、传播途径

　　接触传播是多重耐药菌最常见的传播方式，包括直接接触传播和间接接触传播。直接接触传播是指多重耐药菌定植者或感染者与易感宿主接触时，病原体直接传播至易感者；间接接触传播是指多重耐药菌通过中间媒介进行传播。最常见的中间媒介为医护人员、患者或其他人员的手传播。

三、观察要点

　　1. 观察患者的生命体征。

2. 观察患者的神志及配合程度。

3. 密切观察患者的病情变化。

4. 观察患者身上留置的各类管道，妥善固定并保持通畅状态。

四、护理评估

1. 接诊：评估患者是否为多重耐药菌感染的高危人群，其余评估内容参考上编第一章预约与接诊护理常规内容。

2. 环境：保持机房床单位干净、整洁，候诊厅空气流通，温湿度适宜，防止地面过于潮湿，地面有积水及时清理，拖地时放置"地面湿滑，防止跌倒"警示牌。

3. 核对：责任护士仔细阅读检查申请单，核对患者信息（姓名、性别，年龄、检查部位、检查设备等），对检查目的不明确的申请单，应与临床医生核对。

4. 评估：评估患者病情及配合程度，查看及判断患者生命体征是否平稳，若患者来自重症监护室或有长期卧床史，护士应向陪同医护人员询问患者是否有多重耐药菌感染，查看患者的其他检查结果，留意阳性体征，筛选高危人群，并评估患者是否需要镇静、吸氧、心电监护等。

5. 病史：评估患者既往史、检查史、用药史、现病史、过敏史及肾功能等。

6. 辅助检查：对无症状感染者的标本（如鼻拭子、咽拭子、肛拭子或大便）进行培养、检测，以便发现多重耐药菌定植者。

五、护理措施

（一）检查前护理常规

1. 告知技术员及其他当班护士，做好相应的接触性隔离措施，佩戴好医用外科口罩、无菌帽及手套，避免接触患者的血液、体液、分泌物、排泄物等物质，手上有伤口时应戴双层手套。

2. 告知患者及其家属检查时的配合细节及注意事项。

3. 检查前在检查床上铺一次性床单；患者体液、分泌物较多时，加垫护理垫巾以减少多重耐药菌在检查床上定植。

（二）检查中护理常规

参考计算机体层成像检查护理常规。

（三）检查后护理常规

1.环境物体表面消毒。常规用 500 mg/L 含氯消毒液擦拭地面；如遇患者的体液、血液或分泌物污染时用 1 000 mg/L 含氯消毒液擦拭后再用清水擦拭干净，毛巾、地拖要专区专用，使用后先消毒再清洗晾干。

2.机器设备消毒。检查完毕后用 75% 酒精擦拭机器（包括机器约束带、检查床）；如遇患者的体液、血液或分泌物污染时先用 1 000 mg/L 含氯消毒液擦拭再用清水擦拭干净。

3.医疗器具使用原则。尽量给患者使用一次性的医疗器具；增强患者止血带应专人专用；如使用重复的医疗器具（血压袖带、血氧夹），使用后应用 500 mg/L 含氯消毒液浸泡 30 min 后再清洗。

4.医疗废物处理。将一次性床单及多重耐药杆菌感染患者所产生的垃圾均按感染性废物处理。

5.严格执行手卫生。

第三节　甲型 H5N1 禽流感患者行影像诊疗检查护理常规

甲型 H5N1 禽流感，又称高致病性禽流感（highly pathogenic avian influenza，HPAI），是一种由甲型 H5N1 亚型流感病毒引起的急性呼吸道传染病。该病毒主要感染禽类，但在某些情况下也可感染人类和其他哺乳动物，具有较高的致病性和传染性。

一、高危人群

亚洲农村地区暴露于活禽市场的青壮年和我国东南地区的中老年男性。

二、传播途径

禽—人传播、环境—人传播和母婴垂直传播。

三、临床表现

甲型 H5N1 禽流感的临床表现多样，轻者仅有类似普通感冒的症状，如发热、咳嗽、喉痛、流感样症状等；重者可出现高热、呼吸困难、肺炎、急性呼吸窘迫综合征（ARDS）、多器官功能衰竭等严重并发症。病程一般为 3~5 d，重症患者病程可延长。

四、观察要点

1. 观察患者生命体征。
2. 观察患者的神志及配合程度。
3. 密切观察患者病情变化。
4. 观察患者身上留置的各类管道，妥善固定并保持通畅状态。

五、护理评估

1. 接诊：评估患者是否为甲型 H5N1 禽流感，其余评估内容参考上编第一章预约与接诊护理常规内容。

2. 环境：保持机房床单位干净、整洁，候诊厅空气流通，温湿度适宜，防止地面过于潮湿，地面有积水及时清理，拖地时放置"地面湿滑，防止跌倒"警示牌。

3. 核对：责任护士仔细阅读检查申请单，核对患者信息（姓名、性别、年龄、检查部位、检查设备等），对检查目的不明确的申请单，应与临床医生核对。

4. 评估：评估患者病情及配合程度，查看及判断患者生命体征是否平稳，若患者来自重症监护室或有长期卧床史，护士应向陪同医护人员询问患者是否有急性细菌性痢疾，查看患者的其他检查结果，留意阳性体征，筛选高危人群，并评估患者是否需要镇静、吸氧、心电监护等。

5. 病史：评估患者既往史、检查史、用药史、现病史、接触史、过敏史及肾功能等。

6. 辅助检查：血常规、血生化检查、核酸检测、甲型流感病毒通用型抗原检测、病毒分离、血清学检测等方法检测到 H5N1 病毒；胸部影像学检查。发生肺炎的患者肺内出现片状阴影。重症患者病变进展迅速，常呈双肺多发磨玻璃影及肺实变影像，可合并少量胸腔积液。发生 ARDS 时，病变分布广泛。

六、护理措施

（一）检查前护理常规

1. 告知技术员及其他当班护士，做好相应的接触性隔离措施，佩戴好医用防护口罩、隔离衣、护目镜、无菌帽及手套，避免接触患者的血液、体液、分泌物、排泄物等物质，手上有伤口时应戴双层手套。

2. 告知患者及其家属检查时的配合细节及注意事项。

3. 检查前在检查床上铺一次性床单；患者体液、分泌物较多时，加垫护理垫巾以减少H5N1病毒在检查床上定植。

（二）检查中护理常规

参考计算机体层成像检查护理常规。

（三）检查后护理常规

1. 物体表面的消毒

诊疗设施、设备表面以及床围栏、床头柜、门把手等物体表面首选 2 000 mg/L 的含氯消毒液擦拭消毒，不耐腐蚀的使用 75% 的乙醇擦拭消毒（两遍），每天 1~2 次，遇污染随时消毒。有肉眼可见污染物时应先使用一次性吸水材料蘸取 10 000 mg/L 的含氯消毒液（或使用能达到高水平消毒的消毒湿巾）完全清除污染物，然后常规消毒。清理的污染物可按医疗废物集中处置，也可排入有消毒装置的污水系统。

2. 地面的消毒

有肉眼可见污染物时应先使用一次性吸水材料蘸取 10 000 mg/L 的含氯消毒液（或使用能达到高水平消毒的消毒湿巾）完全清除污染物后再消毒。无明显污染物时可用 2 000 mg/L 的含氯消毒液擦拭或喷洒消毒，每天 1~2 次。遇污染随时消毒。

3. 复用物品的消毒

应当尽量选择一次性使用的诊疗用品。必须复用的诊疗器械、器具和物品应当专人专用，可采用 2 000 mg/L 的含氯消毒液浸泡 30 min 后，再按照常规程序进行处理。

4. 终末消毒

扫描间、转运车辆等密闭场所的终末消毒可先用 2 000 mg/L 的含氯消毒液喷洒天花板、墙壁等表面，人离开现场，作用 60 min 后再对重点污染部位、物品、地面等进行消毒处理。消毒后清水擦拭干净，确保终末消毒后的场所及其中的各种物品不再有病原体的存在。

第四节 炭疽患者行影像诊疗检查护理常规

炭疽是由炭疽杆菌引起的动物源性传染病，属于自然疫源性疾病。主要发生于草食动物，特别是牛、马和羊。人主要通过接触病畜及其排泄物或食用病畜的肉类而被感染。临床上主要为皮肤炭疽，其次为肺炭疽和肠炭疽，严重时可继发炭疽杆菌败血症和炭疽脑膜炎。

一、高危人群

长期接触病畜、皮毛及其排泄物的人群，包括农民、牧民、兽医、屠宰场，皮毛加工厂的工人。

二、临床表现

1. 皮肤炭疽：最为多见，约占 95%，可分为炭疽痈和恶性水肿。具体表现为面、颈、肩、手和脚等皮肤裸露处出现丘疹或斑疹，次日可出现水泡，内含淡黄色液体，周围组织硬而肿，第 3~4 d 中心区呈现出血性坏死，稍下陷，周围有成群小水疱，水肿区继续扩大。第 5~7 d 水疱坏死破裂成浅小溃疡，血样分泌物结成黑色似炭块的干痂，痂下有肉芽组织形成为炭疽痈。周围组织有非凹陷性水肿。黑痂坏死区的直径大小不等，从 1~2 cm 到 5~6 cm，水肿区直径可达 5~20 cm，有坚实、疼痛不显著、溃疡不化脓等特点。继之水肿渐退，黑痂在 1~2 周内脱落，再过 1~2 周愈合成疤。发病 1~2 d 后出现发热、头痛、局部淋巴结肿大及脾肿大等。

2. 肺炭疽：由吸入炭疽杆菌芽孢所致，临床表现为寒战、高热、气急、呼吸困难、喘鸣、发绀、血样痰、胸痛等。若不及时诊断与抢救，则常在急性症状出现后 24~48 h 因呼吸、循环衰竭而死亡。

三、传播途径

炭疽的传播途径主要有 3 种：接触传播、实物传播和空气飞沫传播。接触传播指的是易感人群与炭疽芽孢杆菌直接接触时，病原体直接传播至易感者；实物传播和空气飞沫传播就是人体吸入带有炭疽芽孢的气溶胶或尘埃，可分别发生肺炭疽和肠炭疽。

四、观察要点

1. 观察患者的皮肤状况，有无斑疹或丘疹、水泡或溃疡性黑色焦痂。

2. 观察患者的生命体征。

3. 观察患者有无发热、呕吐等症状，确保能配合完成检查。

4. 密切观察患者的病情变化。

五、护理评估

1. 接诊：评估患者是否为炭疽杆菌的易感人群，其余评估内容参考上编第一章预约与接诊护理常规内容。

2. 环境：保持机房床单位干净、整洁，候诊厅空气流通，温湿度适宜，防止地面过于潮湿，地面有积水及时清理，拖地时放置"地面湿滑，防止跌倒"警示牌。

3. 核对：责任护士仔细阅读检查申请单，核对患者信息（姓名、性别、年龄、检查部位、检查设备等），对检查目的不明确的申请单，应与临床医生核对。

4. 病情：评估患者病情，查看患者有无病原学检查结果，留意阳性体征，筛选高危人群，并评估患者是否需要镇静、吸氧、心电监护等。

5. 病史：评估患者既往史、检查史、用药史、现病史、过敏史及肾功能等。

6. 辅助检查：主要是病原学检查，采集皮肤溃疡处的渗出物、排泄物、血、胸腔积液及脑脊液等标本进行涂片和培养。

六、护理措施

（一）检查前护理常规

1. 护士接触患者时严格执行二级防护，戴一次性外科口罩、无菌帽、乳胶手套，穿隔离服（鞋），接触患者前后用洗手液洗手，未被明显血液、体液污染时，使用快速手消，严格落实手卫生制度。

2. 检查前在检查床上铺一次性床单；患者体液、分泌物较多时，加垫护理垫，防止渗漏。

（二）检查中护理常规

确保患者佩戴好医用外科口罩，其余操作同计算机体层成像检查护理常规。

（三）检查后护理常规

1. 环境物体表面消毒。常规用 500 mg/L 含氯消毒液擦拭地面；如遇患者的体液、血液或分泌物污染时用 1 000 mg/L 含氯消毒液擦拭后再用清水擦拭干净，毛巾、地拖要专区专用，使用后先消毒再清洗晾干。

2. 机器设备消毒。检查完毕后用 75% 酒精擦拭机器（包括机器约束带）；如遇患者的体液、血液或分泌物污染时先用 1 000 mg/L 含氯消毒液擦拭再用清水擦拭干净。

3. 医疗器具使用原则。尽量给患者使用一次性的医疗器具；增强检查患者使用止血带应专人专用；如使用重复的医疗器具（血压袖带、血氧夹），使用后应用 500 mg/L 含氯消毒液浸泡 30 min 后再清洗。

4. 医疗废物处理。炭疽患者所接触使用丢弃的物品均按感染性废物处理。

第五节　肺结核患者行影像诊疗检查护理常规

肺结核是指发生在肺组织、气管、支气管和胸膜的结核病变。

一、高危人群

1. 免疫功能低下者（包括患有糖尿病、尘肺、艾滋病的患者，长期使用糖皮质激素、生物制剂和免疫抑制剂者）。

2. 长期生活贫苦、居住拥挤、营养不良者。

3. 有酗酒、吸烟、吸毒等不良习惯者。

4. 肾透析患者、器官及造血细胞移植者。

二、临床表现

1. 全身症状：发热为肺结核最常见的全身毒性症状，多见于午后低热，可伴有倦怠、乏力、夜间盗汗等不适症状。

2.呼吸系统症状：咳嗽、咳痰大于等于2周，或咯血。重度毒血症状和高热可引起气急，广泛肺组织破坏、胸膜增厚和肺气肿时也常发生气急。

三、传播途径

飞沫传播是肺结核最重要的传播方式。

四、观察要点

1.观察患者是否有咳嗽、咳痰及咯血等呼吸道症状。

2.呼吸道症状明显者，为其测量生命体征，观察患者是否有发热等全身不适症状。

3.密切观察患者的病情变化。

五、护理评估

1.接诊：评估患者是否为肺结核的易感人群，其余评估内容参考上编第一章预约与接诊护理常规内容。

2.环境：保持机房床单位干净、整洁，候诊厅空气流通，温湿度适宜，防止地面过于潮湿，地面有积水及时清理，拖地时放置"地面湿滑，防止跌倒"警示牌。

3.核对：责任护士仔细阅读检查申请单，核对患者信息（姓名、性别，年龄、检查部位、检查设备等），对检查目的不明确的申请单，应与临床医生核对。

4.病情：评估患者病情，查看患者有无痰涂片抗酸染色镜检和痰结核分枝杆菌培养结果，留意阳性体征，筛选高危人群，并评估患者是否需要镇静、吸氧、心电监护等。

5.病史：评估患者既往史、检查史、用药史、现病史、过敏史及肾功能等。

6.辅助检查

（1）涂片抗酸染色镜检抗酸杆菌阳性可考虑肺结核，但缺乏敏感性。

（2）痰结核分枝杆菌培养：是确诊肺结核最特异性的方法，培养阳性需行MPT64抗原检测以确定存在结核杆菌。

（3）影像学检查：胸部X线及胸部CT检查为筛选与诊断肺结核的基本方法。原发性肺结核的典型表现为肺内原发灶、肿大的肺门或纵隔淋巴结组成的哑铃状病灶。急性血行播散型肺结核在 X 线胸片上表现为"三均匀"粟粒状结节。继发性肺结核的 X 线表现为云絮或斑点结节状，干酪性病变密度偏高而不均匀，常有透亮区或空洞形成。胸部 CT 有助于发现隐蔽区病灶和孤立性结节的鉴别诊断。X 线影像对于诊断肠道结核泌尿系统结核、生殖系统结核以及骨关节结核亦具有重要价值。

（4）特异性结核抗原多肽刺激后的全血或细胞 IFN-g 测定：以 T 细胞为基础的 γ- 干扰素释放试验（interferon gamma release assays，IGRAs），比结核菌素试验有更高的敏感性与特异性。

六、护理措施

（一）检查前护理常规

接诊护士、技师、患者佩戴好医用外科口罩，严格执行手卫生。

（二）检查中护理常规

确保患者佩戴好医用外科口罩，其余操作参考计算机体层成像检查护理常规。

（三）检查后护理常规

1. 显示有与活动性肺结核相符的病变时，应于 24h 内上报并将患者转诊至结核病定点医院或有收治结核病能力的综合医院。

2. 严格执行空气消毒并做好消毒记录。用紫外线灯对注射室、患者候检区和检查室全方位空气消毒。终末消毒要做好记录，包括患者的姓名、性别、年龄、住址、单位、联系方式，空气、地面、物体表面、医疗仪器的消毒方法及时间，医疗废弃物及污染被服的处理，以及消毒人员和记录人员的签名和时间。

3. 医疗废物处理。结核杆菌感染患者所产生及使用的垃圾均按感染性废物处理。

第六节 细菌性食物中毒患者行影像诊疗检查护理常规

细菌性食物中毒（bacterial food poisoning）指因摄入细菌中毒食品（被致病菌或其毒素污染的食品）引起的食物中毒。根据临床表现的不同，分为胃肠型食物中毒和神经型食物中毒。

一、高危人群

人群普通易感，各年龄、性别均可患病，病后通常不产生明显的免疫力，可重复感染。

二、传播途径

主要经消化道、接触感染。

三、观察要点

1. 观察患者呕吐、腹痛、腹泻等程度。

2. 观察是否有水电解质紊乱征象。

观察是否出现特殊的神经系统症状与体征。

四、护理评估

1. 接诊：评估患者病情、意识、生命体征、呕吐、腹泻等情况。其余评估内容参考上编第一章预约与接诊护理常规内容。

2. 环境：保持机房干净、整洁无杂物，检查床使用一次性床单，机房及候诊区空气流通，温湿度适宜，防止地面过于潮湿，地面有积水及时清理。

3. 核对：责任护士仔细大声与操作间技师阅读检查预约单与电子申请单信息是否一致，核对患者信息（姓名、性别、年龄、住院号、放射编号、检查部位、检查设备等），对信息不明确的申请单，应与临床医生核对。

4. 病情：评估患者的病情、配合程度、心理状态，查看相关检查结果，留意阳性体征，以确定患者是否需要镇静、吸氧、心电监护、血氧饱和度监测等。

5. 病史：评估患者既往史、检查史、用药史、现病史、过敏史、流行病史、接触史、实验室检查结果等。

6. 辅助检查：评估血常规、粪便常规、血清学检查及细菌培养等结果。神经型食物中毒患者需评估毒素检查及肌电检查结果，便于制定护理方案。

五、护理措施

（一）检查前护理常规：

1. 在候诊区放置专用盛装呕吐物容器，指导患者规范使用，同时给患者进行有关细菌性食物中毒的知识教育，并指导患者认真遵守消毒、隔离措施，不可随地呕吐及排便。

2. 急性期如呕吐、腹泻、腹痛等严重者，检查前需使用轮椅或治疗车进行转运，以减少体力消耗。

3. 告知患者及家属检查时的配合细节及注意事项。

4. 检查床上铺一次性床单；患者体液、分泌物较多时，加垫护理垫巾。

（二）检查中护理常规

1. 参考第二章第一节计算机体层成像平扫检查护理常规。

2. 严密观察患者生命体征，尤其注意观察血压、神志、皮肤弹性，便于及时识别周围循环衰竭的征象。

3. 对于伴有腹痛患者，告知平静呼吸，避免身体移动导致图像伪影，进而影响诊断结果。

（三）检查后护理常规

1. 参考第二章第一节计算机体层成像平扫检查护理常规。

2. 检查结束后需协助搀扶患者下机床，避免跌倒，保障患者安全。

3. 设备与环境的消毒：地面及耐腐蚀的物体表面使用 1000 mg/L 的含氯消毒剂擦拭，不耐腐蚀的物体如设备表面使用 75% 酒精擦拭 2 遍，遇污染时随时消毒。

4. 盛装排泄物、呕吐物容器的消毒：可用含有效氯 5000 mg/L 消毒剂溶液或 0.5% 过氧乙酸溶液浸泡 60 min，浸泡时，消毒液要漫过容器。

参考文献

［1］黄勋，邓子德，倪语星，等．多重耐药菌医院感染预防与控制中国专家共识 [J].中国感染控制杂志，2015，14（1）：1-9.

［2］李兰娟，任红．传染病学 [M].9 版.北京：人民卫生出版社，2018.

［3］张立夫，张炜煜，王艳秋，等．不同浓度含氯消毒剂对炭疽芽孢杆菌杀灭效果的

探讨 [J]. 中国卫生检验杂志，2023，33（4）：385-387，392.

［4］中华医学会，中华医学会杂志社，中华医学会全科医学分会，中华医学会呼吸病学分会感染学组，中华医学会《中华全科医师杂志》编辑委员会，呼吸系统疾病基层诊疗指南编写专家组．肺结核基层诊疗指南 (2018 年)[J]. 中华全科医师杂志，2019，18（8）：709-717.

［5］李葆华，赵志新．传染病护理学 [M]. 人民卫生出版社，2022.

［6］汪清雅，庞艳，李建琼，等．2014—2018 年重庆市肺结核合并糖尿病病例特征分析 [J]. 预防医学，2021，33（5）：476-478，483.

［7］李颖．个性化综合护理在急性细菌性痢疾患者治疗中的作用 [J]. 医学新知杂志，2019（29）：266-267.

［8］艾文博，杨文，杨洋，等，循证护理在急性细菌性痢疾患儿中的应用效果 [J]. 中国民康医学，2021（33）：181-182.

［9］傅爱民、刘素娣．优质护理对小儿急性细菌性痢疾治疗效果的影响 [J]. 岭南急诊医学杂志，2019（24）：287-288.

［10］朱军霞．左氧氟沙星联合蒙脱石散治疗急性细菌性痢疾的临床研究 [J]. 实用中西医结合临床，2021（21）：132-133.

［11］人感染 H5N1 禽流感诊疗方案（2008 年）

［12］人感染 H7N9 禽流感诊疗方案（2017 年）

［13］人感染 H7N9 禽流感医院感染预防与控制技术指南（2017 年）

第八章　医学影像科药物管理护理常规

第一节　胃肠对比剂

X线胃肠道检查使用的对比剂主要为阳性对比剂，最常用的为钡剂，可口服，也可从肛门注入灌肠。

一、理化性质

X线胃肠道检查用的阳性对比剂主要是医用硫酸钡，为白色细粉，无味，性质稳定，耐热，不怕光，久贮不变质，为难溶性固体对比剂，不溶于水和脂质，吸收X线能力较强，进入胃肠道后不会被黏膜吸收，能较好地涂布于肠道黏膜表面，与周围组织结构密度对比差异较大，在胃肠道内不被机体吸收，以原形从粪便中排出。

二、种类

（一）阴性对比剂

阴性对比剂是一类密度低、吸收X线少、原子序数低、比重小的物质。X线照片上显示为密度低或黑色的影像，一般为气体，常用的有空气、氧气和二氧化碳。它们的差别主要在于溶解度不同，空气溶解度小，二氧化碳溶解度大，氧气溶解度介于空气与二氧化碳之间。此类对比剂常用于直接注入体腔形成双重对比，如膀胱双造影、胃肠道双造影等。

（二）阳性对比剂

阳性对比剂是一类密度高、吸收X线多、X线衰减系数大、原子序数高、比重大的物质。

X线照片显示为高密度或白色的影像。阳性对比剂有医用钡剂和碘对比剂2种。钡剂是胃肠道X线检查的理想对比剂；碘对比剂目前使用的主要是有机碘，临床主要用于血管造影、胃肠道造影与非血管部位的造影等。

三、使用注意事项

（一）阴性对比剂

1. 最常用的气体对比剂是空气，虽安全性较高，但若注入压力过大，偶可造成胃肠道破裂。

2. 对于长时间的小儿肠套叠、肠缺血性坏死，注入大量空气可增加肠道内压力而致肠道破裂，应用中需加以注意。

（二）阳性对比剂

最常用的是钡剂，钡剂造影一般较安全，但仍需注意以下要点。

1. 评估相关因素：既往对钡剂过敏者、肠狭窄、广泛性结肠炎。

2. 禁忌证：食管气管瘘、近期内有食管静脉破裂大出血、肠穿孔风险、明确肠道梗阻等的患者禁止吞钡剂或行钡剂灌肠、排粪造影检查。

3. 防误吸：据文献报道，吞咽困难、肿瘤所致食管梗阻、食管异物阻塞、胃食管反流、有近期食管手术史、打嗝和呕吐，以及婴幼儿、老年人等为钡剂误吸高危因素和高危人群。

四、药品管理要点

1. 建立出入库登记本，做到账物相符。

2. 请领对比剂流程：清点库房，按使用情况填写请领计划单，护士长或药物管理负责人签字确认，将请领计划单发送至药房，药房按时间点送入科室，科室签收，入库。

3. 根据药物说明书正确存放药物，避光，密闭，保存环境温度应控制在10~30℃。

4. 接班：责任护士做好交接班常规内容，确保药品数量，每班责任护士需签字。

5. 环境：保持存放药品房间干净、整洁，防止地面过于潮湿。房间空气流通，温湿度适宜，设有温湿度计并有记录，定期检测温湿度计。

6. 核对：责任护士仔细查看胃肠对比剂的药品有效期，使用前要核对临床医师开立的医嘱。

7. 处理：责任护士应熟悉本类药品的形状，掌握其不良反应及处理措施。

第二节　碘对比剂

碘对比剂（iodine contrast medium，ICM）可通过血管途径经外周直接注入或导管注入，注射后随着血液循环迅速在体内分布。由于碘对比剂对 X 线衰减的吸收能力强，注射后能使血管系统与周围组织之间形成良好的影像对比度，清晰地显示血管系统的解剖结构及部分功能。

一、理化特性

在细胞间隙分布的水溶性碘对比剂主要用于 CT、血管造影和其他传统影像学检查，也可以直接进入体腔，如消化道和泌尿系统。注射后 2~5 min 内，70% 快速分布于细胞间隙，不通过健康的血 – 脑屏障，不在体内代谢；24 h 后，95% 通过尿液排出，影响碘对比剂安全性的主要理化特征是渗透压。

二、种类

（一）根据碘的化学结构分类

1. 离子型对比剂。溶液中有离子的对比剂。

（1）离子单体：常用的有复方泛影葡胺等。

（2）离子二聚体：常用的有碘克酸等。

2. 非离子型对比剂。溶液中无离子的对比剂。

（1）非离子单体：常用的有碘海醇、碘普罗胺等。

（2）非离子二聚体：常用的有碘克沙醇等。

（二）根据渗透压分类

正常人体血浆渗透压为 313 mmol/L。

1. 高渗对比剂。主要是离子单体对比剂，如复方泛影葡胺等。渗透压是血浆渗透压的 5~8 倍（1 500~2 100 mmol/L）。高渗对比剂的不良反应较多，目前临床极少应用。

2. 次高渗对比剂。主要是离子二聚体对比剂（碘克酸）和非离子单体对比剂（如碘海醇、碘帕醇、碘普罗胺、碘佛醇等）。次高渗对比剂的渗透压仍高于血浆渗过压的 2~3 倍，因不良反应少，安全性明显提高，临床应用广泛。

3. 等渗对比剂。主要是非离子二聚体对比剂（碘克沙醇），渗透压在 300 mmol/L 左右，与人体血浆渗透压相当。等渗对比剂不良反应极少，安全性最高，但因价格较高，临床应用受到一定的限制。

三、使用注意事项

（一）严格评估禁忌证和高危人群

参考下编第二章第一节计算机体层成像增强检查护理常规内容。

（二）药物使用

1. 对比剂的选择：根据多项研究结果及国际指南推荐，使用非离子型次高渗或等渗碘对比剂。

2. 剂量：在满足成像及诊断的前提下，使用最小剂量的碘对比剂，最大使用剂量可参考 Cigarroa 计算公式：［5（mL）× 体重（kg）/ 血清肌酐（mg/dL）］（总量不超过 300 mL）。

3. 过敏试验：原则上不推荐进行，除非产品说明书注明特别要求。

4. 预处理：使用碘对比剂之前，将对比剂加热至 37℃，并放置在恒温箱中。除此之外，碘对比剂的储存也必须符合产品说明书要求。

四、药品管理要点

1. 参考本章第一节胃肠对比剂中的药物管理要点内容。

2. 科室申请适量药品基数，定期领取，尽量避免近效期药品入账，按批号及有效期的先后排列存放，使用药品时严格遵循"先进先出，近期先用"的原则。

3. 定期对基数药品进行数量、质量检查，做到勤查看、勤登记、勤补充。由专门护士负责，定期对近期药品实行重点检查。近效期的基数药品，可上报药剂科调换近效期药品。在检查中要注意观察药品的外观及质量的变化，包括药品包装、标签、生产批号、有效期等，如发现过期、浑浊、变色或标签模糊不清的药品，则禁止使用。

4. 含碘对比剂属于高危药品，必须专柜专用，根据不同的碘含量及商品名等分区摆放，统一贴上醒目标签，加锁管理。

5. 建立严格的领取制度和交接班的责任制度，由专人负责检查，必须做到班班清点记录，按医嘱用药。发现不符及时查明原因。

6.每月底进行药品库存盘点，将科室的药品库存上传至 HIS 系统终端。

第三节　钆对比剂

钆对比剂（gadolinium-based contrast media，GBCM）根据在体内的分布、磁化强度、组织的特异性及化学结构分为多种类型。其中，钆螯合物为最常用的 MRI 对比剂，其作用主要是缩短 T1 弛豫时间效应，血供越丰富的组织器官对比剂的浓度越高，因此 T1 增强效应越明显；超顺磁性氧化铁对比剂主要作为肝网状内皮系统的定向对比剂，用于肝恶性肿瘤的诊断；肝细胞特异性对比剂，既能通过细胞外间隙产生 T1 增强效应，使肿瘤因血管丰富而增强明显，又能在延迟 20~40 min 后被正常肝细胞摄取，从而增加如肝细胞癌等肿瘤的诊断与鉴别诊断信息。

一、理化特性

1.根据有机配体的分子结构，钆对比剂可分为线性和大环结构：大环类钆对比剂与线性钆对比剂相比，热力学上更稳定（即平衡时游离钆与络合配体的比率低）、动力学上更具惰性（从配体解离的半衰期更长）。

2.基于溶液中的净电荷不同可分为非离子型和离子型：由于离子配体有更多的负电荷与 Gd^{3+} 发生更强的电荷作用，因此离子型钆对比剂的热力学稳定常数高于非离子型钆对比剂。

3.根据钆对比剂的稳定性由高至低排序为：大环类对比剂＞线性离子型对比剂＞线性非离子型对比剂。

二、分类

1.大环类对比剂：钆特醇、钆布醇、钆特酸葡胺。

2.线性离子型对比剂：钆喷酸葡胺、钆贝葡胺、钆塞酸二钠。

3.线性非离子型对比剂：钆双胺、钆弗塞胺。

三、使用时注意事项

（一）严格评估禁忌证和高危人群

根据《磁共振成像安全管理中国专家共识》，目前尚无明确的标准来预判哪些受检者最易出现对比剂不良反应，但以下情况需特别注意。

1. 曾发生过 MRI 对比剂不良反应者。

2. 过敏体质者是发生钆对比剂过敏的高危人群，与无过敏体质者相比，其风险增加 2.0~3.7 倍。

3. 严重肾功能不全者。使用钆对比剂有发生肾源性系统性纤维化的风险，这是 MRI 对比剂使用后最为严重的后果，受到临床的极大关注。

4. 即将进行或近期完成肝移植术或有慢性肝病者；如存在任何程度的肾功能不全，发生肾源性系统性纤维化的风险也大大提高。

5. 小儿与老年人，糖尿病、心脏病、焦虑症等患者慎用。

6. 患者系统功能极度衰竭、支气管哮喘及重度肝肾功能障碍者，原则上禁用。

7. 慢性、严重肾脏疾病的患者 GFR 值小于 30 mL/（min·1.73m^2）。

（二）钆沉积

1. 当前证据表明，多次使用钆对比剂后，痕量钆可残留于脑部及其他身体组织中。

2. 多次使用钆对比剂后有可能引起脑部信号强度的增加，特别是在齿状核和苍白球。

3. 动物实验研究显示在重复使用线性钆对比剂后钆沉积量高于重复使用大环类钆对比剂。

（三）风险控制

1. 为了最大限度地降低钆在脑部沉积相关的潜在风险，必须严格遵医嘱，按照适应证和批准剂量使用，推荐使用满足诊断的最低批准剂量并在重复给药前进行仔细的获益风险评估和患者知情沟通。

2. 患者被诊断为肾源性系统性纤维化（NSF）或临床怀疑 NSF 时，均不主张使用任何钆对比剂。

四、药品管理要点

1. 参考本章第一、二节中药品管理要点的内容。

2. 钆对比剂的使用量日益增长，因其具有很高的亲水性，所以使用后的剩余药液不及时规范处理容易导致环境污染，其环境风险研究集中在水环境方面，需加强使用后的对比剂规范处理意识。

第四节　超声对比剂

超声对比剂（ultrasound contrast agent，UCA）是一类能显著增强超声背向散射强度的化学制剂，可以提高血液或泌尿道内的液体的回声，从而提高信噪比。

一、理化特性

超声对比剂是一类能显著增强超声背向散射强度的化学制剂，其主要成分是微气泡，一般直径为 2~10 μm，可以通过肺循环。对比剂微气泡在超声的作用下会发生振动，散射强超声信号，这也是超声对比剂最重要的特性——增强背向散射信号。

二、种类

目前市场上使用较广泛的超声对比剂是声诺维，为瓶装冻干粉，主要由磷脂包裹六氟化硫微泡组成。六氟化硫是一种惰性无害的气体，用无菌生理盐水溶解后使用，进入血液循环，其平均直径为 2.5 μm，浓度为 8 μl/mL，90% 的微泡小于 8 μm，硬度是空气气泡的 2~4 倍，渗透压为 290 mmHg/kg，稳定性好，是一种纯血池性对比剂，经肺循环 10 min 左右可完全被代谢掉。

三、常用超声对比剂声诺维的配制流程及使用注意事项

（一）严格评估禁忌证和高危人群

1. 对超声对比剂任何成分过敏者。

2. 近期有急性冠心病症状或临床确定的不稳定性缺血性心脏病患者。

3. 右向左分流、严重肺动脉高压者（肺动脉大于 90 mmHg），未得到控制的原发性高血压患者、急性呼吸窘迫综合征患者。

4. 妊娠及哺乳期妇女。

5. 年龄小于 18 岁或大于 80 岁患者。

6. 进行体外冲击波疗法前 24 h 应避免使用对比剂。

（二）声诺维配制流程

1. 打开配液穿刺器盖子，顺时针旋转，将预先吸入 5 mL 0.9% 氯化钠注射液的注射器连接到配液穿刺器上。

2. 取下药瓶上的塑料弹盖，将药瓶滑进配液穿刺器的透明套筒内并用力压，使药瓶锁定在特定位置。

3. 推动活塞杆，将注射器内的 5 mL 0.9% 氯化钠注射液推注入瓶中。

4. 剧烈震荡 20 s 直至瓶内液体混合均匀（乳白色液体）。

5. 确认准备开始注药时，将整个系统倒置，将声诺维抽入注射器。

6. 将注射器从配药穿刺器中旋出后立即注射。

（三）声诺维使用注意事项

1. 对于心肺状况不稳定者

（1）急性心肌梗死、不稳定性充血性心力衰竭者，不良反应的发生风险将会增加。

（2）在临床使用超声对比剂时，应对其进行心电监测。

（3）注射后至少进行严密观察 30 min。

2. 全身性的栓塞

（1）用于心脏分流患者时，注射后需评估是否出现栓塞的风险。

（2）适用于静脉或膀胱内给药，不可在动脉内注射声诺维。

四、药物管理要点

1. 参考本章第一、二节中药品管理要点的内容。

2. 配制后应当立即使用。

3. 储存环境要干净整洁，卫生条件符合感控要求，避免对比剂受到污染；储存空间独立，通风干燥，温度保持在室温 30℃ 以下；储存位置安全可靠，并确保没有无关人员触及。

4. 造影检查室的环境规范、消毒物品、无菌物品及抽取药液的管理应遵守中华人民共和国卫生行业标准 WS/T 510—2016《病区医院感染管理规范》。

5. 设置 UCA 基数药品存放柜，按照说明书的要求储存、保管，做好温度、湿度监测及登记。实行动态管理，药品按照有效期时间先后摆放，基数药品应每日交班、核对。核对内容包括药品数量、批号、有效期、外观质量。

参考文献

［1］李雪，曾登芬.医学影像科护理工作手册 [M].北京：人民军医出版社，2014.

［2］郑淑梅，李雪.影像科护理 [M].北京：人民卫生出版社，2019.

［3］秦月兰，郑淑梅，刘雪莲.影像护理学 [M].北京：人民卫生出版社，2020.

［4］毛燕君，李玉梅，曾小红.碘对比剂静脉注射护理实践手册版 [M].上海：上海科学技术出版社，2020.

［5］梁俊丽，黄红芳，陈秀珍，等.影像护理实用手册 [M].南宁：广西科学技术出版社，2022.

［6］中华医学会放射学分会放射护理专业委员会放射诊断护理学组.影像科碘对比剂输注安全专家共识 [J].介入放射学杂志，2018，27（8）：707-712.

［7］中华医学会放射学分会磁共振学组，中华医学会放射学分会质量控制与安全工作委员会.钆对比剂临床安全性应用中国专家建议 [J].中华放射学杂志，2019，53（7）：539-544.

［8］刘洪涛，陈曦，沈素云，等.含钆对比剂的环境污染现状、毒性及分析方法 [J].分析测试学报，2021，40（06）：876-884.

［9］陈明月，周佳伟，崔永征，等.含钆对比剂在脑部沉积研究 [J].放射学实践，2019，34（10）：1142-1147.

［10］严福华.重视钆对比剂的安全性应用，不断提高影像诊断水平 [J].中华放射学杂志，2019，53（7）：537-538.

［11］中国研究型医院学会超声专业委员会，中国医师协会超声医师分会，中国医学影像技术研究会超声分会，等.超声造影规范化护理专家共识 [J].中华医学超声杂志（电子版），2022，19（6）：489-498.

第九章　医学影像科常用设备使用护理常规

第一节　B超仪使用护理常规

B型超声检查是运用高频率声波对于人体内部组织、器官进行成像的影像检查方法，超声图像可反映介质中声学参数的差异，对人体组织具有良好的分辨能力，有利于识别组织的细微变化。

一、B超仪使用护理常规

（一）适应证

1.颅脑　早产儿及足月儿脑内出血或脑实质发育异常、脑积水、颅内血管畸形、可疑缺血缺氧性脑病的评估、先天畸形、先天性或获得性颅内感染的评估等。

2.心血管系统　主要用于后天获得性心脏病、先天性心脏病、腹主动脉及其主要分支疾病、下腔静脉及其属支疾病、颈部血管病变及四肢动、静脉的疾病诊断。

3.消化系统　主要用于肝脏、胆道系统、脾脏、胰腺、胃肠等疾病诊断。

4.泌尿系统　主要用于肾脏、输尿管、膀胱及前列腺等疾病诊断。

5.妇科　主要用于子宫、卵巢、输卵管等生殖系统的疾病诊断。

6.产科　主要用于异位妊娠、胎盘脐带异常、胎儿畸形及妊娠滋养细胞疾病的诊断。

7.骨骼肌肉系统　主要用于相应部位的肌肉、韧带、肌腱、关节周围附属组织的检查。

8.浅表部位器官　主要用于眼部、唾液腺、甲状腺、甲状旁腺、乳腺、浅表淋巴结（颈部、腋下、腹股沟等）及其他体表肿块的检查。

（二）相对禁忌证

1. 患者意识不清晰，不配合。

2. 休克、大出血等病情不稳定的危急重症的患者。

3. 检测声窗穿透不良，影响检测结果准确性。

4. 检查部位皮肤破损、插管、敷料遮挡、石膏固定时检查具有一定的局限性。

5. 经阴道超声检查禁忌证包括：无性生活女性、阴道出血、阴道炎、老年性或放射性阴道萎缩及先天性阴道闭锁。

6. 经阴道超声检查禁忌证包括：急腹症与严重的腹腔感染、肛管周围急性感染或损伤、肛管及直肠狭窄、直肠或乙状结肠异物等。

（三）护理评估

1. 接诊　参考上编第一章预约与接诊护理常规内容。

2. 环境　保持检查室床单干净、整洁，候诊厅空气流通，温湿度适宜，防止地面过于潮湿，地面有积水及时清理，拖地时放置"地面湿滑，防止跌倒"警示牌，严格执行消毒隔离工作，诊查台每天用消毒液擦拭，医疗器械按规定消毒灭菌，防止交叉感染。

3. 核对　核对患者的姓名、年龄、性别、编号、检查项目等信息，核对信息是否与检查申请单一致。详细询问病史，进一步核实检查部位、检查方式，对检查目的要求不明确的申请单，应与临床申请医生核对。

4. 病史　评估患者既往史、现病史、手术史等，筛查患者有无检查禁忌证。

（四）观察要点

1. 病情　评估患者病情，查看相关检查的结果，留意阳性体征，以确定患者是否需要镇静、吸氧等。按等级护理要求定时巡视患者，严密观察病情变化。

2. 心理　与患者进行有效的沟通，评估患者心理状态。

3. 配合　评估患者的配合能力及依从性，便于制定个性化指导。组织患者观看健康宣教视频和健康教育手册。

4. 腹部检查的患者　检查前 3~7 d 内不吃含重金属成分的药物，如：枸橼酸钾片、含碘药物，不作胃肠造影。患者要求空腹 8~12 h 以上检查，减少肠道气体干扰和胆汁排空。检查胆囊、胰腺的患者，前 1 d 应清淡饮食。

5. 同位素检查的患者　行同位素检查的患者，须在 3 d 后方可行超声检查。

（五）护理措施

1. 检查前护理常规

（1）核对信息：核对患者的姓名、年龄、性别、编号、检查项目等信息，核对信息是否与检查申请单一致。

（2）去除金属异物：根据图像质量的要求，指导及协助患者去除被检部位的金属物件（项链、文胸、拉链、皮带等），去除高密度材质的衣服，避免影响检查。

（3）呼吸训练：对于需要屏气检查的患者，责任护士应耐心训练并指导患者练习，防止产生运动伪影。对于老年或语言沟通障碍的特殊患者，应由责任护士示范屏气，并指导其吸气后用手捂住口鼻以辅助屏气。

（4）检查前患者准备

①腹部：腹部超声（肝、胆、胰、脾、肾及腹部血管）检查的患者要求空腹 8~12 h 以上检查，减少肠道气体干扰和胆汁排空。

②妇科：经腹部超声检查子宫、输卵管、卵巢前均需饮水 500~800 mL，患者有迫切的尿意时，可要求检查。一般妊娠 9 周以后不需饮水即可检查，检查低置胎盘下缘和前置胎盘时，需少量饮水，暴露子宫内口为宜，以明确胎盘下缘与子宫内口的关系。阴道超声检查子宫、卵巢前需排空小便。月经期和阴道出血过多者以及无性生活女性不宜做阴道超声检查。

③泌尿系统：泌尿系超声检查患者，需憋尿检查，膀胱超声检查需要充盈膀胱。男性患者检查前列腺、精囊腺同样需要先充盈膀胱至患者有发胀的感觉。经超声医师确认后，再排空膀胱，为保证残余尿量的测量准确，应注意不要反复多次排尿，同时排空膀胱后在 5min 内进行超声测量。

（5）健康宣教：告知患者检查的目的与意义，检查的预计时间和检查中的相关注意事项。对于特殊患者采取个性化健康教育，需要家属陪同检查者如小儿、昏迷、躁动、危重患者，做好家属的宣教工作。对于无法配合的昏迷、躁动、精神异常的患者，采取安全措施防止坠床，必要时在医师指导线在检查前给予适当镇静。对于该类患者优先安排检查。

2. 检查中护理常规

（1）核对信息：护士和超声医师共同核对患者预约单与电子申请单信息是否一致，协助患者进检查室、上检查床，避免坠床或跌倒事件。

（2）安全指导：推轮椅、平车、检查床的患者，指导和协助搬运患者；对于有气管插管、引流管的患者，注意妥善安置管路，避免管道滑脱和弯折，置入引流管的患者，上检查床前将管道夹闭，带有监护仪与氧气瓶的患者，将仪器妥善放置在检查床适宜位置，便于随时观察患者病情变化。

（3）体位：根据具体检查部位和要求设计摆放体位，并再次告知相关注意事项，嘱咐患者勿移动身体、变换体位。并做好患者心理护理，安抚患者紧张情绪，积极配合医技人员检查。

（4）注意保暖：检查过程中注意患者的保暖和隐私，避免不必要的部位暴露，防止患者着凉。

（5）严密观察：检查过程中严密观察患者病情变化，危重患者可通过监护仪查看心率、血氧饱和度等指标，一旦病情发生变化或出现突发状况时应立即暂停检查并查看和评估患者，视情况及时报告医生并处理。

3. 检查后护理常规

（1）患者检查结束后，协助患者起身下检查床，有高血压的患者告知起身时动作要缓慢，避免起身过快导致体位性低血压，预防跌倒。

（2）需空腹检查的患者，检查结束后告知正常饮食。

（3）嘱患者休息片刻后再离开。

（4）告知患者和家属取检查报告的方法、地点及时间。

二、超声造影检查护理常规

超声造影检查是将与人体组织声学特性有较大差异的造影剂（含微气泡的溶液）经静脉注入人体，造影剂随血流灌注进入器官、组织，使器官组织显影或显影增强，人为地增加检查部位与周围组织之间差异，从而获得更清晰的超声图像，为临床诊断提供重要依据。

（一）适应证

1. 颅脑超声造影　对声窗透声欠佳的患者能提供颅内颈动脉狭窄情况及颅内支架术后局部血流状态，对急性脑卒中患者灌注量化分析评价预后，评价颅内动脉瘤及颅内动静脉畸形范围及血流状态。

2. 甲状腺超声造影　提高结节的良、恶性判断能力。

3. 乳腺肿块超声造影　提高肿块良、恶性判断能力，评价常规超声难以确定的乳腺含液性病变（如透声差的囊肿、血肿和脓肿等），对乳腺癌术后复发病灶与术后瘢痕组织进行鉴别诊断，对非手术治疗的乳腺肿块进行疗效评估。

4. 浅表淋巴结超声造影　可疑淋巴结良、恶性鉴别诊断，肿瘤前哨淋巴结的检测，恶性淋巴结的疗效评估。

5. 肝脏超声造影　能显示常规超声未能显示或显示不清的病变，有助于病变的定位及定性、疗效判定及门静脉血流研究，肝移植术后并发症的评估。

6. 胆囊超声造影　胆囊腔内异常回声的鉴别诊断，胆囊息肉样病变的良恶性鉴别，胆囊癌浸润范围及肝转移情况的鉴别。

7. 脾脏超声造影　有助于脾肿瘤、脾外伤及脾梗死的诊断及其范围的评价。

8. 胰腺肿块超声造影　胰腺局灶性病变的定性诊断，急慢性胰腺炎的诊断，不明原因的胰管扩张，胰腺癌局部动脉灌注化疗、局部放疗、消融治疗、注药治疗后的评价疗效。

9. 胃肠道超声造影　胃肠腔内病变良、恶性鉴别，胃癌术前 T 分期，进展期胃癌新辅助化疗疗效的评估，克罗恩病的病变程度，大肠癌的分型。

10. 肾脏超声造影　肾脏局灶性病变的定性诊断，肾外伤，肾血管性病变的评估，移植肾并发症的发现、评估及随访，慢性弥漫性肾病的血流灌注定量分析，肾脏肿瘤化疗疗效评估，指导复杂性肾囊肿的硬化治疗。

11. 膀胱超声造影　常规超声发现膀胱内非移动性占位不能排除肿瘤病变者，常规超声发现膀胱壁局部或弥漫性增厚无法排除肿瘤病变者，临床症状高度怀疑膀胱肿瘤而常规超声检查无明显肿瘤征象者，膀胱肿瘤患者术后随访，血尿等无法实施膀胱镜检查的患者，膀胱输尿管反流。

12. 前列腺超声造影　前列腺特异抗原升高，直肠指检怀疑前列腺有可疑病灶，常规超声或其他影像技术检查提示前列腺尤其是周围区发现可疑病灶，身体其他部位发现转移癌，且怀疑原发灶来自前列腺，前列腺癌射频消融后治疗效果评估。

13. 妇科超声造影　输卵管通畅性评价，输卵管绝育术、再通术、成形术后或其他非手术治疗后的效果评估，输卵管妊娠保守治疗后的通畅性评估，经阴道超声无法清晰显示宫腔病变，如子宫肌瘤、息肉和黏连等。

14. 经非血管腔道超声造影　显示非金属引流管，判断引流管是否在目标腔道内，瘘与窦道的检出，了解生理性及病理性体腔的大小及形态。

（二）禁忌证及慎用人群

1. 禁忌证

（1）既往对超声对比剂内任何成分出现过敏者。

（2）伴有右向左分流的心脏病患者。

（3）严重肺动脉高压者（肺动脉大于 90 mmHg）。

（4）未能控制的高血压患者。

（5）成人急性呼吸窘迫综合征患者。

（6）对多巴酚丁胺使用有禁忌的心血管功能不稳定的患者，不应与多巴酚丁胺合并使用。

2.慎用人群

（1）近期出现急性冠脉综合征或临床不稳定性缺血性心脏病；过去 7 d 内，静息状态下出现典型心绞痛或原有心脏症状明显加重；近期接受冠状动脉介入手术、心功能Ⅲ到Ⅳ级的心力衰竭；严重心律紊乱患者。

（2）慢性阻塞性肺气肿或使用呼吸机的患者。

（3）患不稳定神经系统疾病的患者。

（4）蛋类或蛋类制品过敏史的患者（该项只限于全氟丁烷微球）。

（5）妊娠及哺乳期妇女。

（三）护理评估

1.接诊　参考上编第一章预约与接诊护理常规内容。

2.环境　保持检查室床单干净、整洁，候诊厅空气流通，温湿度适宜，防止地面过于潮湿，地面有积水及时清理，拖地时放置"地面湿滑，防止跌倒"警示牌，严格执行消毒隔离工作，诊查台每天用消毒液擦拭，医疗器械按规定消毒灭菌，防止交叉感染。设置对比剂药品存放柜、按照说明书的要求储存、保管，做好温度、湿度监测及登记。

3.核对　核对患者的姓名、年龄、性别、编号、检查项目等信息，核对信息是否与检查申请单一致。对检查目的不明确的申请单，应与临床医生核对。对药品按照有效期时间先后摆放，基数药品应每日交班、核对。核对内容包括药品数量、批号、有效期、外观质量。

4.病情　评估患者病情，查看其他检查的结果，留意阳性体征，筛选高危人群，并评估患者是否需要镇静、吸氧、心电监护等。

5.病史：询问患者既往史、检查史、用药史、现病史、过敏史、孕产史等，评估有无禁忌证及其他注意事项。

6.辅助检查

（1）血压的测量：高血压定义为：在未使用降压药物的情况下，非同日 3 次测量诊室血压，SBP ≥ 140 mmHg 和（或）DBP ≥ 90 mmHg。老年人、糖尿病患者及出现体位性低血压情况的患者，应加测站立位血压，站立位血压在卧位改为站立位后 1min 和 3min 时测量。

（四）观察要点

1.高危人群　既往有对比剂不良反应、不稳定性哮喘、需要药物治疗的特异质人群、过敏体质、蛋类或蛋类制品过敏史的患者；或有严重的心脏病、高血压、糖尿病、晚期肿瘤放化疗、早期心力衰竭、肺动脉高压等患者。针对以上高危人群因病情需要注射对比剂者，在检查中、后应及时识别预警性不良反应，视情况及时报告医生并处理。

2. 心理　与患者进行有效的沟通，评估患者心理状态。

3. 配合　评估患者的配合能力，便于制定个性化指导。组织患者观看健康宣教视频和健康教育手册。

4. 饮食

（1）腹部超声（肝、胆、胰、脾、肾及腹部血管）：检查的患者要求空腹 8~12 h 以上检查，减少肠道气体干扰和胆汁排空行腹部检查的患者于检查前 3~7 d 内不吃含金属的药物，如：枸橼酸钾片、含碘药物，不作胃肠造影。

（2）妇科：经腹部超声检查子宫、输卵管、卵巢前均需饮水 500~800 mL，患者有迫切的尿意时，可要求检查。一般妊娠 9 W 以后不需饮水即可检查，检查低置胎盘下缘和前置胎盘时，需少量饮水，暴露子宫内口为宜。

（3）泌尿系统：泌尿系超声检查患者，需憋尿检查，膀胱超声检查需要充盈膀胱。男性患者检查前列腺、精囊腺同样需要先充盈膀胱至患者有发胀的感觉。

5. 身高与体重：根据身高与体重计算体重指数（体质量指数），体质量指数（BMI）= 体重（kg）÷ 身高（m）的平方，患者体重指数与对比剂用量密切相关。

（五）护理措施

1. 检查前护理常规

（1）核对信息：再次核对患者信息，避免检查信息、部位等错误。

（2）评估患者

①仔细询问患者有无对比剂过敏史、其它药物过敏史、一般过敏史，如酒精、海鲜过敏史等；同时根据不同种类的超声对比剂，针对性询问变应原。

②有无晕针史。

③评估高危因素，询问患者心肺情况、疾病史、是否处于怀孕或哺乳期以及合并用药史。此外，还需要评估患者的神志和心理状态。对病情不稳定的患者，要求临床医生将病情控制稳定后再行超声造影检查。对不稳定性哮喘正在治疗者及对比剂有中、重度过敏反应者、其它药物过敏史及蛋类或蛋类制品过敏史、应酌情行超声造影检查。

（3）超声造影检查前做好患者准备：

①肝、胆、胰、脾、肾及腹部血管：患者要求空腹 8~12 h 以上检查，减少肠道气体干扰和胆汁排空。

②妇科：经腹部超声检查前 20~30 min，需饮水 500~800 mL，患者有迫切的尿意时，可要求检查。一般妊娠 9 周以后不需饮水即可检查。阴道超声检查子宫、卵巢前需排空小便。

③泌尿系统：泌尿系超声检查患者，需憋尿检查，膀胱超声检查需要充盈膀胱，有尿意。男性患者检查前列腺、精囊腺同样需要先充盈膀胱至患者有发胀的感觉。

（4）再次确认是否已签署增强知情同意书。

（5）训练患者轻度呼吸或屏气。

（6）用物品准备：常规静脉穿刺用品、一次性 5 mL 注射器 2 支、20G 留置针 1 支、100 mL 生理盐水 1 袋、三通 1 个。急救物品准备：除颤仪、心电监护仪、氧气、简易呼吸气囊、吸痰器等。急救药品准备：肾上腺素、阿托品、地塞米松、琥珀氢化可的松等。

（7）建立静脉通道：认真评估血管，常规选择左上肢相对粗直、有弹性、无静脉瓣、易于固定的静脉进行穿刺，多以头静脉、肘正中静脉、贵要静脉为佳，便于操作检查。对保留中心静脉置管的患者，注入 3~5 mL 0.9% 氯化钠注射液冲管以确保管道通畅及冲净导管内残留液体以免影响造影的效果，若通畅可将对比剂直接注入中心静脉管。对静脉通道建立困难的患者，可尝试在医师超声引导下进行穿刺。静脉通道建立后连接三通开关，以便配药直接注药。

（8）等待检查：嘱患者至指定等候区等待检查。

（9）急救准备：常规准备抢救环境，配备相应抢救药品及设备，保持完好率100%，了解常用对比剂理化性质、用量、禁忌证，熟悉掌握急救技能。

（10）健康宣教：告知患者检查的目的与意义及对比剂注入体内可能出现的一过性不良反应，讲解检查预计时间及检查过程中的相关注意事项和配合要点。嘱咐患者在检查过程如有任何不适及时告知医护人员，并在谈话过程中对患者进行初步心理评估。

2. 检查中护理常规

（1）核对信息：核对患者信息与申请单是否一致。协助患者进入检查室、上检查床，避免坠床或跌倒事件。

（2）安全指导：推轮椅、平车、检查床的患者，指导和协助搬运患者，对于有气管插管、引流管的患者，注意妥善安置管路，避免管道滑脱和弯折，置入引流管的患者，上检查床前将管道夹闭，带有监护仪与氧气瓶的患者，将仪器妥善放置在检查床适宜位置，并把监护仪显示屏放置于正面，便于随时观察患者病情变化。

（3）体位设计：根据患者的检查部位设计体位，嘱咐患者勿移动身体变换体位。并做好患者心理护理，安抚患者紧张情绪，积极配合超声医师检查。

（4）注意保暖：检查过程中注意患者的保暖和隐私，避免不必要部位的暴露。

（5）用药原则

①每瓶对比剂仅供一例患者检查使用，一次未用完或废弃材料必须按照相关规定丢弃。

②超声对比剂开瓶后推荐现配现用，配置好的对比剂放置时间建议遵循说明书及院感规定执行。

③严格执行无菌操作及三查七对制度。

（6）超声对比剂配制（由于六氟化硫微泡在国内使用最为广泛，以六氟化硫微泡超声对比剂为例）

①打开配液穿刺器盖子，顺时针旋转，将预先吸入 5 mL 0.9% 氯化钠注射液的注射器连接到配液穿刺器上。

②取下药瓶上的塑料弹盖，将药瓶滑进配液穿刺器的透明套筒内并用力压，使药瓶锁定在特定位置。

③推动活塞杆，将注射器内的 5 mL 0.9% 氯化钠注射液推注入瓶中。

④剧烈振荡 20 s 直至瓶内溶液混合均匀（乳白色液体）。

⑤确认可以准备开始注药时，将整个系统倒置，将对比剂抽入注射器。

⑥将注射器从配液穿刺器中旋出后立即注射。

（7）对比剂调配注意事项

①抽吸对比剂时如不慎抽吸过量，不应再注回瓶内。

②瓶内或抽吸到注射器内的对比剂不能加压。

③静脉通道的管径不能小于 20 G，以避免注射时因机械冲击而导致微泡受损。

④注射时应在三通接头正末端连接含对比剂的注射器，侧方接口连通含生理盐水的注射器，并注意阀门的方向。

（8）呼吸训练：对于需要屏气检查的患者，责任护士应耐心训练患者练习屏气，对于老年或语言沟通障碍的特殊患者，应由责任护士示范屏气，指导其吸气后用手捂住口鼻以辅助屏气。

（9）通道安全：正确安装注射器管道，排除管道内空气，确保患者静脉通道与注射器连接紧密，预防管道脱落。确保注射管路与血管连接通畅，并告知患者置入管路的上肢尽量伸直，避免上肢弯曲导致注射对比剂压力过大时，发生对比剂外渗不良事件。

（10）心理安慰：缓解患者紧张情绪，嘱咐患者在检查过程如有任何不适及时告知医护人员。

（11）密切观察

①对所有患者进行密切　医学观察，及早发现可能的不良反应症状，若出现症状，应立即停止检查并及时处理。

②高危患者（如心肺状况不稳定者、药物负荷联合增强超声心动图检查等）在检查过

程中应进行心电图和血压监测。

③对于需要留观和后续检查的患者，应给予清晰的标识，只需观察 30min 的患者建议将结束留观时间以标签形式标注在留置针上；需要二次注射的患者，建议暂不写拔留置针时间，予以区分。

3. 检查后护理常规

（1）检查结束后分离管路，应注意观察患者是否出现不良反应，如恶心、呕吐、荨麻疹、低血压等，同时观察穿刺部位有无外渗、肢体有无肿胀。

（2）协助患者起身下检查床，告知有高血压患者起身时动作要缓慢，避免起身过快导致体位性低血压，预防跌倒。

（3）使用中心静脉导管的患者造影后应注射 10 mL 生理盐水以脉冲式正压封管。

（4）嘱患者在候诊区观察 30 min，如有不适及时告知医务人员，并积极协调处理。

（5）观察 30 min 无不适方可拔除留置针，嘱患者按压至少 5 min 以上，防止出血，并告知如有不适电话咨询。

（6）因临床治疗需要保留留置针的患者，应告知患者回病房后立即联系临床护士，检查室责任护士也同时电话联系临床护士进行交接，务必告知穿刺时间和输注的药物性质，建立交接单，避免发生静脉炎。

（7）告知患者和家属取检查报告的方法、时间及地点。

（六）健康指导：

1. 告知患者可以正常饮食。

2. 天气炎热或气温较高的环境下，根据患者液体额外丢失量的多少，适当增加液体摄入量。

3. 接受血液透析的患者，无需将对比剂注射与血液透析时间进行关联，不用进行额外血液透析来清除对比剂。

第二节　心电监护仪使用护理常规

心电监护仪是临床上监护患者生命体征的仪器，能够监测心电、呼吸、血压、血氧饱和度、脉率、呼吸末二氧化碳、呼吸力学、心输出量、脑电双频指数等多项指标，具有信息采集、存储、智能分析预警等功能，可及时发现和诊断致死性心律失常及先兆，具有触屏操控、简单便捷、精准监测等优势。

一、适应证

凡是病情危重需要进行持续不间断的检测心搏的频率、节律与体温、呼吸、血压、脉搏及经皮血氧饱和度等患者，如心血管疾病者、手术病人的监护、其他各种类型的休克、脑血管疾病、气胸、哮喘持续状态及 COPD 等。

二、禁忌证

常规心电监护仪使用无绝对禁忌证。

三、护理评估

1. 接诊　参考上编第一章预约与接诊护理常规内容。

2. 环境　环境安静、定时通风，温度湿度适宜，无电磁波干扰，无强光照射，保护患者隐私。

核对　核对患者姓名、年龄、性别、编号、检查项目等信息，核对信息是否与检查申请单一致。

3. 病史　评估患者既往史、现病史、手术史等，筛查患者有无检查禁忌证及有无酒精过敏史。

四、观察要点

1. 病情　了解患者病情、意识状态、合作程度、胸部皮肤有无皮疹、伤口、破溃，是否安装心脏起搏器，检查上肢皮肤情况和肢体活动情况及有无静脉输液。评估患者末梢循环情况及指（趾）情况。

2. 心理　与清醒患者进行有效的沟通，评估患者心理状态。在患者胸痛剧烈时，护理人员应全程陪伴，指导患者配合治疗，纠正其错误认知。

3. 配合　对清醒患者解释操作目的、方法及注意事项，取得患者的合作，询问患者是否大小便。

五、护理措施

1. 检查前护理常规

（1）核对信息：核对患者的姓名、年龄、性别、编号、检查项目等信息，核对信息是否与检查申请单一致。

（2）用物准备：心电监护仪（包括电源线、导联线、血压检测导线及袖带、血氧饱和度导线和探头）、一次性粘附电极片片、治疗碗 2 个（分别放置干纱布 1~2 块）、弯盘、电插板、速干手消毒剂、医疗垃圾袋、生活垃圾袋。

（3）患者准备：告知清醒患者检查的目的与意义，检查的预计时间和检查中的相关注意事项及配合要点，必要时先做局部剃毛，用 75% 乙醇棉球擦净，以减少皮肤电阻。

（4）健康宣教：

①告知患者保持静卧，保持各导线连接正常，避免打结，仪器报警时不要惊慌，医务人员会立刻前来查看；

②心电图电极片可能会导致皮肤过敏，如有发痒发红，须告知医护人员；

③不要随意取下监测导线，以免造成监测中断；

④不要随意调节监护，以免耽误病情观察；

⑤翻身、起卧、活动时都可能影响心电图波形改变不要紧张。

2. 检查中护理常规

（1）核对信息：检查前再次核对信息是否一致。

（2）操作过程

①连接电源，打开监护仪开关，检查监护仪状态及连接导线、血压袖带是否正常；

②暴露操作区域，清洁患者皮肤待干，保证电极片与皮肤接触面良好；

③安放电极膜，检测 ECG，将电极片正确连接至监护仪导联线上，按监护仪标识要求贴于患者胸部的正确位置，注意避开伤口、除颤部位、心电图部位、骨骼及皮炎处。三导联位置（R：右锁骨中点下缘；L：左锁骨中点下缘；V：左腋前线第 6 肋间）。五导联位置（RA：胸骨右缘锁骨中点第一肋间；LA：胸骨左缘锁骨中点第一肋间；RL：右锁骨中线肋弓下（腋前线）；LL：左锁骨中线肋弓下（腋前线）；V：胸骨左缘第 4 肋间）；电极膜与皮肤表面接触良好，导联线固定牢固，为患者系好衣扣；

④将袖带平整无折地缠于上臂中部，松紧以放入一手指为宜，下缘距肘窝处 2~3cm；

⑤将血氧饱和度探头光源处对准患者指甲夹在指端，使感应区对准之家，接触良好，松紧适宜。

⑥调整心电、血压参数，选择 P 波显示良好的导联（一般为 Ⅱ 导联），心电图波形振幅大于 0.5 mV，血压设定自动模式（选择测量间隔时间）或手动模式；

⑦根据病情或医嘱设定警报范围，心率报警上下限一般设定为患者基础心律的 ±20%，最低心率不小于 50/min；血压报警的上下限一般设定为患者基础血压的 ±20%，血氧饱和度的报警低限一般设定为 90%，呼吸报警的上下限一般高限设定为 30/min，低限设定为 8/min，确定心电监护各项报警处于开启状态，调整报警音量；

⑧观察心电监护运行情况；

⑨询问患者感受和告知注意事项。

（3）体位：根据患者病情，协助患者取半卧位或者平卧位，患者更换体位时，妥善保护导联线。

（4）注意保暖：检查过程中注意患者的保暖和隐私，避免不必要的部位暴露，防止患者着凉。

（5）严密观察：检查过程中密切观察心电图波形，及时处理干扰和电极脱落，带有起搏器的患者要区别正常心律与起搏心律；每日定时回顾患者 24 h。心电检测情况，必要时记录；正确设定报警界限，不能关闭报警声音，发现异常及时通知医生；定期观察粘贴电极片处的皮肤，定时更换电极片和粘贴位置。持续观察患者心律、心率、血氧饱和度及血压的变化，了解病情动态变化。

3. 检查后护理常规

（1）停监护：①核对患者信息，向患者解释操作目的；②遮挡患者，注意保暖；③关机；④将电极膜与导联线分离；⑤将患者电极膜取下置于弯盘内，并将弯盘置于治疗车下层。⑥用纱布擦净皮肤，观察皮肤情况，协助患者穿衣；⑦取下袖带及血氧探头，检查肢体有无肿胀、皮肤受压情况；⑧拔除电源线。

（2）整理床单位：患者检查结束后，协助患者离开检查区域。

（3）处理用物：按照院感防控标准正确处理物品。

六、注意事项

1. 电极片使用　电极片放置正确位置，长时间使用者需要 24~48h 更换，放置过敏和溃烂。

2. 袖带大小　袖带气囊至少包裹 80% 上臂，大多数人的臂围 25~35 cm，应使用长 35 cm、宽 12~13 cm 规格气囊的袖带。

3. 评估到位　有动静脉瘘、桡动脉穿刺上肢不能包裹血压袖带，灰指甲、涂抹指甲油均影响监测结果。

第三节　心脏除颤器使用护理常规

电除颤是用于治疗某些严重快速异位性心律失常（如心室颤动）的治疗方法，通过使用外加的高能量电脉冲通过心脏，使全部心肌细胞在瞬间同时除极，造成心脏电活动暂时停止，后由最高自律性起搏点（窦房结）发出冲动从而重新主导心脏节律。除颤所使用的心脏除颤器是将几千伏的高压存储在大电容中，通过放电控制器控制在几秒钟内通过电极板向胸壁或直接向心脏放电，使颤动的心脏完全除极。

一、适应证

1. 非同步电除颤　适用于心室颤动、心室扑动、无脉性室性心动过速的患者。
2. 同步电除颤　适用于室性心动过速、阵发性室上性心动过速、心房扑动、心房颤动并伴有血流动力学变化的患者。

二、禁忌证

在紧急抢救中，无绝对禁忌证。

三、护理评估

1. 接诊：参考上编第一章预约与接诊护理常规内容。
2. 环境：确保现场环境安全。
3. 患者
（1）患者突然发生抽搐、意识丧失、大动脉搏动消失。
（2）判断心电图变化，有无血流动力学改变。
（3）了解患者是否安装了起搏器。

四、观察要点

1.病情

（1）判断呼吸：发现患者心电图变化并伴有血流动力学改变，评估呼吸及颈动脉搏动（同时检查脉搏和呼吸，时间至少5 s，但不要超过10 s），通过注视或观测胸部运动，检查呼吸是否缺失或异常。

（2）检查颈动脉搏动：用靠近患者头侧手的2~3个手指，先触摸到气管，然后滑到气管与颈侧肌肉之间的沟内，可以触摸到颈动脉搏动。

2.心电监护

心电监护显示室颤波。

五、护理措施

1.检查前护理常规

（1）患者准备：患者仰卧于硬板床上，松解衣扣，充分暴露除颤部位，左上肢充分外展，用纱布擦干除颤部位的皮肤，去除患者身体上的所有金属物品，双上肢位于患者躯体两侧，由他人进行徒手心肺复苏。

（2）物品准备：心脏除颤器、导电糊、抢救车及用物、75%乙醇、心电监护仪、纱布数块、一次性手套、速干手消毒剂、黄色污物袋、黑色污物袋。

（3）心脏除颤器准备：检查心脏除颤器处于完好备用状态，电量纸张充足，电极板完好无破损，线路无老化。

（4）注意事项

①电极板放置位置正确，压紧皮肤（力度为接触指示条为绿区）；②电击时，任何人不得接触患者及病床，以免触电；③电极板应避开起搏器的部位至少10 cm；④不能连续除颤，两次除颤时间应间隔2 min，除颤后应立即进行以胸外按压为开始的高质量的心肺复苏；⑤尽早除颤，每延迟1 min，除颤成功率下降7%。

2.检查中护理常规

操作过程如下。

（1）将用物携至患者旁。

（2）开启心脏除颤器，并选择能量，选择按钮至非同步位置（一般成人单向波电击除颤360 J，双向波200 J）。

（3）电极板均匀涂抹导电糊，或以盐水纱布覆盖。

（4）将胸骨电极置于右锁骨中线第2肋间，心尖电极置于左腋中线第5肋间，两极板距离大于10 cm。将电极板贴紧胸壁，压力4~11 kg。

（5）再次确认心电示波为室颤波。

（6）充电，听到持续蜂鸣声，充电完毕。

（7）口述"请大家离开"并环顾四周有无与患者接触。

（8）双手拇指同时按压放电按钮。

（9）放下电极板，立即予5个循环的心肺复苏术（CPR），观察心电示波转为其他心率后，将除颤仪按钮旋至监护模式。除颤成功并记录时间（若仍为室颤波立即准备再次除颤），并再次判断呼吸及颈动脉搏动（同时）5~10 s。

（10）除颤完毕擦拭患者胸前及电极板导电糊，检查皮肤有无烧伤。

（11）心脏除颤器使用完毕后整理，放回原处，充电备用。

3.检查后护理常规

（1）协助患者取舒适体位，整理衣物。

（2）协助医生将患者转至相关临床科室进一步治疗。

（3）整理用物，清洁、消毒心脏除颤器备用，按照院感防控标准正确处理物品。

（4）脱手套，洗手，记录并做好交接班。

六、健康指导

1.待患者清醒后，安慰患者，告知2 h内避免进食，以免恶心、呕吐。

2.患者应卧床休息，保持周围环境安静，避免各种不良刺激，保证充分的休息与睡眠。

3.患者病情好转后给予低盐、低脂、高蛋白饮食，少食多餐，盐摄入量控制在4 g/d以下，病情稳定后可根据心功能分级指导患者活动。

第四节　无磁消毒机使用护理常规

无磁消毒机是适用于核磁共振检查室的消毒设备，其通过机械原理运作，产生物理或化学方法来消灭停留在核磁共振检查室的病原体，从而达到消毒的目的。

一、护理评估

1. 使用前评估核磁共振检查室的环境。

2. 根据消毒环境选择消毒模式与消毒时间，如光等离子（可做到人机共存）、过氧化氢超声雾化和紫外线消毒（禁止进入消毒区域）。

3. 评估电源及设备是否完好。

二、观察要点

1. 环境：根据消毒环境选择不同消毒区域的摆放位置。

2. 消毒机是否完好，所有指示灯是否正常亮起，无报警提示。检查消毒机是否被异物遮住进、出风口。

三、护理措施

（一）消毒前护理常规

1. 在需要消毒时，将设备放置在合适的位置，踩下刹车万向脚轮。

2. 电源：接通设备电源，给设备通电，检查设备是否正常运行，指示灯是否亮起。

3. 设备处于紫外线或过氧化氢消毒状态下人员必须离开房间，并给正在消毒的房间使用警示提示，例如：危险—禁止入内。

4. 使用过氧化氢消毒功能时，应将空间内的活体、服饰及织物等物品搬离消毒空间，按照说明书添加过氧化氢溶液。

（二）消毒中护理常规

1. 紫外灯消毒过程中不要进入消毒的空间区域。

2. 过氧化氢消毒过程中不要进入消毒标记的空间区域，在整个消毒过程中请使用便携式过氧化氢浓度检测器检测消毒区域外的过氧化氢气体浓度，若有泄漏，请及时对泄漏点进行密封处理。

3. 若设备严重故障或者断电时，为保证设备及人员安全，请及时联系工程师获取解决方案。

（三）消毒后护理常规

1. 设备执行过氧化氢消毒程序完成后，可进行如下操作。

由于过氧化氢传感器可能的滞后实效，可以采用手持便携式过氧化氢检测仪对消毒空间进行检测（注意严禁在无保护的情况下进入消毒空间内），如浓度大于 1 mg/L，则需要对消毒空间进行通风，待浓度低于 1 mg/L 时再进入空间。

2. 关闭设备总电源，收拾好线缆和其他物品。

3. 撤销警示或提示的标语、封条。

4. 将设备撤离消毒空间，放置于储存室或者其他待消毒空间。

5. 清洗、维护与保养：定时清除机壳浮尘，清洁时使用湿毛巾醮中性洗涤剂轻轻擦拭，维护保养前要先拔掉电源插头。应定期检查设备的进、出风口是否有异物堵塞，及时清除有害杂物。不能用水冲洗设备的任何部位。不要让设备碰撞尖锐锋利的物品，以免划伤机壳。保持使用环境清洁、干燥，尽量避免在尘埃粒子较多的环境中使用。设备长期不使用时，应将设备内残留的消毒剂排出，并用纯化水或者 75% 的乙醇将设备内腔室清洗干净，具体方法为加入 2 L 纯化水或 75% 的乙醇进行清洗一次。避免使用非规定的其他消毒剂产品，以免影响设备使用寿命和消毒的效果。

6. 紫外线灯管辐射强度的监测和记录：可用紫外线辐射强度化学指示卡测定，将指示卡距灯管 1 m 处照射（照射时长以紫外线辐射强度化学指示卡说明书为主），光敏涂料由白色变紫红色，与标准色块相比，便可知灯管辐射强度。

7. 紫外线灯管使用寿命：在设备使用 3~5 个月时，工程师需检查紫外线灯管使用情况，并根据实际情况向工作人员告知是否需要更换。

四、使用注意事项

1. 参照消毒机的说明书使用，并了解注意事项。

2. 对消毒机维护前，先断开电源（最好直接拔掉电源线），以防止触电、漏电。

3. 无磁消毒机在核磁室消毒完成后，应放置在空旷干燥处无磁环境静置，用于释放机器内部累磁。

4. 无磁消毒机在核磁室使用时不得连续通电使用超过 72 h。

5. 无磁消毒机在核磁室使用时不得撞击、倾倒，可能会破坏设备内部屏蔽结构。

6. 无磁消毒机在核磁室使用紫外线灯时，紫外线灯管切记不要伸到核磁检测仓内，安全距离为 1~1.5 m，以防止设备损伤。

7. 无磁消毒机在核磁室使用光等离：开启时距离核磁检测设备不低于 2 m，避免影响成像质量。

第五节　无磁呼吸机使用护理常规

无磁呼吸机是一种特殊的无磁干扰、机械通气（人工呼吸）的呼吸辅助工具，适用于需要呼吸机支持的患者，如患者有急性呼吸窘迫综合征（ARDS）、慢性阻塞性肺病（COPD）等疾病；但更好的是其适用于新生儿、早产儿、极低体重儿患者在核磁检查期间的机械通气，无磁呼吸机利用非磁性材料制成，避免了磁干扰对患者的影响，并能够更好地保护患者的干预治疗。该机多用于医疗机构或医院中，可安全适用于具有磁场的磁共振机房，不会干扰 MRI 成像。放置于距磁体 1~1.5 m 的安全距离，以防止设备损伤。

一、护理评估

（一）患者

1. 评估患者的基本情况，包括年龄、性别、身高、体重、诊断、病情、神志、瞳孔、血氧饱和度、生命体征、血气分析结果、既往史和对呼吸机支持的特殊要求等。

2. 评估患者的口腔及鼻腔情况，有无义齿。

3. 评估患者的肢体活动及自主呼吸的力量；注意呼吸频率深浅度及自主呼吸与呼吸机辅助呼吸的配合情况。

4. 检查部位：评估患者是否已完成该核磁检查项目前的准备。

5. 风险筛查：评估患者有无相对禁忌证。

6. 向家属或清醒患者解释使用呼吸机的目的、注意事项等。

（二）医护人员

1. 着装整洁、仪表端庄，洗手，口罩、帽子佩戴规范。

2. 环境安静、整洁、光线充足，各类检查设备、警示标志、防护物品以及急救设备与物品、药品等是否准备齐全。

3. 用物准备：检查申请单，无磁呼吸机主机 1 台，无磁呼吸机呼吸管路，无磁呼吸机台车 1 台，核磁室专用氧气瓶，核磁室专用高压氧气管，电池，模拟肺，基础治疗盘如棉签、消毒液、治疗巾、纱布、快速手消毒剂等，利器盒、医疗废物收集盒、生活废物收集盒；吸痰用物磁体间外有，无须另备。

4.建立包括医生、护士、呼吸治疗师、技师等在内的检查治疗小组，敏锐地观察和判断患者的状态，动态调整检查治疗方案和机械通气方案，及时、正确处理机械通气过程中出现的突发情况。

5.在使用呼吸机前应对其进行全面检查，包括电源、气源、通气模式、参数设置、报警值设置以及仪器有无异常声响、无磁呼吸机与磁体间的安全距离等。

6.评估电源及设备是否完好。

7.连接呼吸机管，需经两人确认准确无误。

二、观察要点

1.病情：观察患者的循环、呼吸功能。观察患者的生命体征、意识、血氧饱和度等，必要时先听诊两肺呼吸音，给予患者清理呼吸道，严密观察病情变化。

2.评估患者病情是否适合长时间磁共振检查。

3.确认无磁呼吸机是否完好，有无报警提示。

4.心理：与患者及其家属进行有效沟通，评估患者的心理状态。

5.宣教：告知患者及其家属使用无磁呼吸机机械通气的基本原理和可能出现的不适，如暂时不能发音或喉咙痛等。

三、护理措施

（一）检查前护理常规

1.核对信息：双人核对医嘱（申请单），身份查对：患者2个信息以上的查对（如姓名＋住院号），实行开放式询问核对法；对无法有效沟通的患者，如新生儿、语言障碍、神志不清等原因无法陈述自己姓名的患者，让患者陪同人员陈述患者姓名，2个信息以上的查对并使用腕带信息核对患者。对无法陈述姓名且无人陪伴的患者可临时采用其他方式标记其身份，注明来院时间并佩戴腕带，并通过两种以上方式由双人进行查对，确认无误后方可接收。

2.无磁呼吸机的准备

（1）进入磁体间前安装好电池，打开电源及开关，摆放在磁体间安全区域。

（2）检测呼吸机是否完好无损，是否正常工作，用模拟肺测试呼吸功能是否正常工作或机器自检各功能部件有无故障，各部位是否紧固，是否消毒。

（3）Tesla探测仪是否闪烁绿灯。

（4）无磁呼吸机工作、电源是否正常。

（5）复苏球囊是否放入磁体间。

（6）进入核磁室内，确认无磁呼吸机是否放置在指定区域。

（7）安全绳是否与机身连接。

（8）台车的刹车是否正常。

（9）无磁氧气瓶气体是否充足。

（10）设置呼吸机：模式选择、参数设置和报警限参数。

3. 物资准备：备吸引装置、急救设备、物品与药品。

4. 评估患者的病情、意识状态、合作程度。

5. 遵医嘱调整好呼吸机参数，连接患者人工气道；评估人工气道类型、气道通畅程度、肺部情况、痰液的性质及量。

6. 在初次使用无磁呼吸机时，评估患者的全身状况，与麻醉医生沟通设置呼吸机基本参数：通气模式、呼吸频率、吸入氧浓度、潮气量等。手动计算患者的呼吸频率，因患者自身的呼吸频率可能高于呼吸机设置。吸入氧气分数（FiO_2），以百分比表示（室内空气为21%）。潮气量（TV 或 VT），每次呼吸吸入的空气体积，以毫升（mL）表示。吸气峰压（PIP），提供每次呼吸所需的压力。目标 PIP 低于 30 cmH_2O。高 PIP 可能表示管道扭结、需要抽吸、支气管痉挛或肺部问题，例如肺水肿或气胸。

（二）检查中护理常规

1. 再次核对：双人核对医嘱（申请单）。

2. 过床：一人妥善固定气管插管导管及呼吸机管道，确保呼吸机管路随患者一同移动，根据患者体重使用三人搬运法或四人搬运法将患者移至检查机床。根据检查部位摆好体位，并确认呼吸机正常运行。

3. 患者在使用呼吸机核磁检查过程中应保持安静，防止呼吸机脱落、损坏或造成图像伪影。

4. 患者监测：严密观察病情、神志、瞳孔和监测生命体征，重点观察呼吸频率和血氧饱和度的变化，并记录在护理记录单上。保持呼吸道通畅，及时清理呼吸道或口腔、鼻腔分泌物，如果有异常情况，及时与医生沟通并采取相应措施。

5. 操作人员需要熟悉无磁呼吸机的使用方法和注意事项，遵循使用说明书中的操作步骤。

6. 使用步骤

（1）将呼吸机放置在合适的位置上，打开电源、安装管路，连接模拟肺。

（2）根据患者的情况，选择合适的人工通道、呼吸机使用模式，并连接到呼吸机上。

（3）打开呼吸机，并按照医生的医嘱设置好呼吸机的呼吸频率、潮气量、氧气浓度、吸气压力、呼气压力、吸呼比等参数。

（4）根据医生的设置，开始向患者提供合适的呼吸支持。

（5）观察呼吸机运转效果（有无启动、漏气、异常噪声、主屏显示等），双人核对呼吸机管道是否连接正确。

（6）定期观察患者的呼吸状态及呼吸机的工作状态，并根据需要进行调整。

（7）根据病情设置报警参数：呼吸频率、分钟通气量、气道高压等报警参数。

7. 监测并记录患者对无磁呼吸机参数调整后的反应，如胸廓运动的变化、心率变化、血氧饱和度的变化。

8. 进入磁场前为防止吸痰时引起的通气不足，应在吸痰前后给予高流量吸氧 1~3 min；严格无菌操作。吸痰前后应听诊呼吸音，观察吸痰效果；如果检查过程中出现异常呼吸音和（或）气道峰压高时，应立即检查患者情况，把患者转移出磁场给予吸痰，保持呼吸道通畅。

（三）检查后护理常规

1. 检查完后观察神志、瞳孔、心率、血压、SpO_2 变化，气管导管插入深度，各管道是否固定和通畅。

2. 按照过床方法将患者安全转出检查机床。

3. 定时倒掉管道积水，以防积水过多引起反流，影响通气。

4. 无磁呼吸机湿化瓶只能装无菌蒸馏水，禁用生理盐水或药物，水量要适当，防止蒸干；湿化瓶的温度保持适宜。

5. 无磁呼吸机管道一人一换，长期使用还需定期更换呼气过滤器。

6. 所有用物按院感要求处理，做好手卫生。

四、注意事项

1. 切记无磁呼吸机严禁移出安全距离外；定期通电试验，综合检查呼吸机功能；定期由专业人员进行维护检测。

2. 无磁呼吸机专用配件不得代替，其他任何附件不可进入核磁室环境（如湿化器、吊臂等）。

3. 无磁呼吸机的电池模块须在磁体间环境外进行更换。

4. 根据设备说明要求，在磁体间扫描过程中确定是否连接主电源，以免影响图像的清晰度。

5. 如有需要，应在呼吸机和患者之间加装磁性绝缘体，以防止磁场干扰。

6. 一旦机器故障，请及时采取其他有效通气策略。

7. 无磁呼吸机使用前需要经过专业人员的培训和指导，防止人为暴力损伤无磁呼吸机，以确保安全、减少风险。

8. 医护人员必须熟悉并掌握仪器的性能和使用方法。了解无磁呼吸机的性能、操作程序及操作注意事项，防止因连接错误而引发事故。

9. 上机后及时观察人机是否同步，若患者烦躁则及时通知医生处理。

10. 医护人员注意手卫生，预防呼吸机相关肺炎的发生。

11. 保持患者舒适：使用无磁呼吸机检查时，患者可能无法自由活动。因此，护士需帮助患者调整体位，并给予心理支持，确保患者舒适度。

12. 无磁呼吸机定期维护和保养：定期检查更换电池、活瓣、皮垫、过滤器及过滤网等，呼吸机应由工程师进行保养及检修，建立保养和维修档案，以确保其正常工作。

13. 呼吸机外部消毒：用酒精纱布擦净后，紫外线照射。

14. 呼吸机内部消毒：使用后给予清洁、洗尘、调试和保养，内部精密电子元件由专业工程师进行专业消毒。压力或流量传感器较贵重，清洁时注意保护好测量装置，不允许接触水。

15. 管道的消毒：采用环氧乙烷消毒。浸泡：1 000 mg/L 有效氯消毒浸泡，30 min 后冲洗，晾干备用。

第六节　无磁转运车使用护理常规

无磁转运车的主体材质为高强度无磁材料，整体不含磁性，在高强度0.3高斯线范围内不被磁吸，且不影响磁共振扫描。可协助不能起床的患者安全转运，使其顺利完成出入磁体间。适用于医院核磁共振检查室使用。

一、护理评估

1. 保持转运车处于完好运行状态。

2. 保持机房床单位干净、整洁，候诊厅空气流通，环境宽敞，便于操作，温湿度适宜，防止地面过于潮湿。

3. 评估患者病情及合作程度。

二、观察要点

1. **病情**：评估患者病情，体重、意识状态、躯体活动能力及理解合作程度等，严密观察病情变化。

2. **心理**：与患者进行有效沟通，评估患者的心理状态。

3. **解释**：向患者及其家属解释转运的步骤及配合方法。

4. **配合**：评估患者的配合能力及依从性，便于制定个性化指导。组织患者观看健康宣教视频和健康教育手册。

5. **无磁转运车**：保持转运车干净整洁，转运车各部件功能完好，保证患者安全。

三、护理措施

（一）转运前护理常规

1. **核对信息**：责任护士核对患者的姓名、年龄、性别、检查部位及检查设备等，实行开放式询问核对法，禁止使用床位号进行身份核对；对无法有效沟通的患者，如新生儿、语言障碍、神志不清等原因无法陈述自己姓名的患者，让患者陪同人员陈述患者姓名，2个信息以上的查对并使用腕带信息核对患者。对无法陈述姓名且无人陪伴的患者可临时采用其他方式标记其身份，注明来院时间并佩戴腕带，并通过两种以上方式由双人进行查对，确认无误后方可接收。

2. **去除金属异物**：根据图像质量的要求，指导及协助患者去除被检部位的金属物件（发夹、耳环、项链、文胸、拉链、皮带等），去除高密度材质的衣服，防止产生伪影。

3. 转运床的准备

（1）转运床锁定开关良好，转运床固定、直行、转弯控制灵活。

（2）转运床整体车身、车轮完好无损，清洁无附着物。

（3）转运床两侧及床头护栏升降、固定灵活。

（4）转运床床垫清洁平整。

（5）转运床整体升降、前后倾控制正常，头背板升高、置平正常。

（6）转运床无磁输液架固定牢固，挂钩完整。

（7）按铺备用床法铺床单、套好枕头和盖被，将盖被扇形叠置于床尾。

4.应根据患者病情确定转运人员，危重患者需由医务人员陪同。

5.转运前应确认转运适宜的时间、目的地，需要携带的医疗设备及物品，并确认功能完好。

6.转运前注意患者安全，必要时使用护栏保护患者。

7.管路护理：防止管路的滑脱，将各种引流管、尿管衔接处妥善固定，做好管路标识，防止扭曲、受压、折叠，然后再进行转运。

8.健康宣教：向患者解释转运的过程、配合的方法及注意事项，告知患者在转运过程中如感不适立即告知医护人员，防止意外发生。对于特殊患者采取个性化健康教育，需要家属陪同者如小儿、幽闭恐惧症、危重患者，做好家属的宣教工作。对于无法配合的昏迷、躁动、精神异常的患者在转运前给予适当镇静，采取安全措施防止坠床。

（二）转运中护理常规

1.核对信息：责任护士和技师共同核对患者预约单与电子申请单信息是否一致，转运时注意患者安全。

2.安全指导：转运中要注意观察患者的生命体征、病情变化，固定好各种管道，保持通畅，防止各种管道滑脱或受污。

3.严密观察：转运中要密切观察患者病情，出现病情变化及时采取措施，如需紧急抢救，应以就地抢救为原则，最近的病区给予配合抢救。

4.体位设计：转运中应妥善安置患者，搬移时尽量平稳，取合适卧位，转运人员应在患者头侧，如有坡道应保持头部处于高位。注意患者的身体不可伸出转运床外，避免推车速度过快，转弯过急，以防意外伤害。

5.搬运患者：注意协助搬运的人员均需去除金属物品，根据患者病情及体重，选择确定的搬运法。

（1）挪动法，适用于能在床上配合的患者。

（2）一人搬运法，适用于上肢活动自如，体重较轻的患者。

（3）二人搬运法，适用于不能活动，体重较重的患者。

（4）三人搬运法，适用于不能活动，体重超重的患者。

（5）四人搬运法，适用于颈椎、腰椎骨折和病情较重的患者。

6.注意保暖和隐私：转运过程中注意患者的保暖和隐私，避免不必要的部位暴露。

7.约束护理：神志不清或躁动患者必要时需使用约束带，防止途中发生意外。

8.应急预案：转运中做好突发应急预案的相应措施。

9.防护护理：特殊感染患者转运时做好个人防护。

（三）转运后护理常规

1.患者转运结束后，整理转运床，使转运床处于水平位，转运床放置于固定位置。

2.转运后应保持转运床清洁及功能完整，转运被单应一人一换。

3.特殊感染患者转运后应遵循防护与消毒原则。

四、注意事项

1.转运车应定期维护保养，每周保养清洁一次，防止线头等杂物粘入车轮，造成车轮不转或不稳，预防安全隐患。

2.推空转运床时，务必置转运床于直行档，以免在用力推转运床时失去控制而发生碰撞。

3.当患者躺在转运床上时，调节任何转运床功能都必须先锁定转运床。

4.转运过程中，密切观察患者的病情变化，避免引发并发症，注意动作轻稳、准确，确保患者安全、舒适。

5.严禁患者（尤其小孩）在转运床上端坐或站立。

6.检查发现转运床有问题时，禁止使用。

第七节　高压注射泵使用护理常规

高压注射泵是指在一定时间内快速向血管内注射对比剂如 MRI 的钆对比剂或 X 射线的 CT/DSA 碘对比剂以达到影像增强的效果，它可以准确控制注射对比剂的速度及药量，帮助诊断与治疗。

一、护理评估

1. 保持高压注射泵处于完好运行状态。

2. 保持机房及机床干净、整洁，候诊厅空气流通，温湿度适宜。

3. 评估电源及设备是否完好。

二、观察要点

1. 病情：评估患者病情，查看相关检查结果，留意阳性体征，以确定患者是否需要镇静、吸氧等。按护理要求严密观察患者病情变化。

2. 心理：与患者进行有效沟通，评估患者的心理状态。

3. 机器：评估高压注射泵所有电源及各种管路的完整性与有效期。

4. 配合：评估患者的配合能力，便于制定个性化指导。

三、护理措施

（一）检查前护理常规

1. 参考下编第二章第一节一般护理常规中相应内容。

2. 医护人员具备良好的风险评估与急救能力，并掌握基本的影像诊断知识，能根据受检者的特点、诊断等优化参数。

3. 严格无菌观念，确保高压注射器抽（换）药、换管、排气、接管的无菌操作。

4. 高压注射泵开机前的准备

（1）保持机身的整洁，各种所需物品备齐。

（2）打开设备电源，使设备处于正常使用状态。

（3）正确安装高压注射器管道，检查内管、外管是否完好。

（4）正确填充对比剂和生理盐水针筒。

（5）针筒与螺纹管、一次性连接管连接，排尽针筒和连接管内的所有空气。

5. 健康宣教：告知患者检查的目的与意义，讲解检查预计时间及检查过程中的相关注意事项和配合要点。

（二）检查中护理常规

1. 排尽高压注射管道内空气，与留置针相连，确保患者静脉通道与高压注射器连接的紧密性，预防管道脱落。

2.进行预注射试验，先推注生理盐水 20~30 mL，检查静脉通路：将手放到留置针尖的近心端，感觉液体在血管中有明显的冲击力。做到"一看二摸三感觉四询问"，以确保高压注射管路与血管连接通畅，并告知患者置入管路的上肢尽量伸直，避免上肢弯曲导致注射对比剂压力过大时，发生对比剂外渗不良事件。

3.控制台端设置参数：需设置注射的速度和对比剂的剂量等参数，按手动或自动注射按钮完成注射任务。确保高压注射管路及血管通畅。

4.严密观察检查过程中患者的反应和高压注射器显示器，如发生异常立即停止注射，并进行处理。

（三）检查后护理常规

1.患者检查后，再次核对申请单、患者信息（2个信息以上的查对）。

2.增强检查结束后，从患者身上撤除高压注射管路，询问患者注药后有无不良反应的症状，同时观察患者注射部位有无外渗，肢体有无肿胀。

3.检查完毕后，拆卸针筒和卸下螺纹管、一次性连接管，关机，垃圾按院感要求分类处理。

四、注意事项

1.每日开机使用前，须检查高压注射器电源系统（如插座、开关、电线及联机接头各部位）是否完好，保障机器呈完好备用状态。

2.在操作过程中严格执行无菌操作原则。

3.对于非预灌装对比剂，做到连接管、注射针筒及螺纹管遵循"一人一筒一管一药"的原则，对于预灌装对比剂、连接管要"一人一管"，不可重复使用。

4.操作人员需反复仔细检查，务必排尽装置内的空气，防止空气栓塞。确定高压注射器管道连接正确、管道通畅、无盘曲打折。

5.旋紧各个连接口，防止高压注射时连接口脱开，药液喷溢。避免留置针防反流夹夹闭，导致高压注射时对比剂反流入机头，损伤机器。

6.日常保养：每天工作结束后先用热水擦去机头、机身及超声传感器表面残留的对比剂，再用消毒湿纸巾擦拭。控制屏台端关机后，用消毒湿纸巾擦拭触摸屏。

7.定期对操作人员进行培训。

第八节　微量注射泵使用护理常规

微量注射泵（简称微量泵）是一种自动注射装置，能将少量药液精确、微量、均匀、持续地注射入体内，维持体内一定的药物浓度，是调节迅速、方便的医疗仪器。适用于严格控制输入液量和药量的患者。

一、护理评估

1. 了解患者病情、意识及合作程度。

2. 了解患者的过敏史、用药史、药物的作用和副作用及药物配伍禁忌，观察患者用药后的反应。

3. 评估患者注射部位的皮肤及血管情况。

4. 评估微量注射泵功能状态，电源是否完好。

二、观察要点

1. 微量注射泵是否正常运行，及时排除报警、故障。

2. 检查注射器是否正确放置，注射器尾部与拉杆是否有效接触。

3. 微量注射泵使用过程中，发生阻塞报警时，先检查管路是否反折，再检查针头是否脱出及注射部位血管是否破裂。

4. 观察微量注射泵是否有药液残留。

5. 观察微量注射泵注射完毕是否报警提示，根据患者的病情及医嘱确定是否继续注药。

6. 保持微量注射泵蓄电池的使用电量，观察电源线是否完好，使用中观察电源是否松脱。

三、护理措施

（一）操作前护理常规

1. 护士仪表着装整齐，洗手，戴口罩。

2. 用物的准备：治疗车、微量注射泵、医嘱本、无菌盘内放置碘伏、注射所需用物及按医嘱准备药液的注射器和连接泵管。

3. 患者准备：向患者解释用药的目的，做好解释工作，嘱患者排好大小便后，取舒适体位。

4. 核对信息：确认有效医嘱，双人核对医嘱，医嘱查对：对床号、姓名、药名、剂量、浓度、时间、用法、有效期及过敏史，注意用药后反应。患者信息查对：姓名、年龄、性别、住院号（门急诊号）、身份证号（或护照号或其他身份 ID 号）至少使用两种身份查对方式确认患者身份。

5. 评估患者的既往史、用药史等。

6. 评估患者注射部位皮肤的完整，静脉通路通畅。

7. 评估环境清洁、安全、光线充足，温湿度适宜。

8. 评估微量注射泵工作状态完好，电源线路的完好及电池的蓄电功能正常。

（二）操作中护理常规

1. 核对信息：再次执行查对制度。

2. 患者：备好静脉输液通路。

3. 连接工作：把微量泵的辅助连接管安装到微量泵上，固定好微量泵。

4. 抽吸药液：根据药量选择一次性无菌注射器，抽吸所需剂量、浓度的药物，接泵管、排空气，在注射器上贴好注明床号、姓名、药名、浓度、剂量、速度以及开始用药时间的标签。

5. 正确放置注射器：把注射器压把逆时针旋转后放到凹槽上，并把注射器的定位端放到推座的卡槽里，然后把压把提起，顺时针旋转，放下压把压好注射器，注射器刻度朝外。

6. 微量泵自检：接通电源，打开开关，微量泵系统开始自动测试。按"开始"键，自动推注开始，也可选择手动模式进行测试。

7. 参数设定：遵医嘱进行输注设置，设置输注的速度和药量，如需改变注射速度和药量时，按"停止"键，重新设置速度，再按"开始"键，按照新的泵速注入。

8. 预充微量泵泵管：需要预充管道时，可在设置完成后先按住"预充"键进行预充，以排除管道内的气泡和空气。

9. 患者：连接静脉通路，启动微量泵，再次确认微量泵流速，并记录。

10. 更换药液时，应先夹闭静脉通道，暂停微量泵注入，取出注射器，更换完毕后，放回微量泵，复查注射程序无误后，再启动微量泵开始注射。

11. 在使用过程中加强巡视，以便发现问题及时处理。

12. 告知患者在注射过程中如有不适应及时告知医护人员。

（三）操作后护理常规

1. 药液泵入结束：注射结束按"停止"键，并关好开关，取下注射器及连接管路。

2. 将微量泵电源关闭并整理好电源线，放在指定位置。

3. 将所有用物整理好，微量泵擦拭干净备用，分类处理用物，所有用物做终末处理。

四、微量泵使用注意事项

1. 严格执行"三查九对"制度，注意无菌技术的操作。

2. 正确设定微量泵输入速度等其他参数，防止设定错误而延误治疗。

3. 与患者有效沟通，告知患者微量泵使用过程中不可自行调节，出现任何异常情况及时通知医护人员。

4. 需避光的药液，应用避光注射器抽取药液，并使用避光泵管。

5. 使用中如需更改输液速度，应先按停止键，重新设置后再按启动键；更换药液时应暂停输注，更换完毕复查无误后，再按启动键。

6. 持续使用时，每 24 h 更换微量泵管道及注射器。

7. 注射器推片应卡入推头的槽内，避免出现"空推"现象。

8. 随时查看微量泵的工作状态，及时排除报警、故障，防止药液泵入失控。

9. 注意观察穿刺部位皮肤情况，防止发生液体外渗，出现外渗及时给予相应处理。

参考文献

［1］彭刚艺，刘雪琴. 临床护理技术规范（基础篇）[M]. 2 版. 广州：广东科学技术出版社，2013.

［2］李雪，曾登芬. 医学影像科护理工作手册 [M]. 北京：人民军医出版社，2014.

［3］中国医师协会超声医师分会. 中国超声造影临床应用指南 [M]. 北京：人民卫生出版社，2017.

［4］王庭槐. 生理学 [M].9 版. 北京：人民卫生出版社，2018.

［5］吴欣娟，李庆印. 临床护理常规 [M]. 2 版. 北京：中国医药科技出版社，2020.

［6］毛燕君，李玉梅，曾小红．碘对比剂静脉注射护理实践手册 [M].上海：上海科学技术出版社，2020.

［7］姜保国，陈红，万学红，等．中国医学生临床技能操作指南 [M].3 版．北京：人民卫生出版社，2020.

［8］许乙凯，陈曌，林芝，等．影像检查技术规范手册护理分册 [M].北京：科学出版社，2021.

［9］李小寒，尚少梅．基础护理学 [M].7 版．北京：人民卫生出版社，2022.

［10］尤黎明，吴瑛．内科护理学 [M].7 版．北京：人民卫生出版社，2022.

［11］曹梅娟，王克芳．新编护理学基础 [M].4 版．北京：人民卫生出版社，2022.

［12］桂莉，金静芬．急危重症护理学 [M].5 版．北京：人民卫生出版社，2022.

［13］梁萍，冉海涛．医学超声影像学 [M].3 版．北京：人民卫生出版社，2022.

［14］高玉芳，魏丽丽，修红．临床实用护理技术 [M].4 版．北京：科学出版社，2022.

［15］王为民，来和平．急救护理技术 [M].3 版．北京：人民卫生出版社，2023.

［16］陈胜龙，陈纯波．美国《急重症医院呼吸机相关性肺炎预防策略 (2014 版)》解读 [J].中国实用内科杂志，2015，35（7）：591–594.

［17］陈海燕，张强．昏迷患者携带呼吸机行 3.0T 高场强磁共振检查的护理安全模式 [J].武警后勤学院学报（医学版），2015，24（9）：736–737.

［18］祖凤娇，赵丽，刘俊伶，等．机械通气患者行 MRI 检查的护理 [J].护士进修杂志，2016（4）：373–374.

［19］陈学斌，杨学来，高敏，等．呼吸机内部气路系统消毒的可行性分析 [J].中国医学装备，2018，15（1）：134–137.

［20］中国高血压防治指南修订委员会，高血压联盟（中国），中华医学会心血管病学分会，等．中国高血压防治指南（2018 年修订版）[J].中国心血管杂志，2019，24（1）：24–56.

［21］成丽华，陈秀玲，董丹，等．超声造影规范化护理专家共识 [J].中国研究型医院，2022，9（03）：3–12.

［22］王惠琴，金静芬．护理技术规范与风险防范流程 [M].杭州：浙江大学出版社，2010.

［23］孙红，孙文彦．静脉治疗理论与实践教程 [M].北京：人民卫生出版社，2022.

第十章　护理技术操作常规

第一节　护理技术操作

一、外周静脉留置针穿刺技术

（一）穿刺目的

1. 为增强 CT、MRI、骨扫描等检查、介入手术患者提供有效的给药途径。

2. 减少钢针对血管的损伤，保护静脉，降低对比剂渗漏率。

3. 当发生对比剂不良反应时，外周留置针是抢救用药的黄金通道。

4. 纠正水电解质紊乱，维持酸碱平衡。

5. 补充营养，供给热量，增加循环血量。

（二）穿刺用物

20G/22G 耐高压静脉留置针、10 mL 预充式导管冲洗液或 10 mL 0.9% 氯化钠注射液 1 支、连接管、无菌透明敷贴、碘伏及酒精棉片、干棉签、止血带、一次性治疗巾、胶布、治疗盘、弯盘、速干手消毒液、无菌手套、锐器盒、黄色垃圾桶、黑色垃圾桶，输液者准备输液器及液体。

（三）评估及患者准备

1. 患者病情、年龄、意识状态、自理能力、合作程度、心理反应及对治疗的认知情况。

2. 患者心肺功能、穿刺部位皮肤及血管情况。

3. 患者用药史、过敏史，本次使用药物的性质及剂量。

4. 根据患者的血管情况、检查项目、使用对比剂浓度等选择合适型号的耐高压静脉留置针。

5. 根据检查项目、检查部位要求患者取下金属异物。

6. 患者着宽松能充分暴露穿刺部位的衣物。

（四）操作要点

1. 与患者进行双向查核，对姓名、性别、年龄、住院号、科室床号（门诊号）、检查目的、检查项目、检查方式等。做好解释工作，根据检查项目询问二便情况。

2. 检查用物是否齐全、是否在有效期内。

3. 协助患者取舒适体位，充分暴露穿刺部位，准备好穿刺针、生理盐水注射器、敷贴、胶布等。

4. 在穿刺处上方 10 cm 处扎止血带，选择血管，消毒穿刺部位皮肤（大于 8 cm × 8 cm）2 次。

5. 再次核对患者信息，戴无菌手套，取出静脉留置针，旋转松动外套管，调整针头斜面。输液者连接液体并排尽留置针内空气。

6. 绷紧皮肤，以 15° ~30° 角进针，见回血后降低角度，将穿刺针推进少许，左手按住针翼，右手缓慢退出针芯约 2 mm，将全部导管送入静脉，确认液体输注通畅后，退出全部针芯，贴无菌透明敷贴并注明留置针穿刺时间、穿刺者。同时根据穿刺情况对外渗高风险人群进行评估并予以标识，便于警示和观察。

7. 脱下手套，再次核对患者信息，输液者调节滴速。

8. 交代留置针维护注意事项。

9. 交代饮水、检查地点、检查后的注意事项。告知介入手术患者不能自行调节输液速度等。

10. 加强巡视，密切观察用药后的反应及穿刺部位情况。

（五）注意事项

1. 严格无菌操作。

2. 使用生理盐水正压封管。

3. 做好患者的健康教育，保持穿刺部位清洁干燥。

4. 注意观察穿刺部位有无渗血、红肿等情况。

二、颈外静脉留置针穿刺技术

（一）穿刺目的

1. 外周静脉不易穿刺者。

2. 短时间内输入或长期静脉内滴注高浓度或刺激性强的药物。

3. 进行骨扫描、增强 CT 或 MRI 检查，外周静脉不易穿刺者。

（二）穿刺用物

治疗盘、10 mL 注射器、一次性治疗巾、10 mL 预充式导管冲洗液 1 支或 10 mL 0.9% 氯化钠注射液 1 支、无菌透明敷贴、速干手消毒液、生理盐水、碘伏或酒精棉片、棉签、止血带、胶布、20G/22G 耐高压静脉留置针、弯盘、无菌手套、锐器盒、黄色垃圾桶、黑色垃圾桶。

（三）评估

1. 患者病情、年龄、意识状态、自理能力、合作程度、心理反应及治疗的认知情况。

2. 患者心肺功能、穿刺部位皮肤及血管情况。

3. 患者用药史、过敏史，本次使用药物的性质及剂量。

4. 根据患者的血管情况及输注药液选择合适型号的留置针。

（四）操作要点

1. 双人核对医嘱及检查单，检查物品、药品有效期。

2. 与患者进行双向查对，并做好解释工作。

3. 采用 10 mL 注射器抽吸生理盐水，连接 20G/22G 一次性耐高压静脉留置针进行排气。

4. 协助患者去枕平卧，肩下垫薄枕，使头低肩高，颈部伸展平直，头偏向一侧，露出穿刺部位；选择下颌角与锁骨上缘中点连线的上三分之一处作为穿刺点。

5. 消毒穿刺部位皮肤，戴无菌手套，左手食指和中指压迫颈外静脉的近心端，拇指同时绷紧皮肤，右手持连接注射器的留置针进行穿刺。

6. 穿刺角度为 15°~20°，见有回血后降低进针角度，继续进针 1~2 mm，确保留置针的外套管也进入血管内。右手固定针芯推注生理盐水，左手将套管针送至血管内。

7. 再次抽回血及推注生理盐水，确保针管在静脉内且保持通畅；确认无误后，用无菌透明敷贴覆盖穿刺点并注明留置针穿刺时间、穿刺者。

8. 加强巡视，密切观察穿刺部位及周围皮肤情况。

（五）注意事项

1. 严格无菌操作。

2. 进行对比剂注射时，严格排尽连接管内空气，预防空气栓塞的发生。

3. 患者有明显的呼吸困难、气管切开、不能平卧等情况，不宜行颈外静脉穿刺，以免导致损伤其他的组织、血管，甚至引起气胸等。

4. 若穿刺部位有局部感染、血栓形成、凝血功能障碍，则不宜进行颈外静脉穿刺。

5. 避免反复穿刺同一血管，容易形成血肿，穿刺成功后注意观察穿刺部位有无渗血、红肿等情况。

6. 做好患者的健康教育，颈部不能过度活动，预防针管滑脱；保持穿刺部位清洁干燥。

7. 长期输液患者用生理盐水或预充式导管冲洗液正压封管。

三、股静脉留置针穿刺技术

（一）穿刺目的

1. 危重患者抢救时，需加压输液、输血时，周围静脉不易穿刺者。

2. 长期静脉内滴注高浓度或刺激性强的药物。

3. 需完成增强 CT 或 MRI 检查，外周静脉不易穿刺者。

（二）穿刺用物

治疗盘、10 mL 注射器、一次性治疗巾、10 mL 预充式导管冲洗液 1 支或 10 mL 0.9% 氯化钠注射液 1 支、无菌透明敷贴、速干手消毒液、输液器、生理盐水、碘伏或酒精棉片、棉签、止血带、胶布、20G/22G 耐高压静脉留置针、弯盘、无菌手套、锐器盒、黄色垃圾桶、黑色垃圾桶。

（三）评估

1. 患者病情、年龄、意识状态、自理能力、合作程度、心理反应及对治疗的认知情况。

2. 患者心肺功能、穿刺部位皮肤及血管情况。

3. 患者用药史、过敏史，本次用药的性质及剂量。

4. 根据患者的血管情况及输注药液选择合适型号的留置针。

（四）操作要点

1. 双人核对医嘱及检查单，检查物品、药品有效期。

2. 与患者进行双向查对，并做好解释工作。

3. 协助患者平卧，右侧下肢外展后进行外旋，穿刺点位于髂前上棘与耻骨结节连线下方 2~3 cm 处，股动脉搏动处内侧 0.5~1.0 cm。

4. 消毒穿刺部位皮肤，戴无菌手套，左手食、中、无名指并拢，置于股动脉上方，右手持针 45° 进针，沿股动脉内侧 0.5 cm 位置处斜向脐部进针，见回血后拔出针芯 2 mm，再沿血管壁将套管针全部推进静脉，左手固定针管，右手拔出全部针芯。

5. 将留置针针管与 10 mL 注射器连接，一边抽回血一边缓慢推注生理盐水，确保针管在静脉内且保持通畅；确认无误后，用无菌透明敷贴覆盖穿刺点并注明留置针穿刺时间和穿刺者。

6. 加强巡视，密切观察穿刺部位及周围皮肤情况。

（五）注意事项

1. 严格无菌操作，定期更换无菌敷贴，对股静脉周围皮肤进行消毒，减少感染的风险。

2. 穿刺部位皮肤炎症、感染或下肢静脉血栓者禁止股静脉穿刺。

3. 避免同一血管反复穿刺，容易形成血肿。

4. 做好患者的健康教育，下肢不能过度活动，预防针管滑脱；同时保持穿刺部位清洁干燥。

5. 长期输液患者用生理盐水或预充式导管冲洗液正压封管。

四、B 超引导下外周静脉留置针穿刺技术

（一）穿刺目的

1. 一般静脉情况较差，不易穿刺者。

2. 不适合经外周置入中心静脉导管（PICC）者。

3. 需完成增强 CT 或 MRI 检查，临时需静脉留置者。

（二）穿刺用物

彩色多普勒超声诊断仪、一次性无菌探头保护套、耦合剂、5 mL 注射器、生理盐水、无菌透明敷贴、速干手消毒液、输液器、碘伏或酒精棉片、棉签、止血带、胶布、20G/22G 耐高压静脉留置针、治疗盘、弯盘、无菌手套、锐器盒、黄色垃圾桶、黑色垃圾桶。

（三）评估

1. 患者病情、年龄、意识状态、自理能力、合作程度、心理反应及对治疗的认知情况。

2. 患者心肺功能、穿刺部位皮肤及血管情况。

3. 患者用药史、过敏史，本次用药的性质及剂量。

4. 根据患者的血管情况及输注药液选择合适型号的留置针。

（四）操作要点

1. 双人核对患者医嘱及检查单，检查物品、药品有效期。

2. 与患者进行双向查对，并做好解释工作。

3. 协助患者取平卧位，手臂外展，充分暴露穿刺侧肢体。

4. 打开彩色多普勒超声诊断仪，选择血管模式，将超声探头涂上耦合剂后套上一次性无菌保护套。

5. 在穿刺处上方 10 cm 处扎止血带，消毒皮肤，利用碘伏作为耦合剂，超声下查看静脉血管的内径、走行及距离皮肤的深度，锁定预穿刺血管平面。

6. 再次核对患者信息，戴无菌手套。再次消毒皮肤，左手持超声探头，右手持针，以 45° 进针，当针尖进入血管腔内并可见回血、超声图像显示高回声亮点时压低进针角度，移动探头，将针管继续送入血管 2~3 mm 后，退出针芯，将针管全部送入血管内。

7. 将留置针针管与 5 mL 注射器连接，一边抽回血一边缓慢推注生理盐水，确认静脉通畅后用无菌透明敷贴覆盖穿刺点并注明留置针穿刺时间。

（五）注意事项

1. 严格无菌操作。

2. 使用生理盐水或肝素液正压封管。

3. 做好患者的健康教育，保持穿刺部位清洁干燥。

4. 注意观察穿刺部位有无渗血、红肿等情况。

五、免开瓶高压注射泵（器）操作技术

免开瓶高压注射泵的驱动方式是滚子泵在内管外施加推动力，推动内管的生理盐水或对比剂完成注射动作，可以达到自动排气及推注药液的目的，减少抽吸药液及生理盐水的时间，提高工作效率。流速最小 0.1 mL/s，最大 10 mL/s，根据患者的检查项目及血管情况确定。

（一）注射目的

将对比剂通过静脉管路系统安全地注入患者体内，让患者安全、有效、快速地完成检查，达到检查目的，协助医生诊疗疾病。

（二）用物准备

检查申请单、碘伏消毒棉签或酒精棉片、对比剂、生理盐水、心电监护仪、电极片、高压注射泵、患者软管（外管道）、泵软管（内管道）、速干手消毒剂、锐器盒、黄色垃圾桶、黑色垃圾桶。

（三）评估

1.双人核对患者检查申请单，确认检查部位、检查目的及要求。

2.患者病情、年龄、意识状态、合作程度、用药史、过敏史等。

3.穿刺部位皮肤及血管情况、对比剂注射剂量及注射速度。

4.高压注射泵是否正常处于备用状态。

（四）操作要点

1.打开开机按钮不放，直到注射器操作屏幕点亮。

2.打开注射器开关，屏幕出现对比度调节按钮，打开泵门。

3.安装系统管路和患者管路，安装完成后检查各感应部位是否卡好，关闭泵门，用手掌用力压住泵门。

4.安装对比剂和生理盐水，选择两侧对比剂进行排气。

5.确认患者管路里有无气泡，如有气泡，按手动推注功能键，直到气泡完全排出可开始正常注射程序。

6.连接高压注射泵外管与患者的静脉通路，预注射生理盐水，确保静脉通畅。

7.根据患者检查目的及要求设置对比剂注射总量、注射速度，扫描及注射过程中观察高压注射器压力曲线情况。

8.注射完成后，关闭留置针开关，分离高压注射泵外管及留置针，取下所有液体瓶，长按开门键，机器自动排出残留的液体后退出系统管路后开门，取下系统管路和患者管路后丢弃。

9.关闭注射泵电源，退出操作软件，关闭显示屏（终端）电源。

（五）注意事项

1.泵软管（内管道）可使用24 h，每日进行更换。

2.患者外管需"一人一管一丢弃"，不可重复使用。

3.更换管道时，注意无菌原则，防止造成导管污染。

4.每天关闭高压注射泵（器）后，各传感器部位需用蘸热水的纱布进行擦拭清洁。

5.当设备发生故障时屏幕会出现黄色和红色两种报警，黄色故障一般有：瓶子未插好、管路未卡好、传感器未感知到等，且屏幕上有相应显示，对照排除即可；红色报警可以重启设备排除，如重启不能排除需通知厂家处理。

六、双筒高压注射泵（器）操作技术

双筒高压注射器的驱动方式是针筒内活塞上下推动完成吸药推药的注射过程，需手动进行抽吸药物，每人更换一副针筒。

（一）注射目的

将造影剂通过静脉管路系统安全地注入患者体内，让患者安全、有效、快速地完成检查，达到检查目的，协助医生诊疗疾病。

（二）用物准备

检查申请单、碘伏消毒棉签或酒精棉片、对比剂、生理盐水、心电监护仪、电极片、高压注射泵、快速装载针筒、螺纹管、速干手消毒剂、锐器盒、黄色垃圾桶、黑色垃圾桶。

（三）评估

1. 双人核对患者检查申请单，确认检查部位、检查目的及要求。

2. 患者病情、年龄、意识状态、合作程度、用药史、过敏史等。

3. 穿刺部位皮肤及血管情况、造影剂注射剂量及注射速度。

4. 高压注射泵是否正常处于备用状态。

（四）主要操作流程及方法

1. 开机，打开屏幕开机按钮，直至机头灯点亮。进入操作界面后单击"继续"按钮进入操作主页面。

2. 机头向上，将针筒插入注射头，旋转 90°，排出针筒内气体。

3. 用吸药管或吸药插针将所需药液和生理盐水吸入针筒。

4. 吸药完成后，连接螺纹管并排尽针筒及螺纹管内的空气。

5. 排尽空气后，将注射头朝下，将螺纹管与患者留置针进行连接。

6. 预注射 10~20 mL 生理盐水，确保患者静脉通畅。

7. 根据患者检查目的及要求，设置对比剂注射总量、注射速度，先后按下屏幕上的"锁定"和"备妥"按钮，设备提示是否已经排气，按"确认"按钮后进入准备状态，注射头尾部蓝、绿灯闪烁。

8. 按下屏幕或者注射头上的黄色启动按钮进行注射，注射过程中尾灯常亮，注射完成后尾灯熄灭。

9. 注射完成后，断开螺纹管与患者留置针的连接，保持机头朝下，取下针筒，活塞自动回缩，机器复原。

10. 使用完成后，关机复原，放在指定位置。

（五）注意事项

1. 操作过程中严格遵守无菌原则，遵循"一人一管一丢弃"原则。每次使用前应检查包装和配套组件的完整性。若无菌一次性包装已打开或损坏，或者使用组件已损坏则不能使用。

2. 装入药剂时，注射头朝上，能够使全部空气聚集在针筒尖端，然后排出空气。注射期间，注射头朝下，能够使液体中残留的气泡浮动到针筒的尾部。

3. 空气栓塞可能导致患者受伤或死亡。在将系统连接到患者之前，请排出针筒、螺纹管、留置针等液体管路中残留的全部空气。

4. 当移动患者或注射器时，要考虑连接管的长度和牵拉的限度。

5. 系统故障可能会导致患者受伤。如果出现系统故障，应按下电源开关立即切断设备电源，并断开设备与患者的连接。

6. 注射期间出现泄漏或输液管破裂可能导致患者受伤。为避免发生堵塞时出现泄漏或输液管破裂，建议使用与之匹配的原装高压注射针筒。

第二节 特殊输注方式护理常规

一、耐高压 PICC 输注含碘对比剂护理常规

外周中心静脉导管（peripherally inserted central catheter，PICC）是在彩色多普勒超声机引导的技术下经上腔静脉（贵要静脉、肘正中静脉、头静脉）穿刺将导管尖端置于上腔静脉或者锁骨下静脉的导管。按导管数量可分为单腔、双腔、三腔，按导管抗压强度可分为普通型（白色、蓝色）和耐高压型（紫色）。双腔 PICC 有 2 个导管，各腔不相通，适宜输注多种液体，其中标注有 5 mL/s 的管腔，最大输注流速为 5 mL/s 或者 300 PSI（相当于 2 068 kPa）。PICC 置管可减少静脉穿刺率，使刺激性或毒性药物直接到达大血管处，从而避免对外周血管的刺激。新近的研究表明，耐高压 PICC（power peripherally inserted central catheters，Power PICC）能够用于对比剂团注，可降低患者对比剂外渗不良事件的发生率，提高患者检查舒适度，但其维护成本高，有发生导管移位的风险。若非紧急情况下，可选择其他血管通路临时替代治疗，如确需使用，在使用前应做好与临床医务人员和

患者的沟通，进行充分评估，使用前、中、后做好相应护理。

（一）护理评估

1. 核对患者 CT 检查申请单，询问患者过敏史及用药史，评估患者能否进行碘对比剂注射，可以行增强 CT 检查的患者签署碘对比剂使用知情同意书。

2. 评估患者病情、年龄、意识状态、自理能力、合作程度、心理反应及对治疗的认知情况。

3. PICC 的评估：PICC 是否为耐高压型，穿刺侧手臂是否有肿胀、疼痛，敷料是否有松脱、潮湿或污染，穿刺点及周围皮肤有无红肿热痛及渗出。

4. 检查 PICC 穿刺点刻度（即评估 PICC 尖端的大致位置），导管的置入时间及近期维护时间；导管通畅情况、有无破损等。

5. 检查导管通畅性：用 10 mL 及以上注射器或一次性专用冲洗装置抽回血（三向瓣膜式 PICC 导管除外），见回血后宜用生理盐水脉冲式冲洗导管，确认导管通畅。

（二）护理措施

1. 检查前护理常规

（1）环境准备：调节检查室温度（22~24℃），防止患者检查过程中受凉，常规采用紫外线进行消毒。

（2）用物准备：高压注射器（泵）、高压注射针筒、碘伏或酒精棉片、一次性治疗巾、无菌手套、输液接头、对比剂、恒温箱、生理盐水、20 mL 空针、一次性床单、氧气瓶、抢救车、心电监护等。

（3）防止金属伪影：指导患者或家属取下受检部位的金属物品，如手机、钥匙、项链等。

（4）心理护理：给患者讲解检查的过程，耐心回答患者及家属的问题，取得患者及家属的信任和理解，更好的配合检查。

（5）呼吸训练：对于胸腹部检查者，指导患者进行呼吸训练，便于患者更好的配合，提高图像质量。

（6）饮水护理：对于无饮水禁忌的患者，嘱患者检查前多饮水，充盈胃肠道，对于盆腔检查者，适当憋尿。

（7）镇静护理：对于意识不清、躁动不安患者，遵医嘱给予镇静药物，使检查可以顺利完成。

2. 检查中护理常规

（1）核对患者信息，协助患者上检查床、摆体位。注意 PICC 穿刺侧肢体的摆放，避免导管弯折影响对比剂注射。

（2）使用酒精棉片擦拭消毒正压接头，时间大于 15 s，充分待干，再次检查导管通畅性。

（3）导管通畅无异常时，连接对比剂高压注射针筒，妥善固定。再根据检查项目及输注速度要求，预注射生理盐水 20 mL，询问患者有无不适，观察穿刺局部无外渗现象后方可启动扫描程序。

（4）做好患者心理护理，告知患者注射对比剂过程中如出现发热、口苦、咽干等不适感为正常现象；如出现注射部位疼痛、肿胀、心慌等不适时应立即大声呼叫医务人员或者举手示意。

（5）注射对比剂的过程中密切关注患者反应及高压注射器压力曲线变化，关注有无对比剂过敏及对比剂外渗的发生。

3. 检查后护理常规

（1）检查结束后断开高压连接管与 PICC 的连接，立即用 10 mL 以上的生理盐水以脉冲式冲洗导管，然后再用 10 mL 以上生理盐水正压封管。

（2）观察 PICC 有无移位，观察穿刺点有无渗液、红肿等，必要时进行导管维护。

（3）再次核对患者个人信息及检查信息，确保无漏检、错检的发生。指导患者做完增强 CT 后，在观察区休息 15~30 min 无不适后再离开。

（4）告知患者取报告的时间及地点，便于患者准时前来领取报告查看检查结果。

（三）健康宣教

1. 住院患者与其主管护士或医生做好交接，门诊患者告知患者本人或家属定期（每周更换 1 次敷料及输液接头）进行 PICC 维护。当出现接头与导管分开、有回血或其他污染时应立即到医院更换。

2. 在高压注射对比剂后 24 h 内导管移位有自我纠正的可能，在自我纠正前不可使用 PICC。若检查结束 24 h 后导管移位未纠正可进行 X 线照射，如果导管尖端在胸 6~8 胸椎体之间可继续使用。

3. 告知患者检查完成后多饮水，24 h 饮水量不少于 2 000 mL，促进对比剂的排泄，对于禁食禁饮患者，可遵医嘱静脉补液达到水化效果。

4. 检查完成后 24 h 内如出现皮肤瘙痒、皮疹等其他不适时及时来医院就诊。

二、耐高压输液港输注含碘对比剂护理常规

完全植入式静脉输液港（totally implantable venous access port，TIVAP）又称植入式静脉给药装置，是一种完全植入人体内的闭合输液装置，主要包括位于中心静脉的导管部分及埋植于皮下的输液座。可用于药物、肠外营养液、血液制品的输注，以及血液样本的提取。耐高压输液港型中心静脉导管及附件导管是抗压力的聚氨酯材质，能耐受 300 PSI 或流速达 5 mL/s 的高压注射，可作为外周血管穿刺困难 CT 增强检查患者辅助注射对比剂通路之一。大多数情况下，使用 TIVAP 注射对比剂是安全的，极少数会出现对比剂外渗、连接管断开或导管移位，且感染、血栓风险大，维护成本高，因此在使用前也应做好与临床医务人员和患者的沟通，进行充分评估，使用前、中、后做好相应护理。

（一）护理评估

1.核对患者 CT 检查申请单，询问患者过敏史及用药史，评估患者能否进行碘对比剂注射，可以行增强 CT 检查的患者签署碘对比剂使用知情同意书。

2.检查导管标识，确认是否为耐高压型输液港，耐高压型输液港导管为紫色，穿刺隔膜上有呈等边三角形的三颗圆形触摸点，在 X 线显影下，基座可见英文字母"CT"字样。

3.触摸港体位置、轮廓，查看无损针完整性以及是否固定牢固、是否为耐高压型，同侧胸部、颈部静脉及四肢有无肿胀、压痛或感染，确定皮下脂肪大致厚度；可通过影像图像验证导管尖端位置是否正确。

4.检查 TIVAP 通畅性：用 10 mL 及以上注射器或一次性专用冲洗装置抽回血，见回血后宜用生理盐水脉冲式冲洗导管，确认 TIVAP 是否通畅。

5.评估患者病情、年龄、意识状态、自理能力、合作程度、心理反应及对治疗的认知情况。

（二）护理措施

1.检查前护理常规

参照本章第二节第一部分的检查前护理常规。

2.检查中护理常规

（1）再次核对患者信息，查看检查目的及检查部位是否一致。

（2）指导患者摆好检查体位，注意肢体的摆放，避免导管过度牵拉，影响对比剂注射。

（3）连接充有生理盐水的注射器，抽回血并用生理盐水冲洗端口。

（4）导管螺口与对比剂高压延长管直接衔接，避免无损伤针头在高压注射时突然脱离肝素帽，在注射对比剂前必须保证导管通畅。

（5）导管通畅无异常时，根据检查项目及输注速度要求，预注射生理盐水 20 mL，询问患者有无不适，无外渗现象后方可启动扫描程序。

（6）做好患者的心理护理，告知患者注射对比剂过程中如出现发热、口苦、咽干等不适感为正常现象，如出现注射部位疼痛、肿胀、心慌等不适时应立即大声呼叫医务人员或者举手示意。

（7）注射对比剂过程中密切关注患者反应及高压注射器压力曲线变化，关注有无对比剂过敏及对比剂外渗的发生。

3. 检查后护理常规

（1）断开高压连接管与无损伤针导管螺口的连接，立即使用 10 mL 以上生理盐水脉冲导管，5~10 mL 稀肝素钠正压封管，当封管液剩余 1~2 mL 时，应该一边冲洗，一边进行拔针或夹管。根据患者治疗需求，决定留用或拔除耐高压无损伤针，需要留用者更换新的无菌肝素帽，观察穿刺点有无渗液、红肿等。无须留用者拔除无损针后做好针眼局部皮肤护理。

（2）再次核对患者个人信息及检查信息，确保无漏检、错检的发生。

（3）指导患者做完增强 CT 后，在观察区休息 15~30 min 无不适后再离开。

（4）告知患者取报告的时间及地点，便于患者准时前来领取报告查看检查结果。

（三）健康宣教

1. 告知患者检查完成后多饮水，24 h 饮水量不少于 2 000 mL，促进对比剂的排泄，对于禁食禁饮患者，可遵医嘱静脉补液达到水化效果。

2. 检查完成后 24 h 内如出现皮肤瘙痒、皮疹等其他不适时及时来医院就诊。

3. 透明敷料每周进行更换，如有渗血、感染迹象随时更换。

4. 向埋置输液港导管患者讲解埋置港体部位的自我管理，穿柔软的棉质内衣，清洗时触摸到圆点勿紧张，勿用力擦拭局部。

5. 患者去其他医院维护导管时必须携带维护登记本，上面详细记录导管材质、置管静脉及埋置部位等信息。

三、颈外静脉留置针高压输注含碘对比剂护理常规

颈外静脉是颈部最大的浅静脉，绝大多数人颈外静脉具有位置表浅、管径粗、行走笔直等优势，能在直视下进行穿刺操作，提高穿刺效率的同时也保障了穿刺成功率。其位置距离中心静脉较近，具有循环路径短、血流迅速的特点，可作为增强 CT 检查外周静脉穿刺困难患者建立静脉通路的方法之一。但因颈部有丰富的淋巴、神经，穿刺过程

中有可能伤及淋巴和神经，且颈部活动度大，穿刺成功后维护不到位有发生留置针脱落的风险，因此在使用前也应做好与临床医务人员和患者的沟通，进行充分评估，使用前、中、后做好相应护理。

（一）护理评估

1. 核对患者 CT 检查申请单，询问患者过敏史及用药史，评估患者能否进行碘对比剂注射，可以行增强 CT 检查的患者签署碘对比剂使用知情同意书。

2. 评估患者病情、年龄、意识状态、自理能力、合作程度、心理反应及对治疗的认知情况。

3. 评估患者颈外静脉情况：排除不配合者、颈部肥胖粗短、呼吸困难、不能平卧、颈部强直或有包块、穿刺部位局部感染、血栓、凝血功能障碍、气管切开或颈部损伤、穿刺侧上腔静脉回流障碍者。

4. 穿刺成功后，妥善固定，嘱患者颈部勿过度活动，并尽快安排完成检查。

5. 患者自带的颈外静脉留置针通路，原则上不使用，如需使用，在使用前应评估是否为耐高压留置针、穿刺时间、穿刺局部有无红肿、渗血及留置针通畅情况等。

（二）护理措施

1. 检查前护理常规

参照本章第二节第一部分的检查前护理常规。

2. 检查中护理常规

（1）再次核对患者信息，查看检查目的及检查部位是否一致。

（2）指导患者摆好检查体位，头偏向一侧，暴露出留置针穿刺部位，摆放体位时注意避免连接管过度牵拉，预防针管滑脱造成对比剂外渗。

（3）连接对比剂高压注射针筒，再根据检查项目及输注速度要求，手动预注射生理盐水 20 mL，用手感受注射血管的水流感，观察注射部位是否肿胀，询问患者有无疼痛不适，确认无外渗现象后方可启动扫描程序。

（4）做好患者的心理护理，告知患者注射对比剂过程中会有发热、口苦、咽干等不适感为正常现象，如出现注射部位疼痛、肿胀、心慌等不适时应立即大声呼叫医务人员或者举手示意。

（5）注射对比剂过程中密切关注患者反应及高压注射器压力曲线变化，关注有无对比剂过敏及对比剂外渗的发生。

3. 检查后护理常规

（1）再次核对患者个人信息及检查信息，确保无漏检、错检的发生。

（2）断开高压连接管与留置针的连接，卡紧留置针卡扣，协助患者离开检查室。

（3）询问患者有无心慌、气促等不适，观察患者注射部位是否出现肿胀、出血等情况。

（4）指导患者做完增强 CT 后，在观察区休息 15~30 min 无不适后拔针，嘱患者按压至不出血后再离开。

（5）告知患者取报告的时间及地点，便于患者准时前来领取报告查看检查结果。

（三）健康宣教

1. 告知患者检查完成后多饮水，24 h 饮水量不少于 2 000 mL，促进对比剂的排泄，对于禁食禁饮患者，可遵医嘱静脉补液达到水化效果。

2. 拔针后避免剧烈运动，如出现出血、气胸、疼痛等并发症时，及时告知主管医护人员或者来医院进行处理。

3. 检查完成后 24 h 内如出现皮肤瘙痒、皮疹等不适及时来医院就诊。

四、股静脉留置针高压输注含碘对比剂护理常规

股静脉是髂外静脉的延续，在大腿根部腹股沟韧带下方与股动脉同行于股血管鞘内，位于股动脉内侧约 0.5 cm 处，股静脉管腔粗大、位置明确、穿刺容易，一次性置管成功率高；同时股静脉血流量大，能够保证输血、输液的快速进行，还能够减少刺激性药物对血管的影响，并且股静脉离腹腔内重要脏器较远，因此注射碘对比剂具有良好的安全性。但股静脉靠近会阴部位，容易受到污染，且股静脉置管后最容易形成下肢深静脉血栓，因此导管留置时间相对较短。

（一）护理评估

1. 核对患者 CT 检查申请单，询问患者过敏史及用药史，评估患者能否进行碘对比剂注射，可以行增强 CT 检查的患者签署碘对比剂使用知情同意书。

2. 穿刺部位皮肤炎症、感染或下肢静脉血栓者禁止股静脉穿刺。

3. 评估股静脉留置针置入时间，穿刺部位是否红肿、渗血。

4. 评估患者病情、年龄、意识状态、自理能力、合作程度、心理反应及对治疗的认知情况。

（二）护理措施

1. 检查前护理常规

参照本章第二节第一部分的检查前护理常规。

2. 检查中护理常规

参照本章第二节第三部分的检查中护理常规。

3. 检查后护理常规

（1）再次核对患者个人信息及检查信息，确保无漏检、错检的发生。

（2）断开高压连接管与留置针的连接，卡紧留置针卡扣，协助患者离开检查室。

（3）询问患者有无心慌、气促等不适，观察患者注射部位是否出现肿胀、出血等情况。

（4）指导患者做完增强 CT 后，在观察区休息 15~30 min 无不适后拔针，嘱患者按压至不出血后再离开。

（5）告知患者取报告的时间及地点，便于患者准时前来领取报告查看检查结果。

（三）健康宣教

1. 股静脉靠近会阴部，容易被污染，嘱患者做好皮肤清洁与消毒，预防感染。

2. 拔除留置针时嘱患者适当延长按压时间，拔针后应卧床休息 30 min，避免剧烈运动，如出现血肿、疼痛等并发症，应及时告知主管医护人员或者来医院进行处理。

3. 告知患者检查完成后多饮水，24 h 饮水量不少于 2 000 mL，促进对比剂的排泄，对于禁食禁饮患者，可遵医嘱静脉补液达到水化效果。

4. 检查完成后 24 h 内如出现皮肤瘙痒、皮疹等不适及时来医院就诊。

参考文献

［1］吴欣娟，李庆印 . 临床护理常规 [M].2 版 . 北京：中国医药科技出版社，2020.

［2］戴纪明 . 经股静脉与经颈内静脉穿刺置管在危重症患者中应用的比较 [J]. 大医生杂志，2023，08（04）：6-8.

［3］佟剑虹，刘佳美，吴晓华 . 颈外静脉穿刺在 CT 增强扫描对四肢浅静脉穿刺困难患者中的应用分析 [J]. 医学影像学杂志，2022，32（10）：1798-1801.

［4］邱燕燕，刘娟，肖修稷 . 股静脉留置针穿刺在外周静脉穿刺困难休克患者中的应用 [J]. 中国当代医药，2019，26（29）：210-212.

［5］赵晓维，王霞，王欣然 . 改进超声引导下外周静脉留置针穿刺技术在静脉穿刺困难患者中的应用效果 [J]. 实用心脑肺血管病杂志，2019，27（12）：110-113.

［6］廖利萍，高英，彭娜 . 在 B 超引导下行经外周静脉穿刺中心静脉置入术临床效果

分析 [J]. 局解手术学杂志，2017，26（8）：594–596.

［7］黄超琼，吴家会，吕发金. 超声引导在 CT 增强检查静脉留置针穿刺困难患者中的应用研究 [J]. 重庆医科大学学报，2019，44（10）：1359–1362.

［8］赵卫东，张月英，郭锦丽. 影像专业基础知识及护理 [M]. 北京：科学技术文献出版社，2020.

［9］李雪，秦月兰. 影像科碘对比剂输注安全专家共识 [J]. 介入放射学杂志，2018，27（08）：707–712.

［10］中华医学会影像技术分会医学影像护理专委会. 影像增强检查静脉输注工具规范应用专家共识 [J]. 中国医疗设备，2021，36(3):1–5.

［11］蔡莉，李雪，彭娜. 中心静脉导管高压注射碘对比剂的安全性研究进展 [J]. 重庆医科大学学报，2019，44（10）：1363–1366.

［12］钟丽华，邱维加，凌秀梅. 颈外静脉上段 CTA 血管造影注射对比剂的护理 [J]. 华夏医学，2015，28（1）：148–149.

［13］邓虹，杨泽宏，苏赟. 新型耐高压 PICC 作为 CT 增强检查对比剂注射通路的临床应用研究 [J]. 中华介入放射学电子杂志，2020，08（3）：256–259.

［14］赵新雁，潘爱珍，黄慧玲. 耐高压双腔 PICC 应用 CT 增强扫描的效果观察 [J]. 护理学报，2017，24（9）：57–59.

［15］李晓敏. 双腔耐高压 PICC 和 CVC 对 ICU 患者的价值 [J]. 中国继续医学教育，2019，11（21）：109–111.

［16］王干，邵明鑫，王锦. 上臂耐高压输液港注射造影剂效果的研究进展 [J]. 西南国防医药，2021，31（5）：450–453.

［17］李定丽，吴谨文，周丹，等. 在 CT 室进行颈外静脉穿刺培训方法探讨 [J]. 影像研究与医学应用，2019，10（3）：29–31.

［18］戴纪明. 经股静脉与经颈内静脉穿刺置管在危重症患者中应用的比较 [J]. 大医生杂志，2023，08（04）：6–8.

［19］王童语，林琴，李旭英，等. PICC 维护时导管相关性血流感染预防措施应用现状调查 [J]. 护理学杂志，2023，38（03）：49–53.